实用
婴幼儿托育
指导手册

主编／刘瀚旻 蒲 杰 肖 雪

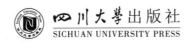
四川大学出版社
SICHUAN UNIVERSITY PRESS

图书在版编目（CIP）数据

实用婴幼儿托育指导手册 / 刘瀚旻，蒲杰，肖雪主编． -- 成都：四川大学出版社，2024.9. -- ISBN 978-7-5690-6689-0

Ⅰ．R174-62

中国国家版本馆 CIP 数据核字第 20240WS296 号

书　　名：实用婴幼儿托育指导手册
　　　　　Shiyong Ying-you'er Tuoyu Zhidao Shouce
主　　编：刘瀚旻　蒲　杰　肖　雪

选题策划：周　艳　龚娇梅　倪德君
责任编辑：周　艳　倪德君
责任校对：龚娇梅　张　澄
装帧设计：墨创文化
责任印制：李金兰

出版发行：四川大学出版社有限责任公司
　　　　　地址：成都市一环路南一段 24 号（610065）
　　　　　电话：（028）85408311（发行部）、85400276（总编室）
　　　　　电子邮箱：scupress@vip.163.com
　　　　　网址：https://press.scu.edu.cn
印前制作：四川胜翔数码印务设计有限公司
印刷装订：四川五洲彩印有限责任公司

成品尺寸：185mm×260mm
印　　张：32.5
字　　数：830 千字

版　　次：2024 年 9 月 第 1 版
印　　次：2024 年 9 月 第 1 次印刷
定　　价：150.00 元

扫码获取数字资源

四川大学出版社
微信公众号

编委会

主　编

刘瀚旻　四川大学华西第二医院/
　　　　四川省0-3岁婴幼儿托育标准化建设与培训指导中心
蒲　杰　四川大学华西第二医院/
　　　　四川省0-3岁婴幼儿托育标准化建设与培训指导中心
肖　雪　四川大学华西第二医院/
　　　　四川省0-3岁婴幼儿托育标准化建设与培训指导中心

副主编

张亚果　四川大学华西第二医院妇儿保健部/
　　　　四川省0-3岁婴幼儿托育标准化建设与培训指导中心管理办公室
单雪婷　四川省直属机关实验婴儿园
黄　曦　成都大学师范学院

编　委（按姓氏拼音排序）

毕海燕　四川大学华西第二医院医疗保健部
成　果　四川大学华西第二医院妇儿营养中心
顾　静　成都树基教育发展有限公司
侯冬青　首都儿科研究所儿童健康大数据研究中心
胡怡苹　四川大学华西第二医院法务部
江熠楠　暖房子托育中心
江卓珈　绵阳市游仙区婴幼儿照护和托育服务指导中心
李学炯　金堂县妇幼保健院
李　颖　成都市托育服务行业协会
刘德莉　暖房子托育中心
刘　莹　金苹果呷呀学苑
毛艳燕　成都高新区电子科大立人托育中心
裴登琼　金堂县妇幼保健院
彭文涛　四川大学华西第二医院护理部
乔莉娜　四川大学华西第二医院儿科教研室

1

乔牧天　四川大学华西第二医院妇儿保健部/
　　　　四川省0-3岁婴幼儿托育标准化建设与培训指导中心管理办公室
冉隆蓉　成都市妇女儿童中心医院
任　妍　成都市妇女儿童中心医院
苏绍玉　四川大学华西第二医院儿科
王　巧　成都奇奇熊托育服务有限公司
王梓名　四川大学华西第二医院信息管理部
吴邦华　四川大学华西第二医院信息管理部
吴晓娜　四川大学华西第二医院临床营养科
夏晨伶　成都金苹果教育投资（集团）有限责任公司
熊　菲　四川大学华西第二医院儿童保健科
熊　萍　四川大学华西第二医院妇儿保健部/
　　　　四川省0-3岁婴幼儿托育标准化建设与培训指导中心管理办公室
杨海宁　四川大学华西第二医院妇儿保健部/
　　　　四川省0-3岁婴幼儿托育标准化建设与培训指导中心管理办公室
杨速飞　四川大学华西第二医院儿童保健科
叶　飘　四川大学华西第二医院妇儿保健部/
　　　　四川省0-3岁婴幼儿托育标准化建设与培训指导中心管理办公室
张　丽　成都锦欣爱天使托育园
张少毅　四川大学华西第二医院法务部
赵纾晗　四川省优生托育协会
赵屹可　澳洲果顿婴幼儿托育中心
周　婷　金苹果呀呀学苑
祝小红　爱贝比托育中心

秘　　书　乔牧天　支　佳　牛雅萱

特别鸣谢
视频拍摄　（按姓氏拼音排序）
　　　　　李怡婷　刘孝美　刘玉雪　唐孟言　王慧卿
　　　　　吴晓娜　闫秋雪　张　聪　郑黎薇　周明明

插　　图　杨　梅

序

2019 年 5 月《国务院办公厅关于促进 3 岁以下婴幼儿照护服务发展的指导意见》的颁布，拉开了我国新时期托育服务高质量发展的序幕。3 岁以下婴幼儿照护服务作为全生命周期服务管理的重要环节和"幼有所育"民生服务的重要内容，获得了社会各界越来越多的重视。和发达国家相比，我国托育服务起步晚，专业人才匮乏，难以满足近几年托育服务高速发展的需求。为加快托育专业人才的培养，发展、完善我国托育服务体系，应四川省卫健委要求，四川大学华西第二医院/四川省 0-3 岁婴幼儿托育标准化建设与培训指导中心组织编写了《实用婴幼儿托育指导手册》。本书是一本实用手册，旨在帮助托育从业人员快速、全面地掌握托育相关政策法规、知识技能、伦理要求等，并迅速成长为一专多能的托育专业人才。

本书以 14 本"国家卫生健康委职业教育托育专业系列教材"为基础，结合国家卫生健康委印发的《3 岁以下婴幼儿健康养育照护指南（试行）》，聚焦婴幼儿托育服务中存在的难点、堵点，在保证科学性的基础上，注重实用性和可操作性，力求为托育从业人员提供科学、规范的指引。

《实用婴幼儿托育指导手册》分为六篇，前四篇分别介绍托育管理、卫生保健、科学照护、托育发展相关知识，第五篇为精选案例，最后一篇介绍托育相关政策。本书开篇还回顾了我国托育服务发展的经典历史——延安"红色摇篮"。全书文字简练、可读性强，并配有思维导图、现场照片、案例、练习题、操作视频等，既有基础的理论铺垫，又有实际操作指导，实用性强，可作为托育从业人员培训和在岗工作中的参考指南。

在此对参与本书编写的各位专家的辛勤付出及四川大学华西第二医院宣传部、医疗保健部、筑浪学院医学模拟中心等的大力协助表示衷心的感谢！由于时间紧、任务重，本书难免存在疏漏和不当之处，敬请各位读者提出宝贵意见，予以指正。

（刘瀚旻）

2024 年 6 月 1 日

目　录

第四篇　托育发展

第五篇　精选案例

第六篇　托育相关政策

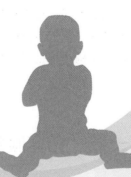

第一篇

托育管理

第一章　婴幼儿托育服务概述

导读

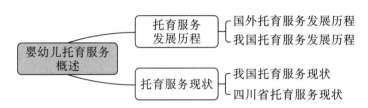

婴幼儿托育服务（以下简称托育服务）是 0～3 岁婴幼儿照护服务的一种，是相对于婴幼儿家庭照护而言的社会托育服务；当婴幼儿家庭照护功能不足或遭到破坏，婴幼儿必须在一日当中的某个时段离开父母或家庭时，通过其他人或托育机构进行替代性照料的服务。托育服务最核心的要素是婴幼儿暂时完全脱离父母或家庭的照护，由没有血缘和亲属关系的专业人员替代父母或家庭履行照护职责。

相对于托育服务，婴幼儿照护服务的内涵更广，既包括家庭对自己孩子的照护，也包括将孩子托付给其他人或托育机构接受过相关培训的人员代为进行的照护。

托育机构是指由社会组织、企业、事业单位或个人举办，为 0～3 岁婴幼儿提供养育照护服务的机构。根据运营模式的不同，托育机构可分为全日制托育机构、半日制托育机构、计时制托育机构；根据提供托育服务主体的不同，托育机构可分为公办托育机构、企事业单位办托育机构、民办托育机构；根据运营目的的不同，托育机构可分为营利性托育机构和非营利性托育机构。

第一节　托育服务发展历程

一、国外托育服务发展历程

托育服务起源于 18 世纪的欧洲，早期的托育服务多带有慈善色彩和宗教性质。随着世界形势和格局的变化，国外的托育服务先后经历了萌芽、起步、体系化和内涵深化四个历史阶段。

（一）萌芽阶段（1860 年以前）

有据可查的最早的"托儿所"是 18 世纪一位意大利神父创立的"教徒家庭儿童集中看护所"，收托对象为教区内贫穷家庭的幼儿。19 世纪初，法国巴黎第 12 区区长柯夏开办了法国最早的专门招收贫穷家庭 2~5 岁儿童的"托儿所"。该机构在照顾儿童生活的同时对他们进行宗教、道德及知识启蒙教育。18 世纪 20 年代至 30 年代，美国为照顾贫穷家庭的儿童设立了"中途之家"。严格说来，这类"托儿所"并非现今意义的托育机构，因为它们创办的主要目的不是帮助解决父母上班孩子无人照看的难题。

（二）起步阶段（1860—1945 年）

19 世纪中期到第二次世界大战时期，欧洲大规模工业化生产导致劳动力需求增加，吸纳女性参与工业化生产是短期内填补劳动力缺口的唯一路径。托育服务在这一阶段，既起到了剥离一部分女性家庭主妇身份的作用，也成为为女性提供就业岗位的一种重要途径。特别是在 20 世纪 30 年代的大萧条时期，一些西方国家为增加就业岗位，由政府拨款在公立小学中开设幼儿团体托育服务，以大量吸收因经济不景气而失业的教师、护士、保育员等，使得公办托育机构数量剧增。

（三）体系化阶段（1946—1991 年）

第二次世界大战结束后，伴随着市场对劳动力需求的快速萎缩，欧美各国政府通过停止补助托育机构的方式迫使女性退出劳动力市场，使得战时成立的托育机构大量关闭。这一时期，各国政府对托育服务发展的作用不是简单表现为提供了多少托育机构和设施，而是表现为适时出台了一系列符合自身国情特点的政策法规，从福利供给、筹资和监管三方面形成了比较完备的运行机制。托育服务陆续出现了国家主导（瑞典、芬兰等北欧高福利国家）、市场主导（英国、美国、加拿大等国家）、传统混合经济（德国、意大利、奥地利等传统欧洲大陆国家）三种发展模式，为托育服务的进一步发展奠定了良好基础。

（四）内涵深化阶段（1992 年至今）

1992 年至今，欧美工业化国家进入信息产业时代。这一时期，一方面，低出生率和人口老龄化趋势不可逆转，女权主义盛行；另一方面，生产劳动的复杂性显著增加。在这样的背景下，儿童不再仅仅属于家庭，投资儿童成为社会可持续发展的有效途径，婴幼儿早期发育促进从医学共识逐步上升为社会共识。托育服务有利于婴幼儿获得专业的早期发育指导、群体免疫及国家民族的群体认同，故 20 世纪末 21 世纪初欧美工业化国家托育服务的内涵和价值变得更加丰富，托育机构的性质开始发生变化，其逐渐发展成为集保育与教育功能为一体的组织或机构，托育服务也成为欧美工业化国家稳定其出生率、释放女性劳动力、提供高素质人才极为重要的国策。

进入 21 世纪，国外托育机构的发展呈现出多元化、专业化的趋势。例如，为残疾儿童开办的"残疾儿童中心"，为超常儿童开设的"天才儿童学前学校"等。为了满足父母多样化的托育需求，一些国家开始发展"家庭式托育"。这一时期，部分国家公立托育机构的发展因少子化的影响出现停滞或萎缩，但市场化的托育机构因改变了原有固定的托育方式和内容，如增加夜间或假期托育服务，或延长托育时间等，反而受到部分家长的青睐。

二、我国托育服务发展历程

与欧美国家相比，我国的托育服务起步较晚。19世纪末20世纪初，我国出现幼稚班、怜儿班、蒙养院等。早期关于托育服务的记载，大多与针对弃婴或孤儿开展的福利救济工作有关。

纵观我国托育服务发展历程，大致可分为萌芽、福利取向、市场取向、服务取向四个发展阶段。

（一）萌芽阶段（1949年以前）

早期的社会化托育服务是在马克思主义妇女解放理论的引领下，立足我国社会现实需求，在妇女发展的实践历程中建立起来的。

1927年发布的《江西省革命委员会行动纲领》中提出"建立一般未达入学年龄的机关（如儿童养育院、幼稚园等），以利增进社会教育和为解放妇女的目的"。此时，以解放抗战妇女为主要目的的托育机构开始建立并发展，但受限于时局变动、物资短缺，当时的托育服务以托育照料服务为主。1931年，中华慈幼协会在上海设立的"幼儿照料所"是我国有公开史料考证的第一家正式的托育机构，它是一所为劳工成立的私立实验性托儿所。至1944年，我国已在广东、贵州、四川、江西、福建、云南等省设立了公立示范性托儿所。当时的托儿所已有农村、城市等不同种类之分。托儿所的设立，一方面减轻了家庭特别是女性的育儿负担，使更多的女性能从事抗战工作，另一方面也有利于婴幼儿的成长。

知识链接

历史瞬间：我国托育服务发展的经典历史——"红色摇篮"

一老一幼系民心，一枝一叶总关情。2022年，党的二十大报告在回顾总结新时代十年的伟大变革时提到"幼有所育"，并就今后民生事业发展作出"优化人口发展战略，建立生育支持政策体系，降低生育、养育、教育成本"的重要部署。《中华人民共和国国民经济和社会发展第十四个五年规划和2035年远景目标纲要》明确提出要"发展普惠托育体系，健全支持婴幼儿照护服务和早期发展的政策体系"，并将"每千人口拥有3岁以下婴幼儿托位数4.5个"纳入"十四五"时期经济社会发展主要指标。纵览我国托育服务发展史，用"红色摇篮"去开篇回溯，更能深切感受到婴幼儿照护服务不仅事关婴幼儿的健康成长，也关系着千家万户的福祉与国家、民族的未来。

1. 在延安建立集中抚养和教育前线抗日将士与革命干部子女的场所刻不容缓。1937年7月，全民族抗战爆发。民族存亡之际，中国共产党领导全国人民与日寇浴血奋战，无数抗日将士血洒疆场。很多将士奔赴前线后，留在后方年龄尚幼的子女无人照料，在延安尽快建立一所为前线抗日将士和革命干部集中抚养和教育子女的场所已经刻不容缓。

2. 陕甘宁边区战时儿童保育院第一院成立。1938年10月2日，在党中央的大力支持下，陕甘宁边区儿童保育分会成立了"陕甘宁边区战时儿童保育院第一院"，也就是日后为人们所熟知的"延安第一保育院"。

3. 延安第一保育院迁移，延安本地儿童的看护需求增加。由于担心敌机轰炸，延安第一保育院迁往了几十公里外的安塞县（现陕西省延安市安塞区），延安本地儿童的看护需求多了起来。时任中央总卫生处处长兼中央医院院长的傅连暲把这个情况报告给了毛泽东同志，并提议在延安开办一个新的托儿所。毛泽东同志的大女儿娇娇活泼可爱，但工作繁忙的毛泽东同志根本无暇照看孩子，他对傅连暲说："这是件大好事，要尽快办，托儿所办起来，就让娇娇第一个报名。"

1941—1942年是敌后抗战极为困难的时期，陕甘宁边区遭到军事和经济封锁，物资极度匮乏。为了克服困难，根据地开展了大生产运动，军队、政府机关和学校发展自给经济，中共中央在陕甘宁边区带头实行这项政策。延安第一保育院的孩子们年龄虽小，却也纷纷加入，积极投身生产劳动。胡木英（胡乔木的女儿）回忆说，虽然他们很小，但可以到菜地里去拔拔草，抓抓害虫，果实熟了去收果实，自力更生，克服一切困难也要达到目的。

4. 延安中央托儿所正式成立。1940年春天，在距中共中央驻地不远的兰家坪，中共中央书记处的六孔窑洞被腾出来，里面摆满了小床，一个新的保育机构——延安中央托儿所正式成立。在傅连暲的推荐下，丑子冈成为首任所长。

延安中央托儿所最初只有7个孩子，后来在党中央和边区政府的支持下，规模不断扩大，入托的孩子增加了几十个，窑洞也增加到了二十多孔。延安中央托儿所的成立，解决了中央领导和抗日将士的后顾之忧。

延安中央托儿所的孩子同样参加了大生产运动，在劳动中学习，不仅改善了延安中央托儿所的生活条件，孩子们也养成了吃苦耐劳的优良品质，树立了劳动光荣的价值观念。

从后来披露的珍贵档案"中央托儿所一岁半至两岁儿童饮食单"中可以看到，20世纪40年代的延安虽然受到国民党与侵华日军的严密封锁，但延安中央托儿所的孩子们在饮食上依然可以享受到每周7日、每日4餐。托儿所食物搭配十分合理，菜、蛋、肉与各种水果一应俱全，每日菜品多变，极少重复。

5. 延安第二保育院成立。1944年，全民族抗战已进入对日战略反攻阶段，更多的干部和将士离开延安，奔赴前线。与此同时，随着生活条件的改善，边区政府也有能力为更多儿童提供保护和教育。于是，党中央决定，在延安再建立一所新的保育院。在延安北部一个名叫小砭沟的地方，延安第二保育院成立。

然而，一场突如其来的危机正悄然向孩子们逼近……初秋的一日深夜，正在延安第二保育院窑洞中哄孩子睡觉的保育员们突然收到通知：孩子中疑似出现了麻疹症状。慢慢地，一些病情严重的孩子开始出现肺炎、肠胃炎等并发症，如果再无有效救治，后果将不堪设想。此时，延安第二保育院的目标只有一个："不能死孩子！"一切为了孩子也一直是保育的核心目标，卫生保健也一直持续受到关注。

为了让患病儿童尽快康复，时任中央妇女运动委员会委员、解放区战时儿童保育会代主任的康克清同志直接跑到总部医院，请医生和专家到延安第二保育院教授医疗知识，她还带领保育员想出了各种土办法控制疾病蔓延。陕北地区水资源匮乏，为了改善卫生条件，保育员专门制作了用于洗手的木桶，让孩子们使用流动的净水洗手。

疫情防控期间，消毒、杀菌必不可少，保育员就让孩子们每日有充足的时间享受黄土高原上的"日光浴"。

朱和平（朱德之孙）回忆说，当时他们准备了两口大锅，每日 24 小时煮着开水，孩子们吃完饭以后的碗、筷，还有一些用品，全都扔到锅里煮。

与此同时，党中央也时刻关心延安第二保育院的疫情，通过办事处，相关负责人为孩子们买来几十头奶牛用于补充营养。这场麻疹危机持续了七十多日，保育院上上下下仿佛经历了一场战斗。在康克清和保育院全体人员的不懈努力下，近六十名感染麻疹的孩子全部康复，无一夭折。在那个缺医少药的时代，这堪称奇迹。

延安第一保育院、延安中央托儿所、延安第二保育院，这一系列的保育机构后来都被统称为延安保育院。越来越多的革命后代和边区儿童来到了这些温暖的家。

据统计，红军到达延安后至抗战胜利，延安保育院先后接收婴幼儿近 3000 名，成为中国共产党名副其实的"红色摇篮"！

（二）福利取向阶段（1949—1977 年）

中华人民共和国成立之初，因生产力较为落后，急需包括妇女在内的广大人民群众积极投身于各项生产建设之中，同时，随着人口生育高峰的到来，家庭对托育服务有着迫切需求，使得这一时期托育机构数量猛增，如 1949 年是 119 所，至 1952 年迅速增加至 2738 所，1956 年年底，托育机构的数量上升至 5775 所，这种增长势头一直持续到 1958 年。这一时期的托育服务主要是在计划经济体制下国家给予财政支持，由企事业单位统一举办托儿所为职工子女提供托育服务，是单位为职工提供的福利。

1956 年，教育部、卫生部、内务部发布的《关于托儿所幼儿园几个问题的联合通知》规定，托儿所"在城市中由厂矿、企业、机关、团体、群众举办，在农村中提倡农业生产合作社举办"；要求托儿所"发展重点应放在工业地区和大、中城市，至于农村，应根据需要与自愿的原则，提倡农业生产合作社或互助组办理季节性的托儿所和幼儿园"；还划清了托儿所和幼儿园的界限，为托育服务的管理提供了相对独立的制度空间。

进入 20 世纪 60 年代上半期，我国社会经济发展进入整顿调整时期，劳动力过剩造成妇女面临就业岗位不足的困境，以支持妇女就业为目的的托育服务也因此减少。值得注意的是，1973 年后，托育服务发展出现了一个小的回升，许多城市职业妇女在结束 56 日的产假后选择将孩子送入单位的日托机构，以便返回工作岗位。

（三）市场取向阶段（1978—2018 年）

20 世纪 80 年代至 90 年代，我国的经济体制由社会主义计划经济向社会主义市场经济变革，托育服务也逐渐由单位福利性质转变为市场竞争下的营利性质。托育服务对象由本单位职工子女变为具有消费能力的家庭婴幼儿，服务目的也由解决职业妇女的后顾之忧转变为提高人口素质。

20 世纪 80 年代初，由于计划生育政策的局部调整，出生人口数出现了小反弹。改革开放在促进经济发展的同时也对劳动力提出了更大规模需求。为了支持妇女就业，全国各级政府、企事业单位和街道社区大力举办托育机构。在鼎盛时期，我国城乡各类托儿所、幼儿园达到近 100 万所，入托婴幼儿总数将近 350 万人，0~3 岁婴幼儿的入托率也提高到了 30% 左右。

20 世纪 80 年代中后期，计划生育政策致使人口出生率下降，适龄入托的婴幼儿数量随之减少。1988 年，国家出台《关于加强幼儿教育工作的意见》，明确"养育子女是儿童家长依照法律规定应尽的社会义务，幼儿教育不属义务教育，家长送子女入托理应负担一定的保育、教育费用"。1992 年，社会主义市场经济体制改革要求企业剥离其社会功能以减轻负担，加上市场化配套政策体系未有效建立、主管部门缺位，托儿所被大规模关、停、并、转，公办托育机构近乎绝迹，或是被市场上的民办早教机构替代。这一时期的托育服务相对弱化了照护和支持妇女就业的功能，着重体现教育功能。

（四）服务取向阶段（2019 年至今）

自我国"全面二孩"政策实施以来，加上妇女就业增加、居住分离常态化、家庭规模小型化等因素的共同影响，家庭对托育服务的刚性需求急剧增长。为了更好地推动人口政策落地，满足迫切的民生需求，从 2019 年开始，我国政府密集出台了一系列婴幼儿照护服务政策，如《国务院办公厅关于促进 3 岁以下婴幼儿照护服务发展的指导意见》《托育机构设置标准（试行）》《托育机构管理规范（试行）》《支持社会力量发展普惠托育服务专项行动实施方案（试行）》等，指明了婴幼儿照护服务普惠性的发展方向，将婴幼儿的照护服务纳入经济社会发展规划，明确提出要建立完善托育服务的政策法规体系、标准规范体系和服务供给体系，把托育服务作为"三孩政策"的配套措施，以此来激励和引导职业妇女生育。2019 年也被称作"托育元年"，代表着我国托育服务由市场化向服务化转变，进入高质量发展的新阶段。在这一新阶段，国家不仅要为婴幼儿家庭提供质量有保障、价格可承受、方便可及的托育服务，还要逐步形成布局合理、设施完善、服务便捷、保障有力的普惠托育服务体系。

本节小结

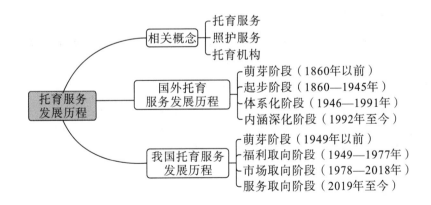

参考文献

[1] 杨菊华. 为了生产与妇女解放：中国托育服务的百年历程 [J]. 开放时代，2022 (6)：54－71.

［2］李放，马洪旭. 中国共产党百年托幼服务供给研究：变迁历程、演进逻辑与未来展望［J］. 社会保障研究，2021（5）：13-25.

［3］胡马琳. 我国0-3岁婴幼儿照护服务制度变迁：轨迹、逻辑与趋势［J］. 理论月刊，2022（6）：127-135.

［4］高薇，苗春凤. 新中国成立70年来托育服务的发展历程与思考［J］. 北京青年研究，2019，28（4）：65-74.

［5］张力. 婴幼儿照护服务立法：目标定位、问题与路径［J］. 求索，2021（4）：145-155.

［6］胡马琳，蔡迎旗. 我国0-3岁婴幼儿托育政策的价值取向变迁研究［J］. 教育学术月刊，2021（10）：40-48.

［7］刘中一. 从西方社会机构托育的历史趋势看我国托育机构的未来发展［J］. 科学发展，2018（3）：42-48.

［8］赵鑫睿. 多元协同理论视角下我国婴幼儿照护服务供给机制研究［D］. 武汉：华中师范大学，2021.

［9］JOHNSON N. Mixed economies of welfare：a comparative perspective［M］. London：Prentice Hall Europe，1999.

第二节　托育服务现状

一、我国托育服务现状

（一）我国托育服务相关管理规范

2019年5月《国务院办公厅关于促进3岁以下婴幼儿照护服务发展的指导意见》发布，该意见的出台正式开启了我国0~3岁婴幼儿托育服务新篇章。随后，国家和地方陆续出台了托育相关管理规范，推动我国托育服务体系不断完善。

这些管理规范首先明确了我国婴幼儿照护服务为多元责任主体，政府对婴幼儿照护服务的规范发展方向和安全监管负主要责任，家庭对婴幼儿照护承担主体责任，社会组织、企事业单位和个人多方参与，为有需要的家庭提供多样化的托育服务；其次明确了我国托育服务发展的价值取向为"普惠优先"，普惠托育服务应具有"面向大众、收费合理、质量可靠"三个核心要素。

在组织管理方面，我国托育服务由政府统筹领导，各地普遍采取将托育服务纳入政府工作规划并进行考核的方式确保政府责任到位；由卫生健康部门主管，主管部门负责制定托育服务发展规划、政策法规、标准规范等，发展改革委、公安部、民政部、财政部等相关部门按照各自职责，密切配合，加强对托育服务的指导、监督；落实对营利性和非营利性托育机构的分类管理；重视信息化管理，运用互联网、大数据、物联网等技术，通过建立托育服务信息管理平台，逐步完善对婴幼儿托育的智慧化服务功能，实现动态监管、过程监管及安全监管，使管理效能逐步提高。

在政策支持方面，国家通过中央财政预算内投资支持引导，采用建设补贴等方式，开展普惠托育服务专项行动，大力发展普惠托育；各地加大财政补贴，以补贴职业技能培训费、免费培训等形式吸引和稳定从业人员；实施房租、税费减免，金融及社会保险支持，托育机构用水、用电、用气、用热按照居民生活类价格执行等措施降低托育机构运营成本，鼓励普惠托育机构发展；通过划拨土地，农用地转用，新增用地倾斜，利用低效土地或闲置土地等形式，解决托育机构用地问题；同时积极倡导、强化宣传，营造支持托育服务发展的社会环境。

在制度建设方面，国家制定了《托育机构管理规范（试行）》《托育机构设置标准（试行）》《托儿所、幼儿园建筑设计规范》等，使托育机构在注册登记、规划建设和业务指导上有章可循；要求建立托育机构的质量评估制度或等级评估机制，规定由省级行业专家库或专业评估机构作为评估主体，评估内容聚焦服务质量、安全保障，并且根据评估结果进行奖惩，促进托育服务高质量发展；要求建立健全监督检查制度、责任追究制度等，加强事中事后监管，保障托育机构安全和质量。

在人才培养方面，国家鼓励通过学历教育培养人才，各地普遍要求中职、高职院校开设婴幼儿照护相关专业；通过职业准入制度、职业等级认定、职业培训等保障从业人员的质量；大部分地区要求依法保障从业人员的合法权益、工资待遇及职称评定等，通过保障待遇，留住人才。

（二）我国托育服务存在的主要问题

1. 托育服务法律法规有待完善。目前我国颁布了多个涉及托育服务的政策文件，但制定的托育服务相关法律法规较少。目前仅有 2021 年修订的《中华人民共和国人口与计划生育法》中对托育机构的设置和备案做了相关的法律规定，而《中华人民共和国未成年人保护法》中"学校保护"部分仍只是强调幼儿园和学校，并未涉及托育机构。政府应尽快完善托育服务相关立法和保护机制，加强执法监督力度，健全监管制度，保障婴幼儿及其家庭，以及托育从业人员的合法权益。

2. 托育机构收费标准不明确。发展普惠托育服务是我国新时代托育服务的价值取向和基本立场，而普惠托育服务的核心要素之一是收费合理。现仅部分省市出台了普惠托育机构认定及补助管理办法，明确了收费或补助标准，还应对营利性或民办托育机构加强收费监管，重视托育机构收费标准的制订和监管。

3. 托育服务的供需矛盾较为突出。与旺盛的托育需求相比，托育服务供不应求的矛盾日益增加。国家卫生健康委人口监测与家庭发展司重点委托项目"3 岁以下婴幼儿照护服务供需现状调研"数据显示，2019 年我国 0~3 岁婴幼儿入托需求率为 68.4%，而实际入托率仅为 5.5%。优质托育机构资源少、收费高、距离远是影响婴幼儿家庭送托的主要原因。据统计，2022 年年末全国人口（包括 31 个省、自治区、直辖市和现役军人的人口，不包括居住在 31 个省、自治区、直辖市的港澳台居民和外籍人员）为 141175 万人，按每千人口 4.5 个托位计算，需设立约 635 万个托位，但 2022 年全国婴幼儿托位数仅约 200 万个。就现阶段而言，托位数严重短缺。

4. 托育服务师资力量薄弱。一是托育从业人员数量严重不足，二是合格的托育师资较少。2019 年相关调查发现，大多数托育从业人员只拥有育婴师资格证或各种国际幼儿教育派别的资格认证，甚至存在无证上岗现象，10.97％的带班老师及 24.68％的保育员未持有任何资格证书。

二、四川省托育服务现状

（一）四川省托育服务基本情况

1. 政府高度重视。四川省委省政府高度重视婴幼儿照护服务，颁布了《四川省人民政府办公厅关于促进 3 岁以下婴幼儿照护服务发展的实施意见》《四川省人民代表大会常务委员会关于加快推进普惠托育服务体系建设的决定》等系列规范性文件，初步形成"1＋3"政策体系；2022 年及 2023 年两年，将普惠托育服务专项行动纳入"全省 30 件民生实事"，新增 15800 个普惠性托位；依托四川大学华西第二医院成立"四川省 0～3 岁婴幼儿托育标准化建设与培训指导中心"，负责全省托育机构的标准化建设及培训指导。

2. 托育需求旺盛。2021 年年末，全省常住人口中 0～3 岁婴幼儿总数为二百余万人。调查发现双职工家庭婴幼儿普遍存在无人照料、教养观念不同导致隔代照料尴尬、女性面临家庭与职业发展无法兼顾等问题。婴幼儿家庭对质量有保障、价格可承受、方便可及的普惠托育服务需求旺盛。

3. 托育供给不足。《中华人民共和国国民经济和社会发展第十四个五年规划和 2035 年远景目标纲要》明确提出，到 2025 年"每千人口拥有 3 岁以下婴幼儿托位数 4.5 个"的目标。目前四川省共有托育机构五千余家，主要集中在成都、绵阳等地。以目前四川省托育机构可提供托位数计算，每千人口拥有 3 岁以下婴幼儿托位数与 2025 年目标还有一定差距。

（二）四川省托育服务存在的主要问题

1. 托育服务体系不健全。

1）总量不足与利用不充分：一方面，根据国家提出的到 2025 年"每千人口拥有 3 岁以下婴幼儿托位数 4.5 个"的目标，四川省托位数缺口较大。另一方面，四川省全省可提供托位中，实际收托不足 50％，有一半的托位都处于闲置状态。

2）普惠托育服务不完善：现场调研发现，四川省对普惠托育机构无统一认定标准，对普惠托育机构的收费无明确规定，普惠托育机构及普惠托位数较少，全省普惠托育机构及普惠托位数不足总数的 1/3。

3）托育服务质量不高：对四川省全省托育机构抽样调查发现，部分机构未按照托育服务相关标准和规范配置工作人员，存在健康管理与安全隐患。例如，部分托育机构无保健人员、安保人员或无专业营养师配餐。约 1/3 托育机构的保育体系为机构自创，约 1/3 为引进国内外的体系，约 1/7 无体系。

2. 人才培养体系不完善。

1）职业教育基础薄弱：四川省仅有 1/3 左右的高校或职业学校开设了婴幼儿照护服务相关专业，拥有托育、学前教育、心理学、卫生保健等专业背景的托育从业人员匮乏。

2）继续教育培训体系不健全：四川省托育从业人员"岗前—岗位—进阶"的继续教育培训体系尚未形成。培训内容无统一标准，培训机构的资质、培训过程及质量缺乏监管，培训与认证分离。

3）人才队伍不稳定：调查发现，待遇低、压力大、职级晋升不畅是影响四川省托育从业人员队伍稳定性的三大主要原因。

3. 医育融合不充分。

1）健康保障支持路径不通畅：大部分托育机构未和医疗机构建立绿色转诊通道，在托婴幼儿出现突发状况时难以得到紧急医疗救助。

2）培训指导机制不完善：部分托育机构尚未建立专业医护人员定期到机构培训指导的机制，或有机制但未落实细化，在托婴幼儿健康难以保障。

3）医疗保健与日常照护融合不深入：部分托育机构在托婴幼儿日常照护中，未建立符合婴幼儿特点的、涵盖特色医疗保健内容的医育融合养育照护模式。

4. 日常监管不到位。

1）多头管理，有效协同不够：托育机构的发展涉及发展改革、卫生健康、教育、税务等领域多个部门，但部门之间沟通协调机制不健全，未形成工作合力；支持托育服务发展的政策落实不到位，使托育机构面临的托幼一体化发展困难等问题依然存在。

2）准入条件宽松，备案监管滞后：四川省仅有约10%的托育机构在卫生健康部门备案，约20%的机构超注册登记范围提供托育服务。当前托育服务实行的是先登记注册后备案的方式。在登记注册环节，相关部门对机构建设、设置标准等无审查要求，对已建成机构事后监管发现问题再整改难度大，关停损失也大，容易引起矛盾纠纷。同时，对于无证无照经营、超范围经营的托育机构（含幼儿园办托），卫生健康、教育、市场监管等领域的相关部门监管职责尚不明确，使其处于监管真空地带。

本节小结

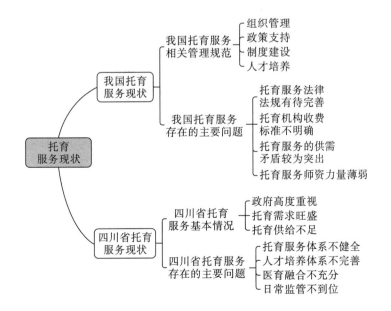

参考文献

[1] 郭绒，左志宏. 发展婴幼儿照护服务政策措施研究——基于18省（区、市）"婴幼儿照护服务的实施意见"的分析 [J]. 湖南社会科学，2021（4）：139－145.

[2] 郭绒. 新时代我国婴幼儿照护服务系统及其启示——基于"幼有所育"背景下相关政策文本的分析 [J]. 幼儿教育（教育科学），2021（9）：23－27.

[3] 洪秀敏，朱文婷，赵思婕，等. 青年父母婴幼儿照护支持与养育压力研究——基于全国13个城市的调研数据 [J]. 中国青年社会科学，2020，39（2）：106－114.

[4] 四川省委省政府决策咨询委员会全省婴幼儿照护服务体系研究课题组. 加强我省婴幼儿照护服务体系建设的建议 [R]. 成都，2022.

[5] 胡马琳. 我国0－3岁婴幼儿照护服务制度变迁：轨迹、逻辑与趋势 [J]. 理论月刊，2022（6）：127－135.

[6] 刘中一. 我国托育服务的历史、现状与未来 [J]. 经济与社会发展，2018，16（4）：70－74.

[7] 朱莉，魏聪，李燕. 我国0～3岁婴幼儿托育服务的现实问题及其解决路径 [J]. 幼儿教育（教育科学），2020（5）：46－50.

（蒲杰　张亚果）

第二章 托育机构组织管理

导读

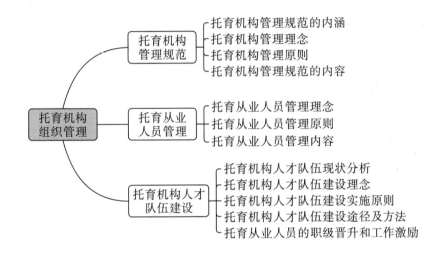

第一节 托育机构管理规范

案例 2-1 贝贝托育园面临的管理困境

贝贝托育园成立于 2015 年，是一所提供全托管服务的全日制托育机构，当年在托婴幼儿 90 人。2022 年，贝贝托育园已处于萧条境况，在托婴幼儿从 2015 年的 90 人缩减到 20 人。贝贝托育园在内部管理上，为了尽量缩减管理成本，往往一人兼两岗甚至多岗，出现了职责分工不明确、人才流失快、服务质量低等情况。

案例 2-1 思考：为什么贝贝托育园会出现职责分工不明确、人才流失快、服务质量低等问题？

0～3 岁是婴幼儿身心发展的关键时期，这一阶段的发展将为其一生的情感、智力、运动、社交等各方面的能力奠定基础。为进一步指导托育机构为 0～3 岁婴幼儿提供科学、规范的照护服务，促进婴幼儿健康成长，国家卫生健康委人口监测与家庭发展司制定印发了《托育机构保育指导大纲（试行）》，指出托育机构保育是婴幼儿照护服务的重要组成部分，是全生命周期服务管理的重要内容。一系列政策的出台，为托育机构管理规范与制度建设提出了要求，指明了方向，明确了路径。

一、托育机构管理规范的内涵

随着人民生活水平的不断提高，家庭对0~3岁婴幼儿照护服务的重视程度日益增强，能否得到科学优质的照护服务，直接关系着婴幼儿身心健康的发展。

托育机构管理规范，从宏观上是为规范托育机构管理而进行的对托育机构备案、收托、保育、健康、人员、监督等方面的全方位、多元化、可持续的管理；从微观上是托育机构把婴幼儿的发展、家庭的需求、机构的运作和社会对托育机构的要求结合起来而实施的管理，以保障托育机构健康可持续地运营。无论从宏观上还是微观上讲，托育机构管理规范都是保障婴幼儿在托育机构享有安全温馨的生活环境的重要前提，能够最大限度地确保婴幼儿的安全和健康。托育机构管理规范，是托育机构被家长和社会认可的关键所在。

二、托育机构管理理念

托育机构管理规范的前提是牢固树立科学正确的管理理念。托育机构管理理念，应以正确的政治思想为引领。

一是以德为本。坚持社会主义托育机构运营方向，坚持党对托育事业的全面领导，严格执行国家托育政策，将托育工作融入社会主义核心价值观；履行托育机构的义务，主动维护婴幼儿的合法权益；践行职业道德规范，立德树人，关爱婴幼儿，尊重托育机构工作人员。

二是婴幼儿优先。坚持婴幼儿优先，保障婴幼儿的生存权、发展权、受保护权和参与权。尊重婴幼儿身心特点，将其作为照护工作的基本出发点和落脚点；关注和尊重每名婴幼儿在发展优势、发展速度和发展水平等方面的个体差异，为婴幼儿提供适宜的照护；促进婴幼儿身心全面发展。

三是安全和健康。安全和健康是婴幼儿发展的基础。托育机构要将安全和健康作为婴幼儿照护工作的重要前提和底线，最大限度地保护婴幼儿的安全和健康，把管理制度和措施落实到细节中，切实做好安全防护、膳食营养、疾病防控等工作，保障婴幼儿在托育机构中免受虐待与外部伤害。

四是教养融合。婴幼儿身心稚嫩，是"最柔软的群体"，需要成人更多的关爱和照护。托育机构中的生活照护、游戏活动并不是教育教学，而是以养为主、教养融合，使得婴幼儿在得到细致照料的同时获得全面和谐的发展。

五是科学规范。托育机构要严格按照国家和地方有关安全、卫生、环保等的标准和规范，严把科学质量关，根据婴幼儿生长发育需要，合理地安排婴幼儿日常生活活动和游戏活动，自觉规范和完善照护工作，不断提高照护工作的科学性和规范性。

三、托育机构管理原则

按照托育机构工作要求，根据管理学理论，托育机构管理需要遵循一定原则。

一是坚持正确方向。坚持社会主义托育机构运营方向，践行社会主义核心价值观。托育机构在管理工作中应当正确执行党的路线、方针和政策，以党的二十大精神为指引，明确机构的发展方向或者运营方向，科学实践托育事业，通过科学高效的管理措施，为婴幼儿提供科学的照护，实现托育机构高质量的保育、教育。

二是坚持科学民主。托育机构管理应尊重管理规律，实行科学管理与民主管理。托育机构内部生态要形成一个良性循环的系统，必须是科学的、民主的。科学管理是指托育机构以科学的理论为指导，遵循养育规律、发展规律、管理规律，从而保证托育机构每日正常高效运作。民主管理是指托育机构发扬民主作风，充分调动工作人员的积极性和创造性，使其参与托育机构的管理工作，通过发挥集体的力量与智慧，把托育机构办好。

三是坚持整体协调。托育机构管理过程中应注重把握整体，紧密围绕以德为本、婴幼儿优先、安全和健康、保教结合、科学规范的管理理念实施管理，落实工作，做好照护。托育机构的工作开展离不开婴幼儿、家庭、工作人员、上级部门、社区及医疗保健机构等，托育机构应协调好机构内部与外部的关系，设立家长开放日，通过多种形式开展家托合作；加强与社区的联系，建立对外合作与交流机制，形成托育机构与社区的良性互动；开辟绿色通道，探索医育融合机制，有效保障婴幼儿生命健康。

四、托育机构管理规范的内容

托育机构对内和对外的复杂关系决定了其管理的复杂性与特殊性。托育机构管理规范主要涉及托育机构通识性管理规范与托育机构特殊性管理规范。托育机构通识性管理规范包括登记备案、收托、保育、健康、安全、人员、监督等方面的管理，特殊性管理规范涉及文化、人事、行政、活动、物资、家托、社区开放、危机等方面的管理。

（一）托育机构通识性管理规范

1. 托育机构登记备案管理。托育机构的登记备案管理，需根据《托育机构登记和备案办法（试行）》及各省市要求规范进行。托育机构登记后，应向机构所在地的县级以上卫生健康部门备案，需提交营业执照或其他法人登记证书、托育机构场地证明、托育机构工作人员相关资格证明、自评合格的托育机构卫生评价报告、消防安全合格证明及法律法规规定的其他相关材料，填写备案书和承诺书。提供餐饮服务的托育机构，应当提交《食品经营许可证》。卫生健康部门应当对申请备案的托育机构提供备案回执和托育机构基本条件告知书。

托育机构变更备案事项的，应当到原备案部门办理变更备案。托育机构终止服务的，应当妥善安置收托的婴幼儿和工作人员，并办理备案注销手续。卫生健康部门应当在官方网站公开托育服务有关政策规定、托育机构备案要求、托育机构有关信息，接受社会查询和监督。

2. 托育机构收托管理。婴幼儿监护人向托育机构提出入托申请，并提交真实的婴幼儿及其监护人的身份证明材料。托育机构与婴幼儿监护人签订托育服务协议，明确双方的责任、权利、义务、服务项目、收费标准及争议纠纷处理办法等内容。婴幼儿入托前，应当完成适龄的预防接种，经健康检查后方可入托；离托3个月以上的婴幼儿，返回时应当重新进行健康检查。

托育机构应当建立收托婴幼儿信息管理制度，及时采集、更新信息，定期向备案部门报送；建立与家长联系的制度，定期召开家长会议，接待来访和咨询，帮助家长了解婴幼儿照护内容和方法；成立家长委员会，事关婴幼儿的重要事项应当听取家长委员会的意见和建议；建立家长开放日制度；加强与社区的联系与合作，面向社区宣传科学育儿知识，开展多种形式的服务活动，促进婴幼儿早期发展；建立信息公示制度，定期公示收费项目和标准、保育教育、膳食营养、卫生保健、安全保卫等情况，接受社会监督。

3. 托育机构保育管理。托育机构应当科学合理安排婴幼儿的一日生活；科学制定食谱，保证婴幼儿膳食平衡。有特殊喂养需求的，需要求婴幼儿监护人提供书面说明；保证婴幼儿每日户外活动不少于2小时，寒冷、炎热季节或特殊天气情况下可酌情调整；以游戏为主要活动形式，促进婴幼儿在身体发育、动作、语言、认知、情感与社会性等方面的全面发展；游戏活动应当重视婴幼儿的情感变化，注重与婴幼儿面对面、一对一的交流互动，动静交替，合理搭配多种游戏类型；提供适宜刺激，丰富婴幼儿的直接经验，支持婴幼儿主动探索、操作体验、互动交流和表达表现，发挥婴幼儿的自主性，保护婴幼儿的好奇心；建立照护服务日常记录和反馈制度，定期与婴幼儿监护人沟通婴幼儿发展情况。

4. 托育机构健康管理。托育机构应当按照卫生保健有关规定，完善相关制度，切实做好婴幼儿和工作人员的健康管理，做好室内外环境卫生；坚持晨午晚检和全日健康观察，发现婴幼儿身体、精神、行为异常时，应当及时通知婴幼儿监护人；发现婴幼儿遭受或疑似遭受家庭暴力时，应当依法及时向公安机关报案；婴幼儿患病期间应当在医院接受治疗或在家接受照护；建立卫生消毒和患儿隔离制度、传染病预防和管理制度，做好疾病预防控制和婴幼儿健康管理工作。

托育机构工作人员上岗前，应当在医疗卫生机构进行健康检查，合格后方可上岗；托育机构应组织在岗工作人员每年进行1次健康检查。在岗工作人员患有传染病时，应当立即离岗治疗；治愈后，须持病历和医疗卫生机构出具的健康合格证明，方可返岗工作。在岗工作人员如患有精神疾病，应当立即调离托育机构。

5. 托育机构安全管理。托育机构应当落实安全管理主体责任，建立健全安全管理措施和检查制度，配备必要的安保人员和物防、技防设施；建立完善的婴幼儿接送制度，婴幼儿应当由婴幼儿监护人或其委托的成人接送；制定重大自然灾害、传染病、食物中毒、踩踏、火灾、暴力等突发事件的应急预案，定期对工作人员进行安全教育和突发事件应急处理能力培训；明确专兼职消防安全管理人员及其管理职责，加强消防设施维护管理，确保用火、用电、用气安全；掌握急救的基本技能和意外事件的防范措施，以及避险、逃生、自救的基本方法，在紧急情况下必须优先保障婴幼儿的安全；建立照护服务、安全保卫等监控体系，监控报警系统确保24小时设防，婴幼儿生活和活动区域应当全覆盖，监控录像资料保存期不少于90日。

6. 托育机构工作人员管理。托育机构工作人员应当具有完全民事行为能力和良好的职业道德，热爱婴幼儿，身心健康，无虐待婴幼儿记录，无犯罪记录，并具备国家和地方相关规定要求的资格条件；托育机构应建立工作人员岗前培训和岗位定期培训制度，通过集中培训、在线学习等方式，不断提高工作人员的专业能力、职业道德和心理健康水平；加强工作人员法治教育，增强其法治意识，对虐童等行为零容忍，一经发现，严格按照有关规定追究有关责任人的责任；依法与工作人员签订劳动合同，保障工作人员的合法权益。

7. 托育机构监督管理。托育机构应当加强党组织建设，积极支持工会、共青团等组织开展活动；建立工会组织或职工代表大会制度，依法加强民主管理和监督；制订年度工作计划，每年年底向卫生健康部门报告工作，必要时随时报告；各级妇幼保健、疾病预防控制、卫生监督等机构应当按照职责加强对托育机构卫生保健工作的业务指导、咨询和监督执法；建立托育机构信息公示制度和质量评估制度，实施动态管理，加强社会监督。

（二）托育机构特殊性管理规范

1. 托育机构文化管理。托育机构应注重文化管理。托育机构文化是指托育机构管理者、工作人员、婴幼儿、家长等共同创造的各式文化形态的总和，主要包括环境文化、制度文化、精神文化等方面的内容，是托育机构隐形的"软实力"。托育机构文化是托育机构规范管理、制度建设、课程建构等的重要基础。文化管理侧重于体察工作人员的内心，最大限度地调动每位工作人员的激情，使托育机构真正成为每位工作人员的精神家园。

2. 托育机构人事管理。托育机构人事管理包括托育机构人力资源工作规划建立、执行公招或招聘、培训、考勤、劳动纪律等人事程序或规章制度；制定和完善托育机构岗位编制，协调托育机构各部门有效开发和利用人力资源满足托育机构运行管理的需要；根据现有编制及业务发展需求协调、统计各部门公招或招聘需求计划，经批准实施；做好各岗位职责说明书并根据托育机构岗位调整进行相应变更，保证岗位职责说明书与实际相符；办理入职手续，进行人事档案管理，签订劳动合同。

3. 托育机构行政管理。托育机构行政管理主要是对托育机构公文收发、对外衔接、行政会议、重大事务议事、信息公开、宣传招生等方面工作的管理。

4. 托育机构活动管理。托育机构活动管理主要是紧密围绕活动四要素，制定活动目标、明确活动内容、保障活动实施、落实活动评价等。根据托育机构类型不同，可实施因地制宜的活动管理，对于提供全托管服务的全日制托育机构，可以制订一日作息计划；对于提供半托管服务的半日制托育机构或提供亲子活动、课程的计时制托育机构，活动管理主要包括婴幼儿、家庭管理和家庭教育指导。

5. 托育机构物资管理。托育机构物资管理是对托育机构物资的管理，包括设施设备、重要物品等固定资产，也包括玩具、教具及各类日常物品。物资管理是保证托育机构日常工作顺利进行的必要手段，主要采用分级管理制度：仓库管理员负责管理托育机构全部物资，各部门管理分属的物资，班级物资由保育人员负责管理。托育机构要建立各种物资领用制度，对物资的请购、采购和验收有明确规定，对贵重设施设备、重要物品的管理有明确规定，对物资外借有明确规定，借用时交接清楚，并办理手续。

6. 托育机构家托管理。托育机构要协调好外部关系，重点维护与家长的关系，家长有权监督、评价和参与托育机构的工作。托育机构必须将家长工作列入议事日程，将家长工作放到与保育工作同等重要的位置。托育机构可以通过建立家长委员会，帮助家长了解托育机构的计划与要求，及时反馈家长对托育机构的意见、建议，协助托育机构改进工作，提高照护质量；不断探索家长助育新方法，包括家长座谈会或经验交流会、家长学校和科学育儿报告会、家长开放日、宣传栏与展览台、微信群或 QQ 群等。

7. 托育机构社区开放管理。托育机构处于一定的社区当中，与社区各个组织单位及社区成员有着密不可分的联系。托育机构应向社区开放，与社区间建立定向联系制度。例如，邀请社区街道居委会或社区内各种与托育照护有密切联系的职能部门等参与；提出托育机构参与社区文明建设的活动计划，如协助社区开展群众性的文体活动，争取社区的领导、监督与合作；开展多种形式的家庭教育指导，如讲座沙龙、家庭访问、个别交谈、家教咨询、电话沟通等。

8. 托育机构危机管理。托育机构危机管理有助于托育机构遇到危机时（包括事前、事中或事后），利用科学方法，调集各方资源，采取集束化的应对措施，恢复托育机构工作的稳定性，确保托育机构正常运转。这是一个有计划的、连续、动态的管理过程。对于托育机构来说，危机管理是每位成员的责任，不只是托育机构负责人个人的事，因此，上至托育机构负责人，下至保育人员、安保人员等，每位工作人员都必须有一种危机意识，能对危机进行预判与应对。

危机管理最重要的是要在日常工作中赢得家长的信任。一旦托育机构发生危机事件，无论责任在谁，托育机构工作人员必须第一时间到达现场，主动作为、科学处置，如对危机受害者进行救治，第一时间通知家长，必要时及时报告上级主管部门；以事实为依据，坦诚沟通，通过各方力量做好家长工作，如通过同班其他家长、家长信任的班级保育人员及时慰问危机受害者，取得家长的理解与包容；面对家长责难，托育机构应以法律为准则、以事实为依据，积极向法律专家请教，同时取得相关部门的支持。在处理危机的同时，托育机构也要积极向好，高效有序地解决危机，在公众心目中建立起负责任的良好形象。通过吸取经验教训，托育机构也可以借机教育工作人员增强责任意识和团队意识，进一步提升危机防范意识，完善管理制度，使托育机构的管理日趋完善。

案例 2-1 思考：为什么贝贝托育园会出现职责分工不明确、人才流失快、服务质量低等问题？

解析：1. 从机构性质层面看，贝贝托育园是全日制托育机构，并且需要提供午餐，所以在管理组织机构、工作人员配给及岗位职责上应该更加完善清晰。一人兼两岗甚至多岗，更适用于半日制托育机构或提供亲子活动、课程的计时制托育机构。

2. 从人员分工层面看，贝贝托育园因一人兼两岗甚至多岗，造成了职责分工不明确、工作容易出现纰漏、部门沟通协调不畅等一系列问题。因烦琐复杂的分工，工作人员不堪重负，工作应付了事，工作压力大且精力不够，导致服务质量变低，进而口碑受到影响，入托人数减少。

3. 从发展理念层面看，贝贝托育园缺乏管理文化的营造与思考，过于注重经济利益而导致对机构内涵发展的目标定位不明确，所以未能走得长远。

本节小结

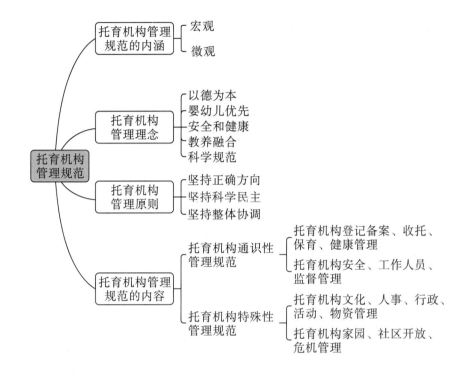

参考文献

[1] 国务院办公厅. 国务院办公厅关于促进 3 岁以下婴幼儿照护服务发展的指导意见（国办发〔2019〕15 号）[Z]. 2019.

[2] 国家卫生健康委. 国家卫生健康委关于印发托育机构设置标准（试行）和托育机构管理规范（试行）的通知（国卫人口发〔2019〕58 号）[Z]. 2019.

[3] 《0—3 岁婴幼儿托育机构实用指南》编写组. 0—3 岁婴幼儿托育机构实用指南 [M]. 南京：江苏凤凰教育出版社，2019.

[4] 柳海民.《婴幼儿园园长专业标准》解读 [M]. 北京：北京师范大学出版社，2016.

第二节　托育从业人员管理

　　根据国家卫生健康委发布的《托育从业人员职业行为准则（试行）》中提出的十条托育从业人员职业行为准则，托育机构应打造"品德高尚、富有爱心、敬业奉献、素质优良"的高质量托育服务人才队伍，以满足新时代家庭对托育的需求，实现优质的早期教育。

一、托育从业人员管理理念

托育从业人员是托育机构生存发展的主体，尊重人、关心人、激发人的热情和积极性，满足从业人员合理需求，是托育机构拥有生机与活力的源泉。

托育机构在从业人员管理中要牢固树立"以人为本、共建共享"的理念。重视从业人员的需求，以鼓励为主旨，以培养为前提，以人员管理和工作为中心，创造均等发展机会，构建"专业发展共同体"机制，提高从业人员的基本素质、业务能力和管理水平，搭建成长、晋升通道，让每个从业人员都能通过自身努力获得发展。

二、托育从业人员管理原则

托育从业人员管理中，坚持制度管理和发展管理相结合的原则，更有利于托育机构持久的发展。

（一）制度管理要点

制度管理是以规章制度为中心的刚性管理，要做到发展有规划、制度有落实、操作有流程，使从业人员规范自己的言行，实现高质量的托育服务。

1. 发展有规划。托育机构应根据自身发展情况，制定符合托育机构情况的三年规划，并在学年、学期工作计划中细化规划目标，融入各岗位职责与发展之中，形成更为具体、可实施的管理工作方案，做到以人的发展促进托育机构的发展。

2. 制度有落实。托育机构应当根据《托育机构设置标准（试行）》《托育机构管理规范（试行）》《托育综合服务中心建设指南（试行）》《托育机构保育指导大纲（试行）》等建立管理制度，用规范、清晰的制度让每位管理人员、保育人员、保健人员、安保人员、炊事人员等都清楚所在岗位特点，做到职责明确、有章可循、各司其职、各尽其力，在分工与合作中，逐渐将规章制度内化为全体人员自觉遵守的行为规范。

3. 操作有流程。托育机构的工作包含婴幼儿半日或一日生活照护，准确、清晰的操作流程可以有效限制各岗位工作人员的主观随意性，让各岗位、各环节的工作内容高效落实，提高工作效率。基本的流程有婴幼儿入离托流程、婴幼儿进餐流程、食品验收货流程、一日生活流程、消毒流程、行政人员管理流程、突发情况处置流程等。

（二）托育从业人员发展管理要点

发展管理是以人的发展为中心的柔性管理，通过为不同发展水平的从业人员搭建平台，提供不同的专业成长阶梯，建立良性激励机制，形成"专业发展共同体"格局。

三、管理内容

托育机构服务对象为0~3岁的婴幼儿，他们缺乏基本的识别能力、对抗能力和表达能力，发生意外事件的概率较高，需要托育从业人员有爱心、细心、耐心和责任心等，熟悉0~3岁婴幼儿发展特点和规律，有能力开展科学规范的生活照料、安全看护、营养喂养，在积极互动中促进婴幼儿身心全面健康成长。

（一）托育从业人员职业规范

托育从业人员应当遵守法律法规，维护国家利益和公共利益，践行社会主义核心价值观，贯彻党的育人方针，恪守职业道德，遵守婴幼儿身心发展规律，爱岗敬业，细致耐心，尽职尽责，关心婴幼儿，保护婴幼儿，严禁体罚或变相体罚婴幼儿，不得歧视、侮辱、虐待、伤害婴幼儿，努力促进婴幼儿全面发展。

1. 职业规范的内涵。职业规范是一个行业的行为准则，是本行业从业人员都必须遵守的规则、要求。托育从业人员应当严格执行《托育从业人员职业行为准则（试行）》，促进托育服务行业规范、良性发展。

2. 职业规范的性质。职业规范作为行业行为准则，具有普遍性、影响性、无强制力等特点，因此更需要科学、有效的管理，以他律的方式将这些行为准则内化为托育从业人员内心的信念和习惯，最终通过托育从业人员的自律来实现。

（二）托育从业人员岗位管理

托育机构应当根据自身规模，配置综合管理、保育照护、卫生保健、安全保卫等岗位，一般分为管理岗、保育岗、后勤岗三大类。各岗位可根据实际需求进行人员配置。

1. 托育从业人员管理组织架构（图2-1）。

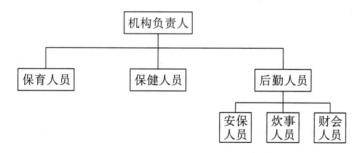

图2-1 托育从业人员管理组织架构

2. 托育机构负责人。

1）从业资格：①学历，大专以上；②工作经历，从事儿童保育教育、卫生健康等相关管理工作3年以上，熟悉托育服务的法规和政策；③岗位培训，经托育机构负责人岗位培训合格。

2）岗位职责。

（1）负责机构的全面工作，支持和制定机构发展方向、工作计划，协调内外关系，组织实施各项计划。

（2）组织和领导保育、保健、后勤、家长、招生工作，认真总结经验，不断提高托育质量。

（3）制定并不断完善管理制度、实施细则，对执行过程进行公开监督、检查、指导，检查、指导、评估机构工作人员的工作情况并及时纠正存在的问题。

（4）负责托育人才队伍建设及培训工作。

（5）负责家长和社区工作，为家长、社区提供专业咨询和服务，对家长、社区的要求、建议及时反应和处理。

（6）坚持勤俭原则，严格执行采购、报销签字制度，认真审核机构内经费开支，督促有关人员管理好机构及一切财产。

3）岗位品格：严谨、勤奋、创新、专注、专业，热爱婴幼儿。

4）岗位能力：计划评估实施能力、托育专业能力、专业管理分析能力、问题分析定位能力、伙伴关系建设能力、团队合作协调能力、语言沟通应变能力等。

3. 保育人员。托育机构应合理配备保育人员，其与婴幼儿的比例应当不低于以下标准：乳儿班1∶3，托小班1∶5，托大班1∶7。

1）从业资格：①应具有婴幼儿照护经验或相关专业背景；②接受过婴幼儿保育相关培训及心理健康知识培训并取得资格认证，如育婴员证、保育师证等。

2）岗位职责。

（1）依据机构保育工作计划、班级婴幼儿发展情况，制订班务计划、学期计划、月计划、周计划、日计划，在期末进行总结，撰写婴幼儿发展报告。

（2）主动了解和满足婴幼儿不同的发展需求，认真组织一日活动，平等对待每名婴幼儿，呵护婴幼儿身心健康成长，使其养成良好行为习惯。

（3）能及时分析、反思日常教学中的问题，大胆开展实践研究，不断总结经验，全面、仔细观察婴幼儿，做好观察笔记。

（4）负责婴幼儿日常生活照料，与婴幼儿积极互动，促进婴幼儿身心健康发展。妥善保管婴幼儿衣物、奶粉、纸尿裤等。

（5）负责班级环境清洁、卫生，对婴幼儿会接触的物品进行定期清洁、消毒。

（6）团结协作，能与其他保育人员合作，共同做好班级保育工作和环境创设。

（7）热心为家长服务，召开家长会，通过有效途径和方法与家长沟通，指导家庭育儿方法，达成保育共识，取得家长对机构工作的认可。

（8）按时参加各项研讨、培训，提升活动组织、游戏设计、保育照护等专业能力。

（9）以主人翁的态度认真保管、整理、使用各类物资。

3）岗位品格：严谨、勤奋、专业，热爱婴幼儿。

4）岗位能力：计划评估实施能力、托育专业能力、互动游戏创新能力、婴幼儿护理专业能力、卫生消毒专业能力、伙伴关系建设能力、团队合作协调能力、语言沟通应变能力等。

4. 保健人员。按照卫生保健工作规范配备保健人员，收托50名及以下婴幼儿的机构，至少配备1名兼职保健人员；收托50名以上、100名及以下婴幼儿的机构，至少配备1名专职保健人员；收托100名以上婴幼儿的机构，至少配备1名专职和1名兼职保健人员。

1）从业资格：①学历，高中及以上；②参加由妇幼保健机构组织的卫生保健专业知识培训，并取得培训合格证；③具有托育机构卫生保健基础知识，掌握卫生消毒、营养膳食管理和传染病管理等技能。

2）岗位职责。

（1）负责机构的卫生保健工作，严格执行卫生保健制度，制订各项卫生保健工作计划，做好婴幼儿疾病防治等工作。

（2）坚持每日晨午检，指导做好婴幼儿生活照护、生活环节组织、班级卫生消毒工作。

（3）负责婴幼儿的健康检查，定期测量身高、体重等，加强体弱儿管理，负责登记机构各项保健资料。

（4）负责婴幼儿膳食营养，制定每周食谱，根据婴幼儿的进食量做好营养分析，保证婴幼儿的营养平衡。

（5）以各种形式向家长进行卫生保健常识宣传。指导保育人员组织婴幼儿开展科学的体格锻炼、健康和安全教育。

（6）负责药品的购买、保管、使用、登记工作，管理好消毒用品。

（7）负责对每日购进食物进行验收，检查食堂卫生消毒情况，确保餐具、饮水、膳食的卫生。

（8）开展对工作人员、家长的营养健康培训、食品安全培训，纠正婴幼儿养育中的错误喂养习惯。

3）岗位品格：严谨、勤奋、专业，热爱婴幼儿。

4）岗位能力：计划评估实施能力、保健专业能力、营养专业能力、伙伴关系建设能力、团队合作协调能力、语言沟通应变能力等。

5. 后勤人员。

1）安保人员：独立设置的托育机构应当至少保证有 1 名安保人员在岗。

（1）从业资格：应当取得公安机关颁发的保安员证，并由获得公安机关保安服务许可证的保安公司派驻。

（2）岗位职责：①负责各区域安全检查，坚持 24 小时值班制，文明执勤、严守纪律。②做好外来人员询问，查验有效证件并办理登记，全方位保障机构安全。③严格按照作息时间开关大门，随时关注有无婴幼儿独自进出情况。④定期巡逻，对消防、照明、监控等公共区域的情况进行检查，排除安全隐患，如发现问题应及时上报管理者，并做好记录。

（3）岗位品格：礼貌、严谨、勤奋，热爱婴幼儿。

（4）岗位能力：安全防护防卫能力、应急处置能力、伙伴关系建设能力、团队合作协调能力、语言沟通应变能力等。

2）炊事人员。

（1）从业资格：应当接受过食品安全管理、营养膳食等岗前培训，掌握相关技能，并取得健康证、厨师资格证。

（2）岗位职责：①负责婴幼儿膳食制作，能根据保健人员提供的膳食食谱，提供卫生、营养且色香味俱全的膳食。②及时掌握婴幼儿出勤人数，做到按人数按量供应膳食，减少浪费，不留隔夜剩饭菜，按要求做好每餐食物的留样工作。③根据婴幼儿年龄特点，研究烹调方法，平衡色香味和食物营养，增强婴幼儿食欲。④关注食物过敏或特殊需求婴幼儿，并制作适宜的营养膳食。⑤按时提供膳食，跟随季节做好膳食的降温和保温工作。⑥认真执行各项饮食卫生制度，做好食堂的清洁、卫生、消毒，保持食堂清洁整齐。

（3）岗位品格：专注、严谨、创新，热爱婴幼儿。

（4）岗位能力：膳食烹饪专业能力、优化膳食创新能力、合理计划统筹能力、食品安全管理能力、伙伴关系建设能力、团队合作协调能力、语言沟通应变能力等。

3）财会人员。

（1）从业资格：应经过财务专业培训，熟悉财务法律法规和财会制度，取得会计从业人员专业技能证书。

（2）岗位职责：①负责机构财务工作，严格执行会计法和财务工作制度。②核查、督促固定资产及其他财产的登记统计。③认真做好往来账目，做好现金收支和银行结算工作。④定期向管理者汇报开支情况，合理安排经费，计划开支。⑤每月及时统计婴幼儿出勤天数及工作人员出勤天数，负责每月、每期收退费，工作人员工资发放等。⑥坚持原则，严守财经纪律，以身作则、办事公正。

（3）岗位品格：专注、严谨、专业，热爱婴幼儿。

（4）岗位能力：综合分析判断能力、计划评估实施能力、财务专业能力、伙伴关系建设能力、团队合作协调能力、语言沟通应变能力等。

（三）托育从业人员管理考核

为充分推动托育机构管理精细化、标准化、规范化，调动从业人员工作积极性，托育机构应对从业人员实施考核，增强其服务意识、责任意识和效率意识，不断提高托育服务质量，促进婴幼儿身心健康发展。

1. 考核原则。坚持自下而上、科学合理、公平公正、重点突出、简便易行的原则，强调管理的客观性、责任性、激励性和结果导向。

2. 考核内容。考核包括月考核、年考核、专业发展考核。

1）月考核。

（1）考核时间：每月下旬。

（2）考核程序：工作人员自评—分管人员审核—管理人员复核。

（3）考核内容：安全工作考核、托育业务考核。

（4）考核结果运用：作为每月绩效发放的依据。

托育机构保育人员月考核标准见表2-1、表2-2。

表2-1 托育机构保育人员月考核标准（安全工作）

一级指标	二级指标	考核标准	考核方式
基础安全	安全责任	熟知安全领导小组成员及职责，知晓签订的安全责任书内容	查看资料访谈
	计划总结	工作安排中有安全计划和总结，过程性资料分类汇总归档	查看资料
	安全培训	主动参加多种形式的安全知识学习与自救急救技能培训	查看资料
	安全演练	主动关注各类安全活动，按照职责分工积极参加安全演练	查看现场
	安全会议	每月积极参与工作例会，包含安全学习、安全自查等内容	查看资料
	安全隐患	坚持每日排查安全隐患，注意防火、防盗；不私自乱接电线，不私自使用小家电；主动上报安全隐患，按时填写隐患记录台账	查看记录

一级指标	二级指标	考核标准	考核方式
基础安全	安全检查	按照安全检查记录本，按时检查并记录，重大节假日前开展安全自查并提交安全检查记录	查看记录 查看现场
	警示标志	各区域有规范文字或符号的安全标识，保持各类安全标识干净和完整	查看现场
部门安全	保持警惕	熟悉机构和班级安全工作流程、操作细则，在各类会议中做到逢安全必知晓、有记录	查看资料
	排除隐患	随时随地检查所处的环境（设施设备、桌椅床柜、玩具）有无安全隐患，记录并及时上报	查看现场
	预见危险	做好安全防范工作，正确站位，密切关注婴幼儿活动并对可能发生的安全事故有一定的预见性，及时干预	查看现场
	安全事故	出现摔伤、夹伤、抓咬伤、割擦伤等事故，出现中毒、误饮误食、烫烧伤、电击、五官进异物、走失、玩具划伤、踏物翻越、间接隐患等严重事故，参照制度执行	参照制度

表 2-2　托育机构保育人员月考核标准（托育业务考核）

一级指标	二级指标	考核标准	考核方式
基础项目	职业道德	严格带头遵守本行业本岗位职业道德；爱国守法，依法养育；严格遵守师德要求，师德师风满意率90%以上；爱岗敬业，为人师表；关爱婴幼儿，一视同仁，不体罚或变相体罚；不以任何理由收受家长财物	随机抽查 现场报告 家长问卷
	劳动纪律	自觉遵守托育机构各项规章制度；按时到岗、不迟到、不早退、不旷工；按制度请假等	刷卡记录 随机抽查
	工作状态	以身作则，热爱本职工作；态度端正；工作时间不离岗，不闲聊，不吃东西，不玩手机，不做与工作无关的事；终身学习等	常规检查 随机抽查
	着装规范	按工作需要穿着服装，整洁顺；无大面积脏污；注重个人卫生，不留长指甲，不留怪异发型等	随机抽查 相互监督
	行为规范	坚持讲普通话，文明用语，严禁大声喧哗；举止得当，与他人和睦相处；尊重、关心同事，关心集体，团结协作，顾全大局；及时汇报工作或有关情况等	随机抽查 相互监督
业务项目	常规检查	坚持双常规工作，每周常规检查合格等	查看现场
	清洁消毒	认真清洁并保持本班室内外环境卫生，严格执行消毒制度，坚持周五大扫除；及时准确、真实地填写各项清洁消毒登记表等	查看现场
	各项记录	做好晨午晚检、交接班、缺勤追踪、班级消毒等工作和记录等	查看资料 查看现场
	研习小组	每月按时参加小组研习，并做好记录等	查看资料 访谈家长
	班级工作	分工协作，团结一致，积极向上；及时落实各项工作要求；勤于反思与小结；与其他班组之间关系和谐、合作共事	查看资料 访谈相关人员

一级指标	二级指标	考核标准	考核方式
业务项目	家长工作	热情为家长服务，无投诉；组建家长委员会，定期开展家长委员会会议、家长会、家长开放日活动，创建各种渠道加强与家长沟通，及时交流婴幼儿在托情况等	查看资料 查看现场
	卫生保健	为婴幼儿饮水、盥洗、餐食提供有利条件；保证婴幼儿愉快生活、健康成长。配合保健人员做好预防消毒及疾病防治工作，严格执行各种传染病的检疫和隔离措施等，班级无因传染病而停课情况等	查看资料
	体格发育	婴幼儿年度体检率达100%，体格发育正常率达95%	查看资料 访谈家长
	特殊照护	做好有特殊生理和心理状况婴幼儿的养育照护	查看资料 查看现场
	资产管理	负责班级物品的使用与保管，及时上报班级维修物品等工作	查看资料
加分项目	创新活动	根据班级发展需要，创新活动推广或接待观摩活动中展示、交流等	查看资料 查看现场
	评赛获奖	评赛活动获奖	查看资料 查看现场
	成果发表	及时梳理经验，撰写文章并发表	查看资料
	评优选先	获得各级别优秀或荣誉称号	查看资料

2）年考核。

（1）考核时间：每年12月下旬。

（2）考核程序：工作人员自评—分管人员审核—考核小组复核。

（3）考核内容：工作质量、全勤、安全。工作质量考核是综合全年12个月的月考核情况，结合个人述职，对从业人员的德能勤绩进行综合评定，确定为优秀、合格、基本合格、不合格四个等级。全勤考核是对机构劳动纪律和作风效能情况开展定期和不定期督查，考核全年出勤情况，对违反劳动纪律的行为按管理规定进行处罚，并督促整改。安全考核是对从业人员的安全工作进行考核和奖励，以强化安全意识，做好安全防范。

（4）考核结果运用：作为年终绩效奖励发放依据和从业人员工作岗位调整、晋升、工资发放、续订聘用合同的依据。

3）专业发展考核。

（1）考核时间：每年12月下旬。

（2）考核程序：工作人员自评—分管人员审核—管理人员复核。

（3）考核内容：自主学习、活动展示、文案撰写、专题讲座、课题项目等。

（4）考核结果运用：作为学年末专业发展奖励发放的依据。

托育机构保育人员专业发展考核标准见表2-3。

表 2-3　托育机构保育人员专业发展考核标准

考核项目		考核标准	考核方式
基础项目	师德师风	师德测评结果在90%以上	查看测评结果
	专业梯队	以新手型、熟手型、岗位型、示范型四层专业梯队申报确认	查看申报情况
	研习小组	至少参加1个研习小组	查看是否参加研习小组
专业项目	自主学习	每月组织或参加1~2次专业发展学习	查看学习记录
		阅读专业书籍	查看读书笔记
		业余时间自主参加专家讲座	查看自主申请记录及笔记
	活动展示	组织或参与观摩活动、平台推送信息等	查看佐证材料
		优质活动或其他活动获奖	查看方案、获奖证明
		研习主旨发言	查看研习资料
	文案撰写	观察记录	查看每月观察记录
		教育随笔	查看教育随笔
		经验文章	查看文章
		发表或获奖	查看佐证材料
	专题讲座	专题讲座	查看佐证资料
	课题项目	课题研究	查看立项在研项目

本节小结

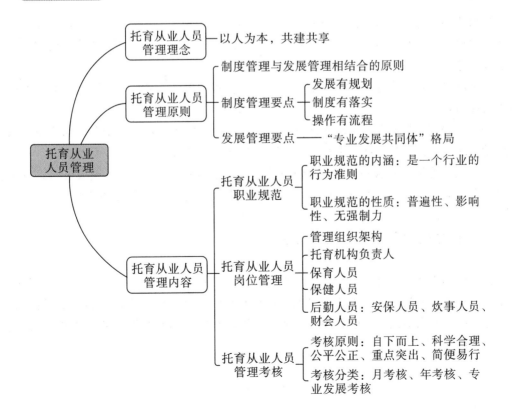

参考文献

[1]《0－3岁婴幼儿托育机构实用指南》编写组. 0－3岁婴幼儿托育机构实用指南 ［M］. 南京：江苏凤凰教育出版社，2019.

[2] 姜露. 托育服务从业人员职业规范 ［M］. 上海：上海教育出版社，2020.

第三节　托育机构人才队伍建设

托育机构人才队伍建设是实现婴幼儿照护服务发展的关键。近年来，国家层面针对婴幼儿照护服务工作出台了系列重要政策文件，强调加强婴幼儿照护服务专业化、规范化建设，建立健全婴幼儿照护服务标准规范体系，依法逐步实行人员职业资格准入制度。加强婴幼儿照护服务相关法律法规、职业道德和安全教育、职业技能培训，提高从业人员法治意识和服务能力，依法保障从业人员合法权益，建设一支数量充足、品德高尚、富有爱心、敬业奉献、素质优良的婴幼儿照护服务队伍，为促进新时代托育机构服务高质量发展提供强有力的人才支撑。

一、托育机构人才队伍现状分析

当前我国托育机构人才队伍发展尚处于初步阶段，在人才供给、培养培训、规范管理和队伍建设等方面存在较为明显的短板，与我国托育机构的快速发展和优质发展需求之间存在较大差距。

一是供给不足，人才规模存在较大缺口。托育机构数量不断增加，婴幼儿照护专业人才供给却面临着较大缺口。

二是婴幼儿照护专业人才培养体系不完善。婴幼儿照护专业人才培养、课程设置与教学建设尚缺乏规范，且一些专业存在不同程度的招生、培养、就业等方面的困难。

三是人员地位、待遇缺乏保障，职业吸引力不足。相比于幼儿园从业人员，托育从业人员工资待遇普遍较低，晋升通道不畅，职业吸引力不足，人才流动性较高。

二、托育机构人才队伍建设理念

托育机构人才队伍建设是建立健全婴幼儿照护服务体系的重要组成部分，主要包括对婴幼儿照护专业人员开展相关法律法规、职业道德和安全教育、职业技能培训，逐步提高婴幼儿照护专业人员的服务能力和服务水平，推动我国婴幼儿照护服务工作实现高质量、可持续发展。

三、托育机构人才队伍建设实施原则

（一）岗位刻模原则

以托育机构各岗位要求为重点，通过系统培训引导与自主学习反思相结合的方式，促进各岗位人员明晰岗位工作任务，具备胜任岗位职责的基本知识与能力。

（二）需求导向原则

以托育机构各岗位工作中的重点和难点为出发点，综合考虑岗位需求和发展需要，按需施教，优化培训内容，确保各岗位人员所学即所需、所学即所用，学用相长。

（三）多元优化原则

通过专题讲座、网络研修、研讨交流、案例分析、返岗实践等多元化方式，借助互联网等，推动托育机构各岗位人员理论学习和实践观摩相结合、线上学习与线下研修相结合，提高培训实效性。

四、托育机构人才队伍建设途径及方法

完善托育机构发展的顶层设计，根据托育机构发展战略规划托育机构人才队伍结构，及时补充和发展所需的人才，正确处理好人才选、育、留、用的关系，创建托育机构人才队伍，持续优化托育机构人才队伍结构。

（一）托育从业人员上岗要求

根据相关规定，托育机构应合理配置各岗位人员（表2-4）。

表2-4　托育机构各岗位人员要求

人员	学历要求或培训要求	资格要求
托育机构负责人	学前教育专业（教育管理专业）大专以上学历	教师资格证、育婴员证、健康证
保育人员	高中及以上学历，经过保育职业培训	育婴员证、保育师证、健康证
保健人员	高中及以上学历，接受当地妇幼保健机构组织的卫生保健专业知识培训并考核合格	卫生保健证、健康证、食品安全考核合格
财会人员	不限学历	会计从业人员专业技能证书
炊事人员	不限学历	厨师资格证、健康证
安保人员	不限学历	保安员证、健康证

（二）托育从业人员岗前培训

1. 加强托育从业人员准入管理。注重对托育从业人员理论素养和实践操作能力的考察。要求托育从业人员必须经过岗前培训，持有国家职业资格证书方可上岗，对不定期注册或考核不合格的托育从业人员取消其任职资格。

2. 加强托育从业人员入职培训。入职培训的主要目的是让新员工快速了解机构文化和各种制度、规定。培训内容（表2-5）应包括机构介绍、养育理念和特色、各部门分工及员工手册的内容等。保育人员的入职培训还应该包括保教结合的内容，通过考核确认掌握了和婴幼儿互动的技巧之后，才能进入班级中开展工作。

表2-5 托育从业人员入职培训课程安排

序号	课程设置	主题	单元名称	教学目标	课时
1	婴幼儿发展与照护概述	婴幼儿早期发展	婴幼儿早期发展	了解婴幼儿照护对婴幼儿早期发展的重要性；掌握婴幼儿照护的核心要素	1
2		托育从业人员职业要求	托育从业人员职业要求	熟悉婴幼儿照护服务的职业特点、职业道德及其他各项职业要求细则	1
3		托育机构文化与制度	文化与制度建设	感受托育机构文化和教育理念；学习托育机构各种制度和规定	2
4		婴幼儿发展与支持	营养与喂养；睡眠；生活与卫生习惯；动作发展；语言发展；认知发展；情感和社会性发展	掌握婴幼儿生长发育、感知觉、动作、语言、认知、情感和社会性发展各领域的发展要点及支持策略	4
5	婴幼儿健康、营养与安全	婴幼儿健康观察和保健管理	婴幼儿健康观察和保健管理；婴幼儿常见症状的鉴别与护理；婴幼儿常见病的预防与护理；婴幼儿常见传染病的防控与护理；婴幼儿心理卫生保健	根据婴幼儿的生理和心理特点，掌握婴幼儿各类常见病的症状与护理要点，提高卫生保健管理与科学护理的能力	5
6		膳食和营养	婴幼儿营养和膳食均衡；食品安全与卫生；常见营养性疾病患儿的照护和管理	理解科学的膳食营养和食品安全卫生的重要意义；掌握营养性疾病患儿的照护和管理方法	3
7		安全保障	营造安全的照护环境；意外伤害的预防与处理；突发事件的应急预案流程	掌握意外伤害的预防措施与处理方法，提高对各类突发事件的应变能力	3

续表

序号	课程设置	主题	单元名称	教学目标	课时
8	托育机构一日生活流程	一日生活流程	晨接流程； 游戏活动（户外、室内）； 生活活动（饮食、睡眠等）	熟悉每阶段婴幼儿的一日生活流程，能根据时间段进行实操演练	4
9	家托沟通	家托共育	对父母的指导； 对长辈的指导	了解婴幼儿作息时间安排、食品制作、良好习惯培养、盥洗指导、出行指导等	3
10	托育课程理论	托育课程理论	托育课程的构建与实施	创设独特的课程体系（针对管理岗位培训）	8
11	托育机构运营管理	运营管理	如何打造高品质托育机构； 托育机构日常运营与管理	了解托育机构创办的流程、高品质托育理念； 初步掌握运营与管理技巧（针对管理岗位培训）	8

（三）托育从业人员职业发展规划

1．制定专业发展阶梯。依据中共中央办公厅、国务院办公厅印发的《关于加强新时代高技能人才队伍建设的意见》，托育从业人员可分为新手型、熟手型、岗位型、示范型（表2-6）四层专业发展阶梯。这样分层的目的是让托育从业人员对自身的职业生涯规划更明确，同时也为职级提升或薪资调整提供客观依据。

表 2-6　托育从业人员专业发展阶梯

专业发展阶梯	专业发展标准	考评年限	每年完成的学时（线上+线下）
新手型	初步掌握基础的保育工作标准流程	1~3 年	48+24
熟手型	熟练掌握基础的保育工作标准流程	3~5 年	48+24
岗位型	具有学习课程、活动设计的能力	5~9 年	36+36
示范型	具有团队领导能力、沟通能力	10 年	36+36

2．制定进阶培训项目。注重对不同岗位、不同教龄的托育从业人员需求的满足，提高培训的针对性（表2-7）。订单式培训：根据机构长远发展需要和人才队伍情况安排培训内容（机构内和机构外、集中和分组）。菜单式培训：从业人员根据自身需要向机构提出培训需求（针对性、个性化）。在职学习和培训尽可能多样化，让托育从业人员乐于参加（如读书会、教研会、政府相关部门或专业机构举办的培训等）。

表 2-7　托育从业人员进阶培训项目清单

培训项目	培训内容	培训形式
0~3 岁婴幼儿发展理论	婴幼儿发展的理论基础； 婴幼儿的发展与学习； 婴幼儿关系建立	理论+线上
保育实操	婴幼儿营养健康与膳食管理	线下实操

培训项目	培训内容	培训形式
托育环境	婴幼儿适宜性活动环境创设的原则； 公共区域、功能区域设计和材料投放； 托育班级功能区设计和材料投放：运动感官功能区、精细运动（小肌肉）功能区、粗大运动（大肌肉）功能区、认知和语言发展功能区、创意表达功能区、同伴交流游戏区、休憩和小睡区	理论＋线下实操
托育课程设计与实施	托育从业人员的专业素质、尊重婴幼儿、教师的职责、婴幼儿教育的内容和重要元素等； 婴幼儿课程设计的三大范畴； 婴幼儿游戏活动设计与实施（感统、音乐、美术、户外等）； 婴幼儿入托情绪过渡策略； 婴幼儿观察、记录与评估	理论＋活动观摩＋线上/线下
家托沟通	家长和保育人员合作伙伴关系、家庭教养指导； 托育日常服务中的家托沟通要点	案例＋线上/线下
托育运营	人事管理、绩效与薪酬； 托育运营常见问题案例分析； 家长参观与接待流程； 托育机构宣传策划	案例＋线上/线下
托育智慧系统操作	人工智能教学辅助设备的使用； 托育系统 App 的使用，包括一周课程表制定、一日生活流程表制定、家庭延伸活动个性化推送、一日生活记录推送等细致化智能功能	实操＋线上/线下

五、托育从业人员的职级晋升和工作激励

为确保托育机构人才队伍发展计划的有效实施，实现托育从业人员在专业发展愿景中的自主管理、自我规划、自我发展，托育机构可推行激励机制，一方面充分调动工作人员的积极性，促进工作人员专业水平的提升；另一方面有利于对工作人员专业发展情况进行总结、发现问题，及时进行支持、指导和管理，提升婴幼儿照护服务质量。

（一）考核评价激励

1. 工作人员自评：根据考核标准，本着实事求是、积极向上的精神完成自我评价。

2. 工作人员互评：班级、团队成员以公正客观的立场、共同进步的心态为前提，从团队协作、业务指导等方面进行互评。

3. 综合考评：在年考核时，结合工作人员自评、工作人员互评的结果，对工作人员的思想工作、基础知识、育儿能力、沟通与协作等方面的发展情况进行全面考核，并将此考核结果作为评优选先、职级晋升、外出送培、人才选拔的依据。

（二）开展团队建设

有效的团队建设活动应以调节工作氛围、增进工作人员对本机构的认同、提高工作人员工作积极性及工作能力为目的。

1. 艺术活动。带领工作人员观赏各种艺术展或音乐会、戏剧表演、儿童剧等演出，一方面可以提升工作人员的艺术修养，另一方面可以给工作人员提供一些创意素材，有助于他们提高业务水平，甚至可以举办本机构工作人员艺术展，向社区、家长展示本机构工作人员特长。

2. 家庭日活动。建议工作人员携带家人（父母、夫妻、子女）一同参加本机构组织的活动，既能增进家庭关系，又有助于工作人员家人对机构的认同，从而降低工作人员流动性。

3. 节日活动。由于托育机构的女性工作人员居多，可以在节日安排一些较为感性的活动，有助于调节工作人员情绪。例如，妇女节、教师节、中秋节等，除赠送礼物，还可以附上温馨感人的贺卡或开展优秀员工评选等。

本节小结

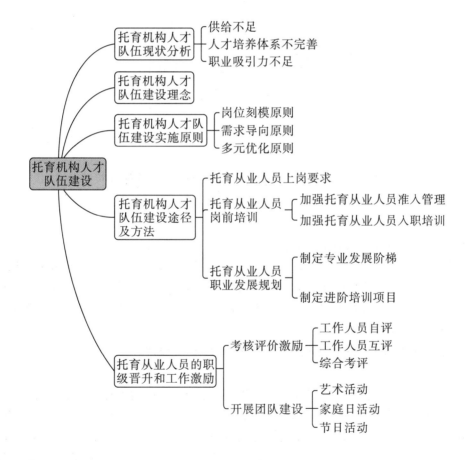

参考文献

洪秀敏，张明珠，朱文婷. 当前我国托育人员队伍建设的瓶颈与对策 [J]. 中国教师，2020（2）：79-83.

（单雪婷 蒲杰）

第三章　托育机构安全管理

导读

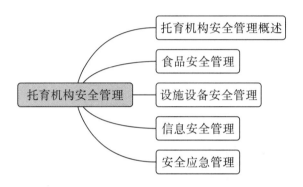

第一节　托育机构安全管理概述

案例 3-1　进餐时被烫伤的多多

午餐时，保育人员给多多（2岁）盛好饭菜放到桌上，但并没有注意饭菜温度是否适宜。多多拿起勺子开始进餐，不小心把碗打翻，饭菜洒在多多左手上。因为饭菜的温度过高，多多左手皮肤表面潮红，多多开始大哭，保育人员这才发现多多打翻了碗，连忙进行安抚和处理。

案例 3-1 思考：如何才能预防多多进餐时被饭菜烫伤？

《国务院办公厅关于促进3岁以下婴幼儿照护服务发展的指导意见》中指出："安全健康，科学规范。按照儿童优先的原则，最大限度地保护婴幼儿，确保婴幼儿的安全和健康。"托育机构安全管理就是为实现婴幼儿全面健康成长而组织和使用人力、物力和财力等各种资源的过程。同时托育机构工作人员发挥计划、组织、指挥、协调、控制等管理功能，控制各种物品的不安全因素和人员的不安全行为，避免发生婴幼儿意外伤害事故，保证婴幼儿的生命安全和健康。

托育机构在托婴幼儿年龄尚小，无自我保护能力，因此环境安全对婴幼儿的重要性不言而喻。托育从业人员应了解托育机构安全管理的基本原则，时刻提高安全管理意识，具备安全管理的基本能力，了解照护对象的年龄特点，具备对周边环境进行风险评估和出现安全事故时进行应急处理的能力。托育机构安全管理应当遵循科学、严谨的原则，以制度规范管理，以工具约束落实，以预案防患未然。

一、建立安全管理体系

托育机构应当建立负责人责任制的安全管理体系。托育机构负责人是托育机构安全管理工作的第一责任人，全面负责托育机构婴幼儿安全、工作人员安全和财产安全管理。

托育机构应当建立健全日常安全防护措施和检查制度，配备必要的安保人员和物防、技防设施；建立完善的入托、在托、离托环节安全工作流程；制定重大自然灾害、火灾、传染病等突发事件的应急管理预案；定期对工作人员进行安全教育和突发事件应急处理培训和演练。

二、强化安全管理意识

（一）安全管理意识的定义

安全管理意识是托育从业人员在日常工作中，对各种可能对婴幼儿或者成人造成伤害的外在环境条件的一种戒备和警觉的心理状态。

托育机构面向0~3岁婴幼儿提供照护服务，其行业具有特殊性。照护对象方面，不同年龄婴幼儿的照护需求差异大、个体免疫力较弱、自我防护能力低、精准表达能力不足，因此，树立牢固的安全管理意识、建立完善的安全管理体系，是托育机构持续健康运营的前提条件。托育从业人员必须秉持"居安思危、防微杜渐、措施常备、有备无患"的工作理念，时刻提高安全管理意识。

（二）安全管理意识的重点内容

1. 牢固树立法律法规意识、职业道德意识。首先，托育从业人员要增强法律法规意识，在经营、工作、生活中，坚决遵循法律法规，遇到问题，积极用法律武器维护自身、机构和婴幼儿的利益。其次，托育机构要狠抓职业道德建设，做好日常心理压力分析和疏导，将职业道德作为个人和机构评价的基准要素，杜绝因人员素质问题使婴幼儿受到不安全因素的威胁。

2. 保持安全形势认知和风险评估意识。托育服务应遵循婴幼儿照护的规范与标准流程。照护过程中工作人员需要时刻对所处环境安全形势保持清晰的认知，熟悉各类不安全因素，及时对婴幼儿及自身进行风险评估，并对潜在的不安全因素提出整改建议。

3. 岗位责任意识。托育机构应当明确岗位职责，在安全管理中明确机构负责人、保育人员、保健人员、安保人员、炊事人员等岗位的安全管理职责，各岗位人员应履行岗位责任，确保所负责工作环节、流程符合规范要求。托育机构应制定日常安全培训机制，加强工作人员安全学习，提高工作人员安全防护技能水平，杜绝风险。

4. 完善安全管理的协调机制。安全管理是一项系统性工作，是保障托育机构安全运营的先决条件。要树立全员安全意识，相互监督、相互协作、密切配合，确保各工作环万无一失，保证机构运行的安全管理处于可控状态。

三、落实安全管理职责

1. 按照消防法律法规及政策文件等的相关规定，全面落实消防安全主体责任，履行各项消防安全职责。

2. 按照单位内部安全管理相关规定，建立并落实内部安全管理工作责任制，将内部安全管理工作纳入单位管理目标，保障治安保卫工作必需的人员、经费和装备。

3. 建立安全管理制度，加强安全检查，不得设置、放置危及婴幼儿安全的设施设备和其他物品。

4. 制定突发事件应急预案，定期组织应急演练。

5. 在主要出入口和婴幼儿生活、活动区域，安装视频安防监控系统，确保监控全覆盖，并按照规定时间保存监控资料。

6. 建立婴幼儿接送制度，由婴幼儿监护人或者其委托的成人接送婴幼儿。

7. 法律法规规定的其他安全管理职责。

四、安全管理意识的日常检查

为提升托育机构安全管理意识，托育机构管理人员应重视培养全员的安全管理意识，定期组织检查，重点关注以下几个方面：

1. 工作人员对婴幼儿安全的敏感度。检查工作人员对自身的婴幼儿安全防范能力是否有清晰认知，对安全管理的范畴是否明确了解，对不同年龄段婴幼儿的需求是否正确掌握。

2. 工作人员对环境安全的敏感度。检查工作人员对于婴幼儿所处环境的日常防护措施是否熟悉掌握，是否具备及时对周边环境进行安全评估和提前防范的能力。

3. 工作人员对活动执行的敏感度。检查工作人员在婴幼儿照护过程中是否掌握重要环节的安全防范流程，在执行过程中是否能严格遵守流程，在团队中是否能监督、提示同事遵守流程标准。可参照托育机构工作人员安全意识检查表（表 3-1）定期开展考核，发现问题及时纠正。

表 3-1 托育机构工作人员安全意识检查表

序号	检查内容	是	否
	一、工作人员对婴幼儿安全的敏感度		
1	我知道如何正确使用灭火器		
2	我会阅读药品使用说明和用药注意事项		
3	我会注意药品的使用期限		
4	我会尊重婴幼儿及家长的隐私，不泄露其个人信息		
5	我知道每名婴幼儿的紧急联系人及联系方式		
6	我知道机构负责人联系方式及社会紧急求救电话		
7	安排活动时，我会考虑安全问题		

序号	检查内容	是	否
8	我熟知各年龄段婴幼儿在活动及环境上的不同需求		
9	我会随时环视活动室内外并留意婴幼儿的行为（不将视线单独停留在某位婴幼儿，而忽略其他婴幼儿的安全）		
10	在一日生活流程的各个环节，我会选择最适当的位置看护所有婴幼儿		
11	在任何活动前，我都能充分准备玩具、教具，在活动进行中不离开现场		
二、工作人员对环境安全的敏感度			
1	我会确保活动室内的动线流畅，避免婴幼儿被绊倒、摔伤等		
2	我会注意桌椅橱柜的尺寸是否适中，尖角防护垫（防护条）是否完好，避免婴幼儿撞上、被刺伤		
3	我会随时留意环境中的教具（如剪刀、展示品等）使用中的安全		
4	我观察到教具缺损、毁坏时，会立即通报维修或更换		
5	我能发现环境中易发生危险的地方，并及时改善		
6	我会将具有安全隐患的物品妥善安置		
7	进行户外活动前，我会事前考察评估周边环境安全性		
三、工作人员对活动执行的敏感度			
1	我熟悉机构逃生路线，并配合机构进行逃生演练		
2	活动开始前，我会清楚说明或示范过程		
3	我会用婴幼儿理解的方式描述逃生演习		
4	我会视婴幼儿现场兴趣、专注、体能等，合理弹性调整活动时间		
5	针对不同活动设计，我会征求机构内其他工作人员或家长的人力支持，以确保婴幼儿的安全		
四、我对机构内现有安全管理的建议和意见			

案例 3-1 思考：如何才能预防多多进餐时被饭菜烫伤？

解析：1. 厨房送餐环节应该对食物温度严格把控，不将高温待冷却的食物送入班级中，以避免烫伤事件发生。

2. 进餐环节中保育人员应再次确认饭菜温度是否适宜，如有送餐盒表面温度过高、食物持续冒热气等情况，应待温度适宜后再给婴幼儿分餐。

3. 进餐环节中保育人员应正确站位，全面观察婴幼儿进餐过程，协助婴幼儿养成良好进餐习惯；当出现婴幼儿烫伤情况时，应按照意外伤害应急处理流程及时处理。

4. 托育机构在安全管理方面应监管到位，定期开展安全意识检查与培训，强化安全意识，提升应急能力。

本节小结

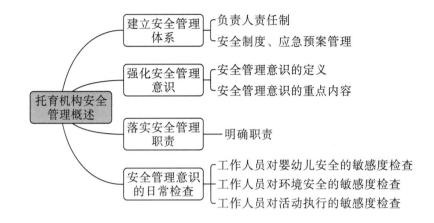

参考文献

[1] 李敬，区绮云，刘中勋. 托育机构组织管理导论［M］. 北京：中国人口出版社，2022.

[2] 刘钰心. 托育管理必修课［M］. 济南：山东科学技术出版社，2020.

[3] 《0-3岁婴幼儿托育机构实用指南》编写组. 0-3岁婴幼儿托育机构实用指南［M］. 南京：江苏凤凰教育出版社，2019.

第二节 食品安全管理

案例 3-2 食材验收不严谨，险酿食品安全问题

某托育机构早上验收当日食材时，验收人员只对豆腐查看了外观颜色，没有用手触摸食材，没有拿起来闻一闻，感觉没有什么问题就接收了。当豆腐送到粗加工间时，切配人员发现豆腐手感滑腻、粘手，拿起来一闻，有酸臭味，当即停止操作并上报主厨，由主厨查验后确认豆腐变质不能食用，立即上报部门领导。炊事人员查验封存豆腐后与供应商沟通半小时内重新配送新鲜的豆腐，并在供应评价中做好记录，以便为后期考核供应商提供依据。

案例 3-2 思考： 托育机构应该如何规避食品安全问题？

托育机构工作中，保证婴幼儿生命安全与身体健康是重中之重。托育机构在托婴幼儿机体功能还不成熟，免疫力较差，如果托育机构食品安全卫生工作没有做到位，会导致食品安全问题或膳食营养搭配不合理、食源性疾病、食物中毒等，影响在托婴幼儿生长发育，必须加强食品安全的监督与管理。

托育机构为婴幼儿制作正餐和间餐食品,安全卫生、营养至关重要,食品的采购、存储、加工等应当符合《中华人民共和国食品安全法》《学校食堂与学生集体用餐卫生管理规定》《餐饮服务食品安全操作规范》等法律、法规的要求,以及相关食品安全标准的规定,确保食品安全的精细化管理。

一、食品采购细则

(一)食品采购管理

1. 采购食品必须符合国家有关卫生标准和规定,只向有《食品卫生许可证》或《食品流通许可证》的单位采购。

2. 肉类、豆制品定点采购,每次必须附带检验合格证。

3. 采购时,必须选择新鲜程度高、外观色泽鲜亮的水产品、蔬菜、水果等。

4. 外购熟食要回锅后食用。

5. 半成品到正规超市购买(临时采购也应如此)。

6. 禁止采购有害、有毒、霉变、腐烂变质、生虫、混有异物或其他感官性状异常的食品,以及超过保质期及近保质期食品。食品必须跟包装标签内容吻合。

(二)食品采购索证管理

食品进货前必须查验及索票索证。

1. 食品经营者采购食品,应当查验供货者的许可证和食品出厂检验合格证或者其他合格证明,并核对其是否在有效期限和许可项目范围内;同时,还需要索取食品生产单位或委托检测单位出具的产品质量和卫生检验合格证或报告。

2. 食品卫生检验合格证或报告,应注明食品的品名、厂名、生产日期及批号。有效期限与该批食品的保质期一致,不得伪造或涂改。

3. 采购的定型包装食品的标签应符合《预包装食品标签通则》(GB 7718—2011)的规定。采购的散装食品的标签需符合《散装食品卫生管理规范》的要求。

4. 采购的食品必须符合国家有关卫生规定和标准。禁止采购《中华人民共和国食品卫生法》第九条规定禁止生产经营的食品。

5. 索取的食品卫生检验合格证或报告,需要由专人统一管理、备查。

(三)食品采购运输卫生管理

1. 采购食品的车辆要专用,车辆、容器要清洁卫生,生熟分开。运输中要防止污染。

2. 装卸食品时讲究卫生。

(四)食品采购验收管理

1. 采购人与验收人实行分离管理。炊事人员为食品第一验收责任人,厨房内所有食品由炊事人员先行验收,托育机构负责人以复查、抽查的方式进行监督。其他人员不得加工任何未经炊事人员验收的食品。

2. 炊事人员必须在验收后进行拣菜、洗菜，并注意把好质量关。不得将劣质菜混入优质菜中。对于发现的霉烂、变质、过期食品，炊事人员有责任提出异议并及时报告。

3. 采购食品发票应由炊事人员接收并送财务保存，对虚报、虚开票据及单价有问题的票据，一经发现应严肃处理相关责任人。

4. 食品验收过程中如发现任何问题，炊事人员都必须向托育机构负责人真实、客观反馈，以便及时解决问题，杜绝商业贿赂行为。

5. 所有食品参照托育机构食品进货台账登记表进行登记（表3-2）。

表3-2　托育机构食品进货台账登记表

序号	进货日期	产品名称	规格	单位	数量	生产批号/日期	保质期	供货商	联系方式	随货证明文件查验			外观检查			查验人	复检人
										送货凭证	产品检验报告	其他合格证明	优	良	差		

备注：随货证明文件查验、外观检查无问题打"√"，反之打"×"，随货证明文件需妥善保存。

二、食品加工细则

（一）粗加工及切配卫生管理

1. 粗加工必须在粗加工区域进行，切配必须安排专区（专案）或专室。加工前要检查食品的卫生质量，剔除不可食用部分。

2. 食品粗加工区域，蔬菜、肉禽制品、水产品分池清洗，水池上要标有相应标志。

3. 用于操作原料、半成品、成品的工具（刀、切菜板、抹布、容器等）必须标识明显，并做到分开使用、定位存放、用后清洗消毒、保持清洁整洁。盛放荤素食品的容器应当分开使用，水产品、海产品要有专用切菜板及具明显标志的容器。

4. 清洗后的食品应保持清洁，盛放清洗后原料的容器不能堆放在地上。

5. 厨房冰箱要专人专管，定期消毒杀菌，保持清洁。食品应存放在清洁的容器内，不得直接接触冰箱。定期检查食品质量，半成品与原料分开存放，冰箱内食品不得重叠堆放。

（二）烹制过程管理

1. 烹制前必须检查食品质量，不得烹制腐败变质食品。

2. 烹制食品必须烧熟煮透，食物中心温度不得低于70℃，避免食物里生外熟，重点注意易引起食物中毒的水产品、大块肉禽等。

3. 餐食应尽可能现烹现食，烹制后的食品要保洁存放，烹制后至食用前超过2小时的食品，应在高于60℃或低于10℃的条件下存放。

4. 盛放调料的容器要保持清洁卫生，定期清洗消毒，无油垢。

5. 炊事人员不得用炒菜的勺子尝味。

6. 烹制、出餐流程合理，无交叉污染。

（三）餐台、用品卫生管理

日常应做好餐台、用品卫生管理和检查，并参照托育机构公共用品、进餐用品消毒记录表（表3-3）做好记录。

表 3-3　公共用品、进餐用品消毒记录表

日期	餐具名称	早点						午餐						午点						晚餐					
		消毒方式			消毒时间	消毒操作人	复检人	消毒方式			消毒时间	消毒操作人	复检人	消毒方式			消毒时间	消毒操作人	复检人	消毒方式			消毒时间	消毒操作人	复检人
		消毒器高温消毒	温奶器蒸煮	泡腾片：1片/500mL				消毒器高温消毒	温奶器蒸煮	泡腾片：1片/500mL				消毒器高温消毒	温奶器蒸煮	泡腾片：1片/500mL				消毒器高温消毒	温奶器蒸煮	泡腾片：1片/500mL			
	碗																								
	勺																								
	送餐车																								
	碗																								
	勺																								
	送餐车																								

注：消毒起始时间为消毒开始及结束的准确时间；消毒方式以打"√"进行确认。

三、食品储存细则

(一) 储存管理

1. 加工好的食品要盛放于已消毒的容器内。

2. 熟食存放要加盖、加罩，防灰尘、防飞蝇。

3. 食品存放必须执行"四隔离"制度：生与熟隔离、成品与半成品隔离、食品与杂物隔离、食品与天然冰隔离。

4. 仓库内食品与非食品物资必须分开存放，并且有标识。

5. 米、面、豆等主食要离地、离墙存放。仓库内食品要定期进行盘存。存货不超过1个月的使用量。

6. 副食品（如糖、油等）用专用容器加盖存放。专用容器保持干燥、清洁，按期彻底清洗。

7. 食品冷藏卫生管理。

1）根据食品的种类选择冷冻法或冷藏法保存，动物性食品应置于冷冻库或冷冻箱中保存；果蔬类食品及随即要用的食品应置于冷藏箱内，在4℃左右短期保存。

2）应经常检查冰箱制冷性能，使其保持整洁、无异味。

3）进出食品应有记录，做到先进先用。已腐败或不新鲜食品应立即废弃，已解冻的食品不宜再次冷冻。

4）冰箱中的各类食品应分开摆放，生熟食品不得混放；食品不得与非食品一起冷冻或冷藏；冰箱中不得存放私人食品。

5）冰箱因停电或故障导致储存食品解冻时，在重新冷冻前要进行清理。

8. 母乳安全管理。

1）托育机构应设置单独母乳储存冰箱，专人管理，每日定时消毒，并做好记录。母乳储存冰箱消毒流程如下：①每日用75％乙醇彻底擦干净冰箱内壁及所有附件。②密闭冰箱门半小时后开启。③通风5分钟后冰箱即可正常使用。对于母乳储存冰箱，每年至少提供一次CMA资质的消毒质量监测报告。

2）托育机构接收母乳时要注意多方面内容，如储奶容器、储存温度、母乳采集日期、婴幼儿信息和奶量。

3）母乳储存冰箱须具有控温功能，并保持恒定温度。托育机构需对母乳储存冰箱内的温度进行实时监测，并做好记录。母乳储存时间建议如下。

（1）新鲜母乳：室温（16℃～29℃）存放不超过4小时，随温度升高应缩短储存时间；4℃存放不超过24小时。

（2）冷冻母乳：冷冻室（−17℃以下）存放不超过6个月；解冻时，母乳放置于4℃冰箱或自来水下直到解冻。

（3）解冻后母乳：4℃存放不超过24小时；室温（16℃～29℃）存放不超过4小时，随温度升高应缩短储存时间。解冻母乳不用的应丢弃，不得再次冷冻储存。

4）当日采集的新鲜母乳应置于玻璃储奶瓶或聚乙烯储奶袋中。若从家中运送至托育机构，母乳应保证全程置于冰盒中，温度维持在 4℃ 左右，托育机构只储存当日喂养奶量。

（二）留样管理

建立留样管理制度，配备专用留样冷藏柜，对每餐次加工制作的每种食品成品进行留样，留样量不少于 125g，分别盛放于清洗消毒后的密闭专用容器内，置于专用留样冷藏柜冷藏存放 48 小时以上，并由专人负责操作与记录。托育机构厨房留样记录表见表 3－4。

表 3－4　托育机构厨房留样记录表

留样日期、时间	餐次	食品名称	单品重量（不低于125g）	食品制作人	留样人	复检人	弃样日期、时间	弃样人	复检人	备注
	早点									
	午餐									
	午点									
	晚餐									

四、食品安全事故应急处置措施

（一）应急处置程序

1. 及时报告。发生食品安全事故后，有关人员应立即向托育机构负责人报告。

2. 立即抢救。第一时间组织人员将中毒者送医院抢救。

3. 保护现场。发生食物中毒后，在向有关部门报告的同时要封存导致或者可能导致食品安全事故的食品及其原料、工具及用具、设施设备和现场。提供留样食物，吃剩的食物不要急于倒掉，制作食品用的工具、容器、餐具等不要急于清洗，中毒者的排泄物（呕吐物、大便）要保留。

4. 配合调查。托育机构负责人及有关人员要配合有关部门进行食品安全事故调查，如实反映食品安全事故情况。

（二）事故责任追究

对延报、谎报、瞒报、漏报或处置不当的，要追究当事人责任；托育机构要组织力量做好中毒者的安抚工作，确保事态不扩大。严禁任何个人自行散布事故信息，造成严重后果的要追究其法律责任。

案例3-2思考：托育机构应该如何规避食品安全问题？

解析：1. 炊事人员是食品的第一验收责任人，对炊事人员应经常性开展道德、责任、法律法规教育、宣传，让他们心中牢牢地树立起质量观、道德观。

2. 按照制度及规范的操作流程，炊事人员必须在验收后进行拣菜、洗菜，并注意把好质量关。不得将劣质菜混入优质菜中，对于采购食品中发现的霉烂、变质、过期的食品，炊事人员有责任提出异议并及时报告。

3. 每日食用的食材应符合质量要求，索要各类相关票证，做好留样存档工作。

本节小结

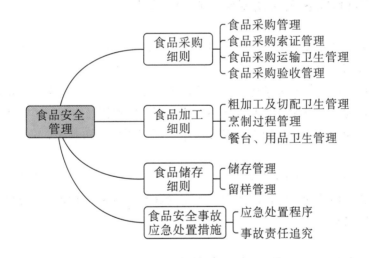

参考文献

[1] 李敬，区绮云，刘中勋. 托育机构组织管理导论［M］. 北京：中国人口出版社，2022.

[2] 刘钰心. 托育管理必修课［M］. 济南：山东科学技术出版社，2020.

[3]《0-3岁婴幼儿托育机构实用指南》编写组. 0-3岁婴幼儿托育机构实用指南［M］. 南京：江苏凤凰教育出版社，2019.

第三节　设施设备安全管理

案例 3-3　离托过程中险些走失的元元

某托育机构配置了人脸识别门禁系统,在某日下午离托时,因突然停电导致门禁系统全面失灵,工作人员立即启动应急预案,人工识别家长并开始有序离托。可某班的保育人员将一名戴口罩的家长误认为元元的妈妈,于是将元元送至闸机口,转身离开,之后元元一直一个人在门口走来走去,这期间值守安保人员也没有看见无家长接的元元,直到 3 分钟后元元的家长出现。

案例 3-3 思考: 是什么原因导致元元险些走失?

托育机构设施设备安全管理工作的目标是保障婴幼儿及工作人员的人身、财产不受到侵害。托育机构负责人是设施设备安全管理的第一责任人,负责制定设施设备安全管理及应急制度,落实日常设施设备安全检查,配备安保人员,保障安全管理物资和设施设备的配置、维护,保障设施设备运行处于安全状态并能在最短时间内对潜在或已经发生的设施设备危机做出正确回应。

一、托育机构安保人员及安全防护用品管理

托育机构需设置安保人员,应明确安保人员的岗位职责,杜绝身份不明或有危险的人员进入机构。夜间或节假日,安保人员应定时巡查托育机构,及时发现并消除安全隐患。

托育机构应确保安保人员掌握防暴技能,正确使用托育机构配备的安保器械。安保器械应存放于指定地点,遇紧急情况时能够便捷取用。安保器械应遵循国家相应器械管理规定。常备的安保器械包括橡胶警棍、保安哨笛、强光手电、防刺服、防割手套、防暴盾、防暴叉等。

托育机构应当配备必要的安全防护用品,包括灭火器材、防灾物资等。灭火器材包括灭火器、防火毯、消防栓、防毒面具等。防灾物资包括沙袋、手电、应急包、应急通信器材等防汛、防震物资。

二、托育机构用火、用电设施设备安全管理

托育机构用火、用电设施设备的安全管理,应当明确托育机构防火、安全用电负责人,明确界定各使用空间的防火、安全用电管理责任。

防火、安全用电负责人应掌握托育机构运营过程中防火、安全用电注意事项,并参照用火、用电设施设备安全检查表进行定期巡检(表 3-5)。

表 3-5　用火、用电设施设备安全检查表

项目	安全检查内容	检查结果		处理改进
		符合	待改进	
电气设施设备	按时实施电气设备定期检查			
	全部电器用电未超过线路负载			
	线路完整、无老化破损、绝缘完好			
	安全开关正常			
	延长线规格及使用情形安全			
	各种电气设施设备位置恰当,安装牢固			
	灯具配备符合使用需要,达到足够亮度			
	高温消毒柜等设施设备在非使用期间切断电源			
	各插座有保护盖,不使用时关闭			
饮水设施设备	水池、饮水设施设备密闭,无渗漏			
	饮水设施设备定期清洗、消毒			
	饮水设施设备定期维护保养			
	定期进行水质检测并记录			
	饮水设施设备管线无渗漏、破损			
	饮水设施设备位置恰当,婴幼儿无法碰触高温区域			
	饮水设施设备水温及水量正常			
用火设施设备	厨房区域日常封闭,防止婴幼儿进入			
	燃气管线无老化、泄漏			
	托育机构内无易燃物品堆积			
	引火物存放合理,婴幼儿无法取得			

1. 用火、用电的环境不放置易燃物品。

2. 走廊、楼梯间、茶水间、盥洗间等容易成为防火死角,不可堆放易燃物品。

3. 除厨房用火外,其余空间用火需要经防火、安全用电负责人确认许可。

4. 用火、用电设施设备使用前应检查,确认使用环境中无易燃物品;使用完毕后应再次检查是否处于安全状态,确保收纳或放置的区域为安全场所。

5. 各使用空间最后离开的工作人员,应当确认所有火源和电源已经安全、恰当处理。

6. 用火、用电设施设备关闭后,确保各空间安全上锁,避免婴幼儿进入。

7. 托育机构内严禁吸烟。

8. 引火物(如火柴、打火机等)应放置在安全的地点,避免婴幼儿取得。

9. 配电设备应由持有电工职业资格证的专业人员定期检修及记录。如遇保险丝熔断,切勿自行更换保险丝,或用其他金属如铜丝、铁丝等替代。

10. 避免私自加接临时线路,或任意增设灯座及插座。

11. 避免使用分叉多口插座,避免同时使用多个高功率电器。

12. 避免捆绑或用重物压住电线,避免部分线路折断进而引起电路起火或产生触电的风险。

13. 电器如果出现异常或发生故障，应当先切断电源开关，避免电器短路失火。

14. 电源插座采用安全型，安装高度不低于 180cm。

三、托育机构游乐设施设备安全管理

1. 托育机构配备的游乐设施设备应符合国家相关标准，并配备合格证书。

2. 游乐设施设备的设计、安装、检查、维护应符合国家相关标准。

3. 游乐设施设备管理应明确具体负责人，并对全员进行使用演示和培训，提升全员在设施设备使用过程中的安全防范意识及照护技能，防止婴幼儿在使用过程中发生跌落、挤压、缠绕等情况。

4. 对于大型游乐设施设备，每半年应自行或委托厂商进行一次安全检查和维护保养。对于小型游乐设施设备，应参考大型游乐设施设备，制定定期的安全检查和维护保养制度。参照游乐设施设备安全检查表（表 3-6）和游乐设施设备安全检查及保养记录表（表 3-7）进行检查记录。

表 3-6　游乐设施设备安全检查表

序号	检查内容	检查结果		处理改进
		符合	待改进	
1	在游乐设施设备旁公示使用方法及注意事项			
2	环境明亮、通风、无视觉死角			
3	应备有应急箱，并明确就医途径			
4	设置上充分考虑上下左右安全空间			
5	根据婴幼儿活动量及人数、年龄段，匹配合理的活动规划			
6	地基牢固，锚定装置不突出于地面			
7	结合处无裸露螺丝及尖锐物，支架交叉点应高于婴幼儿的身高			
8	焊接点做安全处理，孔洞的直径不能宽于婴幼儿手指，无突出毛刺及锈迹			
9	使用游乐设施设备时，应保持安全距离；对于摆荡类游乐设施设备，应做好摆荡空间警示			
10	地面无坑洞，平坦，排水性良好			
11	定期全面检查游乐设施设备，并有检查记录			
12	游乐设施设备或场地不适于使用时应封闭，并尽快修复			
13	发现不符合安全要求的游乐设施设备应及时拆除			
14	游乐设施设备手握或踩踏部分有防滑处理			
15	对于超出使用年限的游乐设施设备，应禁止使用			

表 3-7　游乐设施设备安全检查及保养记录表

检查频率	检查方式	检查结果处理	负责人
每日	巡查游乐设施设备及周边环境清洁情况； 巡查游乐设施设备整体构造稳固安全情况； 婴幼儿使用前，工作人员应进行安全检查	修复并改善游乐设施设备的情况； 游乐设施设备有明显安全隐患时，应立即停止使用	检查人： 确认人：
每月	依据游乐设施设备安全检查表检查	修复并改善游乐设施设备的情况； 游乐设施设备有明显安全隐患时，应立即停止使用； 留存检查记录以备主管机关检查	检查人： 确认人：
每半年	自行或委托厂商进行一次安全检查及维护保养	修复并改善游乐设施设备的情况； 游乐设施设备有明显安全隐患时，应立即停止使用； 留存检查记录以备主管机关检查	检查人： 确认人：

四、托育机构内部环境设施设备安全管理

（一）定期检查各类环境是否存在风险

参考托育机构安全管理检查表（表 3-8），制定内部环境安全检查制度，明确环境空间责任区划分、负责人、检查周期等。

表 3-8　托育机构安全管理检查表

项目	检查内容	检查结果		处理改进
		符合	待改进	
门	门板完整，使用正常			
	门锁、门禁正常			
	防夹措施正常			
	防婴幼儿出入措施正常			
	……			
窗	窗框完整，使用正常			
	玻璃完好			
	锁止装置正常			
	防夹、防跌落措施正常			
	……			

项目	检查内容	检查结果		处理改进
		符合	待改进	
墙柱	无剥落、裂隙			
	墙角防护措施完整			
	墙面附着物无脱落风险			
	无倾斜、无漏水			
	……			
天花板	无剥落、塌陷			
	无漏水			
	灯具稳定，工作正常			
	……			
地板	平坦，无裂隙、塌陷			
	无水渍，不湿滑			
	高低落差处防护措施正常			
	……			
楼梯走廊	楼梯护栏正常			
	防跌落措施正常			
	防滑措施正常			
	照明正常			
	……			
盥洗间、卫生间	无异味			
	垃圾清理及时			
	清洁用品存放正常			
	……			
门禁管理	大门开关控制有效，门铃应答有效			
	访客接待区整洁			
	保育区门禁控制有效			
	门禁、钥匙保管措施正常			
	……			
防护措施	围栏防护完整			
	安保器械存放正常			
	安保人员巡检记录完整			
	视频设备功能正常，录像可用			
	……			

续表

项目	检查内容	检查结果		处理改进
		符合	待改进	
其他	盆栽、装饰物摆放合理			
	温度、湿度、通风正常			
	……			

1. 门下不应设门槛，平开门距离地面 1.2m 以下部分应设防夹设施。

2. 墙角、柜角等转角处，必须做软包处理，教具、玩具柜尽量靠墙放置，如放在教室中间作为隔断，应做加固处理，以免倒塌砸伤婴幼儿。

3. 当窗台面距地面高度低于 0.9m 时，应采取防护措施，防护高度应从可踏部位顶面起算，不应低于 0.9m；托育机构外廊、室内回廊、内天井、阳台、上人屋面、平台、看台及室外楼梯等临空处应设置防护栏杆。防护栏杆应以坚固、耐久的材料制作，高度应从可踏部位顶面起算，且净高不应小于 1.3m。防护栏杆必须采用防止婴幼儿攀登和穿过的构造，当采用垂直杆作为防护栏杆时，其杆间净距离不应大于 0.09m。

4. 窗帘不选择绳子拉合的，避免窗帘绳缠绕婴幼儿。

5. 紫外线灯开关要与电灯开关分开，并标识清楚。

6. 卫生间地面要使用防滑、防水材料处理，洗手池热水要进行控温设定。

7. 布置教室环境时，不使用图钉、别针、回形针等工具。

（二）玩具安全管理

1. 检查是否会掉漆、褪色。

2. 不可有特殊香味或塑料味。

3. 不选择过于尖锐或有尖角的玩具。

4. 不提供直径小于 3.5cm 的玩具，以免婴幼儿吞食（如果有小配件，平时要单独收好，使用时保育人员必须全程陪同）。

5. 玩具若配有长度超过 15cm 的绳子，需在保育人员看护下使用，避免绕颈或缠绕四肢。

6. 木制玩具表面需做抛光处理，不可粗糙或有小木刺。

7. 要选购婴幼儿专用的安全剪、刀子等，尖锐的工具要在保育人员看护下使用，使用完毕后立即收好。

五、托育机构出入设施设备安全管理

（一）门禁及监控管理

1. 应当配备门禁系统，在机构入口处形成第一道安全检查点，严格管理机构工作人员的门禁权限，确保机构入口日常保持封闭状态，严禁外来人员未经允许进入机构。

2. 安装视频监控系统，监控全面覆盖婴幼儿生活和活动区域，确保无死角。

3. 配备防盗警铃及必要的通信设施设备，遇到意外情况能够及时通知全机构人员并对外报警，条件允许的情况下可设置与辖区派出所直通直连的一键式报警装置。

4. 专人保管机构的钥匙、门禁卡等，发放和回收应有记录，避免无登记复制。

（二）接送安全管理

1. 建立并执行值班保护制度。婴幼儿入离托时段，人员进出频繁，为确保托育机构工作人员与家长顺利完成婴幼儿交接，应有专门保育人员负责照护婴幼儿。对于早到或者延托的婴幼儿，也应该安排专人进行照护。

2. 建立并执行托育机构婴幼儿接送制度，确认婴幼儿的交接责任清晰。托育机构收托的婴幼儿年龄较小，在婴幼儿接送环节应严格执行接送制度，遵循以监护人或指定成人亲自接送的原则。

> **案例 3-3 思考：**是什么原因导致元元险些走失？
>
> **解析：** 1. 托育机构在人员管理和环境管理上有明显漏洞，人脸识别门禁系统失灵时未提高安保程度。
>
> 2. 婴幼儿入离托时段，人员进出频繁，保育人员未提高安全意识，在没有确认家长身份、没有当面完成婴幼儿交接时，就随意离开。
>
> 3. 值守门岗安保人员未灵活关注门口的所有情况，未保持高度的敏锐度。

本节小结

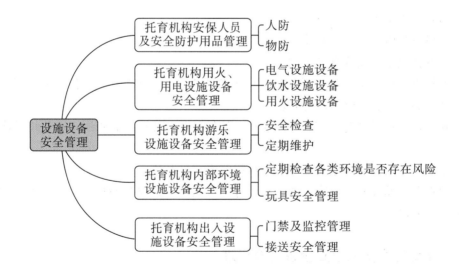

参考文献

[1] 李敬，区绮云，刘中勋. 托育机构组织管理导论 [M]. 北京：中国人口出版社，2022.

[2] 刘钰心. 托育管理必修课 [M]. 济南：山东科学技术出版社，2020.

[3]《0—3岁婴幼儿托育机构实用指南》编写组. 0—3岁婴幼儿托育机构实用指南[M]. 南京：江苏凤凰教育出版社，2019.

第四节　信息安全管理

案例 3-4　托育机构外泄家长信息

某托育机构与第三方公司合作进行招生宣传活动。为达到活动效果，第三方公司向该托育机构负责招生的工作人员索要家长及婴幼儿信息。负责招生的工作人员未经托育机构授权，将家长及婴幼儿信息全部导给第三方公司，导致第三方公司在后期通过信息联系家长，进行自己公司的宣传。家长收到信息后质疑该托育机构的信息管理存在漏洞。

案例 3-4 思考：如何防范信息泄露？

随着互联网信息技术的迅速发展，信息传播呈现出渠道多样化、影响网络化、扩散快速化的发展趋势。信息安全内涵和外延都已超过传统概念，小到个人资料、机构经营资料，大到国家政治、文化等方面的信息，都包含在托育机构信息安全的管理范畴内。

一、信息安全管理范围

在托育机构中，工作人员经常接触的、负有保密责任的信息包括以下四个方面，一旦泄露以下信息甚至从中获取利益，应被追究相应的法律责任。

（一）工作人员个人信息

对托育机构工作人员的相关信息应严格保密，包括但不限于身份证号、联系方式、家庭住址、从业信息等。

（二）机构信息

对机构运营过程中产生的经营信息应严格保密，包括但不限于财务数据、婴幼儿统计数据、敏感商业信息、特殊事件等，未经许可，不得以任何形式向其他人员或机构泄露。

（三）客户信息

对所服务的婴幼儿及其家庭成员的相关信息应严格保密，包括但不限于身份证号、联系方式、家庭住址、身体数据、成长记录、疾病统计、家庭具体事务等。未经许可，不得以任何形式向其他人员或机构泄露。

（四）肖像权

对所服务的婴幼儿及其家庭成员的影像、雕塑、绘画等涉及肖像权的内容，在用于外宣传、展示等前，应书面征得监护人或本人同意，未经授权不得擅自使用。

二、信息安全管理制度

1. 托育机构应以机构负责人为信息安全管理负责人，强化信息安全意识，明确责任，加强管控。

2. 积极开展相关培训，提高信息安全管理水平。定期对全员开展信息安全和网络安全宣传教育，提高全员在信息安全方面的法治意识、责任意识、政治意识、自律意识和安全意识。

3. 加强机构网络信息安全管理建设，防止网络漏洞造成的信息泄露。

4. 按照《托育机构管理规范（试行）》规定，托育机构应建立照护服务、安全保卫等监控体系。监控报警系统确保 24 小时设防，婴幼儿生活和活动区域应当全面覆盖。监控录像资料保存期不少于 90 日。

5. 托育机构宣传品、网络宣传材料应执行审查制度，所有实物及网络宣传内容经审核同意方可发布或公开。

6. 全员相互监督，发现涉及信息安全的事件，应及时向机构负责人汇报，并及时消除影响。

7. 对于通过泄露信息的方式获取利益或对机构、个人造成实际严重损害的情况，应及时向公安机关举报，由公安机关确定事件性质并做出相应处理。

> **案例 3-4 思考**：如何防范信息泄露？
>
> **解析**：1. 首先，泄露信息甚至从中获取利益或将造成严重社会影响，应被追究相应的法律责任。
>
> 2. 托育机构管理人员应对婴幼儿和家长等信息进行集中管理，任何人不得以私人理由进行拷贝。上级主管部门收集信息也应该由专人报送。保存于云端的信息，由专人妥善保管所有储存信息的网站账号及密码。
>
> 3. 在与第三方公司合作时，需确保第三方公司的专业性，并签订保密协议，对婴幼儿和家长信息有保密约束。审核需要提供的信息，如身份证号、工作单位等信息，判定是否可以不提供，避免过多的个人信息泄露。

本节小结

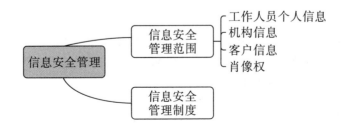

参考文献

[1] 李敬，区绮云，刘中勋. 托育机构组织管理导论［M］. 北京：中国人口出版社，2022.

[2] 刘钰心. 托育管理必修课［M］. 济南：山东科学技术出版社，2020.

[3]《0—3岁婴幼儿托育机构实用指南》编写组. 0—3岁婴幼儿托育机构实用指南［M］. 南京：江苏凤凰教育出版社，2019.

第五节　安全应急管理

案例3—5　危险！午睡时将扣子塞入鼻孔的佳佳

某日午睡时，佳佳出于好奇将自己衣服上的纽扣扯掉后躺在床上玩耍，还将纽扣塞入鼻孔中，并越塞越深。保育人员在午睡巡查过程初期并未发现异常，直到后来佳佳迟迟未睡，并表示很不舒服，经询问检查才发现其鼻孔中有异物。保育人员吓了一大跳，赶紧将佳佳送医，幸而最终佳佳转危为安。

案例3—5思考：如何预防婴幼儿鼻腔误入异物？

在托育机构日常运营管理过程中，伤害是婴幼儿面临的重要健康威胁。婴幼儿伤害的发生与其自身生理和行为特点、被照护情况、环境等诸多因素有关。预防婴幼儿伤害是带养者的基本责任，也是帮助婴幼儿养成安全意识和行为习惯的重要内容。安全应急管理的重要工作是指导带养者树立预防婴幼儿伤害的意识，牢记婴幼儿不能离开带养者的视线范围，养成安全看护的行为习惯，提升环境安全水平，掌握常用急救技能，预防婴幼儿伤害发生。

预防婴幼儿伤害发生的管理分为伤害预防和灾害预防。常见的伤害类型包括窒息、跌倒、烧烫、溺水、中毒、异物伤害、道路交通伤害和其他伤害。大量证据表明，伤害不是意外，是可以预防和控制的。同时，托育机构必须加强对火灾、水灾、地震等各类自然灾害的管理防范，制定相应的安全管理应急机制，结合当地的气象地质条件、机构周边环境及自身硬件基础条件，有针对性地开展相应的应急演练，以预防为主、应对结合的原则，做好托育机构防灾安全培训和防灾设施设备的定期检查。

一、常见伤害预防管理

《托育机构婴幼儿伤害预防指南（试行）》中对八大类常见婴幼儿伤害预防提供了技术指导，托育机构应参照该指南要求进行常见婴幼儿伤害的预防管理。

（一）危险源排查

托育机构日常应做好机构内危险源排查工作（具体可参照本章第三节有关内容）。

（二）睡眠照护管理

婴幼儿就寝期间，保育人员应全程陪伴照护，并注意以下事项。

1. 妥善放置床上用品、衣物等，被子应盖在腋下，防止对婴幼儿口鼻造成覆盖，防止婴幼儿翻身造成颈部缠绕。

2. 保育人员应全程随时观察每名婴幼儿的睡姿和状态，并定时起身巡视，建议巡视间隔在 10～15 分钟，触摸婴幼儿腹部、头部，确认呼吸频率、深度，检查脸色及全身状态。月龄较小的婴幼儿应重点观察是否有吐奶情况发生。

3. 卧室应安静、空气新鲜，室内温度以 20℃～25℃为宜。

（三）穿戴物管理

应与家长做好充分沟通，家长自选和机构配备的穿戴物都应符合 0～3 岁婴幼儿的年龄需求。

1. 婴幼儿衣裤不能系绳，不能有易脱落的装饰品，透气性良好。

2. 对于头发较长的婴幼儿，仅允许使用质量良好的橡皮筋，但不能带有装饰品、尖锐物。

3. 婴幼儿鞋子应区分室外鞋和室内鞋，鞋子不能有系绳，尺码合脚，鞋底防滑且软硬适中，既不过硬硌脚，又需要有一定硬度以利于支撑足弓。

4. 入托时避免随身携带糖果、玩具等，避免将糖果、玩具等裹挟在衣物内，以免发现不及时造成其他危害。

（四）饮水就餐管理

饮水和就餐时，应避免烫伤、扎伤、窒息等伤害的发生，选取合适的餐具、桌椅，禁止使用桌布，以避免因婴幼儿抓握造成热源物倾倒、坠落。

1. 仍处于哺乳期的婴儿，入托时保育人员应确认最后一次喂奶时间，根据月龄确定奶量及喂养间隔时间。奶温降至 40℃左右时，在手腕内侧测试温热无烫感方可喂食，避免烫伤。喂奶后应拍出奶嗝，避免呛奶。

2. 要求月龄较大的婴幼儿饮水、就餐时不能说笑、打闹。

3. 食品制作前严格检查有效期，防止过期食品混入膳食。

4. 严禁使用有毒食品或在烹制过程中会产生毒素的食品。例如，禁止对菌类长时间泡发；禁止食品烹制温度不足造成里生外熟。

5. 食品中杜绝鱼刺、小骨头、小坚果、果冻等。

（五）走失管理

如遇婴幼儿走失，发现人应第一时间通知托育机构负责人，并寻求其他工作人员支援，确保其他婴幼儿处于安全可控的环境中。托育机构负责人应合理分工，先安排查看大门监控，并做机构内搜寻。如果托育机构内搜寻未果或确认婴幼儿已离开托育机构，应及时报警，通知家长，并协助外围寻找，直至确认婴幼儿安全。

（六）外来侵害管理

如果遇到外部人员侵入，应确保安保警示设备运转正常。听到警报后，安保人员第一时间通知托育机构负责人并报警，在确保自身安全的前提下，阻挡外部人员进一步侵入，如有婴幼儿在托，保育人员带领婴幼儿有序退回保育区，封闭保育区，降低对婴幼儿的直接威胁。

二、预防安全事故发生措施

（一）保育人员正确站位

托育机构保育人员应具备环境风险评估的能力，并学会随时处于防御性站位。其根本原则是，当发生意外时，保育人员能够及时发现、及时防护、及时处理，避免因发现或处置不及时对婴幼儿造成更严重的伤害。

1. 班级保育区域。根据班型及入托婴幼儿数量，按要求配备保育人员。所有保育人员应具备团队合作意识，合理分配班级站位，确保所有婴幼儿都在保育人员的视线范围内，杜绝出现个别婴幼儿处于所有保育人员背身的位置。例如，当保育人员处于班级中心带领婴幼儿活动时，应至少有一名保育人员站到他的背身处，以便及时发现和处理这一区域婴幼儿出现的意外情况。

看护婴幼儿时，不应同时使用手机等电子设备，不从事其他非必要活动。多人与婴幼儿一起时，应明确一人负责看护。尽量避免仅单个保育人员留在班级内。如因特殊情况处于该情形，该保育人员应确保所有婴幼儿处于自己视野中。如有必要，需在班级操作台等保育人员需背身操作的区域加装婴幼儿不能触及的反光镜，确保保育人员在背身时能随时环顾班级内的情况。

2. 沐浴、戏水、盥洗区域。当有婴幼儿处于这些区域时，保育人员与婴幼儿保持伸手可及的距离，贴近保护，随时对可能出现的呛水、滑倒等意外进行防护，禁止将婴幼儿单独留在此类区域。

3. 游戏活动区域。婴幼儿在游戏活动区域进行游戏活动时，应确保有足够配比的保育人员在场并做好分工；在攀爬、跨越、蹦跳区域，须有专门保育人员负责看护；同时，根据固定点位的人员站位，配备足够的保育人员负责消除视野盲区。

4. 楼梯、台阶等区域。在婴幼儿通过楼梯、台阶等区域时，需安排专门保育人员贴近照护，确保所有婴幼儿在保育人员视线范围内，避免出现拥挤、跌倒。

保育人员站位没有完全统一的标准，各机构应当结合自身环境布局特点，根据人员配比和现场环境，针对婴幼儿可能出现的区域，做好相应的团队配合分工。

（二）全员安全意识和技能培训

根据婴幼儿常见伤害类型，托育机构需要定期对全员开展相应安全意识和技能培训。

1. 外伤处理。婴幼儿常见的外伤包括擦伤、抓伤、瘀伤、撕裂伤、扎伤、割伤、砸伤、挤伤、异物嵌入等,托育机构工作人员应具备应用碘伏、乙醇、生理盐水、纱布、绷带、镊子等进行伤口处理的能力。

2. 扭伤、脱臼处理。托育机构工作人员应具备应用三角巾、绷带等做好包扎固定的能力。初步处理后再送医救治。

3. 烫伤应急处理。托育机构工作人员应具备表皮降温处理的能力。情况严重的,应剪除衣物,进行创面无菌保护,初步处理后再送医救治。

4. 海姆立克急救法。针对不同年龄段婴幼儿出现异物阻塞呼吸道的情况,托育机构工作人员应具备采用海姆立克急救法排出婴幼儿呼吸道异物的能力。

5. 心肺复苏。托育机构工作人员应具备对不同年龄段婴幼儿施以合适的心肺复苏的急救能力。

三、火灾应急管理

(一)认识火灾与灭火

火灾作为托育机构面临的重大灾害,具有突发性、复杂性和严重性三个特点。

火灾燃烧的三要素是可燃物、助燃物、着火源。灭火的主要措施就是控制可燃物、减少氧气、降低着火点温度和化学抑制。根据可燃物的类型和燃烧特性,火灾可分为六大类,托育机构工作人员应了解不同火灾类型对应的灭火器械(表3-9)。

表3-9　火灾分类及灭火器械

分类	火灾性质	常见着火源	灭火器械
A类	固体物质火灾	木材、干草、煤炭、棉、毛、麻、纸张等	水型灭火器、泡沫灭火器、磷酸铵盐干粉灭火器、卤代烷灭火器
B类	液体或可熔化的固体物质火灾	煤油、柴油、原油、甲醇、乙醇、沥青、石蜡、塑料等	泡沫灭火器、干粉灭火器、卤代烷灭火器、二氧化碳灭火器
C类	气体火灾	天然气、甲烷、乙烷、丙烷、氢气等	干粉灭火器、水型灭火器、七氟丙烷灭火器
D类	金属火灾	钾、钠、镁、钛、锆、锂、铝镁合金等	粉状石墨灭火器、专用干粉灭火器,也可用干砂或铸铁屑末代替
E类	带电火灾	插座、电器、配电箱	干粉灭火器、卤代烷灭火器、二氧化碳灭火器
F类	烹饪器具内的烹饪物火灾	食用油、动物油脂等	干粉灭火器

托育机构运营过程中可能遇到的火灾一般是A、B、C、E、F五类,托育机构必须配备应对这五类火灾的相应灭火器械。

(二)火灾预防管理

托育机构应建立消防器材管理与检查的长效机制,参照消防防火巡查记录表(表

3-10)、灭火器定期检查表（表3-11）、消防栓定期检查表（表3-12）等，定期巡检，确认各类消防器材的充足性和有效性，并通过巡检发现及消除托育机构消防安全隐患。

表3-10 消防防火巡查记录表

巡查日期：		巡查时间：	
巡查人签名：			
巡查内容		巡查情况	存在隐患及当场处理情况
火、电、气有无违章使用情况；机构内有无抽烟情况		□正常 □隐患	
安全出口、疏散通道是否畅通；应急照明是否完好；常闭式防火门是否关闭严密		□正常 □隐患	
消防安全标志标识是否完好清晰且未被遮挡；消防栓、灭火器是否被遮挡		□正常 □隐患	
消防控制室设施设备运行是否正常，记录填写是否完整，报警设施状态是否正常		□正常 □隐患	
消防水源是否稳定，水压是否正常		□正常 □隐患	
防疫物资库房是否正常，乙醇是否保存在专用柜中		□正常 □隐患	
食堂锅炉房、地暖锅炉、总配电房、食堂主厨间及西点间是否正常，锅炉、电闸箱等是否正常，有无异味		□正常 □隐患	

表3-11 灭火器定期检查表

楼层： 位置： 设备编号：

巡查日期	巡查人	灭火器箱箱体是否完好	瓶身是否完好	压力表显示是否正常	喷嘴是否完好	胶管是否无破损	保险销是否插在正确位置
		□正常 □不正常	□正常 □不正常	□正常 □不正常	□正常 □不正常	□正常 □不正常	□正常 □不正常
		□正常 □不正常	□正常 □不正常	□正常 □不正常	□正常 □不正常	□正常 □不正常	□正常 □不正常

注：灭火器每月检查一次，每次检查根据对应项目及检查标准，据实填报检查情况，发现异常应及时上报部门负责人，同时填报安全巡查记录表，做好异常及处置图片留存。

表3-12 消防栓定期检查表

楼层： 位置：

巡查日期	巡查人	消防栓箱体内外是否完整	手动报警器外观是否完好	水带有无破损、干燥	喷枪是否完好	接头是否完好	软管卷盘、软管是否完好
		□正常 □不正常	□正常 □不正常	□正常 □不正常	□正常 □不正常	□正常 □不正常	□正常 □不正常
		□正常 □不正常	□正常 □不正常	□正常 □不正常	□正常 □不正常	□正常 □不正常	□正常 □不正常

注：消防栓每月检查一次，每次检查根据对应项目及检查标准，据实填报检查情况，发现异常应及时上报部门负责人，同时填报安全巡查记录表，做好异常及处置图片留存。

托育机构需要制定消防应急管理预案，明确岗位责任分工，按照预案流程定期组织实景演练。这样才能保证灾害发生时全员能合理有序撤离，并对火灾区域进行合理应对。避免因为慌乱对婴幼儿及工作人员造成二次伤害，避免因为措施不当错过扑灭火灾的最佳时机，使托育机构蒙受重大损失。

四、地震应急管理

（一）发生微震或有感地震

1. 地震时如果婴幼儿在室内，保育人员应安抚婴幼儿不要慌张、哭闹或随意乱跑，要听从指挥，即刻组织婴幼儿有序疏散；无法自行行动的婴幼儿由保育人员安抚抱离，有序疏散。

2. 平时要教育婴幼儿地震中的逃生及自我保护的基本方法，熟悉几条逃生路线，教育婴幼儿不能慌张、哭闹或随意乱跑。

3. 地震时如果婴幼儿在室外活动，保育人员要把婴幼儿集中到操场中间空旷场地，并注意避开建筑物、大树、大型玩具等。

（二）发生严重破坏性地震

1. 地震时如果婴幼儿在室内，保育人员立即组织婴幼儿躲到两个承重墙之间最小的房间，无法自行行动的婴幼儿由保育人员抱至两个承重墙之间最小的房间，如洗手间、卫生间等；或躲在桌子、柜子下及教室内侧的墙角，并且注意保护好头部；趴下时，头靠墙，用双臂遮挡住头部及面部，闭上眼和嘴，用鼻子呼吸；千万不可在窗下躲避；待地震震感减轻时，立即按疏散路线进行疏散。

2. 地震时如果婴幼儿在睡觉，立即唤醒婴幼儿，保育人员有序组织婴幼儿躲在床下、桌子下或墙脚下，待震感减轻时立即组织婴幼儿按疏散路线进行疏散。

3. 地震时如果婴幼儿在室外活动，保育人员要把婴幼儿集中到操场中间空旷场地，并注意避开建筑物、大树、大型玩具等。

4. 如因不能迅速安全撤离而困于室内或被建筑物等物体挤压，保育人员切不可惊慌失措，要就近检查婴幼儿身体状况，不能盲目采取措施，适时发出求救信号，等待救援。

（三）地震发生后的应急管理措施

班级第一时间清点婴幼儿人数，检查婴幼儿健康情况，做出相应判断。保育人员负责做好家长的联系和婴幼儿交接工作；安保人员把好人员进出关，防止婴幼儿因惊吓恐慌而私自出机构，杜绝他人及不法分子冒充家长接走婴幼儿的状况发生。

五、公共卫生事件应急管理

托育机构公共卫生事件涉及传染病疫情、食物中毒事件、免疫接种（或服药）造成的不良反应，以及其他重大疑难及不明原因的健康危害事件。下面以传染病疫情为例介绍公共卫生事件应对措施。

1. 当传染病疫情暴发时，应第一时间上报托育机构内公共卫生事件应急小组，由组长判定疫情情况，逐级报上级疾病预防控制中心，在疾病预防控制中心的指导下，根据实际情况开展工作。

2. 隔离疑似患者，保健人员配合疾病预防控制中心工作人员对现场进行调查处理、采样、技术分析、检验以及应急处理、技术指导等工作。对机构实施封闭式管理，严格控制外来人员进入机构内。

3. 避免人群聚集，机构内不组织各类大型集体活动和会议；调整大型活动和会议的时间；不安排工作人员外出参加教研和学术活动；暂停其他培训等教学活动。

4. 对托育机构教室、功能室、食堂、公共卫生间等公用场所按照相关流程进行消毒、通风换气。

5. 对外联络组及时、准确地公布疫情及防治的信息。对工作人员和婴幼儿进行正确的引导，消除不必要的恐惧心理和紧张情绪，维护园区稳定。

6. 突发公共卫生事件应急处置完成后，应急小组工作重点转向善后处理与恢复工作，收集各组信息形成书面报告，针对本次事件做出有效整改措施，争取在第一时间恢复托育机构正常秩序。

7. 对于疏于管理造成托育机构卫生安全事件者，应视情节轻重，给有关责任人以相应处分，触犯刑法的要依法追究其刑事责任。

案例 3—5 思考：如何预防婴幼儿鼻腔误入异物？

解析： 1. 托育机构里，因鼻腔异物、呼吸道异物造成的窒息伤害屡见不鲜，避免意外伤害的首要任务就是把控源头，杜绝婴幼儿携带的物品及环境中可能存在的物品隐患，做好晨检、午检，及时排除隐患。

2. 案例中保育人员在午睡巡查时，如果保持高度安全意识，及时发现婴幼儿有不停抠摸等异常行为，能够避免异物越塞越深。

3. 保育人员在日常生活中，要加强婴幼儿的安全意识培养，如用一些事例、故事，让婴幼儿了解如何避免危险。

4. 保育人员同时还要掌握婴幼儿急救方法，如遇到幼儿呼吸道异物，可使用海姆立克急救法，第一时间进行急救处理，减少对婴幼儿的伤害。

本节小结

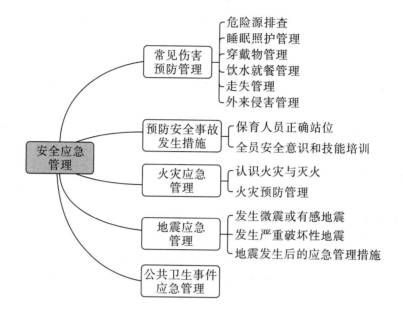

参考文献

[1] 李敬，区绮云，刘中勋. 托育机构组织管理导论［M］. 北京：中国人口出版社，2022.

[2]《0-3 岁婴幼儿托育机构实用指南》编写组. 0-3 岁婴幼儿托育机构实用指南［M］. 南京：江苏凤凰教育出版社，2019.

（毛艳燕　蒲杰）

第四章 托育机构信息管理

导读

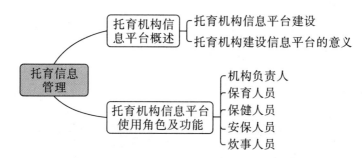

托育信息管理是指通过信息系统对托育机构运行进行日常管理。随着科学技术的高速发展，各行各业都逐步实现"智能化""智慧化"，托育行业也不例外，托育信息平台可赋能托育机构，提高管理效率，让家长更放心。

托育信息平台建设主要解决"智能化工具如何提升托育机构现有服务效率"的问题。每名婴幼儿小小的一份"成长报告"，涉及托育机构工作人员大量的数据工作，而他们无法在白天"带娃"的同时及时记录，所有的信息只能后置记录处理，不仅增加了工作量，也会造成数据缺失、遗漏或不准确，同时也会因为数据无法追踪，难以有效改善日常工作。

第一节 托育机构信息平台概述

一、托育机构信息平台建设

托育机构信息平台是托育信息管理的载体，是以人工智能、云计算、大数据和物联网技术等为支撑，结合行政主管部门、托育机构和家庭实际需求，建立的一套全流程管理平台。

托育机构信息平台基础架构主要有：云服务器，为所有应用提供运行平台；云存储系统运行过程中产生的所有数据；防火墙，保障网络安全；大数据平台，提供数据分析、智能决策和智能报表；保育人员、家长的移动应用 App，为基础应用端；基于 PC 端的园长应用，为管理层提供服务；考勤机、机器人、人脸识别等智能硬件组成的智能硬件终端；以云服务器为中心，通过互联网连接各个端，让数据互联互通，从而实现整个托育机构信息平台的建设。

二、托育机构建设信息平台的意义

托育机构信息化建设是托育机构信息平台建议中最重要的环节。该环节涉及婴幼儿委托给托育机构的前、中、后三个阶段，通过信息化建设全面覆盖入托前、在托时、离托后全流程，让所有环节互联互通，托育机构负责人能全面了解婴幼儿的情况。托育机构信息平台管理端见图4-1。

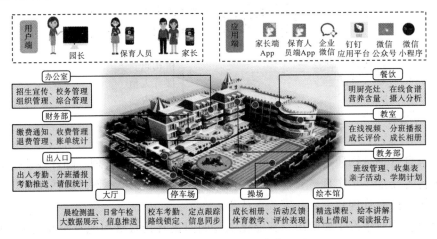

图4-1 托育机构信息平台管理端

第二节 托育机构信息平台使用角色及功能

托育机构信息平台使用角色可划分为机构负责人、保育人员、保健人员、安保人员和炊事人员五类。每类角色具体使用功能如下。

一、机构负责人

（一）招生管理

招生工作管理模块设计以微官网的方式进行宣传，微官网内置多种招生宣传模板，操作人员可根据需求自选模板，一键生成托育机构微官网，家长只需通过链接填写报名信息（姓名、出生日期、性别、体重、身高、家庭住址、联系人、联系电话、托育需求等基础信息），信息提交后统一汇总至管理后台。

托育机构信息平台还可以通过数字地图方式，标记出住址附近的已备案托育机构，并支持机构实景浏览、在线报名等，为家长就近入托提供便捷。

（二）宣传管理

平台设计不同主题风格海报，内容包括节气、国内外节日、国际节日等。海报色彩鲜艳、卡通，符合家长、婴幼儿视觉审美，还能自定义主题来满足各类需求。操作人员根据机构计划进行宣传设置，选择发布日期即可成功推送。

（三）机构管理

机构管理主要呈现新闻通知，操作人员可通过平台编辑机构新闻、重要通知、机构动态、问卷调查等，让家长随时了解托育机构发展状况，及时掌握通知内容，配合婴幼儿完成在托任务。操作人员可以选择图文、视频和混合模式。

（四）人员管理

1. 工作人员信息管理。从入职开始为每位工作人员建立个人信息档案（姓名、性别、出生日期、政治面貌、学历、专业、岗位、岗位级别、家庭住址、联系电话等基本信息），按照角色分配不同系统权限，关联考勤记录、体检记录、技能培训记录、等级评价记录、工作记录，以及入职离职记录。

2. 婴幼儿信息管理（自动关联报名信息表）。完整记录婴幼儿个体身心发展资料，通过系统存储及归档管理，按照阶段进行分析比较，以便更好地了解婴幼儿在不同时期心理、行为、运动、语言、营养、睡眠、体格的发展变化，并以此作为对婴幼儿进行个性化养育照护的依据。这是一种全新的、科学的、促进婴幼儿身心健康发展的养育照护模式。

（五）活动管理

活动管理功能中，操作人员可根据托育机构每周计划安排，对课程、活动、早教内容进行编辑，周计划发布后可直接共享至保育人员及家长。

（六）班级管理

操作人员通过该功能模块创建班级，将对应婴幼儿放入班级内，再分配班级负责保育人员，保育人员自动获取该班级所有婴幼儿基本信息权限，配合其他功能模块一起完成婴幼儿在机构所有记录。操作人员能够根据具体情况调整婴幼儿班级及班级保育人员。

（七）财会管理

操作人员按照机构标准配置收费类别（3月龄~1岁类、1~2岁类、2~3岁类、校车接送类、伙食费类、保险费等），家长根据实际情况缴纳费用，系统自动生成账单、结算单和费用报表。

负责人审批食堂采购预算、采购清单及验收食材到货情况，对所有食材进行出入库管理，实现每笔食材从采购到进餐全流程可追溯。

（八）校车管理

可以对校车信息进行登记，并通过数字地图方式实时监控校车轨迹，回放一段时期内校车的轨迹记录。可以对校车接送点进行编排，并智能计算校车到达时间，提前通知家长做好接送准备。

（九）数据统计与分析

可以统计一段时间内的各种机构内部数据，并通过大数据分析技术对各种指标进行预测，为管理人员提供决策依据。

二、保育人员

（一）活动管理

活动管理中周教学计划是在托育机构负责人设置的周计划框架下，由保育人员负责提前制订每周的活动计划，提交机构负责人审核通过后，保育人员和家长都能看到具体活动计划。

（二）成长评价

成长评价是结合健康、语言、社会、科学、艺术五大维度形成的多维评价模式，评价指标符合婴幼儿成长标准，并根据年龄段进行指标分类，为婴幼儿评价提供参考依据。个性化评价是保育人员为单一婴幼儿进行评价时选择的方式。评价操作极为简单，评价指标均为单选，评语提供模板供保育人员选择。批量评价模式可实现对班级所有婴幼儿进行批量评价，可为集体进行评价，是一种高效省时的评价模式。保育人员通过 App 完成评价后，平台可针对每名婴幼儿一键生成个性化评价报告。婴幼儿评价内容通过文字、数据的形式，转化成可视化报表，并即时共享至家长端 App，以更直观的方式供家长查阅，多样化展现婴幼儿的成长状况。

（三）亲子任务

亲子任务功能便于保育人员布置亲子任务，实现家庭互动。家长可通过家长端 App及时了解、完成任务，陪伴婴幼儿共同成长。

（四）智能 AI 成长相册

保育人员可通过拍摄来记录每名婴幼儿在托育机构的美好瞬间，系统采用人脸聚类算法自动分拣，排版无需人工介入，可生成电子相册和实物相册。

（五）机构管理

保育人员通过机构管理了解机构所有动态新闻，同时可申请发布自己负责班级的动态消息，经过机构负责人审批通过后自动发给机构所有人员和家长。

（六）多功能量表

多功能量表支持以多维表格、投票、接龙等形式获取机构需要汇总的相关信息。通过平台内置每日健康情况、假期入托情况、健康行程情况、疫苗接种情况、个人信息统计情况等多种表格模板收集信息后，可通过保育人员端 App 进行汇总，生成最终报表进行保存、共享。

（七）接送呼叫

家长接送婴幼儿时，机构电脑终端会自动进行呼叫，提醒保育人员及时接入或送出婴幼儿。

（八）婴幼儿早期发育促进

可以通过直播方式，开展线上婴幼儿早期发育促进，为家长及婴幼儿提供专业、快捷的早教培训。

三、保健人员

（一）晨午检管理

婴幼儿入托时个人考勤数据将同步至平台（包括家长端 App）。通过健康检查，记录眼部、手部、口腔和体温等多项健康检查指标，并对婴幼儿面部、四肢等部位外伤进行拍照取样。婴幼儿健康数据将自动上报、汇总至平台，方便一键导出。相关数据可实时同步至家长端 App，让家长随时了解婴幼儿健康状况。另外，通过大数据分析平台，婴幼儿健康数据可实现可视化图表显示，为机构负责人提供数据分析支撑。

（二）服药登记管理

针对生病的婴幼儿，家长可通过家长端 App 申请委托用药，需要上传婴幼儿就医病历、医生处方和药品照片。药品送到机构后进行逐一核对并请家长签字确认，最后保健人员根据用药委托书按时给婴幼儿服药并做好记录。系统会根据服药时间自动提前发出提醒，避免延误服药。

（三）开学返托统计

保健人员通过晨检入托时的信息记录，可统计婴幼儿开学返回情况。统计没有按时返托的婴幼儿清单，安排专人进行回访。

（四）婴幼儿体格发育检测

可以定期为婴幼儿开展身高、体重、头围、发育预警征等项目的检测服务，并自动给出各项发育评价及指导意见，绘制生长发育图表。同时也提供视力、口腔、听力等筛查功能。

（五）异常婴幼儿一览表

可以自动筛查出晨午检、体格发育、发育预警征等存在异常的婴幼儿，并提供快速转诊等服务。

四、安保人员

（一）安保管理

通过视频监控管理，管理者和家长可查看托育机构的实时画面及调阅监控录像。同时各个关键位置都设置了一键报警按钮，在遇到突发事件时，机构全员都能通过一键报警按钮提醒安保人员及时提供协助。

（二）入离托管理

入离托管理是托育机构管理非常重要的一环，可通过人脸识别进行管理。基础信息录入支持用户端人脸信息录入、IC/ID卡信息保存、NFC智能终端信息存储。通过刷卡识别（IC卡、ID卡快速身份识别）、人脸识别（壁挂式人脸考勤机），经由网络将数据实时推送给管理端和家长端（图4-2）。

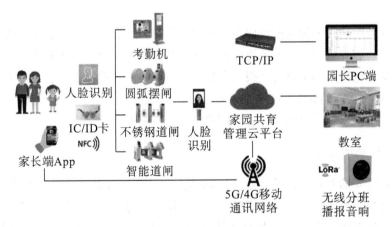

图4-2　入离托管理架构图

（三）视频实时直播管理

家长可通过视频监控系统实时查看机构动态画面，了解婴幼儿在托情况，条件允许的家庭可选择VR智能设备进行沉浸式观察。除此之外，机构在举行主题活动时，也可通过该系统进行在线实时直播，方便更多的家长了解情况。

（四）环境监测管理

可以对每间教室的温度、湿度、甲醛、PM2.5等数据进行监测，如有超标项目，系统会自动报警并主动提醒相关人员进行处理。

五、炊事人员

（一）食堂采购管理

炊事人员按照计划食谱提交采购预算（总价）和采购清单（拟购买的食材详细情况）申请，申请通过后进行食材采购，并将采购明细（食材名称、品牌、单价、数量、供应商、生产厂商、保质期）输入系统。食材到货后负责人按照清单进行验收。

（二）食谱管理

食谱管理是根据国家要求，科学管理餐食，对食堂餐食、食谱进行展示。食谱注明各种食物用量，方便统计婴幼儿各营养素摄入量。平台系统内置上千种菜肴，方便托育机构餐饮搭配选择。平台内置食谱含量算法，可按照标准自动汇总。每周根据食材采购计划更新每日食谱，且每日食谱可反馈至家长。

（三）个体及集体膳食管理

系统可以根据婴幼儿年龄、性别、食谱类型（普通食谱、补钙食谱、补铁食谱、肥胖食谱、营养不良食谱）等条件，自动生成带量食谱，并对营养素、餐次进行分析。同时提供食材等量替换、餐前营养分析、餐后营养分析、一周营养分析等功能。

（四）辅助配餐管理

系统可以辅助炊事人员进行快速配餐。系统会根据各年龄段婴幼儿数量、平均年龄等数据，自动给出推荐量，并辅助炊事人员快速确定适合的食谱，同时对餐次、膳食进行分析。

（五）食品留样管理

可以对每餐的食品进行留样管理，以便对饮食情况进行追溯。

本节小结

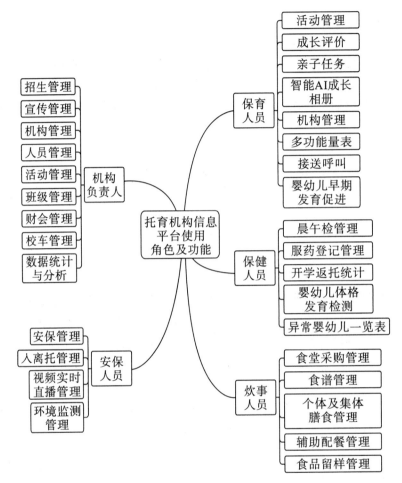

（肖雪　吴邦华　王梓名　侯冬青）

练习题

一、选择题

（一）单选题

1. 托育服务最核心的要素是（　　）。
    A. 需要付费
    B. 婴幼儿暂时完全脱离父母或家庭的照护，由没有血缘和亲属关系的专业人员暂时性替代父母或家庭履行照护职责
    C. 普惠性
    D. 健康安全

2. 我国托育服务发展历程中的福利取向阶段是（　　）。
    A. 1949 年以前　　　　　　　　　　B. 1949—1977 年
    C. 1978—2018 年　　　　　　　　　 D. 2019 年至今

3. 托育服务起源于（　　）。
    A. 18 世纪欧洲　　　　　　　　　　B. 19 世纪欧洲
    C. 18 世纪中国　　　　　　　　　　D. 18 世纪美洲

4. 国外托育服务大概经历了（　　）个历史阶段。
    A. 3　　　　　　　B. 4　　　　　　　C. 5　　　　　　　D. 6

5. 对婴幼儿照护服务的规范发展和安全监管负主要责任的是（　　）。
    A. 政府　　　　　B. 家庭　　　　　C. 社会　　　　　D. 托育机构

6. 国家"十四五"规划提出的发展目标：2025 年每千人口拥有 3 岁以下婴幼儿托位数（　　）个。
    A. 3.5　　　　　　B. 4　　　　　　　C. 4.5　　　　　　D. 5

7. 我国托育服务的主管部门是（　　）。
    A. 教育部门　　　　　　　　　　　　B. 卫生健康部门
    C. 发展改革部门　　　　　　　　　　D. 财政部门

8. 以下描述不正确的是（　　）。
    A. 托育机构管理规范，是为规范托育机构管理而进行的对托育机构备案、收托、保育三个方面的管理
    B. 托育机构管理规范，是托育机构被家长和社会认可的关键所在
    C. 托育机构管理规范的前提，是必须牢固树立科学正确的管理理念
    D. 托育机构管理理念，应以正确的政治思想为引领

E. 托育机构管理规范是保障婴幼儿在托育机构享有安全温馨的生活环境的重要前提

9. 托育机构规范管理理念不包括（　　）。

    A. 以德为本 　　　　　　　　　　B. 婴幼儿优先

    C. 教养融合 　　　　　　　　　　D. 积极回应

    E. 科学规范

10. 托育机构管理规范的原则不包括（　　）。

    A. 坚持正确方向 　　　　　　　　B. 坚持科学民主

    C. 坚持整体协调 　　　　　　　　D. 坚持统筹发展

11. 以下描述不正确的是（　　）。

    A. 卫生健康部门可以不对申请备案的托育机构提供备案回执和托育机构基本条件告知书

    B. 婴幼儿入托前，应当完成适龄的预防接种，经健康检查后方可入托；离托 3 个月以上的婴幼儿，返回时应当重新进行健康检查

    C. 托育机构应当科学合理安排婴幼儿的生活，做好饮食、饮水、喂奶、如厕、清洁、睡眠、穿脱衣服、游戏活动等服务；科学制定食谱，保证婴幼儿膳食平衡

    D. 在岗工作人员患有传染病时，应当立即离岗治疗；治愈后，须持病历和医疗卫生机构出具的健康合格证明，方可返岗工作

    E. 托育机构工作人员应当具有完全民事行为能力和良好的职业道德，热爱婴幼儿，身心健康，无虐待儿童记录，无犯罪记录，并符合国家和地方相关规定要求的资格条件

12. （　　）是托育机构工作人员在日常工作活动中，对各种可能对婴幼儿或者成人造成伤害的外在环境条件的一种戒备和警觉的心理状态。

    A. 观察能力 　　　　　　　　　　B. 安全意识

    C. 执行能力 　　　　　　　　　　D. 风险意识

13. 制定（　　），定期组织应急演练，是有效应对安全突发事件的方法之一。

    A. 规章制度 　　　　　　　　　　B. 标准化作业流程

    C. 突发事件应急预案 　　　　　　D. 安全计划

14. 建立留样管理制度，配备专用留样冷藏柜。留样食品应按品种分别盛放于清洗消毒后的密闭专用容器内，食物留样（　　）以上，由专人负责操作与记录。

    A. 24 小时 　　　　　　　　　　B. 36 小时

    C. 48 小时 　　　　　　　　　　D. 60 小时

15. （　　）是机构安全第一责任人，负责托育机构的安全管理工作。

    A. 法定代表人或机构负责人 　　　B. 安保人员

    C. 保育人员 　　　　　　　　　　D. 消防管理员

16. 电源插座采用安全型，安装高度不低于（　　）。

    A. 1.40m 　　　　　　　　　　　B. 1.60m

    C. 1.80m 　　　　　　　　　　　D. 1.90m

17. 对所服务的婴幼儿及其家庭成员的影像、雕塑、绘画等体现自然人人格利益的内

容，在对外宣传、展示等前，应书面征得（　　）同意，未经授权不得擅自使用。

 A. 父母   B. 本人

 C. 祖父辈   D. 监护人或本人

18. 积极开展相关培训，提高（　　），定期对全员开展信息安全和网络安全宣传教育，提高全员在信息安全方面的法治意识、责任意识、政治意识、自律意识和安全意识。

 A. 应急安全管理水平   B. 设施设备管理水平

 C. 信息管理水平   D. 食品安全管理水平

19. 监控报警系统确保（　　）小时设防，婴幼儿生活和活动区域应当全面覆盖。监控录像资料保存期不少于（　　）日。

 A. 8　70 B. 10　80 C. 12　85 D. 24　90

20. 妥善放置床上用品、衣物等，被子应盖在腋下，防止对婴幼儿（　　）造成覆盖，防止婴幼儿翻身造成颈部缠绕。

 A. 口   B. 鼻   C. 口鼻   D. 眼睛

21. 根据婴幼儿常见伤害，托育机构需要定期对（　　）开展相应安全意识和技能培训。

 A. 保育人员   B. 管理人员

 C. 保健人员   D. 所有工作人员

（二）多选题

1. 2019 年也被称作中国"托育元年"，代表着中国的托育服务（　　）。

 A. 由市场化向服务化转变

 B. 进入高质量发展的新阶段

 C. 大力发展普惠托育服务体系

 D. 为婴幼儿家庭提供质量有保障、价格可承受、方便可及的托育服务

2. 普惠托育服务的核心要素是（　　）。

 A. 面向大众 B. 收费合理 C. 质量可靠 D. 公益性

3. 托育从业人员的管理内容有（　　）。

 A. 从业人员职业规范   B. 从业人员岗位管理

 C. 从业人员管理考核   D. 从业人员个人发展需求

4. 托育从业人员的管理考核的作用是（　　）。

 A. 增强服务意识、责任意识和效率意识

 B. 不断提高托育服务和保教质量

 C. 促进婴幼儿身心健康发展

 D. 将个人目标与机构目标相结合

5. 托育机构应当建立托育机构负责人责任制的安全管理体系，托育机构负责人是托育机构安全管理工作的第一责任人，全面负责托育机构（　　）管理。

 A. 婴幼儿安全   B. 工作人员安全

 C. 家长安全   D. 财产安全

6. 为促进托育机构安全管理意识的提升，托育机构管理人员应重视全员的安全管理意识，需要定期组织检查，重点关注（ ）。

A. 婴幼儿安全的敏感度　　　　　　　B. 环境安全的敏感度

C. 活动执行的敏感度　　　　　　　　D. 及时上报的敏感度

7. 把好食品购买关，不买腐烂变质食品，不买"三无"食品，"三无"是指（ ）。

A. 无商标　　　　B. 无包装　　　　C. 无厂家　　　　D. 无生产日期

8. 食品存放实行的"四隔离"制度包括（ ）。

A. 生与熟隔离　　　　　　　　　　　B. 食品与杂物隔离

C. 成品与半成品隔离　　　　　　　　D. 食品与天然冰隔离

9. 食品安全事故应急处置程序包括（ ）。

A. 及时报告　　　　B. 立即抢救　　　　C. 保护现场　　　　D. 配合调查

10. 游乐设施设备的（ ）应符合国家相关设计标准。

A. 设计　　　　B. 安装　　　　C. 检查　　　　D. 维护

11. 制定内部环境安全检查制度，需要明确（ ）等内容。

A. 环境空间责任区划　　　　　　　　B. 检查记录表

C. 检查负责人　　　　　　　　　　　D. 检查周期

12. 积极开展相关培训提高信息管理水平，定期对全员开展信息安全和网络安全宣传教育，提高全员在信息安全方面的（ ）。

A. 法治意识　　　B. 责任意识　　　C. 政治意识　　　D. 自律意识

E. 安全意识

13. 对所服务的婴幼儿及其家庭成员的相关信息应严格保密，包括但不限于（ ）等。未经许可，不得以任何形式向其他人员或机构泄露。

A. 身份证号、联系方式　　　　　　　B. 家庭住址

C. 身体数据、成长记录、疾病统计　　D. 家庭具体事务

14. 托育机构公共卫生事件涉及（ ）以及其他重大疑难及不明原因的健康危害事件。

A. 传染病疫情

B. 食物中毒事件

C. 免疫接种（或服药）造成的不良反应

D. 职业中毒

15. 饮水和就餐时，应注意婴幼儿（ ）等伤害的发生，选取合适的餐具、桌椅，禁止使用桌布以避免因婴幼儿抓握造成热源物倾倒、坠落。

A. 烫伤　　　　　　　　　　　　　　B. 扎伤

C. 窒息　　　　　　　　　　　　　　D. 跌倒伤

16. 托育机构常见火灾一般是（ ）五类，因此托育机构要配备能够应对这五类火灾的相应消防器材。

A. 固体物质火灾　　　　　　　　　　B. 液体或可熔化的固体物质火灾

C. 气体火灾　　　　　　　　　　　　D. 金属火灾

E. 带电火灾　　　　　　　　　　　　F. 烹饪器具内的烹饪物火灾

17. 晨检入托可以检测哪些部位指标数据（　　）。
    A. 眼部　　　　　　B. 手部　　　　　　C. 口腔　　　　　　D. 体温
18. 出入考勤支持哪几种信息存储方式（　　）。
    A. 人工智能人脸识别　　　　　　B. IC 卡
    C. NFC 智能终端　　　　　　　　D. U 盘

二、简答题

1. 请对你所在的托育机构进行一次现状分析，并根据分析的情况规划机构人才队伍建设。
2. 根据表 2-7《托育从业人员进阶培训项目清单》，选择一个你喜欢或感兴趣的项目，设计一个培训方案。

扫码查看参考答案

第二篇

卫生保健

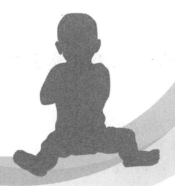

第五章 托育机构卫生保健工作

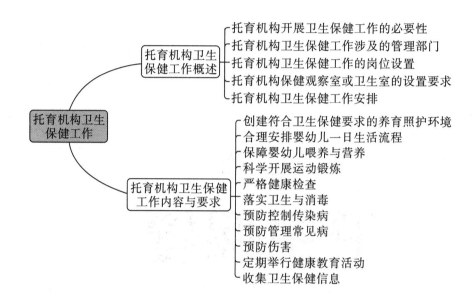
第一节 托育机构卫生保健工作概述

案例5-1 一位不知所措的保健人员

小张是一名高中毕业生,之前一直在超市打工。最近有亲戚开了一家托育机构,邀请她去担任保健人员。她通过认真学习,取得了托育机构保健人员岗前培训合格证。作为一名刚进入托育服务行业的人员,当小张真正来到托育机构,面对烦琐的卫生保健工作时,她感觉不知从何下手。

案例5-1思考:如果你是一位具有丰富经验的托育机构保健人员,应该如何引导小张着手开展工作呢?

一、托育机构开展卫生保健工作的必要性

（一）托育机构的管理要求

《国务院办公厅关于促进 3 岁以下婴幼儿照护服务发展的指导意见》中强调婴幼儿照护服务应遵循"安全健康，科学规范"的原则。最大限度地保护婴幼儿，确保其安全、健康，是托育机构的基本责任。

按照《托儿所幼儿园卫生保健管理办法》和《托儿所幼儿园卫生保健工作规范》要求，卫生保健是托育机构管理工作的重要组成部分。做好托育机构卫生保健工作，能够为婴幼儿创造良好的生活环境，预防和控制传染病，保障婴幼儿身心健康。卫生保健工作是婴幼儿在托育机构正常生活、开展游戏活动、发展各项能力的基础。

（二）保障婴幼儿健康成长

托育机构必须开展卫生保健工作，这是由婴幼儿的生长发育特点、托育机构的集体生活环境特征决定的。

1. 婴幼儿适应外界环境的能力不足，容易受外界各种环境因素尤其是病原体的侵扰，导致疾病发生，影响生长发育。

2. 婴幼儿活动能力迅速提高、活动范围不断扩大，但对危险的判断能力不足，不具有自我救助的能力，很容易发生意外伤害。

3. 婴幼儿处于生长发育关键期，通过健康检查及时了解其生长发育情况，可对生长发育出现异常的婴幼儿及时进行干预。

4. 托育机构是集体生活场所，极易出现疾病传播。需要通过科学消毒、健康检查、健康教育等卫生保健工作方法，有效保障婴幼儿健康，减轻社会、家庭的负担。

二、托育机构卫生保健工作涉及的管理部门

托育机构卫生保健工作应在妇幼保健机构指导下开展，并接受行政部门监督。部分工作如传染病预防、伤害预防等的管理，同时接受多个部门监督，容易造成日常工作混乱。托育机构卫生保健人员应明确相关部门职责，厘清关系，有序开展工作。

1. 县级以上卫生健康行政部门负责制定托育机构卫生保健工作管理要求，并按要求全面监督、指导工作开展。

2. 市场监督管理部门负责对托育机构食品安全开展指导与监督。

3. 县级以上妇幼保健机构负责对辖区内托育机构卫生保健工作进行业务指导，内容包括一日生活流程安排、膳食营养、体格锻炼、健康检查、卫生消毒、疾病预防、伤害预防、心理行为保健、卫生保健资料管理等。

4. 疾病预防控制机构为托育机构提供疾病预防控制咨询服务和指导。

5. 卫生监督执法机构负责对托育机构的饮用水卫生、传染病预防和控制等工作进行监督。

6. 基层医疗机构协助妇幼保健机构、疾病预防控制机构开展托育机构卫生保健指导、质量控制等相关工作。

三、托育机构卫生保健工作的岗位设置

托育机构卫生保健工作涉及多个部门、岗位。托育机构应按要求配备相关人员，按职责默契配合，共同完成卫生保健工作。相关岗位要求及职责详见第二章。

四、托育机构保健观察室或卫生室的设置要求

按照《托儿所幼儿园卫生保健工作规范》《国家卫生健康委办公厅关于做好托育机构卫生评价工作的通知》等要求，托育机构应设有独立的保健观察室，其建筑面积不少于 $6m^2$，需配备至少1张婴幼儿观察床，且保健观察室应与婴幼儿活动路线分开，并与生活用房存在适当的距离。保健观察室配有办公桌椅、资料柜、药品柜及电脑、观察床、流动水洗手设施、消毒装置等，以及婴幼儿杠杆式体重秤或电子体重秤、身高计（量床）、压舌板、体温计、常用非处方药等常用设备及药品。如托育机构设置卫生室，需符合医疗机构基本标准，并取得卫生健康行政部门颁发的《医疗机构执业许可证》，配备持有《医师执业证书》的医生或持有《护士执业证书》的护士。

五、托育机构卫生保健工作安排

托育机构卫生保健工作较为繁杂，卫生保健人员可以按年度、季度、月、周、日等进行梳理安排，逐一落实。

（一）年度工作

制订全年卫生保健工作计划。按照最新管理要求，结合前一年工作整体情况及薄弱点，制订全年卫生保健工作计划，包括修订卫生保健制度、制订应急预案及演练计划、制订健康教育计划等。

（二）季度工作

1. 制定一日生活流程。结合本季度收托婴幼儿年龄分布、气候特点，适当调整入托时间、进餐时间、户外活动安排、午睡时间等，制定近期一日生活流程。

2. 营养计算。至少每季度开展1次膳食调查，进行营养计算，根据计算结果及时调整膳食安排，确保在托婴幼儿营养供给充足、合理。

（三）每月工作

1. 制定营养食谱。结合在托婴幼儿年龄及数量，和炊事人员、财会人员一起，在考虑当季食材的基础上，制定带量食谱。每月至少制定2套食谱交替使用，或制定4套食谱，每周使用1套。

2. 督促健康检查。不同月龄的婴幼儿健康检查频次不同，婴儿应在 6 月龄、8 月龄、12 月龄分别体检 1 次，1～3 岁幼儿每半年体检 1 次。每月都需整理应进行健康检查的婴幼儿名单，督促家长及时带婴幼儿进行健康检查，并收集检查结果。对于需纳入特殊管理的婴幼儿，要按要求进行管理。

3. 特殊婴幼儿管理。熟悉每位特殊婴幼儿具体情况，结合管理部门要求，制定个体化管理方案。通过按期督促就诊、了解就诊情况、进行体格发育评价、提供特殊膳食等，结合本机构情况进行管理。由于托育机构收托性质的特殊性，需注意定期调整应管理婴幼儿名单。

（四）每周工作

卫生消毒检查：每周对机构内环境、物品的清洁卫生，以及工作人员、婴幼儿的手卫生工作进行全面检查。

（五）每日工作

1. 晨午检。在婴幼儿晨间、午间入托时，了解其在家情况，检查其健康状况及携带物品。对患病婴幼儿做出就医或留托观察的正确处理，保证在托婴幼儿健康安全。

2. 全日健康检查。和保育人员一起，对在托婴幼儿的饮食、睡眠、大小便、精神状况、运动等进行观察；每日深入班级 2 次巡视，晨午检存在可疑情况的婴幼儿，应作为全日健康检查的重点观察对象。

3. 膳食管理。结合本机构具体要求，协助或监督完成食品采购、膳食制作、食品留样工作，注意核对膳食与食谱的一致性，了解婴幼儿就餐情况。

4. 信息收集。收集婴幼儿出勤统计表，对缺勤婴幼儿进行追踪并记录；将患新发传染病、常见病等特殊婴幼儿纳入管理，做好登记统计。

5. 婴幼儿情况反馈。指导保育人员对在托婴幼儿每日生活情况进行反馈。对出现可疑患病、意外伤害等特殊情况的婴幼儿，应及时详细反馈，以获取家长的充分信任及配合，共同保障婴幼儿健康。

（六）不定期工作

1. 新入托婴幼儿管理。托育机构每日都可能有新入托婴幼儿，需检查其是否完成入托健康检查及免疫接种，建立健康档案。对于尚未完成入托健康检查或免疫接种的婴幼儿，需督促其家长带婴幼儿完成检查及免疫接种。

2. 整理在托婴幼儿名单。托育机构存在全日托、半日托、临时托等多种形式，每名婴幼儿在托时长不同，且随时可能发生变化。及时整理在托婴幼儿名单才能有序开展卫生保健各项工作。

3. 健康教育。按照健康教育计划，自行或指导保育人员、管理人员开展健康教育工作。

4. 信息报送。结合辖区管理部门要求，报送托育机构基本情况、婴幼儿健康状况、传染病及常见病发生情况等。

案例5-1思考：如果你是一位具有丰富经验的托育机构保健人员，应该如何引导小张着手开展工作呢？

解析：首先，帮助小张了解托育机构卫生保健工作的必要性，认识到保健人员岗位的重要性；其次，明确岗位职责，让她明白应该承担哪些工作，需要对哪些事项负责；再次，告知托育机构卫生保健工作的依据及相关管理、指导部门，明确各项工作的管理要求。在此基础上，指导小张按要求逐项开展各项卫生保健工作。待小张初步熟悉工作后，及时跟进管理要求，使她进一步学习专业技能，提高工作能力。对于新进员工，增加入职培训、岗位培训与考核、质量追踪。

本节小结

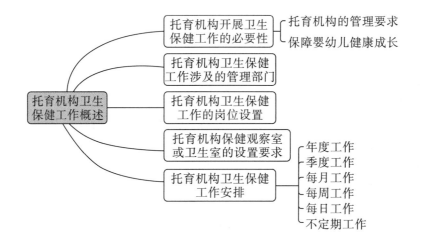

参考文献

[1] 中华人民共和国卫生部，中华人民共和国教育部. 托儿所幼儿园卫生保健管理办法（中华人民共和国卫生部中华人民共和国教育部令第76号）[Z]. 2010.

[2] 中华人民共和国卫生部. 托儿所幼儿园卫生保健工作规范（卫妇社发〔2012〕35号）[Z]. 2012.

[3] 国家卫生健康委. 国家卫生健康委办公厅关于做好托育机构卫生评价工作的通知（国卫办妇幼发〔2022〕11号）[Z]. 2022.

[4] 国家卫生健康委. 国家卫生健康委关于印发托育机构保育指导大纲（试行）的通知（国卫人口发〔2021〕2号）[Z]. 2021.

[5] 李敬，区绮云，刘中勋. 托育机构组织管理导论 [M]. 北京：中国人口出版社，2022.

[6] 国家卫生健康委. 国家卫生健康委办公厅关于印发3岁以下婴幼儿健康养育照护指南（试行）的通知（国卫办妇幼函〔2022〕409号）[Z]. 2022

（任妍）

第二节　托育机构卫生保健工作内容与要求

托育机构的卫生保健工作，坚持贯彻以预防为主的工作方针，抓好婴幼儿传染病、常见病的防治，提供保证婴幼儿生长发育所需的膳食营养，开展医育融合的婴幼儿养育照护服务，避免婴幼儿伤害的发生，全方位促进婴幼儿健康成长。具体的卫生保健工作内容与要求如下。

一、创建符合卫生保健要求的养育照护环境

1. 托育机构的招生对象是 0~3 岁婴幼儿，养育照护环境安全至关重要，要符合 0~3 岁婴幼儿身心发育特点，因此，托育机构的建筑、室内外活动场地的设置等要严格执行《托儿所、幼儿园建筑设计规范》（JGJ39—2016）（2019 年版）的规定。改建的托育机构需要软化棱角，除去把手，隔离楼梯，加高护栏，远离窗户，避免阳光和灯光直射，减少装饰，藏好危险品，隐藏电源。

2. 每班按照辖区管理部门要求，结合本机构实际情况及特色配置室内设施设备。做到室内有良好的通风，设施设备符合婴幼儿年龄特点且材料安全、易于消毒。水杯架、毛巾架、奶瓶架、消毒柜等摆放合理、标识清楚。

3. 托育机构应设置符合要求的保健观察室，配备符合要求的设施设备及卫生保健人员（详见本章第一节）。日常加强工作人员的急救知识培训，使他们掌握基本急救技能。

二、合理安排婴幼儿一日生活流程

0~3 岁是婴幼儿生长发育和早期发展的关键期，托育机构建立合理的生活制度以避免婴幼儿神经系统过度疲劳，保护其正常发育；婴幼儿按时进餐、睡眠和活动，有利于大脑条件反射的建立，使其培养良好生活习惯。良好的一日生活流程要符合以下要求。

1. 符合各年龄段婴幼儿的生理、心理特点，要结合本地区的气候特点和本机构的实际情况制定。

2. 合理安排婴幼儿每日睡眠、进餐、如厕、盥洗、活动、游戏等各个生活环节的时间、顺序和次数，动静结合、集体活动与自由活动结合、室内活动与室外活动结合，不同形式的活动交替进行。

3. 保证婴幼儿每日充足的户外活动时间。婴儿每日户外活动时间不少于 1 小时；幼儿每日户外活动时间不少于 2 小时。若遇雾霾、寒冷、炎热或特殊天气，可酌情减少户外活动时间。

4. 控制电子屏幕使用时间。2 岁以下婴幼儿不建议观看或使用电子屏幕，2 岁以上幼

儿观看或使用电子屏幕时间每日累计不超过半小时，每次不超过10分钟。

5. 进餐时间安排为20~30分钟/餐，餐后安静互动或散步10~15分钟。

6. 保证婴幼儿每日充足的睡眠时间，使其养成良好的睡眠习惯。托育机构可根据个体情况和季节变化适当调整午睡时间。

为严格执行一日生活流程，保健人员应加强对各班的巡视，每日巡视2次，发现问题及时纠正与指导，不断提高托育机构卫生保健工作质量。婴幼儿一日生活流程建议见表5-1。

表5-1 婴幼儿一日生活流程建议

年龄	饮食		户外活动时间（小时）	睡眠		
	进餐次数	正餐间隔时间（小时）		日间次数	日间睡眠时间（小时/次）	总睡眠时间（小时）
6~12月龄	3~5次乳类+1~3次辅食	3.0~4.0	≥1	2~3	1.0~2.0	12~17
1~2岁	3次正餐+2次点心+2次乳类	3.5~4.0	≥2	1~2	1.5~2.5	10~14
2~3岁	3次正餐+2次点心+2次乳类	3.5~4.0	≥2	1	2.0~2.5	10~14

三、保障婴幼儿喂养与营养

（一）膳食管理

1. 按照《中华人民共和国食品安全法》《中华人民共和国食品安全法实施条例》《学校食品安全与营养健康管理规定》等有关法律法规和规章制度的要求，建立健全各项食品安全管理制度并严格落实各项食品安全工作。托育机构食堂应取得《食品生产许可证》。

2. 托育机构从供餐单位订餐的，应当建立健全机构外供餐管理制度，选择取得集体用餐配送资质、能承担食品安全责任、社会信誉良好的供餐单位。对供餐单位提供的食品随机进行外观查验和必要检验，并在供餐合同（或者协议）中明确约定不合格食品的处理方式。

3. 鼓励母乳喂养，为哺乳母亲设立哺乳室，配备流动水洗手设施等。

4. 乳儿班和托小班设备餐区，位置独立，配备流动水洗手设施、操作台、调配设施、奶瓶架、奶瓶清洗、消毒工具及奶瓶、奶嘴专用消毒设备，乳类储存、加热设备。

5. 建立完善的母乳、配方食品和商品辅食喂养管理制度和操作规范，包括哺乳室管理制度、母乳、配方食品和商品辅食的接收、查验、储存、使用制度及相关卫生消毒制度。

6. 应当为婴幼儿提供符合《生活饮用水卫生标准》（GB 5749—2022）的生活饮用水。保证婴幼儿按需饮水。每日上午、下午各集中饮水1~2次，婴儿适量饮水，1~3岁幼儿饮水量每次 50~100mL，并根据天气变化酌情调整饮水量。

7. 婴幼儿膳食应由专人负责，工作人员膳食与婴幼儿膳食要严格分开。婴幼儿膳食费专款专用。

8. 应配备食品安全管理人员，设立食堂的托育机构需制定食堂岗位工作职责，食品安全管理人员及炊事人员上岗前应参加食品安全相关法律法规和婴幼儿膳食营养等专业知识培训。

9. 婴幼儿食品应当在具有《食品生产许可证》或《食品流通许可证》的单位采购。食品采购前必须查验及索票索证。托育机构应建立食品采购和验收记录。

10. 婴幼儿食堂应当每日清扫、消毒，保持内外环境整洁。食品加工用具必须生熟标识明确、分开使用、定位存放。餐饮具、熟食盛器应在食堂或清洗消毒间集中清洗消毒，消毒后保洁存放。库存食品应当分类、标识清楚、注明保质期、定位储藏。

11. 禁止加工变质、有毒、不洁、超过保质期的食品，不得制作和提供冷荤凉菜。留样食品应当按品种分别盛放于清洗消毒后的密闭专用容器内，在冷藏条件下存放 48 小时以上；每种食品留样不少于 125g，以满足检验需要，并做好记录。

12. 进餐环境应卫生、安全、整洁、舒适。餐前做好充分准备，按时进餐、顺应喂养，保证婴幼儿进餐时情绪愉快，培养婴幼儿良好的饮食和卫生习惯。做好进餐时看护，防止意外伤害的发生。

（二）膳食营养

1. 应当以《中国居民膳食营养素参考摄入量（2023 版）》《中国居民膳食指南(2023)》中的婴幼儿喂养指南、儿童膳食指南为依据，根据婴幼儿的年龄特点和生长发育需要，为不同年龄段的婴幼儿制订膳食计划，编制营养均衡的带量食谱，提供易于消化、营养丰富、安全卫生、健康的膳食。

2. 应当根据不同年龄段的特点合理安排每日饮食，每周公布婴幼儿带量食谱，每 1~2 周更换 1 次。食物品种要安全优质、搭配合理，保证婴幼儿膳食平衡及生长发育需要。

3. 在主辅食品的选料、洗涤、切配、烹制过程中，应当科学合理，减少营养素的损失，口味清淡，达到营养膳食的要求。

4. 至少每季度进行 1 次膳食调查和营养评估。提供 1 餐（包括上午、下午间点）的托育机构，能量和蛋白质的每日供给量应达到相应建议量的 50％以上；提供 2 餐的托育机构，能量和蛋白质的每日供给量应达到相应建议量的 70％以上；提供 3 餐的托育机构，能量、蛋白质和其他营养素的每日供给量应达到相应建议量的 80％以上。

5. 三大营养素供能占总能量的百分比：蛋白质占 12％~15％、脂肪占 30％~35％、碳水化合物占 50％~65％。优质蛋白质占蛋白质总量的 50％以上。

6. 各餐次能量分配：早餐提供的能量约占每日总能量的 30％（包括上午间点），午餐提供的能量约占每日总能量的 40％（包括下午间点），晚餐提供的能量约占每日总能量的 30％（包括晚上 8 点的少量水果、牛奶等）。

7. 有条件的托育机构可为贫血、营养不良、食物过敏等婴幼儿提供特殊膳食，有特殊喂养需求的婴幼儿，其监护人应当提供书面说明。

四、科学开展运动锻炼

1. 顺应婴幼儿运动发育规律，充分利用室内外安全和开放的活动场地，提供爬、走、跑、跳等粗大运动，以及抓握、垒高、涂鸦等精细运动的练习机会，避免婴幼儿久坐超过1小时。幼儿每日身体活动时间不少于3小时。

2. 保证婴幼儿室内外活动场地和活动器械的清洁、卫生、安全，并符合年龄特点。做好场地布置和器械的准备。定期进行室内外安全隐患排查。

3. 充分利用日光、空气、水等自然条件，根据婴幼儿年龄段及个体运动发育特点，鼓励婴幼儿进行爬、走、跑、跳等自主运动活动，以及采取运动游戏等方式有计划地进行婴幼儿的运动锻炼。

4. 做好运动前的准备工作。运动中注意观察婴幼儿的面色、精神状态、呼吸、出汗量和对运动的反应，若有不良反应要及时采取措施或停止运动；加强运动中的保护，避免运动伤害。运动后注意观察婴幼儿的精神、食欲、睡眠等状况。

5. 全面了解婴幼儿的健康状况，患病婴幼儿应停止运动；病愈恢复期的婴幼儿运动量要根据身体状况予以调整；体弱婴幼儿的运动锻炼应当较健康婴幼儿和缓、时间缩短。

五、严格健康检查

（一）婴幼儿健康检查

1. 入托健康检查。
1）婴幼儿入托前应当到医疗卫生机构进行健康检查。
2）承担婴幼儿入托健康检查的医疗卫生机构应当按照《托儿所幼儿园卫生保健管理办法》规定的项目开展健康检查，规范填写《儿童入托健康检查表》，不得违反规定擅自改变健康检查项目。
3）婴幼儿入托健康检查中确诊或疑似传染病者应当暂缓入托，及时接受治疗。
4）婴幼儿入托时，托育机构应当查验《儿童入托健康检查表》《预防接种证》。发现没有《预防接种证》或未依照国家免疫规划进行接种的婴幼儿，应当督促其监护人带婴幼儿到当地规定的接种单位补证或补种，并在婴幼儿补证或补种后复验《预防接种证》。
2. 定期健康检查。
1）承担婴幼儿定期健康检查的医疗卫生机构及人员应当取得相应的资格，按照《0—6岁儿童健康管理服务规范》要求进行健康检查。婴幼儿定期健康检查项目包括测量身长（身高）、体重、头围；检查头颅及五官、皮肤、心肺、肝脾、脊柱、四肢等；进行婴幼儿心理行为发育预警征筛查；检测血常规（或血红蛋白）。
2）1岁以内婴儿每年健康检查4次，1~3岁婴幼儿每年健康检查2次。所有婴幼儿每年进行1次血常规（或血红蛋白）检测，1~3岁婴幼儿每年进行1次听力筛查。

3）托育机构应当收集并掌握本机构婴幼儿的健康状况，对有异常情况的婴幼儿，督促家长及时带其到医疗卫生机构就诊。

4）婴幼儿离开托育机构 3 个月以上需重新按照入托要求进行健康检查。

5）转托婴幼儿持原托育机构提供的《儿童转托健康证明》《0～6 岁儿童保健手册》可直接转托。《儿童转托健康证明》有效期为 3 个月。

3. 晨午检及全日健康观察。

1）做好每日晨间或午间入托检查。检查内容包括询问婴幼儿在家有无异常情况，观察婴幼儿精神状况、有无发热和皮肤异常，检查有无携带不安全物品等，发现问题及时处理。

2）应当对婴幼儿进行全日健康观察，内容包括饮食、睡眠、大小便、精神、情绪、行为等，并做好观察及处理记录。

3）保健人员巡查发现患传染病、疑似患传染病婴幼儿应当尽快隔离并与家长联系，督促其及时到医院诊治，并追访诊治结果。

4）患病婴幼儿应当离开托育机构进行治疗。

（二）工作人员健康检查

1. 上岗前健康检查。

1）托育机构工作人员上岗前必须按照《托儿所幼儿园卫生保健管理办法》的规定，在县级以上卫生行政部门确定的医疗卫生机构进行健康检查，取得《托育机构工作人员健康合格证明》后方可上岗。

2）精神病患者或者有精神病史者不得在托育机构工作。

2. 定期健康检查。

1）托育机构在岗工作人员必须按照《托儿所幼儿园卫生保健管理办法》规定的项目每年进行 1 次健康检查。

2）在岗工作人员中患有精神病的，应当立即调离托育机构。

3）凡有下列症状或疾病者须离岗，治愈后须持县级以上卫生行政部门指定的医疗卫生机构出具的诊断证明，并取得《托育机构工作人员健康合格证》后，方可回托工作。

（1）发热、腹泻等症状。

（2）流感、活动性肺结核等呼吸道传染病。

（3）痢疾、伤寒、甲型病毒性肝炎、戊型病毒性肝炎等消化道传染病。

（4）淋病、梅毒、滴虫、化脓性或者渗出性皮肤病等。

4）健康检查过程中发现异常者，由进行健康检查的医疗卫生机构通知托育机构的患病工作人员到相关专科进行复查和确诊，并追访诊治结果。

六、落实卫生与消毒

（一）环境卫生

1. 托育机构应当建立室内外环境卫生清扫和检查制度，每周全面检查 1 次并记录，为婴幼儿提供整洁、安全、舒适的环境。

2. 室内应当有防蚊、蝇、鼠、虫及防暑和防寒设备，并放置在婴幼儿接触不到的地方。

3. 保持室内空气清新、阳光充足。采取湿式清扫方式清洁地面。卫生间做到清洁通风、无异味，每日定时打扫，保持地面干燥。便器每次用后及时清洗干净。

4. 卫生洁具各班专用专放并有标记。抹布用后及时清洗干净，晾晒、干燥后存放；拖布清洗后应当晾晒或控干后存放。

5. 枕席、凉席每日用温水擦拭，被褥每月曝晒 1~2 次，床上用品每月清洗 1~2 次。

6. 保持玩具、图书表面的清洁卫生，每周至少进行 1 次玩具清洗，每 2 周图书翻晒 1 次。

（二）个人卫生

1. 婴幼儿日常生活用品专人专用，保持清洁。要求每人每日 1 巾 1 杯专用，每人 1 床位 1 被。

2. 培养婴幼儿的良好卫生习惯。饭前便后应当用肥皂或洗手液、流动水洗手，早晚洗脸、刷牙，饭后漱口，做到勤洗头、洗澡、换衣，勤剪指（趾）甲，保持服装整洁。

3. 工作人员应当保持仪表整洁，注意个人卫生。饭前便后和护理婴幼儿前应用肥皂或洗手液、流动水洗手；上班时不戴戒指，不留长指甲；不在机构内吸烟。

（三）预防性消毒

1. 托育机构的环境应以清洁卫生为主，预防性消毒为辅，应避免过度消毒对婴幼儿带来的不利影响。集中消毒应在婴幼儿离开机构后进行。

2. 婴幼儿活动室、卧室应当经常开窗通风，保持室内空气清新。每日至少开窗通风 3 次，每次至少 15~30 分钟。在不适宜开窗通风时，每日应采取其他方法对室内空气消毒 2 次。

3. 餐桌每餐使用前消毒。水杯每日清洗消毒，用水杯喝豆浆、牛奶等易附着于杯壁的饮品后，应当及时清洗消毒。反复使用的餐巾每次使用后消毒。擦手毛巾每日消毒 1 次。

4. 门把手、水龙头、床围栏等婴幼儿易触摸的物体表面每日消毒 1 次。便器每次使用后及时冲洗，接触皮肤部位及时消毒。

5. 使用符合国家标准或规定的消毒器械和消毒剂。环境和物品的预防性消毒方法应当符合要求。

七、预防控制传染病

1. 督促家长按国家免疫规划的免疫程序和要求完成婴幼儿预防接种。配合疾病预防控制机构做好托育机构婴幼儿常规接种、群体性接种或应急接种工作。

2. 建立传染病管理制度并严格落实，根据传染病预防控制形势及时调整和完善。托育机构内出现传染病流行或疑似病例后，应当立即向辖区疾病预防控制机构报告。

3. 班级保育人员每日登记本班婴幼儿的出勤情况。对因病缺勤的婴幼儿，应了解婴幼儿的患病情况和可能的原因，对疑似患传染病的婴幼儿，要及时报告给机构疫情报告人。机构疫情报告人接到报告后应当及时追查婴幼儿的患病情况和可能的病因，以做到对传染病患儿的早发现。

4. 托育机构内发现疑似传染病患儿时，应在保健观察室对患儿采取有效的隔离控制措施。保健观察室内环境、物品应当便于实施终末消毒，控制传染病在托育机构内流行和续发。

5. 配合当地疾病预防控制机构对被传染病病原体污染（或可疑污染）的物品和环境实施随时性消毒与终末消毒。

6. 传染病流行期间，托育机构应加强晨午检和全日健康观察，并采取必要的预防措施，保护易感婴幼儿。对发生传染病的班级按要求进行医学观察，医学观察期间该班与其他班相对隔离，不办理入托和转托手续。

7. 保健人员定期对婴幼儿及其家长开展预防接种和传染病防治知识的健康教育，提高其防护能力和意识。传染病流行期间，加强对家长的宣传工作。

8. 患传染病的婴幼儿隔离期满后，凭医疗卫生机构出具的痊愈证明方可入托。根据需要，来自疫区或有传染病患者/疑似患者接触史的婴幼儿，检疫期过后方可入托。

八、预防管理常见病

1. 通过健康教育普及卫生知识，培养婴幼儿良好的卫生习惯；提供合理平衡膳食；加强体格锻炼，增强婴幼儿体质，提高对疾病的抵抗力。

2. 重视婴幼儿眼、耳、口腔保健，发现异常情况进行登记管理，督促家长及时带患儿到医疗卫生机构进行诊断及矫治。

3. 对患缺铁性贫血、维生素D缺乏性佝偻病、营养不良、超重、肥胖等营养性疾病的婴幼儿进行登记管理，督促家长及时带患儿到医疗卫生机构进行诊断及矫治。

4. 对患先天性心脏病、哮喘、癫痫等疾病的婴幼儿及有药物过敏史或食物过敏史的婴幼儿进行登记，加强日常健康观察和保育工作。应急用药应由家长签署用药委托书并提供病历/处方。

5. 对存在健康风险因素的高危儿，如早产儿、低出生体重儿、有出生并发症的新生儿等，要指导和督促家长及时就诊，在医生指导下配合进行家庭干预和护理。

6. 重视婴幼儿早期发展，开展婴幼儿心理卫生知识的宣传教育，发现有心理行为问题的婴幼儿，督促家长及时带婴幼儿到医疗卫生机构进行诊断及矫治。

九、预防伤害

1. 托育机构的各项活动以婴幼儿安全为前提，做好进餐、睡眠、运动等各个生活环节的安全防护。建立安全排查制度，定期排查，落实预防婴幼儿伤害的各项措施。

2. 托育机构的房屋、场地、家具、教具、玩具、生活设施等符合国家相关安全标准和规定。

3. 建立重大自然灾害、食物中毒、踩踏、火灾、暴力等突发事件的应急预案，一旦发生突发事件，应当立即采取有效措施，及时向上级有关部门报告。

4. 加强对工作人员、婴幼儿及监护人的安全教育和突发事件应急处理能力的培训，普及安全知识，定期进行安全演练，提高自我保护和自救的能力。

5. 保育人员定期接受婴幼儿伤害预防相关知识和急救技能的培训，每个班至少有1名接受过急救技能培训的保育人员在场。落实安全措施，消除安全隐患，预防婴幼儿跌落、溺水、交通事故、烧烫伤、中毒、动物致伤等伤害的发生。

十、定期举行健康教育活动

1. 托育机构根据不同季节、流行疾病、婴幼儿年龄段等情况，结合本机构实际制订全年健康教育工作计划，并组织实施。

2. 健康教育的内容包括托育机构相关政策法规及权利义务、科学育儿理念及回应性照护、生长监测及早期发展促进、亲子关系及养育指导、膳食营养、心理卫生、疾病预防、婴幼儿安全及良好行为习惯的培养等。

3. 健康教育的形式包括健康教育课堂、健康教育资料、宣传专栏、家长开放日及新媒体等。每半年至少对保育人员开展1次健康讲座，对家长举办1次保健知识讲座或家长开放日活动。

4. 建立家长联系制度，密切家长与托育机构的关系，增强双方的沟通与协作。了解婴幼儿家庭养育照护情况，指导家长配合托育机构科学养育，共同保障婴幼儿健康与发展。

5. 做好健康教育记录，定期评估家长育儿技能、相关知识知晓率、良好生活卫生习惯养成、婴幼儿健康状况等健康教育效果。

十一、收集卫生保健信息

1. 托育机构建立健康档案，包括《托育机构工作人员健康合格证明》《儿童入托健康检查表》《婴幼儿健康检查登记表》《儿童转托健康证明》。

2. 托育机构对卫生保健工作进行记录，内容包括出勤、晨午检及全日健康观察、养育照护记录表、膳食管理、卫生消毒、营养性疾病、常见病、传染病、伤害和健康教育等。

3. 工作记录和健康档案真实、完整、字迹清晰。工作记录应当及时归档，至少保存3年。

4. 定期对婴幼儿出勤、健康检查、膳食营养、伤害、常见病和传染病等进行统计分析，掌握婴幼儿健康及营养状况。

5. 有条件的托育机构可应用计算机软件对婴幼儿体格发育评价、膳食营养评价等卫生保健工作进行管理。

本节小结

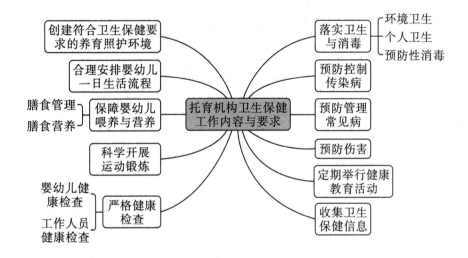

参考文献

［1］中华人民共和国卫生部，中华人民共和国教育部．托儿所幼儿园卫生保健管理办法（中华人民共和国卫生部、中华人民共和国教育部令第76号）［Z］．2010．

［2］中华人民共和国卫生部．托儿所幼儿园卫生保健工作规范（卫妇社发〔2012〕35号）［Z］．2012．

［3］国家卫生健康委．国家卫生健康委关于印发托育机构保育指导大纲（试行）的通知（国卫人口发〔2021〕2号）［Z］．2021．

［4］国家卫生健康委．国家卫生健康委办公厅关于印发3岁以下婴幼儿健康养育照护指南（试行）的通知（国卫办妇幼函〔2022〕409号）［Z］．2022．

（冉隆蓉　蒲　杰）

第六章　婴幼儿体格生长

导读

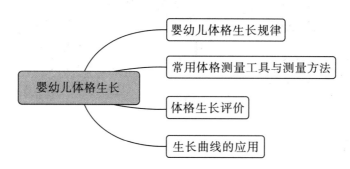

《中国儿童发展纲要（2021—2030 年）》提出：儿童是国家的未来、民族的希望。当代中国少年儿童既是实现第一个百年奋斗目标的经历者、见证者，更是实现第二个百年奋斗目标、建设社会主义现代化强国的生力军。

婴幼儿健康不仅表现为没有疾病，还体现在生理、心理和社会功能的完好状态及潜能的充分发展。婴幼儿体格生长监测是保障和促进婴幼儿健康成长的重要手段。家庭带养者及托育机构工作人员需要了解婴幼儿体格生长的特点，参加婴幼儿定期健康检查，开展生长发育家庭监测，及时发现问题。针对体格生长出现异常的婴幼儿，在医疗机构人员指导下，托育机构工作人员要积极配合家庭尽早干预，促进婴幼儿身心健康发展。

第一节　婴幼儿体格生长规律

一、生长发育规律

生长是指随着年龄的增加，身体各器官、系统及整体形态的长大，主要表现为形态变化，常常可以用相应的测量值来表示这种变化，也可以将生长看成一种量变。发育是指身体内细胞、组织、器官功能上的分化、完善与成熟，是一种质变。生长是发育的物质基础，两者是紧密相关的复杂过程。这个过程受到遗传和环境等诸多因素的影响，遵循着一些普遍的规律。

（一）生长发育的连续性与阶段性

生长发育是一个连续的过程，贯穿于整个儿童期，但每个年龄段的生长发育速度是不同的，如出生后第一年，婴儿体重、身长的增长特别迅速，尤其是在出生后前3个月。1岁内为出生后的第一个生长高峰期，1岁后生长速度逐渐减慢，3岁后进入生长稳定平台期，至女孩9~11岁、男孩11~13岁青春期时生长速度又再次加快，为第二个生长高峰期（图6-1）。

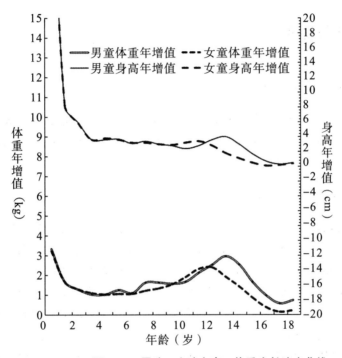

图6-1　男孩、女孩身高、体重生长速度曲线

注：3岁以前"身高"为身长。

（二）各器官、系统生长发育的不平衡性

人体各器官、系统生长发育顺序遵循一定规律，又有各自的特点，以适应环境变化和发展需求。神经系统发育最早；淋巴系统在1岁后开始发育，于青春期达高峰，然后逐渐下降至成人水平；生殖系统发育最晚，在青春期前一直处于幼稚阶段，进入青春期后迅速发育直至成人成熟状态；其他器官、系统如心、肝、肾、肌肉的发育基本与体格生长相平行。

（三）生长发育的一般规律

生长发育遵循由上到下、由近到远、由粗到细、由低级到高级、由简单到复杂的规律。在体格生长上，头在子宫内领先生长，随着年龄增大，四肢的增长速度快于躯干。出生后先抬头、后抬胸，再会坐、立、行，从全掌抓握到手指拾取。

（四）生长发育的个体差异

儿童生长发育虽按照一定的规律发展，但受遗传、环境等因素的影响，存在着相当大的个体差异。每个人在遵循总体规律的同时还会按照各自的规律及特点生长发育，每个儿童生长发育的"轨迹"不会完全相同。因此，我们在界定儿童生长发育的正常值时，往往是一个范围，而不是一个绝对值，必须充分考虑各种因素对个体的不同影响，从而做出正确的判断。

二、体格生长规律

（一）常用的体格生长指标

体格生长评估应选择具有代表性、便于测量、可用数值表示、有较大人群代表性、易于统计分析的计量指标。常用的体格生长指标包括体重、身长（高）、顶臀长（坐高）、头围、胸围、上臂围、皮褶厚度等。

（二）主要体格生长指标增长规律

1. 体重的增长。体重是各器官、系统、体液的总重量，是反映儿童体格生长最重要也最灵敏的指标之一。体重主要反映儿童的营养状况，尤其是近期的营养状况。体重在体格生长指标中最易波动，容易受多种因素（如营养、疾病等）影响。

如果无疾病状态、喂养恰当，婴儿体重在出生头 3 个月增长最快，平均每月增长 800~1000g，出生后 3 个月体重约等于出生体重的 2 倍。随着年龄增加，婴儿体重的增长逐渐减慢，4~6 个月平均每月增长 500~600g，7~12 个月平均每月增长 250~300g。第一年内婴儿前 3 个月体重的增加值约等于后 9 个月体重的增加值，1 岁时体重约为出生时体重的 3 倍。总体而言，出生后第一年体重快速增加，系人一生中的第一个生长高峰期；出生后第二年体重增加 2~3kg；3 岁至青春前期体重增长减慢，年增长值仅约 2kg。

2. 身长（高）的增长。身长（高）是指头顶至足底的垂直距离，是头部、脊柱与下肢长度的总和。身长（高）主要反映长期营养状况，短期内影响体格生长的因素（如营养、急性疾病）对身长（高）的影响不明显。身长（高）受遗传、内分泌、种族和环境的影响较为明显。一般 0~3 岁以仰卧位方法测量的是身长，3 岁以上以站立位方法测量的是身高，受脊柱伸展等影响，一般身长比身高会多 1~2cm。

身长（高）增长规律同体重增长规律，在出生后第一年增长最快，即第一个生长高峰期。出生时身长平均为 50cm，出生后的前 3 个月平均每月增长 3.0~3.5cm，4~6 个月平均每月增长 2.0~2.5cm，7~12 个月平均每月增长 1.0~1.5cm。第一年内婴儿前 3 个月身长的增加值约等于后 9 个月身长的增加值，1 岁时身长约为出生时的 1.5 倍，增长约 25cm，身长约达 75cm。第二年增长速度减慢，平均增长 10~12cm，2 岁时身长约 85cm。3~4 岁身长平均每年增长 6~7cm。

3. 顶臀长（坐高）的增长。顶臀长（坐高）是指头部的最高点到坐骨结节的垂直距离，代表头颅与脊柱的生长。0~3 岁婴幼儿以仰卧位方法测量的为顶臀长，3 岁以上儿童以坐立位方法测量的为坐高。

胎儿期头部生长快，所以出生时的新生儿表现为头大身体小，肢体短，顶臀长占身长的比例较高，约为 0.67。随着年龄增大，脊柱、四肢生长速度明显快于头颅，顶臀长占身长的比例逐渐减小，2 岁时比例约为 0.6，到 12 岁时，坐高和身高的比例约为 0.54。医生常用顶臀长（坐高）/身长（高）的值来判断矮小儿童的类型，分为匀称性矮小或者非匀称性矮小。

4. 头围的增长。头围是指从左右眉弓上缘处至枕骨粗隆绕头一周的长度，是反映脑和颅骨生长的重要指标。

因胎儿期神经系统领先发育，故出生时头围较大，为 32~34cm。同体重、身长（高）增长规律一样，3 月龄时头围较出生时可增长达 6~7cm，约等于第一年后 9 个月增长值之和，1 岁时婴幼儿的头围约 46cm。第二年头围增长减慢，增长约 2cm，故 2 岁时头围约为 48cm。随着年龄增大，头围增长速度逐渐减慢，5 岁时头围约 50cm，15 岁时可基本接近成人水平，为 53~58cm。

头围的测量在 2 岁以内最有价值，连续追踪测量头围比一次测量更为重要。儿童头围的大小受遗传、疾病等因素的影响。头围过小常提示有脑发育不良的可能，头围增长过快则要考虑有无脑积水的可能。头围生长监测的数值固然重要，但要注意结合儿童神经系统发育、父母头围大小等情况做出综合判断。

5. 胸围的增长。胸围指平乳头下缘经肩胛骨角下绕胸一周的长度，代表肺与胸廓的发育。

出生时胸廓呈桶状，胸围比头围小 1~2cm，为 31~33cm；随着年龄增长，胸廓的横径增长较快，胸围在第一年增长最快，1 岁时胸围与头围大致相等，约 46cm，形成了头围与胸围生长曲线交叉。1 岁以后胸围逐渐超过头围。头围与胸围生长曲线交叉年龄与儿童营养、肺和胸廓发育情况有关。影响胸围增长的不利因素包括营养状况不佳、缺乏体育活动及疾病造成的胸廓畸形，如鸡胸、漏斗胸等。

6. 上臂围的增长。上臂围是指从儿童肩峰和尺骨鹰嘴连线中点绕上臂一周的长度，代表上臂肌肉、骨骼、皮下脂肪和皮肤的发育情况，也是反映儿童营养状况的指标之一。

WHO 建议在无条件测量体重和身长（高）的情况下，对 5 岁以下儿童可以采用测量上臂围来筛查营养状况。上臂围若大于 13.5cm 则为营养良好，若在 12.5~13.5cm 则为营养中等，若小于 12.5cm 则是营养不良。

7. 皮褶厚度的增长。皮褶厚度是指皮下脂肪的厚度，是反映儿童营养状况的良好指标。

常用的测量部位：①腹壁；②背部（肩胛骨下角）；③上臂内侧。测量工具为皮褶厚度仪（皮褶卡钳）。轻度营养不良者腹部皮褶厚度一般为 0.4~0.8cm，中度营养不良者腹部皮褶厚度小于 0.4cm，重度营养不良者腹部皮褶厚度消失。

三、与体格生长有关的其他系统发育

（一）颅骨

在颅骨发育过程中，需要定期监测头围，结合前后囟的大小、闭合时间及颅骨骨缝闭合时间来评价颅骨的发育。

1. 前囟。额骨与两块顶骨间形成的菱形间隙为前囟（图6-2），是颅骨最大的缝隙。前囟大小为菱形对边中点连线的长度（图6-2中黑色箭头）。前囟的个体差异较大，出生以后前囟随颅骨发育而逐渐增大，6月龄后随颅骨骨化而逐渐变小，一般于12~18月龄闭合，90％的儿童在2岁时前囟闭合，10％的儿童在2~3岁时前囟才闭合，为正常变异情况。若发现儿童前囟大小或张力明显异常，如前囟早闭或前囟过小、前囟迟闭及前囟饱满、凹陷等，建议至医疗机构进行检查。

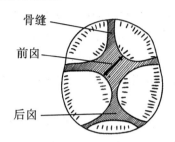

图6-2 颅骨、前囟和后囟的形态

2. 后囟。两块顶骨与枕骨形成的三角形间隙为后囟，出生时很小或已闭合，最晚于出生后6~8周闭合。

（二）脊柱

脊柱由肌肉和韧带连接椎骨组成。脊柱的增长反映脊椎骨的发育。新生儿期脊柱仅有轻微后凸，近似于直线状；3~4月龄能抬头时，出现颈椎前凸，形成颈曲；6~7月龄能坐时，出现胸椎后凸，形成胸曲；约1岁能行走时，出现腰椎前凸，形成腰曲（图6-3），脊柱形成类似S形的弯曲。这样的脊柱生理弯曲，至儿童6~7岁韧带发育完善时才被固定。生理弯曲的形成与直立姿势有关，可以帮助脊柱吸收、缓冲运动过程中产生的压力，有利于保持身体的平衡性和柔韧性。

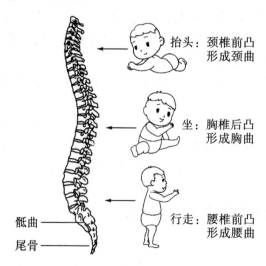

图6-3 脊柱的生理弯曲

（三）长骨

长骨指人体中呈长管状的骨骼，主要分布于四肢。长骨的生长主要是长骨不断骨化，进而增长、增粗，直至生长停止。长骨骨化中心随年龄的增加而有规律地出现，即按一定顺序及骨解剖部位发生。骨化中心出现的多少可反映长骨的发育和成熟程度。因此，用 X 线测定不同年龄儿童长骨干骺端骨化中心数目，并将其标准化，即为骨龄。骨龄能较准确地反映个体的生长发育水平和成熟程度，临床主要用于儿童内分泌相关疾病的诊疗。

（四）牙齿

牙齿的发育与骨骼有一定关系，但是两者的胚胎来源不完全相同，故牙齿和骨骼的发育速度不完全平行。在出生时，乳牙已经骨化，乳牙的牙胚被隐藏在颌骨中，被牙龈覆盖，故不能直接查见；而恒牙的牙胚此时也隐藏在乳牙之下，恒牙的骨化从新生儿期开始。人的一生有两副牙齿，乳牙（20 颗）和恒牙（28～32 颗）。乳牙的萌出时间个体差异较大，一般为出生后的 6～7 个月，在 2.5～3.0 岁出齐。恒牙的萌出时间一般在 6 岁左右，第一恒磨牙的萌出位置在第二乳磨牙之后，又称六龄齿。

出牙为生理现象，出牙时个别儿童可有低度发热、唾液增多、流涎及睡眠不安、烦躁等症状。咀嚼食物有利于牙齿生长。

（五）生殖系统

生殖系统发育分胚胎期性分化和青春期生殖系统发育两个阶段。胚胎期性分化主要包括性决定和性分化。儿童的性腺轴功能处于极低水平，生殖系统保持着幼稚状态。

本节小结

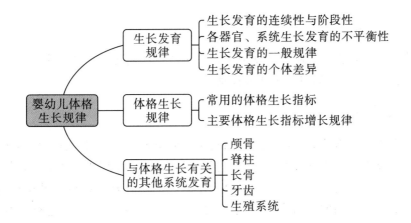

参考文献

[1] 黎海芪. 实用儿童保健学 [M]. 6 版. 北京：人民卫生出版社，2016.
[2] 陈荣华，赵正言，刘湘云. 儿童保健学 [M]. 5 版. 南京：江苏凤凰科学技术出版

社，2017.

[3] 王卫平，孙锟，常立文. 儿科学 [M]. 9 版. 北京：人民卫生出版社，2018.

第二节　常用体格测量工具与测量方法

一、体重测量

（一）测量工具

0～3 岁婴幼儿一般用载重 10～15kg 的电子秤测量（图 6-4），准确读数至 10g。3 岁以上的儿童常用载重 100kg 站式体重秤（图 6-5）或电子秤测量，准确读数至 100g。

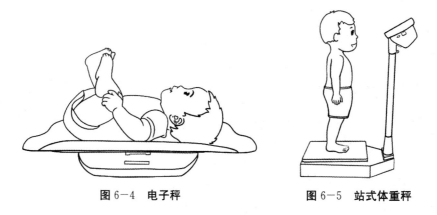

图 6-4　电子秤　　　　　图 6-5　站式体重秤

（二）测量方法

测量时，0～3 岁婴幼儿卧于秤盘中央；3 岁以上儿童站立于站板中央，两手自然下垂。测量时婴幼儿不可接触其他物体或摇动。

（三）注意事项

测量前注意检查测量工具，保证定期校正，调至零点。测量时注意室温调节，以晨起空腹排尿后或进食后 2 小时测量为佳，测量时应脱鞋，衣服不能脱去时应除去衣服重量，以求准确测量。测量者在测量前要对测量工具的最大称重范围、精确度有所了解。测量工作应由经过培训的专人负责，每次测量应在同一测量工具上进行，并且在同一时间段进行，保证测量时的状态一致，如空腹、进食后 2 小时等，从而减少测量误差。若婴幼儿发生急性疾病，可分别在发病前、疾病痊愈时、疾病恢复后 1～2 周进行体重测量，以了解发病前营养状况、疾病对体重的影响程度及体重的恢复情况，更有利于喂养指导。

二、身长（高）测量

（一）测量工具

0～3岁婴幼儿用测量床卧位测量身长，3岁以上儿童用身高计立位测量身高。

（二）测量方法

测量身长时，需2人操作。婴幼儿脱帽、鞋、袜及外衣，仰卧于测量床中线上。助手将婴幼儿头扶正，使其头顶接触头板，测量者一手按直婴幼儿膝部，使其两下肢伸直紧贴底板，一手移动足板使其紧贴婴幼儿两足底并与底板相互垂直。当测量板两侧数字相等时读数，记录至0.1cm（图6-6）。

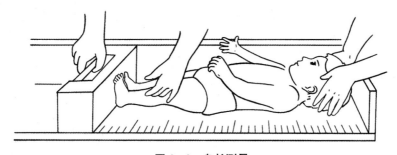

图6-6 身长测量

测量身高时，儿童脱鞋、帽及头部装饰等，直立，背靠身高计的立柱，两眼正视前方，挺胸抬头，腹微收，两手自然下垂，手指并拢，脚跟靠拢，脚尖分开约60°，使两足后跟、臀部及两肩胛间同时接触立柱。测量者移动身高计头顶板与儿童头顶接触，头顶板呈水平位时读立柱上数字，记录至0.1cm（图6-7）。

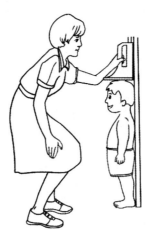

图6-7 身高测量

（三）注意事项

测量前注意检查测量工具，保证定期校正。测量工作应由经过培训的专人负责，每次测量应在同一测量工具上进行，并且在同一时间进行，保证测量时被测量者的状态一致。受到运动、重力等作用影响，上午测量的身高较下午会多1~2cm。立位测量时两足后跟、臀部、两肩胛间三点须同时紧贴立柱，儿童头放正，即眼眶下缘与耳孔上缘在同一水平线上，且头顶板必须与立柱垂直，读数时测量者必须做到平行读数。

对于正常儿童，由于1岁以后生长速度减慢，而且身高不容易受短期不良因素的影响，建议3个月测量1次身长（高），避免因频繁测量身长（高），出现误差等因素而表现出"生长不足"，引起家长焦虑。

三、顶臀长（坐高）测量

（一）测量工具

0~3岁婴幼儿用测量床卧位测量顶臀长，3岁以上儿童用坐高计立位测量坐高。

（二）测量方法

测量顶臀长时，需2人操作。婴幼儿脱帽、鞋、袜及外衣，仰卧于测量床中线上。助手将婴幼儿头扶正，使其头顶接触头板，测量者一手提起婴幼儿两腿，使其膝关节屈曲，同时使其骶骨紧贴底板、大腿与底板垂直，然后另一手移动足板，使其紧贴婴幼儿臀部。读数，记录至0.1cm（图6-8）。

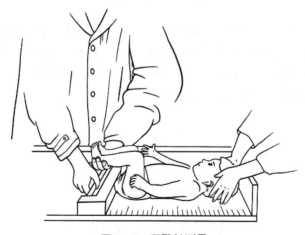

图6-8 顶臀长测量

测量坐高时，儿童脱鞋、帽及头部装饰等，坐在坐高计高度适中的板凳上，先使身体前倾，使骶骨紧靠立柱，然后坐直，两大腿伸直面与身体成直角、与地面平行，膝关节屈曲成直角，两脚向前平放在地面上，两眼正视前方，挺胸抬头，腹微收，两手自然下垂。测量者移动坐高计头顶板与儿童头顶接触，头顶板呈水平位时读立柱上数字，记录至0.1cm（图6-9）。

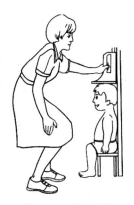

图 6-9 坐高测量

（三）注意事项

测量前注意检查测量工具，保证定期校正。测量工作应由经过培训的专人负责，每次测量应在同一测量工具上进行，并且在同一时间段进行，保证被测量者测量时的状态一致。对于身长增长速度明显缓慢，体重增长速度又正常的婴幼儿，需要定期监测顶臀长，通过评价顶臀长/身长值的动态变化情况，对某些骨骼系统疾病尽早做出诊断，如软骨发育不良。而对于生长迟缓的儿童，也需要评价顶臀长（坐高）/身长（身高）值来判断矮小的类型。

四、头围测量

（一）测量工具

软尺。

（二）测量方法

儿童取立位或坐位，测量者位于儿童右侧或前后，用左手拇指将软尺零点固定于儿童头部右侧眉弓上缘，左手中指、示指固定软尺于枕骨粗隆，手掌稳定儿童头部，右手使软尺紧贴头皮绕枕骨结节最高点及左侧眉弓上缘回至零点。读数，记录至 0.1cm（图 6-10）。

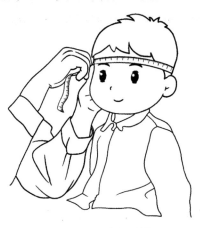

图 6-10 头围测量

测量工作应由经过培训的专人负责，测量软尺因拉伸等因素可能影响测量结果，需要定期更换。测量时注意脱掉儿童头部发饰等，以便将软尺紧贴头皮。

五、胸围测量

(一) 测量工具

软尺。

(二) 测量方法

儿童取立位或卧位，两手自然平放或下垂，测量者一手将软尺零点固定于儿童一侧乳头下缘，另一手将软尺紧贴皮肤，经背部两侧肩胛骨下缘回至零点，取平静呼吸时的中间读数，记录至 0.1cm（图 6-11）。

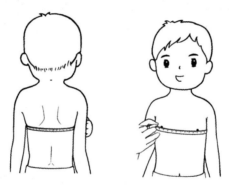

图 6-11　胸围测量

(三) 注意事项

测量工作应由经过培训的专人负责，测量软尺因拉伸等因素影响，需要定期更换。冬季测量时注意室温调节和保暖。测量时可测吸气和呼气两次状态下的数值，取平均数。

六、上臂围测量

(一) 测量工具

软尺。

(二) 测量方法

儿童取立位、坐位或仰卧位，两手自然平放或下垂。一般测量左上臂，将软尺零点固定于儿童上臂外侧肩峰至尺骨鹰嘴连线中点，沿该点水平将软尺沿皮肤绕上臂一周，回至零点。读数，记录至 0.1cm（图 6-12）。

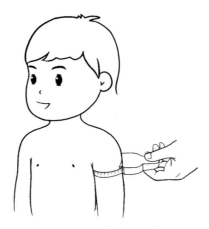

图 6-12 上臂围测量

（三）注意事项

测量工作应由经过培训的专人负责，测量软尺因拉伸等因素影响，需要定期更换。冬季测量时注意室温调节和保暖。

七、皮褶厚度测量

（一）测量工具

皮褶卡钳。

（二）测量方法

皮下脂肪的多少一般通过测量皮褶厚度来了解。

肱三头肌皮褶厚度测量：儿童自然站立，被测部位充分裸露。测量者找到肩峰、尺骨鹰嘴（肘部骨性突起）部位，并用油性笔标记出右臂后面从肩峰到尺骨鹰嘴连线中点处。用左手拇指、示指和中指将被测部位皮肤和皮下组织捏提起来。在该皮褶捏提点的下方用皮褶卡钳测量其厚度，右手拇指松开卡钳钳柄，使钳尖部充分夹住皮褶，在皮褶卡钳指针快速回落后立即读数。连续测 3 次，记录以毫米（mm）为单位，精确到 0.1mm。

腹部皮褶厚度测量：儿童自然站立，被测部位充分裸露。测量者找到脐水平方向与右锁骨中线交界处（约在脐旁右侧 2cm 处），用左手拇指、示指和中指将被测部位皮肤和皮下组织捏提起来。在该皮褶捏提起点的下方用皮褶卡钳测量其厚度，右手拇指松开卡钳钳柄，使钳尖部充分夹住皮褶，在皮褶卡钳指针快速回落后立即读数。连续测 3 次，记录以毫米（mm）为单位，精确到 0.1mm（图 6-13）。

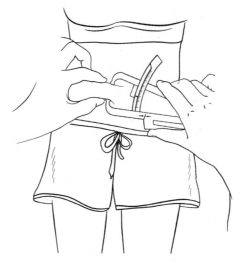

图 6-13　腹部皮褶厚度测量

（三）注意事项

测量前应将皮褶卡钳校准。儿童需要自然站立，肌肉放松，体重平均落在两腿上，对于婴幼儿而言，测量有一定困难。测量时要把皮肤与皮下组织一起捏提起来，但不能把肌肉捏提起来。测量过程中皮褶卡钳的长轴应与皮褶的长轴一致，以免因组织张力增加而影响测量的精度。

本节小结

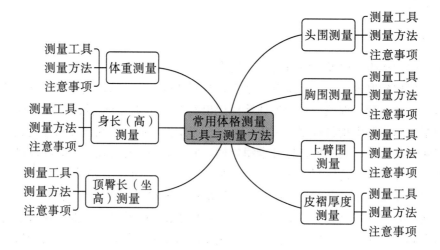

参考文献

[1] 黎海芪. 实用儿童保健学 [M]. 6 版. 北京：人民卫生出版社，2016.

[2] 陈荣华，赵正言，刘湘云. 儿童保健学 [M]. 5 版. 南京：江苏凤凰科学技术出版

社，2017.

[3] 王卫平，孙锟，常立文. 儿科学 [M]. 9 版. 北京：人民卫生出版社，2018.

第三节 体格生长评价

儿童处于快速生长发育的阶段，身体形态及各部分比例变化较大。正确评价儿童的体格生长状况，及早发现问题，给予适当的指导和干预，能对儿童健康起到促进作用。

一、体格生长评价的原则

正确评价儿童的体格生长必须做到以下几点。

（一）选择适宜的体格生长指标，并有准确的测量数据

儿童临床最常用的体格生长指标为体重、身长（高）、头围，结合具体情况，还可以选择其他体格生长指标，如顶臀长（坐高）、胸围、上臂围、皮褶厚度等，在测量这些生长指标时，必须采用规范的、准确的、恒定的测量工具及正确的测量方法，测量需由经过训练的专业人员进行，以确保获得可靠测量数据。

（二）选择适宜的评价标准

生长标准或参照值是评价群体及个体儿童生长及营养状况的标尺，通常用数值表和曲线图表示。通过比较儿童体格测量数据与可供参考的数据，可了解个体在同龄人群中所处的位置，全面评价婴幼儿体格生长状况。

我国目前评价儿童体格生长状况主要采用中国儿童生长曲线（2005 年版）和 WHO 儿童生长曲线（2006 年版）。考虑到生长标准的特点和评价的目的，对于我国个体儿童的体格生长评价，建议选择根据 2005 年我国九市数据制定的中国儿童生长曲线（2005 年版）；对于我国群体儿童的体格生长评价，尤其是 5 岁以下需要和国际儿童体格生长水平比较时，建议采用 WHO 儿童生长曲线（2006 年版）。两种生长标准在儿童保健工作中都可使用。

（三）采用正确的评价方法

儿童的体格生长评价遵循科学的评价方法。儿童的生长是在一定范围内的，应考虑到儿童个体的生长轨迹差异性，不能把人群均数（所谓"正常值"）看作"标准"或"达标"。要定期评估儿童生长状况，即生长监测，通过定期纵向观察更易发现个体生长轨迹，了解儿童生长趋势。通常年龄越小，生长速度越快，监测频次应较频繁；对高危儿（产前、产时和产后存在危险因素的儿童）应适当增加生长监测频率（表 6-1）。

表6-1 生长监测频率

评价类型	生长监测频率				
	<6月龄	6~12月龄	1~3岁	4~6岁	≥6岁
常规评价	每月1次	每2个月1次	每3个月1次	每6个月1次	每12个月1次
高危儿评价	每2周至每月1次	每月1次	每1~2个月1次	每2~3个月1次	每3~6个月1次

（四）得出合理的结果分析

在进行常见体格生长指标的评价后，需要结合生长情况及喂养、疾病等情况，综合分析，得出合理的结果分析，并以此作为保健指导的依据。

二、体格生长评价的方法

（一）衡量体格生长的统计学常用表示方法

1. 均值离差法。正常儿童体格生长状况多呈正态分布，常用均值离差法，以平均值（$\overline{X}$）加减标准差（SD）来表示，95.4%的儿童在$\overline{X}\pm 2SD$范围内。

2. 百分位数法。百分位数法就是把某一组测量值按大小顺序排列起来，常分为第3、10、25、75、90、97百分位数。P_3代表第3百分位数值，P_{50}相当于平均值，P_{97}代表第97百分位数值，$P_3 \sim P_{97}$包含了全样本的94%。

3. 标准差的离差法（Z值，SDS）。该方法用偏离该年龄组标准差的程度来反映生长情况，用在不同人群间进行生长状况的比较，结果表示也较精确。

$$Z 值 = \frac{X - \overline{X}}{SD}$$

其中，X为测得值，$\overline{X}$为平均值，SD为标准差。Z值可为正值，也可为负值。

（二）正常范围的界定

均值离差法通常以$\overline{X}\pm 2SD$（包括总体的95.4%）为正常范围，百分位数法以$P_3 \sim P_{97}$（包括总体的94%）为正常范围，标准差的离差法以±2以内为正常范围。

（三）测量结果的描述

1. 具体的测量值。具体的测量值包括每次常用体格生长指标的具体测量值、连续测量值之间的差值等。

2. 等级划分。利用均值加减标准差或直接用百分位数进行分级，根据细分要求的不同可分为三等级、五等级、六等级等。临床常用的五等级划分法见表6-2。等级划分法主要用于横断面的测量值分析，如生长水平、体型匀称的评价。

表6-2　五等级划分法

等级	均值离差法	百分位数法
上	$>\overline{X}+2SD$	$>P_{97}$
中上	$\overline{X}+1SD\sim\overline{X}+2SD$	$P_{75}\sim P_{97}$
中	$\overline{X}-1SD\sim\overline{X}+1SD$	$P_{25}\sim P_{75}$
中下	$\overline{X}-2SD\sim\overline{X}-1SD$	$P_{3}\sim P_{25}$
下	$<\overline{X}-2SD$	$<P_{3}$

3. 生长曲线图。按各等级的数值绘制成体重、身长（高）等生长曲线图（图6-14）。优点是直观，不仅能较准确地了解儿童的生长水平，还能对儿童某项指标进行定期纵向观察，易看出该儿童生长的趋势有无偏离现象，以便及早发现原因并采取干预措施。按某项生长指标的第3、10、25、50、75、90和97百分位数在坐标图中画出7条曲线，也称为7条主百分位数线。生长曲线图是儿童保健中常用的方法之一。

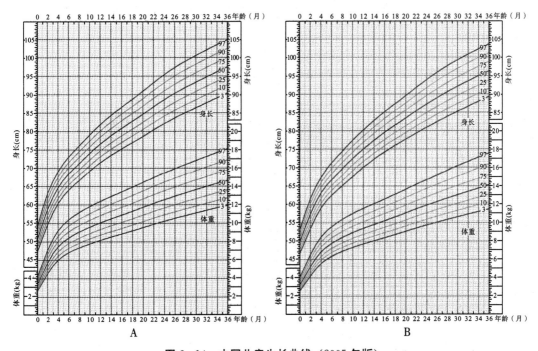

图6-14　中国儿童生长曲线（2005年版）

A. 中国0~3岁男孩身长、体重百分位曲线；B. 中国0~3岁女孩身长、体重百分位曲线

三、体格生长评价的内容

（一）生长水平

将某一年龄时点所获得的某一项体格生长指标测量值与参考人群值比较，得到该儿童在同年龄、同性别人群中所处的位置，即为该儿童该项体格生长指标的生长水平，包括所

有单项体格生长指标，如体重、身高（长）、头围、胸围、上臂围等，可用于个人或群体儿童的评价。

生长水平评价的优点是简单、直观、易于掌握和应用。对群体而言，生长水平评价可用于了解该群体的体格状况；对个体而言，生长水平仅表示该儿童目前已达到的状况，不能说明过去存在的问题，也不能预示该儿童的生长趋势。

（二）生长速度

对某一单项体格生长指标进行定期连续测量（纵向观察），获得的该项指标在某一年龄段中的增长值，即为该项指标的生长速度。将该项指标值与参照人群值比较，可以判断一个儿童的生长趋势。

通过动态纵向观察个体的生长速度可发现每个儿童有自己稳定的生长轨迹，体现个体差异，反映遗传、环境、疾病等因素的影响。对个体而言，生长速度较生长水平更能反映生长状况。只要生长水平在正常范围内，生长速度又正常，则儿童生长基本正常。以生长曲线图观察儿童生长速度最为简单、直观，能早期发现体格生长的偏离情况。定期体检是生长速度评价的关键。建议按照表 6-1 安排生长监测频率，若发现有生长偏离，可适当增加监测次数。

（三）匀称程度

匀称程度是对体格生长指标之间关系的评价。在儿童体格生长过程中，身体的比例与匀称性生长有一定规律。

1. 体型匀称度：表示体型（形态）生长的比例关系，实际工作中常以两个体格指标间关系表示。例如，身高别体重，提供相对于目前身高的体重信息，间接反映身体的密度与充实度，是判断 0~2 岁儿童超重、肥胖和消瘦最常用的指标之一。体重指数（BMI）＝体重（kg）/身高^2（m^2），表示一定身高的相应体重范围，间接反映体型和身材的匀称度。BMI 与身体脂肪存在高度的相关性，是判断 2 岁以上儿童超重、肥胖和消瘦最常用的指标之一。$<P_3$ 为消瘦，$P_{85}\sim P_{95}$ 为超重，$\geqslant P_{95}$ 为肥胖。

2. 身材匀称度：以顶臀长（坐高）/身长（高）的值反映下肢生长状况。顶臀长（坐高）占身长（高）的比例随年龄增长逐渐降低，由出生时的 0.67 下降到 14 岁时的 0.53。将实际测量的结果与参照人群值计算的结果比较，结果以匀称和不匀称来描述。评价结果有助于判断内分泌及骨骼发育异常疾病。

四、体格生长评价的临床意义

适宜的生长有赖于遗传、充足的营养、无慢性病、良好的生长环境等。任何不良因素的影响，都可表现为体格生长指标的变化，因此体格生长评价有助于了解儿童的生长趋势，进而评估儿童营养是否满足生长发育所需，还可用于一些临床疾病的筛查，并为早期诊断和干预提供线索。

如果保健过程中通过生长曲线图发现儿童生长偏离个体轨迹，需要搜寻不良因素，进行必要的营养指导、干预、随访。体格生长评价发现生长水平、体型匀称程度在异常范围者，则考虑营养障碍性疾病，需要转诊到医疗机构进行病因查找，并规范诊治。

五、特殊儿童体格生长评价的要点

（一）早产儿

早产儿出生后体格生长评价是用以监测、干预早产儿出生后健康和营养状况的简便、经济、无创的方法，对科学的个体化喂养方案、营养干预策略的制定和效果评价，出生后疾病的风险预测等都具有重要的临床意义。

1. 早产儿矫正年龄计算。由于早产儿成熟度低，与足月儿不管在体格生长还是各器官、系统的发育上都存在着较大差异，因此，早产儿应根据校正年龄，即以胎龄满 40 周为起点计算后的年龄，进行出生后体格生长评价。校正年龄计算方法：校正月龄＝实际月龄－早产周数/4，早产周数＝40 周－出生胎龄。举例如下，某胎龄 28 周早产儿，如果实际年龄为出生后 5 月龄，则早产周数＝40 周－出生胎龄，即早产周数＝40 周－28 周＝12 周（3 月龄）；校正月龄＝实际月龄－早产周数/4，即校正月龄＝5 月龄－12 周/4（3 月龄）＝2 月龄（8 周）。因此，该早产儿校正月龄为 2 月龄，评价该 5 月龄的早产儿时应与 2 月龄正常婴儿的生长标准进行比较。

早产儿体重评价可校正至 24 月龄（早产儿校正年龄），身长（高）评价可校正至 40 月龄（早产儿校正年龄），头围评价可校正至 18 月龄（早产儿校正年龄）。

2. 体格生长评价指标和标准的选择。目前国际上对早产儿体格生长按照校正胎龄 40 周前和 40 周后采用不同的生长标准进行评价。校正胎龄 40 周前使用 2013 年修订后的 Fenton 早产儿生长曲线（分性别）进行评价（可使用至校正胎龄 50 周）（图 6-15）。校正胎龄 40 周后按照校正年龄参照同龄正常儿童的生长标准进行评价，与群体的横向比较可采用 WHO 儿童生长曲线（2006 年版），与个体的横向比较可采用中国儿童生长曲线（2005 年版）。

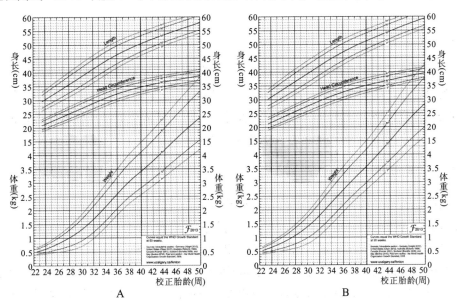

图 6-15 Fenton 早产儿生长曲线

A. 女孩；B. 男孩

3. **体格生长评价内容。**早产儿的体格生长评价内容同正常儿童，仍然包括生长水平（横向与群体比较评价）、生长速度（纵向个体比较评价）和匀称程度（身体各部分比例和体型比较）。

需要注意的是，在生长水平评价中，出生时的体重、身长、头围评价标准可以选用2020年在《中华儿科杂志》上发表的《中国不同出生胎龄新生儿出生体重、身长和头围的生长参照标准及曲线》，用其明确出生时的生长状况。出生后体格生长评价中目前使用的 Fenton 早产儿生长曲线是在欧美发达国家早产儿体格生长的监测基础上描绘的，人种、地区、胎数、医疗技术水平等因素都是影响早产儿出生后生长的重要因素，如果近期我国发表了本国早产儿出生后体格生长参考标准，则应使用本国或本地区的体格生长参考标准。

在匀称程度的评价中，为避免成年期代谢性综合征等慢性病的发生，早产儿应避免在出生后前3个月内快速追赶生长，在整个追赶生长的过程中，应注意避免身长别体重或 BMI 超过 P_{90}，当出现此类情况时，应结合体重、身长（高）的增长趋势进行合理的喂养方案调整和运动训练指导。

4. **体格生长监测。**出生胎龄34周及以上，出生体重2kg及以上，无特殊出生并发症的低危早产儿建议出院后至校正年龄6月龄内每1~2个月随访1次，校正年龄7~12月龄内每2~3个月随访1次，校正年龄12月龄后至少每半年随访1次。若在随访过程中发现生长偏离，可根据随访结果酌情增加随访次数。出生胎龄小于34周，出生体重小于2kg，有特殊出生并发症的高危早产儿建议出院后至校正年龄1月龄内每2周随访1次，校正年龄2~6月龄内每月随访1次，校正年龄7~12月龄内每2个月随访1次，校正年龄13~24月龄内每3个月随访1次，校正年龄24月龄后每半年随访1次。根据随访结果酌情增加随访次数。校正年龄12月龄后，连续2次生长发育评估结果正常，可转为低危早产儿管理。

（二）小于胎龄儿

小于胎龄儿是指出生体重和（或）出生身长低于同性别同胎龄新生儿的 P_{10}。若小于胎龄儿为早产儿，则按照早产儿体格生长评价原则进行生长监测，若小于胎龄儿为足月儿，则按照常规体格生长评价原则进行生长监测。但为了避免成年期代谢性综合征等慢性病的发生，小于胎龄儿仍应避免过早过快地追赶生长。

（三）常见营养性问题儿童

当通过生长水平和匀称程度评价，考虑营养不良（低体重、生长迟缓、消瘦）的诊断时，临床上会寻找病因，给予干预，在一段时间内可能会出现加速生长。在进行生长速度评价时要考虑到儿童既往的基本情况，并给出合理的结果分析。

当通过匀称程度评价，考虑超重、肥胖诊断时，临床上干预的目的是使体脂减少至接近理想状态，同时又不影响生长发育。可能在一段时间内观察到体重增长缓慢、不增，甚至下降，在进行生长速度评价时仍要考虑到儿童既往的基本情况，并给出合理的结果分析。

（四）其他特殊疾病儿童

其他特殊疾病，如 21 三体综合征、脑性瘫痪（简称脑瘫）、各种先天性基因病等，由于疾病本身可能影响生长发育，因此需要特殊的生长曲线以与同疾病状态下儿童的生长潜力相比较。但因病例相对较少，而且收集困难，我国目前尚缺少特殊疾病状态儿童的生长曲线，临床上可参考部分国外资料进行评价，重点是评价其生长速度。

本节小结

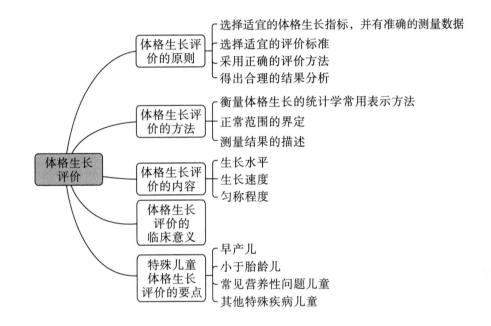

参考文献

[1] 黎海芪. 实用儿童保健学 ［M］. 6 版. 北京：人民卫生出版社，2016.

[2] 陈荣华，赵正言，刘湘云. 儿童保健学 ［M］. 5 版. 南京：江苏凤凰科学技术出版社，2017.

[3] 王卫平，孙锟，常立文. 儿科学 ［M］. 9 版. 北京：人民卫生出版社，2018.

[4] 首都儿科研究所，九市儿童体格发育调查协作组. 中国不同出生胎龄新生儿出生体重、身长和头围的生长参照标准及曲线 ［J］. 中华儿科杂志，2020，58（9）：738－746.

[5] 熊菲，毛萌. 早产儿生后体格生长评价 ［J］. 中华儿科杂志，2019，57（4）：318－320.

[6]《中华儿科杂志》编辑委员会，中华医学会儿科学分会儿童保健学组. 中国儿童体格生长评价建议 ［J］. 中华儿科杂志，2015，53（12）：887－892.

第四节 生长曲线的应用

生长曲线是将不同年龄的体格生长参考值按百分位数法或 Z 值绘成曲线图，其优点是简便、直观，不仅有助于准确、快速地了解儿童的生长水平，还能通过连续追踪获得儿童的生长轨迹，以及时发现生长偏离现象，分析原因并采取措施。托育机构及家长可使用生长曲线图快速了解婴幼儿的体格生长情况。

一、基于工作需要和人群选择合适的生长曲线

可根据不同工作需要、工作条件及使用人群选择不同的生长曲线，如 0～3 岁婴幼儿可以选择年龄别身长、年龄别体重、年龄别头围生长曲线；3～18 岁儿童可以选择年龄别身高、年龄别体重生长曲线；进行消瘦和超重、肥胖的筛查时，6 岁以下仍可采用身高（长）别体重的生长曲线，2 岁以上儿童也可选择 2～18 岁的 BMI 生长曲线。

在工作中，也可根据目的主要是进行个体评价还是群体评价选择中国儿童生长曲线（2005 年版）（图 6-14）或 WHO 儿童生长曲线（2006 年版）（图 6-16）。

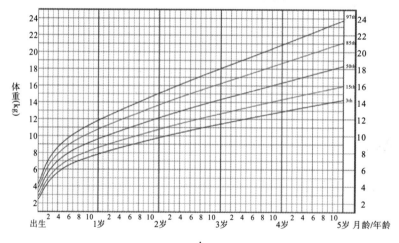

A

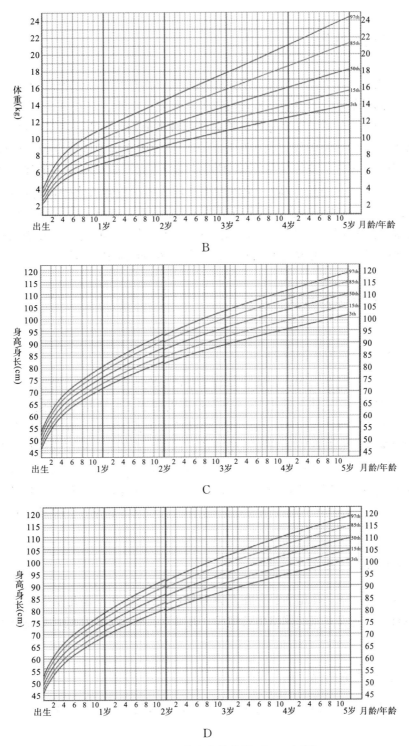

B

C

D

图 6-16　WHO 儿童生长曲线（2006 年版）

A. 0~5 岁男孩体重生长曲线图；B. 0~5 岁女孩体重生长曲线图；

C. 0~5 岁男孩身高/身长生长曲线图；D. 0~5 岁女孩身高/身长生长曲线图

二、描记生长曲线

先将儿童出生日期、出生情况、出生体重等重要信息填写在生长曲线图的相关位置，同时记录具体测量值，一旦发现误差，可以及时纠正。体重、身长（高）、头围生长曲线图的横坐标均为儿童年龄，纵坐标按生长曲线图种类分别为体重、身长（高）、头围。描绘时，横坐标的实际年龄应描记在坐标轴底部，通过横坐标的描绘点做与横坐标垂直的线，再以纵坐标的体重、身长（高）、头围测量值为点做与纵坐标垂直的线，两线相交点即该儿童该年龄体重、身长（高）、头围在生长曲线图的位置或水平，将连续多个体重、身长（高）、头围测量值的描绘点连线即获得该儿童体重、身长（高）、头围的生长轨迹或趋势。生长曲线的标记点须用"·"表示。体重/身长的生长曲线描绘方法相同，只是横坐标为身长值。绘制点的时候需要判断是否合理，必要时需重新测量。

三、合理解释生长曲线

（一）定期、连续的生长监测

儿童生长是一个动态过程，定期、连续测量比 1 次测量更重要，可以获得个体生长轨迹。例如，婴幼儿年龄别体重低于 P_3，但生长速度加快，可能是小于胎龄儿或早产儿正在追赶生长过程中，属正常生长，也可能是疾病所致生长下降后，在疾病恢复期出现加速生长，故连续观察生长趋势非常重要。受遗传、环境、营养等各种因素影响，儿童的生长轨迹不尽相同，但对于个体而言，多数儿童体格生长各测量值的生长水平相近，如某一测量值明显偏离其他指标测量值百分位数值，提示可能存在异常，如体重、身长生长水平均在 P_{10}，但头围生长水平位于 P_{97}，则提示可能存在脑积水等异常，需要转诊到医疗机构进行规范诊疗。

（二）生长的个体差异

受遗传及环境影响，体格生长存在个体差异，$\bar{X}$ 或 P_{50} 并不是儿童生长的目标，不能以"是否达标"来定义儿童的体格生长情况。儿童生长曲线无论高低，只要沿着自己的生长轨迹增长即为正常。

（三）稳定的生长轨迹

多数儿童体格生长各指标应稳定地沿着自己的轨迹进行，即在 2 条主百位数线之间波动均属正常。

（四）生长波动、生长异常

婴幼儿受到短暂不良因素影响，如急性疾病、转奶、辅食添加等，生长趋势会下降，但一般不超过 1 条主百分位数线，只要不良因素去除，婴幼儿会逐渐恢复到既定的生长轨迹上，则为正常的生长波动。如果波动超过 1 条主百分位数线，则需要适当增加生长监测次数，并查明原因，必要时给予营养喂养指导。如果不良因素持续存在，生长曲线出现跨2条主百分位数线时，则为生长不良，这时必须转诊到医疗机构进行规范诊疗。

（五）"回归"平均值趋势

约2/3的儿童出生体重和身长在2~3岁前可出现百分位值趋向 P_{50}，即"回归"平均值的趋势，但需先复核确定测量无误。

（六）喂养方式

在进行生长曲线分析时，必须考虑儿童的综合情况，如喂养方式等。母乳喂养婴儿在初期生长可能会略低于配方奶喂养婴儿，因而在评价母乳喂养婴儿时应考虑喂养方式的影响，避免不必要的检查、过度使用配方奶补充、过早引进固体食物等。

本节小结

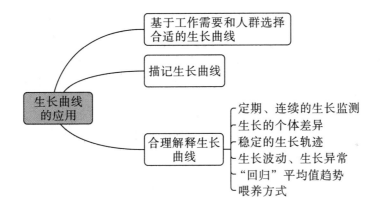

参考文献

[1] 熊菲，毛萌. 早产儿生后体格生长评价 [J]. 中华儿科杂志，2019，57（4）：318-320.
[2]《中华儿科杂志》编辑委员会，中华医学会儿科学分会儿童保健学组. 中国儿童体格生长评价建议 [J]. 中华儿科杂志，2015，53（12）：887-892.

（熊菲）

第七章　婴幼儿心理行为发育

导读

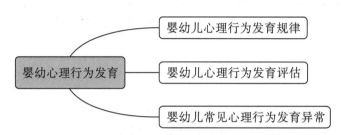

心理行为有其自身发育的规律性，婴幼儿心理行为发育是早期综合发育的重要内容之一。促进生命早期的综合发育是育儿的基本使命。身体的生长发育尤其是神经系统的发育是婴幼儿心理行为发育的物质基础，认知的动机是婴幼儿心理行为发育内在的驱动力，生存环境及其与个体的相互作用是婴幼儿心理行为发育的引导剂。婴幼儿模仿密切接触者的行为是生命早期学习的主要方式，加上人类普遍存在的从众心理模式，婴幼儿更容易被密切接触者引导，所以带养者包括托育机构工作人员的良好行为习惯和心理行为特征是婴幼儿心理行为发育后天的重要影响因素。带养者应为婴幼儿心理行为发育建立良好的成长环境，在遵照各种群体心理行为发育规律的基础上引导其健康成长。

第一节　婴幼儿心理行为发育规律

一、婴幼儿早期发育要义

人生长发育最快的阶段为婴幼儿期，而生命早期神经系统的生长发育占据了主导地位。与成人相比，刚出生的新生儿明显头大身体小，胎儿期和出生后的婴幼儿期，大脑一直处于快速生长发育的优势地位，在 6 个月至 7 岁（主要在 2 岁前）基本完成神经系统的髓鞘化，大脑突触密度随年龄增长而增加，大大提高神经系统的功能。各年龄段各系统相匹配的生长发育保证了婴幼儿早期及其一生的正常发展。

生命早期的发育期是人生中发展的关键阶段，这个阶段大脑的可塑性和代偿能力都十分强大，适度的环境刺激可以引导婴幼儿心理行为向良性方向发展。0～3 岁的早期教育对儿童的发育至关重要。

对于发育异常或可能异常的婴幼儿，早期发现异常可以及时制订有效干预方案，促进患儿从发育异常逐渐走向正常。托育机构应督促家长带孩子定期进行儿童保健。儿童保健机构及时开展针对性的筛查，对发育异常或可能异常的婴幼儿及时进行诊断性测试，或者及时向上级医疗机构转诊，使其得到及时诊治，促进婴幼儿有更多的机会走向健康。

二、婴幼儿心理行为发育规律

婴幼儿心理行为发育包含感知觉、运动、言语、记忆、注意、思维和社会性等方面的发育。每个方面都遵循由不成熟到成熟、由简单到复杂、由低级到高级的共同规律，同时又有其自身的发育规律。

（一）感知觉发育

感觉是对事物个别属性的反应，包括视觉、听觉、嗅觉、味觉和皮肤感觉。知觉是对事物整体属性的综合反应，是在感觉的基础上发生的，如视知觉、听知觉、嗅知觉、触知觉等，复杂的知觉包括空间知觉、时间知觉、运动知觉等。

1. 视觉发育。光作用于视觉器官，经过角膜、房水、晶状体和玻璃体折射后到达视网膜，感受细胞兴奋，其信息经过视神经传入大脑，经过大脑处理后形成对外界事物的视感知。

新生儿期眼外肌的调节能力差，3~4月龄时开始部分调节，12月龄时才完善。与成人相比，出生时屈光状态为远视，属于生理性远视，随着发育远视程度减轻，逐渐正视化。视力随年龄增长逐渐发育，1岁为0.20~0.25，2岁为0.5，3岁为0.6，4岁为0.8，5~6岁时视力达到1.0，并形成接近成人的立体视觉功能。

2. 听觉发育。振动波经外耳道使鼓膜震动或经骨传导等通路传至中耳和内耳的传导系统，刺激听觉细胞产生神经冲动，神经冲动沿着听觉神经传到大脑听觉中枢，产生听觉。

婴儿在1月龄左右对人声出现回应性反应，如停止哭闹；3月龄能感受声源的方位，并较快转头寻找；7~9月龄已能分辨各种声音，对不同语气做出不同的回应，严厉的声音可引发恐惧性哭闹。

3. 嗅觉发育。带有气味的气体使鼻腔上部黏膜中的嗅细胞产生神经冲动，再传到嗅觉中枢产生嗅觉。嗅觉的适宜刺激物是带味气体。新生儿出生时已具备嗅觉，饥饿时更容易向有乳汁气味的方向转头；3~4月龄能区别愉快和不愉快的气味，回避不愉快气味体现了天然的自我保护反应能力。

4. 味觉发育。味觉的感受器是味蕾。不同部位的味蕾对不同味觉刺激的敏感度不同，舌尖对甜味比较敏感，舌两侧对酸味比较敏感，舌两侧前部对咸味比较敏感，而软腭和舌根部则对苦味比较敏感。味觉的敏感度常受食物或刺激物本身温度的影响，在20℃~30℃味觉的敏感度最高。4~5月龄婴幼儿对不同食物味道非常敏感，在味觉敏感期应逐渐引入多种食物，促进味觉的发育。

5. 皮肤感觉发育。皮肤感觉是指由皮肤感受器官接受刺激所产生的感觉。皮肤感觉包括触觉、压觉、振动觉、痛觉、冷觉和温觉。

6. 知觉发育。知觉是大脑对直接作用于感官的客观属性的整体反应，是整合感觉后得到的事物整体映像。空间知觉是对物体的大小、形状、远近、方位等空间特性的知觉。空间知觉包括大小知觉、距离知觉、形状知觉、方位知觉、立体知觉等。时间知觉是个体对时间的长短、快慢、时间点等变化的感受与判断。运动知觉是个体对空间物体运动特性的知觉，其依赖于对象运行的速度、距离及个体本身所处的状态。儿童在 2~3 岁时有了空间知觉的概念和朦胧的时间知觉，多数到 3 岁时能辨别上、下，到 4 岁时能辨别前、后，5 岁则能辨别以自身为中心的左、右。儿童 4~5 岁时时间知觉已较成熟，能区分早上、晚上、昨天、今天、明天。儿童 5~6 岁时可以区分前天、后天、大后天。

（二）运动发育

婴幼儿的运动主要是身体力量、支配身体的技巧和逐步积累的经验等综合因素作用的结果。运动发育的规律：①由近到远，即运动的发育自头端到肢体远端，如先能控制头部，再控制躯干、四肢近端，最后逐渐控制肢体末端。②由不协调到协调，从泛化到集中，婴幼儿早期的运动是全身性的、不精确的，随年龄增长逐步分化为局部的、精准的运动。③正面的运动早于反面的动作，先会向前走，之后才会倒退走等。运动发育分为粗大运动发育和精细运动发育。

1. 粗大运动发育。粗大运动是大肌肉群的活动，包括抬头、翻身、坐、爬、站、走、跑、跳、踢等。"二抬四翻六会坐，七滚八爬周岁走"，这是标志性粗大运动出现的年龄点。

1）抬头：婴儿对颈后肌的控制早于颈前肌，能竖头之后很快能俯卧位抬头。新生儿俯卧位抬头时间短，能坚持 1~2 秒。仰卧位拉起时，婴儿 3 月龄时头稍后仰，4 月龄时能保持头、颈及躯干成一直线。婴儿 3 月龄扶坐位时控头较稳，4 月龄时已很稳定，并能自由转动头部。

2）翻身：婴儿 4 月龄左右能从仰卧翻到俯卧，一般翻不回去，6 月龄时则能翻回去，实现灵活翻身。

3）坐：新生儿腰肌力量弱。婴儿 3 月龄扶住取坐位时，身体呈弓形；5 月龄靠坐时腰能伸直；6 月龄能两手向前撑住坐；7 月龄能独坐，稳定性稍差；8 月龄独坐很稳，并能向左右转身。

4）爬：四肢能支撑身体的重量并能协调移动才能实现爬行。新生儿俯卧位时可出现反射性匍匐动作。婴儿 3 月龄能用手支撑上半身数分钟；6 月龄已能用手支撑胸腹悬空，有时能在原地转圈；7 月龄用上肢向前爬；9~10 月龄爬时手、膝并用，实现膝跪爬行；1 岁左右能爬上楼梯。

5）站、走、跳：新生儿扶立时两下肢能承重，前倾时出现踏步反射。婴幼儿 2~3 月龄扶立时，下肢稍屈曲；5~6 月龄扶立时两下肢能承重，且能上下跳动；8 月龄能自主扶站；10 月龄扶物能侧向走步，牵上肢能向前走；11 月龄能独立片刻；12~15 月龄能独走，独走后扶栏杆可缓慢迈步上楼；15 月龄能慢跑，但易摔；18 月龄已能跑及倒退走，能扶栏杆下楼；2 岁能并足跳起，单足独立 1~2 秒；2 岁半能单足跳跃 1~2 次；3 岁能两脚交替走下楼梯；5岁时能跳绳、溜冰、从台阶上跳下。

2. 精细运动发育。精细运动是指小肌肉运动的能力。精细运动需要肌肉活动的灵活性、稳定性、协调性和力量达到一定水平才能完成。精细运动发育的关键时期在6岁之前。

手的精细运动发育最能反映人的精细运动发育，婴幼儿新生儿两手呈紧握拳状，虽有握持反射但不能主动伸开手掌；3月龄握持反射消失后能主动张开手掌抓物；3～4月龄时在胸前及面前玩弄两手；4月龄能抓住玩具；5月龄能主动伸手抓物，并将物体放入口中；6月龄能将物体从一手换到另一手；8月龄可用拇指、示指平夹物品；9～10月龄开始试用拇指、示指指端取物；15月龄用匙取物；18月龄会拉脱手套、袜子；2岁能握住敞口杯喝水，能一页一页地翻书，能熟练地用匙吃饭；3岁能用筷子进餐，在帮助下会穿衣服；4岁则能自己穿衣服。

（三）言语发育

运用语言进行交际的过程叫言语。言语发育需具备正常的听觉、发声器官及大脑言语中枢，同时需要社交活动，听力、发声器官、大脑功能障碍和脱离社会环境均影响言语发育。言语的发育过程包括发声、学语、理解和表达。

1. 反射性发声阶段：婴儿采用哭的形式与成人交往，新生儿期各种原因引起的哭声都是相同的音调，成人无法从中区别。1月龄后的哭声逐渐分化，有的哭声表示饥饿，而有的哭声表示疼痛等。新生儿期后可出现除哭声外的其他声音。

2. 咿呀学语阶段：婴儿1～2月龄开始咿呀学语；5月龄左右会乐此不疲地尖叫，出现元音和辅音相结合的无指向性的发音，如ba、pa、ma，带养者相对夸张的应答会促进婴儿发音；9月龄时咿呀学语达到高峰，同时会无意识地叫baba、mama。

3. 语词理解：婴儿7～9月龄之后能听懂成人的一些言语，并做出相应的不太准确的反应，如问"妈妈在哪里"或"爸爸在哪里"时，婴儿均盯向妈妈；11月龄时能准确转头盯向话语中的对象，如家人、玩具、动物等；10～12月龄能够有所指地叫"爸爸""妈妈"，起初可能对所有人都叫"妈妈"或者"爸爸"，逐渐发展为能准确称呼所有家人。

4. 言语表达：1.0～1.5岁幼儿能说不完整的单词句，用一个单词表达比该词意义更丰富的内容。例如，"果果"可以表示"我要吃苹果"，也可以表示"这是苹果"。在1.5～2.0岁时出现主谓或谓宾短句，如"妈妈抱""吃饭饭"，2岁左右能够说出主谓宾完整的句子，之后逐渐加入辅助词，达到完整语句阶段。

儿童在学会言语的过程中也学会语用技能，即用语言有效地进行交际的能力，包括说者和听者两方面的技能，达到交流的目的，如用不同的姿势、表情、语调，语句的长短，结构的简单或复杂等。运动能力强弱会影响婴幼儿言语发育，运动能力强者常常言语发育慢。

（四）记忆发育

记忆是大脑对客观事物的信息进行编码、储存和提取的认知过程，包括识记、保持、回忆和再认。识记是记忆过程的开端，是对事物的识别和记住，并形成一定印象的过程。

保持是对识记内容的一种强化过程，使之能更好地成为人的经验。回忆和再认是对过去经验的两种不同再现形式。回忆是当识记过的事物不在时能够在头脑中重现。再认是对曾经感知、思考、体验过的事物再度感知或重新出现时感到熟悉并能识别出来的过程。记忆过程中的这四个环节是相互联系、相互制约的。识记是保持的前提，没有保持也就没有回忆和再认，而回忆和再认又是检验识记和保持效果好坏的指标。

新生儿条件反射的出现即标志着记忆的开始。出生后第 2 周出现的哺乳姿势的条件反射就是最早的记忆。3～4 月龄对人脸及声音的认知是记忆范围的扩大。5～6 月龄能认生是记忆与现实的对比。1 岁时能再认数日前的事物，3 岁时可再认数月前的事物，4 岁时可再认 1 年前的事物，4 岁以后可再认更久前的事物。1 岁以内回忆不明显，之后出现回忆，最初仅限于几日以内短期的事物，3 岁时可保持几周，4 岁时可保持几个月，4 岁后能保持更长的时间。大多数的人缺少对 3 岁以前童年生活的回忆。

3 岁前的记忆主要是无意记忆，3 岁左右有意记忆开始萌芽。儿童记忆的特点是记得快、忘得快，记忆的精确性差。记忆的内容多为表面现象，是片段的、不完整的，记住的常常是非主要的、非本质的内容，而情绪色彩浓厚、非重要的内容却记得很牢。记忆效果常依赖于感兴趣的外部特征。随着年龄的增长，无意记忆、机械记忆逐渐被有意记忆、理解记忆、逻辑记忆所代替。

（五）注意发育

注意是心理活动对特定对象的指向和集中，是伴随多种心理过程如感知觉、记忆、思维、想象等的一种共同心理特征。注意的基本特征包括指向性和集中性。指向性是指心理活动有选择地指向关注对象而离开其余对象，表现为对同一时间出现的许多刺激的选择。集中性是指心理活动停留在关注对象上的强度或紧张度。集中性主要是对干扰刺激的抑制。注意的产生、范围和持续时间取决于外部刺激的特点和个人的主观因素。

注意的特征还包括注意的稳定性、广度、分配和转移。注意障碍是指注意过程中发生的心理障碍，包括注意减弱和注意狭窄。

新生儿已有无意注意，如常常注视母亲的眼睛，外界各种强烈的刺激可引起其注意。3 月龄专注度有所提升，能更长时间注意人脸及声音。婴儿时期以无意注意为主，随着年龄的增长逐渐出现有意注意。儿童注意的稳定性较差，容易分散；注意的范围狭窄，且容易转移。注意力随年龄增长逐渐提高，变得更加具有控制性、适应性和计划性。5～6 岁儿童能全神贯注，集中注意的时间为 15 分钟左右，7～10 岁为 20 分钟左右，11～12 岁为25 分钟左右，12 岁以后为 30 分钟左右。

（六）思维发育

思维是大脑对客观事物的概括和间接的反应过程。思维是借助言语实现的，以感知为基础又超越感知的界限，是人的高级心理行为。根据任务的性质和解决问题的方式不同，思维可分为直觉行动思维、感性具象思维和抽象逻辑思维。

思维的发育是和言语的发育相联系的，婴儿期的思维是由于言语发育才起步的。幼儿期思维是直觉行动思维。这种思维与对物体的感知和幼儿自身的行动分不开，思维是在行动中进行的，幼儿不能离开物体和行动而主动地计划和思考，因而思维不具有计划性和预见性。学龄前期思维是感性具象思维，表现为具体形象性和进行初步抽象概括，此阶段的思维依赖事物的具体形象或表象，以及彼此间联系来进行，而不是对事物内部或本质之间的理解，不凭借概念、判断和推理来进行。在学龄前期的高龄段逐渐出现运用概念、判断、推理的思维形式达到对事物本质特征和联系的认识过程的抽象逻辑思维，其随年龄增长不断发展与提高。

（七）想象发育

想象是大脑对已储存的表象进行加工改造，形成新形象的心理过程，属于高级认知活动。

新生儿大脑中表象素材匮乏，还没有想象。1～2岁时有了想象的萌芽，想象的内容很贫乏，几乎为再造想象，创造性的内容很少。3岁左右想象活动的内容增多，想象内容贫乏、简单，缺乏明确的目的，多数是片段、零散的，想象容易和现实混淆，也容易脱离现实。此阶段可以玩一些想象性的游戏，如把一种物体想象为另一种物体。学龄前期仍以无意想象及再造想象为主，有意想象和创造想象正在逐步发展。

（八）意志发育

意志是人自觉地确定目的，并支配行动去克服困难以实现预定目的的心理过程。意志和认知、情感是互相联系、互相制约的。认知过程是意志产生的前提，意志行动是深思熟虑后的行动，意志调节认知过程，情感可以成为意志的动力。婴儿期意志薄弱，1岁左右随着运动的熟练掌握和言语的发育，意志也开始发展。儿童最初的意志表现在能够按成人的指示去完成一定的动作，之后儿童便能借助自己的言语来控制自己的行动，并在行动中克服一些简单的困难。3岁以后的儿童各种意志品质发育，如自觉性的发育、坚持性的发育和自制性的发育。

积极的意志品质：自觉性、坚持性、果断性、自制性。消极的意志品质：依赖性、顽固性及冲动性。

（九）感情发育

感情是包括情绪和情感的综合过程，是情绪和情感的总称，是人对刺激的主观体验和相应的行为反应。情绪是短时间内一发即过的愤怒、恐惧、狂喜等感情反应。情感是稳定而持久的、具有深沉体验的感情反应，如热情、亲人之间的爱等。根据面部表情可区分10种基本情绪：愉快、痛苦、兴趣、惊奇、愤怒、厌恶、惧怕、悲哀、害羞和自罪感。前8种在1岁内均已出现，后2种在1岁半左右开始产生。

在个体感情发育中，情绪比情感更早出现。新生儿会表现出愉快、痛苦的情绪反应。在与哺乳者长期接触中，哺乳引起婴儿满足的情绪，带养者充满感情的注视、爱抚等引起婴儿愉悦的情绪。婴儿与带养者建立起依恋时情感就产生了。

婴幼儿的情绪表现有以下特点。①短暂：情绪持续时间较短。②强烈：情绪反应较强烈。③易变：情绪稳定性差，短时间内可出现很大改变。④真实外显：情绪毫不掩饰，表里如一。⑤反应不一致：同一刺激有时反应强烈，有时则无反应。⑥冲动：遇到激动的事短期内不能平静，听不进别人的劝告。随着年龄的增长，情绪逐渐趋向稳定，有意识控制自己情绪的能力逐渐增强。与社会接触过程中，逐渐产生社会性情感，如道德感、美感及理智感。

（十）性格发育

性格是人对现实现象的态度及对此做出的相应的行为表现的综合体现。性格是在社会生活实践中逐渐形成的，一经形成便比较稳定，但是并非一成不变，而是具有可塑性。气质更多地体现了人格的生物属性，性格则更多地体现了人格的社会属性，个体之间的人格差异的核心是性格的差异。

父母对儿童的态度可以影响儿童的性格（表7-1）。

表7-1 父母对儿童的态度与儿童性格的关系

父母对儿童的态度	儿童的性格
民主	独立、大胆、机灵、善与人交往和协作、有分析思考能力
过于严厉，常打骂	顽固、冷酷无情、倔强或缺乏自信心及自尊心
溺爱	任性、缺乏独立性、情绪不稳定、骄傲
过度保护	被动、依赖、沉默、缺乏社交能力
意见分歧	警惕性高、两面讨好、易说谎、投机取巧
支配型	服从、依赖、缺乏独立性

（十一）气质发育

气质是表现在心理活动的强度、速度、灵活性与指向性等方面的一种稳定的心理特征。人的气质差异主要受先天影响，后天影响较小。刚出生婴儿表现出来的差异是气质差异。任何一种气质都有积极和消极的两面特性，各型之间无优劣之分（表7-2）。儿童的气质分为易养型、难养型、发动缓慢型及中间型（包括中间偏易养型及中间偏难养型）。

表7-2 儿童气质的两面性

气质类型	积极方面	消极方面
易养型	随和、适应性好、开朗	行为、情绪不稳
难养型	敏感、情感丰富	任性、适应性差、易发脾气
发动缓慢型	冷静、情感深沉、实干	淡漠、缺乏自信、孤僻

易养型儿童易于抚养，其生活规律性好，对周围人和事物的反应、交往能力强，情绪反应强度适中，以积极情绪为主，适应性好；难养型儿童让家长感到麻烦和困难，其生活规律性差，面对陌生人和新事物常常退缩，适应性差，以消极情绪为主，情绪反应强烈；发动缓慢型儿童适应慢，反应强度低，对陌生人和新事物的最初反应为退缩，消极情绪较多；中间型介于易养型与难养型之间。大多数儿童属于易养型及中间偏易养型，占比约75%。

难养型儿童在学校中容易出现适应不良、活动过多、情绪消极及注意差等行为问题。

难养型与发动缓慢型婴儿肠绞痛、屏气发作及夜醒的发生率高于其他气质类型婴儿。

应注意根据每个儿童的气质特点采取恰当的教育方法，努力做到因材施教、扬长避短，促使儿童健康成长。对于难养型儿童，家长应耐心，以奖励为主，否则儿童会变得更加烦躁、抵触、易怒。对于发动缓慢型儿童，应给予充分的时间，按照他们的特点去适应环境，选择能发挥其优势的活动，在此基础上逐渐提高他们办事的速度。

（十二）社会性发育

社会化是个体在所处社会文化环境中，从自然人转变为社会人的适应社会的过程。儿童社会性发育就是社会化的过程，是每个儿童成为负责任的、有独立行为能力的社会成员的必经途径。社会性发育良好的儿童社会适应能力强，能积极推动社会良性发展。

1. 家庭关系。家庭关系亦称家庭人际关系，指家庭成员之间固有的特定关系。父母、子女的关系又称亲子关系，是儿童早期生活中主要的社会关系，对儿童的心理生理发展具有重要的作用。良好的亲子关系可为儿童提供生存保障的物质基础、适应社会的人际交往环境、促进发展的各种心理支撑和引导。

2. 同伴关系。同伴关系是儿童除了家庭关系以外的一种社会关系，是儿童实现社会化必不可少的。同伴关系较家庭关系更自由、更平等，非常有利于儿童发展社交能力。

同龄婴儿之间的相互注意、相互发声、给取玩具、简单模仿等是婴儿期的同伴关系体现，1岁左右出现较之前更密切的同伴关系，2岁左右开始出现相互合作，开始一些社会性的游戏，与同伴的玩耍时间明显多于与家人玩耍时间。随着年龄增长，与同伴交往的时间越来越长，同伴数量越来越多，同伴交往在其生活中所占的比例也越来越大。

本节小结

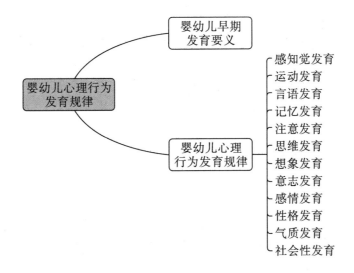

第二节　婴幼儿心理行为发育评估

　　判断婴幼儿发育的水平及是否正常，是通过与主要属性同质的人群进行比较得到的，比较的过程中需要用到参照体系。在心理行为发育评估方面，参照体系常常被称为常模。本节将主要介绍婴幼儿常用心理行为发育评估工具与评估要点。

一、婴幼儿常用心理行为发育评估工具

　　婴幼儿常用的心理行为发育评估工具，根据内容分为发育能力、行为症状、气质人格、情绪发展与社会性、适应性行为、忽视虐待和养育方式等的评估工具；根据评估内容的复杂性，分为综合评估工具和单项评估工具；根据评估的准确性、耗时及目的，分为筛查评估工具和诊断评估工具，筛查评估工具能够快速筛选出可疑异常者，但准确性要差一些，而诊断评估工具则耗时长、准确性更高。对于筛查结果异常者和可疑者，需及时进行诊断。

　　婴幼儿常用心理行为发育评估工具包括新生儿 20 项行为神经测查方法、0~6 岁儿童智能发育筛查测验（DST）、丹佛发育筛查测验（DDST）、儿童饮食行为问题筛查评估问卷、婴幼儿社会认知发展筛查量表等。婴幼儿期常用的诊断评估工具包括 Gesell 发育诊断量表（GDS）、0~6 岁儿童神经心理发育量表（儿心量表）、贝利婴幼儿发展量表、0~3 岁婴幼儿发育量表、0~1 岁神经运动检查 20 项、Peabody 运动发育量表、Alberta 婴儿运动量表、早期语言发育进程量表、语言发育迟缓检查法、发育性眼动评估、2~3 岁儿童行为量表、婴幼儿喂养困难评分量表（中文版）、粗大运动功能分级系统、中国 4~8 个月婴儿气质量表、中国 1~3 岁幼儿气质量表、婴儿社会性反应问卷、中国城市 0~3 岁儿童忽视评价常模量表、中国农村 0~3 岁儿童忽视评价常模量表、0~1 岁儿童家庭养育环境问卷（城市版）、1~3 岁儿童家庭养育环境问卷（城市版）、婴幼儿养育问卷、儿童喂养问卷等。

　　（一）0~6 岁儿童智能发育筛查测验

　　0~6 岁儿童智能发育筛查测验是发育行为领域普遍应用的筛查工具，量表评估内容分为运动、社会适应、智力 3 个能区，共有 120 个项目。运动能区主要评估神经肌肉成熟状况、全身运动的发育、运动协调和平衡等。社会适应能区是评估儿童对现实社会文化的反应能力和料理自己生活的能力。智力能区是通过评估各种感知和认知活动了解儿童的智力发展水平。

　　（二）丹佛发育筛查测验

　　丹佛发育筛查测验是简明发育筛查工具，适用于 0~6 岁的儿童，测试一般需要 15~20 分钟。量表条目内容包含个人—社交、精细运动—适应性、语言和粗大运动四个部分。

　　1. 个人—社交：注意人脸，反应性微笑，自发的微笑，自己吃饼干，拒绝把玩具拿

走，玩躲猫猫游戏，设法拿够不到的玩具，见陌生人有反应，玩拍手或挥手再见，表示需要，与检查者玩球，用杯子喝水，模仿做家务，在家里会帮助做简单的事，会脱外衣、鞋及小裤，自喂狼藉少，能玩需要交往的游戏和捉人游戏，会洗手并擦干手，会穿短袜、鞋及小裤，能容易与母亲分开，两手握在一起，抓住拨浪鼓，在协助下穿衣，会扣扣子，会自己穿衣。

2. 精细运动—适应性：对称动作、跟至中线、跟过中线、跟随180°、两手握在一起、抓住拨浪鼓、注意葡萄干（小丸）、伸手够东西、坐着会找线团、坐着拿两块积木、把小丸拿到手、将积木在手中传递、将手中拿的积木对敲、拇-他指抓握、拇-示指抓握、从瓶中倒出小丸（按示范）、从瓶中倒出小丸（自发地）、自发乱画、用积木搭两层塔、用积木搭四层塔、用积木搭八层塔、模仿画直线、模仿搭桥、会挑较长线段（三试三成）、模仿画圆、模仿画"十"字形、模仿画方形、复制方形、画人（画三处、画六处）。

3. 言语：对铃声反应，会发语音（不是哭），出声笑，尖声叫，叫名字有反应，咿呀学语，说"dada""mama"无所指、有所指，除会说"dada""mama"外还会3个词，会把两个不同的词组合起来，指出一个具体身体部分，说出一张画的名字，能跟3个方向性指示中的2个，说出姓名，理解冷、累、饿，认识4种颜色中的3种，会说3种词中的2个反义词，会对9个词中的6个下定义、说出东西是什么做的。

4. 粗大运动：俯卧举头、俯卧抬头45°、俯卧抬头90°、俯卧抬胸、手臂能支持、头稳定、翻身、腿能支持一点重量、拉坐头不滞后、不支持地坐、能自己坐下、扶东西站、扶物站起、能站瞬息、独站、屈膝再站起来、扶物走、独立走、向后退、上台阶、踢球、举手过肩扔球、独脚站1秒钟、两足并跳、能骑三轮脚踏车、跳远、3次中有2次独脚站5秒钟、3次中有2次独脚站10秒钟、独脚跳、3次中有2次抓住蹦跳的球、3次中有2次脚跟对脚尖向前走、3次中有2次脚跟对着脚尖退走。

（三）Gesell 发育诊断量表

Gesell 发育诊断量表是0~6岁儿童发育水平的心理测量工具，也是用于评定0~6岁儿童智力残疾的标准化方法之一。

量表的结构：根据发育的内容分为5个能区，即适应性行为、粗大运动行为、精细运动行为、言语行为、个人社交行为。

1. 适应性行为：是反映儿童整体发育状况的重要能区，涉及对刺激物的组织，相互关系的知觉，将刺激物的整体分解成它的组成部分，并将这些组成部分按有意义的方式再组成整体。

2. 粗大运动行为：包括姿势反应、头的稳定、坐、站、爬、走等。

3. 精细运动行为：包括手和手指抓握、紧握和操纵物体。

4. 言语行为：包括对别人言语的模仿和理解。

5. 个人社交行为：包括对所居住的社会文化的个人反应。

量表测评时间为40~120分钟，时间长短与儿童的年龄、测试状态、发育水平均有关系。每个儿童均需测量5个能区。

Gesell 发育诊断量表中适应性行为评价标准见表7-3。

表7-3　Gesell发育诊断量表中适应性行为评价标准

分度	发育商（DQ）	适应性行为
轻度	55~75	轻度缺陷
中度	40~54	中度缺陷
重度	25~39	重度缺陷
极重度	<25	极重度缺陷

二、婴幼儿心理行为发育评估要点

使用心理行为发育评估工具时，评估者应经过规范培训、考核合格并严格按照操作手册和使用配套工具进行评估。评估者应营造轻松愉快的良好氛围，以利于更真实地评估儿童的发育水平。临床医生不能单纯依据评估结果直接下结论，需要结合临床观察和经验进行综合判断。这是因为任何评估工具都有其局限性，不能百分之百地区分正常与异常，按统计学原理划分的正常与异常不一定完全正确，而且即使评估工具的区分度非常高，在评估过程中也会受到评估者的严谨性、熟练度、主观性及耐心，被评估者的情绪及配合度，以及评估环境的影响。对于多维度或多能区评估工具，要注意各维度或各能区之间的平衡性及优势和弱势能区维度的真实性。评估结果仅反映儿童当前的发育水平，不代表将来也如此。

对于婴幼儿来说，不能将心理行为发育与神经病学检查截然分开。如果婴儿期心理行为发育完善、质量好、速度正常，证明大脑皮质发育是完整的。若没有损害事件发生，大脑皮质的完整性将继续保持。由于心理行为发育的结果受生物学因素、社会心理因素的同时作用，故在预测儿童未来发育水平，尤其智力方面，具有很大局限性，因此不能认为评估分值越高，儿童智能发育越好，或者未来成就越高；具有听觉障碍、肢体运动障碍或言语行为问题的儿童，易造成评估结果的偏倚，需结合儿童的具体行为方式分析结果的真实性、客观性及其影响因素；发育诊断是根据儿童发育成熟程度分析儿童的发育状况，并不试图直接评估智力水平，而应结合临床表现估计智力潜力。

本节小结

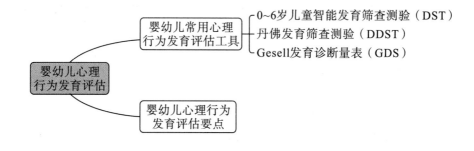

第三节　婴幼儿常见心理行为发育异常

一、运动障碍

中枢神经系统、外周神经系统、肌肉骨骼系统发育缓慢或成熟障碍，使获得运动技能的年龄延迟，导致的运动障碍是儿童常见的发育与行为障碍之一。有些运动障碍是暂时的，随原发病的治愈而消失；而有些运动障碍，特别是神经系统或肌肉骨骼系统发育所致运动障碍可能持续时间相当长，甚至终生。本文主要介绍脑瘫相关运动障碍。

（一）脑瘫定义

脑瘫是指一组持续存在的导致活动受限制的运动及姿势发育障碍综合征，是发育中的胎儿或婴儿脑部受到非进行性损伤所致。脑瘫的运动障碍常伴随感知觉障碍、认知障碍、沟通障碍、行为障碍、癫痫、继发性肌肉骨骼功能障碍。运动障碍常在 18 月龄前出现。

脑瘫的危险因素包括极低出生体重、未经治疗的高胆红素血症、多胎、绒毛膜羊膜炎、母亲感染、产前阴道出血、第二产程持续超过 4 小时、胎儿缺氧、胎儿感染等。

（二）脑瘫表现及分类

脑瘫临床表现多样，但运动障碍是本病特征，主要表现：运动发育落后，粗大运动如抬头、翻身、坐、站、走，以及精细运动指标不同程度地落后于同龄儿，且主动活动减少；反射异常，如原始反射延迟或消失，保护性反射减弱或不出现；肌张力异常及姿势异常。不同年龄肌张力表现有所不同。异常姿势多种多样，与肌张力异常及原始反射延迟或消失有关，如痉挛性脑瘫患儿直立位下肢内旋伸直，足下垂，双腿交叉呈剪刀状；常伴随脑功能障碍及发育异常合并症，如智力障碍、听觉及视觉障碍、语言障碍、癫痫等。

（三）脑瘫早期识别

新生儿及婴儿早期，轻型脑瘫的识别较困难。超声检查发现持续的脑室扩张、囊性脑室周围软化及Ⅲ～Ⅳ级颅内出血，高度预测随后脑瘫发生的可能。准确发现脑瘫婴幼儿，除运动里程碑的评估及传统神经学检查，有赖于在不同年龄段的反复评估及评估的质量。常用评估工具包括 Alberta 婴儿运动量表、Chandler 运动评估婴儿筛查测验、Milani－Compareti 运动发育评估等。生命早期进行定期儿童保健能更早筛查发现异常，确诊后及时干预治疗。

二、语言障碍

语言障碍是指在表达语言、感受语言或应用语言方面困难。语言迟缓指发育过程中的儿童的语言发育遵循正常顺序，但未达到与其年龄相应的水平。语言迟缓是 2 岁时常见的发育性问题之一。

（一）分类

1. 特发性语言障碍。特发性语言障碍又称发育性语言障碍。患儿语言能力明显落后于非言语认知发育水平，但不存在感知觉和神经系统的异常。

2. 继发性语言障碍。影响语言发育的生理、认知和社会互动因素均可导致继发性语言障碍。

1）听觉障碍：在语言障碍儿童中的检出率至少达 1%。听力障碍儿童所能感知的语音取决于听力丧失的程度和音频范围。轻度听力丧失者难以识别某些高频音，尤其是在背景噪声中；中度听力丧失者对大多数语音甚至全部语音的识别都有困难；重度和极重度听力丧失者基本无法听到语音。听觉障碍儿童的语言发育状况受听力丧失的程度、开始干预的年龄、干预的连续性等多种因素的影响。

2）智力障碍：轻度智力障碍患儿的语言发育基本遵循正常儿童的语言发育顺序，但发育速度比较缓慢，词汇和语法技能差；中度至极重度智力障碍儿童常有异常的生物学因素，如 21-三体综合征、脆性 X 综合征等。

3）神经系统疾病：各种累及语言中枢的器质性病变如脑炎、脑血管病变、脑外伤、脑发育不全等均可导致不同程度的语言障碍。

4）孤独症谱系障碍：很多孤独症谱系障碍的首诊原因就是语言发育水平落后于同龄儿。

5）不良的环境因素：带养者与婴幼儿语言互动不足及缺乏语言交流是不利于婴幼儿语言发育的环境因素。儿童过多使用非互动的媒介如电视、计算机、手机等，也不利于语言能力发展。

（二）表现

1. 语言方面。语言能力的欠缺在口语交流、文字交流、符号交流时表现明显。语言障碍往往影响词汇和语法的使用，而这些影响又限制了口语交流的能力。语言障碍儿童可能存在开口延迟，词汇量及词汇多样性都低于预期；句子较短而且不复杂，有语法错误。语言障碍儿童可能擅长通过上下文来理解意义，但却存在词汇提取困难，语言解释贫乏，以及在符合儿童年龄和文化情况的同义词、多义词、双关语理解力上存在缺陷。交流困难则体现在陈述关键的事件信息和讲述有条理故事的能力不足。

2. 行为方面。需要语言学习和交流的情景下出现社交回避、注意力集中不良，因语言表达差，不容易被理解，容易发脾气和出现攻击性行为。

3. 学业成就方面。以语言为基础的学习困难风险增加，表现为听、说、读、写能力不足。

（三）判断标准

美国精神医学学会（American Psychological Association，APA）制定的《诊断与统计手册：精神障碍（第 5 版)》(DSM－Ⅴ) 对语言障碍的诊断标准如下。

1. 由于语言的综合理解或合成方面的缺陷，长期在各种形式的语言习得和使用中（即说、写、手语或其他）存在持续困难，包括如下情况：

1）词汇少（字的知识和运用）。

2）句式结构局限（根据语法和词态学规则，把字和词连在一起形成句子的能力）。

3）论述缺陷（使用词汇和连接句子来解释或描述一个主题或系列活动或对话的能力）。

2. 语言能力、词汇数量显著低于同龄人，造成语言交流、社交参与、学习成绩或职业表现方面的功能受损，可单独出现或多种功能受损同时出现。

3. 发育早期出现症状。

4. 以上这些问题不是因听觉或其他感觉的损伤、运动功能失调或其他躯体疾病或神经系统疾病所致，也不能用智力缺陷或全面发育迟缓解释。

需要区分的情况如下。

1. 语言的正常发育变异：语言障碍需要和正常的发育变异相鉴别，在4岁以前很难区分。当评估个体的语言障碍时，必须考虑到语言在地域、社会、文化、种族方面的变异。

2. 听觉或其他感觉的损害：听觉障碍作为语言问题的首要病因，需要首先排除。语言障碍可能与听觉障碍、其他感觉障碍或语音—运动障碍有关。

3. 智力障碍：语言迟缓是智力障碍的常见特征，需待儿童能够完成标准化测评时方可给予明确诊断。

4. 神经系统疾病：语言障碍的发生可能与神经系统疾病有关，包括癫痫。

5. 语言退化：0～3岁婴幼儿的语言和语音丧失可能与孤独症谱系障碍或特定的神经系统疾病相关。在3岁以上儿童中，语言丧失可能是惊厥发作的症状，所以诊断性评估对于排除癫痫的存在很有必要。

三、语音障碍

当个体因嗓音、流畅度或构音与正常标准明显不同，影响正常言语沟通时，称为语音障碍。语音障碍通常不是器质性、结构性、神经性或听力障碍等所致，大多与功能性的语音错误学习有关。

（一）表现

1. 嗓音问题：表现为音质、音量、音调的异常，最常见的是声音嘶哑，持久或进行性的声音嘶哑需排除咽喉声带的器质性问题。嗓音柔软或缺如、低弱、喘息样的哭声则为声带麻痹的表现。

2. 构音障碍：构音问题是儿童期常见的问题，包括舌根音化、舌前音化、不送气音、省略音。以舌根音 g、k、h 代替大多数语音属于舌根音化，以舌前音 d、t 代替某些语音属于舌前音化，把送气音如 p 用不送气的 b 代替属于不送气音，省略语音的某些部分（如"飞机"说成"飞衣"）属于省略音。

共鸣问题表现为音调、响度、音质共鸣的异常，这些异常可以单独存在，也常同时存在言语或语言的问题，从而形成复合的沟通障碍。如鼻音过重或过轻，鼻音过重与腭裂、神经肌肉功能障碍影响软腭功能有关；发声中无鼻音产生则可能与腺样体肥大有关。

3. 流畅度问题：口吃是儿童早期常见的现象，是发生于5岁前暂时的言语不流利现象，表现为言语间断、重复和延长等，主要发生时期是儿童开始学习语法，将单词组合成句子的时候。当儿童熟练掌握了语法规则，能够完整说出一句话的时候，口吃就自然消失了。大约80%口吃患儿可以自然恢复。

（二）判断标准

1. 语音障碍的DSM-Ⅴ诊断标准如下。

1）持续的语音生成困难造成语音可理解度差，或影响了信息的口语交流。

2）障碍导致了有效交流的局限，干扰了社交、学习成绩或职业表现，可单独出现或多种功能障碍同时出现。

3）发育早期出现症状。

4）这些问题不是因先天或获得性疾病所致，如脑瘫、腭裂、听力丧失、创伤性脑损伤、其他躯体疾病、神经系统疾病。

2. 鉴别其他异常。

1）语音的正常发育变异：在诊断之前应该考虑到地域、社会、文化/种族的语音正常发育变异。

2）听觉或其他感觉器官障碍：听觉损害或耳聋可以导致语音异常。语音生成的缺陷可能与听觉障碍、其他感觉障碍或言语—运动障碍有关。当语音损害超出了通常与这些问题相关的程度时，可以给予语音障碍的诊断。

3）结构缺陷：语音损害可能由结构缺陷所致。

4）构音障碍：语音损害可以归因于运动障碍，如脑瘫。神经系统体征及特别的声音特点，可用于鉴别构音障碍和语音障碍，尽管在婴幼儿中鉴别较为困难，特别是在没有或只有极少的全身运动参与时。

5）选择性缄默症：语言的有限使用可能是选择性缄默症的标志。这是一种以在某个或更多背景或环境中语音缺乏为特征的焦虑障碍。有语音障碍的儿童由于感到尴尬，有可能出现选择性缄默症，但是许多有选择性缄默症的儿童在"安全"的环境（如在家里或与亲密朋友一起时）中语音正常。

四、孤独症谱系障碍

案例7-1　因语言发育落后确诊孤独症谱系障碍

某2岁8个月男孩，因说话差就诊。追问病史发现，出生时无特殊情况，其父亲性格内向、与人交流少，该幼儿平时没有进行儿童保健。婴儿期与家长互动时应答少，逗时很少笑，见到同龄儿不兴奋，眼睛很少盯人。1岁后喜欢独自玩耍，看到其他小朋友玩耍时不主动凑上去，一个人在一边玩自己的。1岁3个月偶尔叫爸爸妈妈，目前偶尔能说"饭饭""粑粑"，能完成感兴趣的口头指令，不感兴趣的话就像没听到。与家长眼神交流少，经常有眼神回避，每日喜欢不停翻垃圾桶盖。

案例7-1思考：如果出生后进行系统儿童保健能否早期发现异常？

孤独症谱系障碍（ASD）亦称自闭症谱系障碍，是一类以不同程度的社交和交流障碍、兴趣狭隘、重复刻板行为及感知觉异常为主要特征的神经发育障碍性疾病。不及时发现和科学干预，多数患儿预后不良，成年后往往不具备独立生活、学习和工作能力，成为家庭和社会的沉重负担。

（一）原因

孤独症谱系障碍由基因和环境因素相互作用引起。存在家族聚集现象，提示存在遗传影响，环境因素在发病中的作用也很明显。神经系统异常是本病的原因，患儿存在小脑、海马等结构异常。

（二）早期识别与判断

孤独症谱系障碍多起病于3岁以前，主要表现为社交障碍、交流障碍、兴趣狭隘和重复刻板行为。

交流障碍包括非言语交流障碍和言语交流障碍。非言语交流障碍表现在表情常显得漠然，很少用点头、摇头、摆手等动作来表达自己的意愿，不能用正确的方式表达不舒适或需要，难以引发共同注视。言语交流障碍表现在语言理解力不同程度受损；言语发育迟缓、不发育或出现倒退现象；言语形式及内容异常，如模仿言语、重复刻板言语，语法结构、人称代词常用错，语调、语速、节律、重音等也存在异常；语言运用能力受损。

不同年龄的社交障碍表现有所不同。在婴儿期，患儿无目光接触或眼神回避，对声音缺乏兴趣和反应，没有期待被抱起的姿势，或抱起时身体僵硬、不愿与人贴近，不与其他小朋友对视及微笑，表现出情感淡漠。在幼儿期，目光回避，呼之常无反应，对父母不产生依恋，缺乏与同龄幼儿交往或玩耍的兴趣，不会以适当的方式与同龄幼儿交往，不能与同龄幼儿建立伙伴关系，不会与他人分享快乐，遇到不愉快或受到伤害时也不会向他人寻求安慰。随着年龄增长及病情改善，患儿对父母、同胞可能变得友好而有感情，但仍明显缺乏主动与人交往的兴趣和行为。虽然部分患儿愿意与人交往，但交往方式仍存在问题，他们对社交常情缺乏理解，对他人情绪缺乏反应，不能根据社交场合调整自己的行为。

兴趣狭隘及重复刻板行为主要体现在与同龄人喜好常常不同且局限，对某些物品具有特殊癖好，如车轮、瓶盖等圆的可旋转的东西。行为方式也常很刻板，如对食物的有限选择，固执于某种做事方式、顺序、位置等。

患儿中较多存在感知觉异常，有些过度敏感，有些则过度迟钝。

根据患儿家长提供的病史，进行行为观察并结合诊断量表和问卷，根据DSM-V诊断标准做出诊断与鉴别诊断。

建议对所有婴幼儿从9月龄起开始全面筛查。在托育机构、家庭和儿童保健门诊中，对于1岁的幼儿，如果出现"四不"（不看、不应、不指、不说），应在2岁以前尽早诊断进行干预，以下特征可以作为早期预警征。

6月龄后不能被逗乐（表现出大声笑），很少眼神交流。10月龄左右呼之不应，听力正常。12月龄对于言语指令没有反应，没有咿呀学语，没有手势语言，不能进行目光跟随，对于动作模仿不感兴趣。16月龄不说任何词汇，对语言反应少，不理睬别人说话。

18月龄不能用手指指物或用眼睛追随他人手指指向，没有炫耀、参照和给予行为。24月龄没有自发的双词短语。任何年龄阶段出现语言功能倒退或社交技能倒退。

> **案例7-1思考**：如果出生后进行系统儿童保健能否早期发现异常？
>
> **解析**：经过追问病史，该患儿婴儿期即出现交流障碍、社交障碍、反应淡漠等表现，如果出生后进行系统儿童保健基本上能够发现异常。

五、睡眠障碍

> **案例7-2 护理不当致夜醒频繁**
>
> 某10月龄婴儿，以配方乳喂养为主，已按儿童保健指导添加辅食，每日服用婴儿用维生素AD。正值秋末天气逐渐转凉时，近1个月夜间醒转3~4次，喝少量奶以后能很快入睡。进一步了解情况，该婴儿睡前饮奶250mL，出现频繁夜醒，醒前未受惊吓，未患疾病。天气转凉后家长加厚了被子，该婴儿睡觉的时候身体喜欢向头部上方移动，喜欢跪着趴睡，喜欢跑到被子外面去。为避免婴儿半夜跑被子外面受凉，家长给婴儿用上了睡袋，再盖上被子。
>
> **案例7-2思考**：该婴儿为什么会出现夜醒频繁？

儿童及青少年睡眠时间占比明显高于成人，睡眠障碍发生率也高，有25%的儿童有或者曾经经历过不同类型的睡眠障碍，从轻度的短期入睡困难或者夜醒，到严重的阻塞性睡眠呼吸暂停或发作性睡病等。一些内源性及外源性因素如困难型气质类型、慢性病、神经心理发育迟缓、母亲抑郁及家庭压力等可能使儿童期睡眠障碍转化成慢性，甚至持续终生。

婴幼儿若睡眠不足或者睡眠质量差会在白天表现出嗜睡、疲倦等症状，也可能表现出情绪障碍、行为问题（如多动、冲动）及认知功能紊乱，如注意力不集中、警觉性下降等。

（一）婴幼儿睡眠特点

新生儿平均每日睡11~18个小时，通常睡眠没有固定节律。新生儿每次睡眠持续时间与喂养方式有关，母乳喂养者2~3个小时，人工喂养者3~4个小时。在新生儿阶段睡眠没有白天、黑夜的差异。婴儿在2~4个月之后，逐步开始形成睡眠的昼夜节律，通常夜间睡9~12个小时，白天睡2~5个小时。2月龄时每日白天睡2~4次，12月龄时白天睡1~2次。生病、出牙或换环境会使婴儿原有的作息规律被打乱，过度兴奋和受惊吓可能导致暂时性睡眠障碍。不良入睡习惯如抱着入睡、摇晃着入睡、含着奶头奶嘴入睡等造成婴儿入睡依赖，会引起睡眠启动障碍。

（二）必须排除可能导致频繁夜醒的情况

1. 躯体疾病：疼痛和其他不适引起的频繁夜醒，但是这种夜醒通常在各种条件下都很难被安抚，并且哭闹持续时间也比较长、哭闹比较剧烈。有些患儿躯体疾病期间养成了不良依赖习惯，也会转化成睡眠启动障碍。

2. 其他障碍表现：不宁腿综合征及阻塞性睡眠呼吸暂停引起频繁夜醒。

3. 入睡前引导管控不足：上床入睡时间把控不严、无限制满足婴幼儿睡前的不当要求、小时候多在床上玩耍养成上床玩耍的习惯会影响入睡。

4. 不良的环境因素：不适宜的睡眠环境也会引起婴幼儿频繁夜醒，如环境过于嘈杂、室内温度过高或者被子盖得过多等，会导致婴幼儿睡眠障碍。

（三）干预

首先排除各种躯体或者心理因素引起的频繁夜醒，干预需要考虑不同婴幼儿的气质特点、家长治疗期望与耐受。

1. 消退法：在婴幼儿出现睡意后将其放床上，忽略其间任何哭闹，直到第二日早晨起床。不过在现实生活中，绝大部分家长无法忍受任由婴幼儿哭闹而不去理睬。

2. 逐步消退法：在婴幼儿思睡但没有完全睡着的时候将其独自放到床上，按照事先设定的时间在卧室门口等待，然后渐渐延长每次在门口等待的时间间隔，直到最后婴幼儿独立睡着。

> 案例 7-2 思考：该婴儿为什么会出现夜醒频繁？
> 解析：家长给婴儿用上了睡袋，再盖上被子，造成婴儿口渴，夜间频繁醒转。经医生指导改变了护理措施，减少被褥后频繁夜醒很快消失。

六、婴幼儿心理行为发育预警征

> 案例 7-3 基层医院利用预警征及时发现异常、及时转诊
> 某 8 月龄男婴，社区儿童保健过程中发现其双手间不会传递玩具、不会独坐，经询问，该婴儿竖头、抬头、翻身、伸手抓物均明显落后于大多数同龄人，出生时有重度窒息历史。
> 案例 7-3 思考：为什么会出现运动落后现象？是否可以更早发现与干预？

为在生命早期及时发现发育异常，简化测试评估流程，便于基层医院儿童保健工作者操作，使异常及疑似异常婴幼儿及时得到诊治，及早开展婴幼儿心理行为发育预警征的筛查尤为重要。

为匹配现有儿童保健服务时间点，检查表（表 7-4、表 7-5）覆盖 3 月龄、6 月龄、8 月龄、12 月龄、18 月龄、2 岁、2.5 岁、3 岁、4 岁、5 岁、6 岁 11 个关键年龄点，每年龄点 4 个条目，分别反映儿童粗大运动、精细运动、言语、个人社交等方面能力（各年龄点不完全一致）。

表 7-4 儿童心理行为发育预警征条目、维度及释义

年龄	预警征	维度	条目释义
3月龄	1. 对很大声音没有反应	言语	当周围环境突然出现较大声音时，婴儿无眨眼、皱眉、身体惊动、活动停止、活动增加或哭泣等反应
	2. 逗引时不发声或不会微笑	个人社交	向婴儿微笑或说话逗他时，婴儿不会以微笑或发声回应（不要触摸婴儿）
	3. 不注视人脸，不追视移动的人或物品	精细运动	当与婴儿面对面（相距 20～30cm）时，婴儿不会注视人脸；在婴儿面前走动或缓慢移动物品时，婴儿不会用头或目光追随移动的人或物品
	4. 俯卧时不会抬头	粗大运动	俯卧时，婴儿的头不能抬离床面一会儿
6月龄	1. 发声少，不会笑出声	言语	婴儿很少发声，逗引时也不会笑出声
	2. 不会伸手抓物	个人社交	婴儿不会主动伸手抓面前的物品
	3. 紧握拳不松开	精细运动	当婴儿清醒时，手经常是紧握拳、不松开的状态
	4. 不能扶坐	粗大运动	将婴儿放在床上，扶着他或背部有物体支撑时，婴儿不能坐一会儿
8月龄	1. 听到声音无应答	言语	在婴儿耳后附近拍手或说话，婴儿没有反应，不会将头转向声源侧
	2. 不会区分陌生人和熟人	个人社交	婴儿对陌生人没有拒抱、哭、不高兴或惊奇的表现
	3. 双手间不会传递玩具	精细运动	婴儿不会把手中的物品从一只手换到（传递到）另一只手
	4. 不会独坐	粗大运动	在没有支撑的情况下，婴儿不能独坐一会儿
12月龄	1. 呼唤名字无反应	言语	在婴儿背后呼唤其名字，婴儿不会转头寻找呼唤的人
	2. 不会模仿"再见"或"欢迎"动作	个人社交	婴儿不会模仿成人以挥手表示"再见"、拍手表示"欢迎"
	3. 不会用拇指、示指对捏小物品	精细运动	婴儿不会用拇指和示指对捏起葡萄干大小的物品
	4. 不会扶物站立	粗大运动	婴儿不会双手扶着物体站立
18月龄	1. 不会有意识叫"爸爸"或"妈妈"	言语	见到爸爸、妈妈时，不会有意识并正确地叫出
	2. 不会按要求指人或物	个人社交	不会按成人要求指出家中熟悉的人或物
	3. 与人无目光交流	个人社交	成人跟婴幼儿说话时，婴幼儿大部分时间无目光对视，或回避目光接触
	4. 不会独走	粗大运动	在没有支持的情况下，不会自己走路

年龄	预警征	维度	条目释义
2岁	1. 不会说3个物品的名称	言语	不能说出3个日常熟悉物品的名称，如灯、车、杯等
	2. 不会按吩咐做简单事情	个人社交	不会按家长的吩咐做简单事情，如拿东西
	3. 不会用勺吃饭	精细运动	不会自己拿小勺吃饭
	4. 不会扶栏上楼梯/台阶	粗大运动	不能扶着楼梯扶手或墙上台阶或上楼梯
2.5岁	1. 不会说2~3个字的短语	言语	不会说包含动＋宾或主＋谓的短语，如"喝水""出去玩"等
	2. 兴趣单一、刻板	个人社交	总是以固定的方式、长时间弄某一两种物品或重复同一动作，如只玩汽车的轮子
	3. 不会示意大小便	个人社交	白天要大小便时，不会用动作或语言表示以寻求家长帮助
	4. 不会跑	粗大运动	不会跑动
3岁	1. 不会说自己的名字	言语	当问"你叫什么名字"时，不会正确地说出自己的名字或小名
	2. 不会玩假想游戏	个人社交	不会玩"拿棍当马骑""给娃娃喂饭""给娃娃打针"等游戏
	3. 不会模仿画圆	精细运动	不会模仿成人用笔画圆
	4. 不会双脚跳	粗大运动	不会双脚同时离地跳起
4岁	1. 不会说带形容词的句子	言语	所说句子中不含有形容词，如"我有红色的气球""姐姐穿了件漂亮的衣服"
	2. 不能按要求等待或轮流	个人社交	当玩或做事情时，不能按成人的要求等待或按顺序轮流进行
	3. 不会独立穿衣	精细运动	在没有成人帮助的情况下，不会自己穿开衫或内衣等衣服
	4. 不会单脚站立	粗大运动	当不扶任何东西时，不能单脚站立一会儿
5岁	1. 不能简单叙说事情经过	言语	不会告诉家长幼儿园或家里发生的事情，如"我今天吃饭吃得好，老师给我一朵小红花"
	2. 不知道自己的性别	个人社交	当提问"你是男孩还是女孩"时，不能正确回答
	3. 不会用筷子吃饭	精细运动	在有要求或训练的情况下，仍然不会自己使用筷子吃饭
	4. 不会单脚跳	粗大运动	不会单脚跳几下
6岁	1. 不会表达自己的感受或想法	言语	不会用语言表达自己的感受或想法，如"我今天很开心""我今天想和小明一起出去玩"
	2. 不会玩角色扮演的集体游戏	个人社交	不会在3人以上的集体中，玩扮演警察、老师、医生等游戏
	3. 不会画方形	精细运动	不会模仿成人用笔画方形
	4. 不会奔跑	粗大运动	不会挥动双臂协调地大步快跑

表 7-5　儿童心理行为发育预警征筛查表

年龄	预警征		年龄	预警征	
3月龄	1. 对很大声音没有反应	☐	6月龄	1. 发声少，不会笑出声	☐
	2. 逗引时不发声或不会微笑	☐		2. 不会伸手抓物	☐
	3. 不注视人脸，不追视移动的人或物品	☐		3. 紧握拳不松开	☐
	4. 俯卧时不会抬头	☐		4. 不能扶坐	☐
8月龄	1. 听到声音无应答	☐	12月龄	1. 呼唤名字无反应	☐
	2. 不会区分陌生人和熟人	☐		2. 不会模仿"再见"或"欢迎"动作	☐
	3. 双手间不会传递玩具	☐		3. 不会用拇指、示指对捏小物品	☐
	4. 不会独坐	☐		4. 不会扶物站立	☐
18月龄	1. 不会有意识叫"爸爸"或"妈妈"	☐	2岁	1. 不会说3个物品的名称	☐
	2. 不会按要求指人或物	☐		2. 不会按吩咐做简单事情	☐
	3. 与人无目光交流	☐		3. 不会用勺吃饭	☐
	4. 不会独走	☐		4. 不会扶栏上楼梯/台阶	☐
2.5岁	1. 不会说2~3个字的短语	☐	3岁	1. 不会说自己的名字	☐
	2. 兴趣单一、刻板	☐		2. 不会玩假想游戏	☐
	3. 不会示意大小便	☐		3. 不会模仿画圆	☐
	4. 不会跑	☐		4. 不会双脚跳	☐
4岁	1. 不会说带形容词的句子	☐	5岁	1. 不能简单叙说事情经过	☐
	2. 不能按要求等待或轮流	☐		2. 不知道自己的性别	☐
	3. 不会独立穿衣	☐		3. 不会用筷子吃饭	☐
	4. 不会单脚站立	☐		4. 不会单脚跳	☐
6岁	1. 不会表达自己的感受或想法	☐			
	2. 不会玩角色扮演的集体游戏	☐			
	3. 不会画方形	☐			
	4. 不会奔跑	☐			

预警征使用注意事项：

1. 预警征适用于0~6岁儿童。在进行健康体检时选取相应的年龄点条目进行测试。如果儿童体检时不与相应年龄匹配，应采用实足年龄点条目进行检查。如接近下一年龄点（1周之内），可以下一年龄点条目为参考。

2. 条目测试采用测试者与带养者一对一询问的方式。当带养者无法清晰作答时，测试者可依据释义进行正确解释，必要时通过现场测试来判断。

3. 如发现有相应年龄点的预警征，应在相应情况"☐"内打"√"。该年龄点任何一条预警征阳性，提示有发育异常的可能。

4. 发现任何一条预警征阳性，应采用其他检查工具做进一步的筛查和诊断。本机构不具备进一步筛查诊断条件时，应转诊到上级医疗机构。

案例7-3 思考：为什么会出现运动落后现象？是否可以更早发现与干预？

解析：该婴儿出生时有重度窒息，导致缺氧缺血性脑损伤。基层医院利用预警征及时发现异常，及时转诊到上级医院，经大脑影像学检查和系统性的儿童保健发育评估，确诊后安排训练课程，有效地促进了该患儿运动能力的康复发展。

本节小结

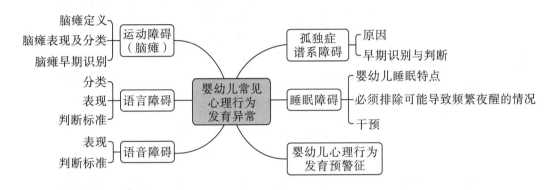

参考文献

[1] 金星明，静进. 发育与行为儿科学 [M]. 2版. 北京：人民卫生出版社，2020.

[2] 杨玉凤. 儿童发育行为心理评定量表 [M]. 北京：人民卫生出版社，2016.

[3] 陈荣华，赵正言，刘湘云. 儿童保健学 [M]. 5版. 南京：江苏凤凰科学技术出版社，2017.

[4] 黄小娜，张悦，冯围围，等. 儿童心理行为发育问题预警征象筛查表的信度效度评估 [J]. 中华儿科杂志，2017，55 (6)：445-450.

[5] 张悦，黄小娜，王惠珊，等. 中国儿童心理行为发育问题预警征编制及释义 [J]. 中国儿童保健杂志，2018，26 (1)：112-114，116.

（杨速飞）

第八章　婴幼儿营养与喂养

导读

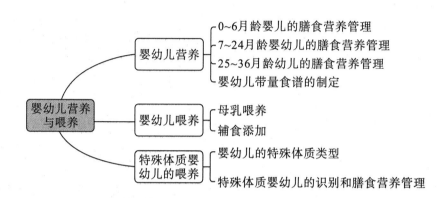

0~3 岁是人生的起始阶段，也是生长发育的"机遇窗口期"。该阶段母乳是婴幼儿重要的食物来源，但 6 月龄后，纯母乳喂养已经不能完全满足婴幼儿营养需求，逐步引入辅食，使婴幼儿接触、感受和尝试多样化的食物，不仅能为婴幼儿提供充分的营养支持，促进消化器官的发育，也能促进其感知觉及认知功能的发展。顺应婴幼儿需求喂养，使其形成健康饮食习惯，对其长期健康具有深远影响。托育机构应与家庭密切配合，根据 0~3 岁不同阶段婴幼儿的营养需要、进食能力和认知功能发育需要进行科学喂养。国家卫生健康委于 2022 年制定了《托育机构婴幼儿喂养与营养指南（试行）》，强调进一步规范和加强托育机构喂养和膳食管理。

第一节　婴幼儿营养

我们需要掌握营养素指标的相关概念。推荐摄入量（recommended nutrient intake，RNI）指可以满足某一特定性别、年龄及生理状况群体中绝大多数个体（97%~98%）需要量的某种营养素摄入水平。长期摄入 RNI 水平，可以满足机体对该营养素的需要，维持组织中适当的营养素储备和机体健康。适宜摄入量（adequate intake，AI）指通过观察或试验获得的健康群体某种营养素的摄入量。当因某种营养素的个体需要量研究资料不足而不能制定平均需要量（estimated average requirement，EAR），从而无法推算 RNI 时，可通过设定 AI 来代替 RNI。可耐受最高摄入量（tolerable upper intake level，UL）指平均每日摄入营养素或其他膳食成分的最高限量，是健康人群中几乎所有个体都不会产生毒副作用的最高摄入水平。

一、0～6 月龄婴儿的膳食营养管理

0～6 月龄婴儿的身体各器官、系统发育都尚未完善，处于快速的生长发育过程中。婴儿对食物营养的消化、吸收及利用与其消化系统的发育状况密切相关。因此，家长和保育人员应掌握该月龄段婴儿的营养需求，合理地选择食物，为下一步合理喂养奠定基础。

（一）0～6 月龄婴儿的营养需求

0～6 月龄婴儿生长发育迅速，对能量和营养素的需求相对较高。根据《中国居民膳食营养素参考摄入量（2023 版）》（简称 DRIs），0～6 月龄婴儿能量与营养素需要量汇总如下。

1. 能量。每日每千克体重所需能量为 90kcal。体重是衡量婴儿营养状况最为灵敏的指标，但其稳定性不如身长，容易受到疾病和膳食质量的影响。新生儿期虽然有暂时的生理性体重下降现象，但在出生后 7～10 日时就可以恢复到出生时的水平，出生后 3 个月体重约等于出生时体重的 2 倍。

2. 蛋白质。蛋白质的 AI 为 9g/d。蛋白质的主要来源是母乳和（或）0～6 月龄段婴儿配方奶粉。不要直接用牛奶喂养婴儿，因为牛奶蛋白质组成中的酪蛋白含量较高，乳清蛋白含量低，不符合婴儿生长发育的需要，而母乳中二者的比例适宜，符合婴儿生长发育的需要。

3. 碳水化合物。碳水化合物的 AI 为 60g/d，主要来源是母乳和（或）0～6 月龄段婴儿配方奶粉。

4. 脂肪。脂肪的 AI：亚油酸为 8.0%，亚麻酸为 0.9%，总脂肪量为 48%。

5. 易缺乏的矿物质。钙的 AI 为 200mg/d，母乳喂养的婴儿不需额外补充。铁的 AI 为 0.3mg/d，碘的 AI 为 85μg/d，锌的 AI 为 1.5mg/d。

6. 易缺乏的维生素。维生素 A 的 AI 为 300μgRAE/d，维生素 D 的 AI 为 10μg/d，维生素 C 的 AI 为 40mg/d。

（二）0～6 月龄婴儿的食物选择

1. 母乳。0～6 月龄婴儿的胃肠道和肝肾功能尚未发育成熟，对食物的消化、吸收能力及代谢废物的排泄能力较低，而且需要完成从宫内依赖母体营养到宫外依赖食物营养的过渡。因此，母乳是最佳的选择。母乳所含的蛋白质、脂肪、碳水化合物、矿物质、维生素等含量适中、比例适当，易于婴儿消化、吸收，而且母乳含有婴儿所需的各种免疫物质，可预防各种感染性疾病与传染病。但是母乳中维生素 D 含量低，若婴儿每日不能接受充足的日光照射，则需要适当补充维生素 D，必要时也需补充维生素 K，以预防出血症。

2. 婴儿配方奶粉。在母乳不足或无法母乳喂养的情况下，可用婴儿配方奶粉代替。

1）婴儿配方奶粉的含义：婴儿配方奶粉指以母乳为标准，以乳及乳制品、大豆及大

豆蛋白制品为主要蛋白来源，经过一定的配方设计和工艺处理生产的用于喂养不同生长发育阶段和健康状况婴儿的食品。与普通奶粉相比，婴儿配方奶粉去除了部分酪蛋白，添加了乳清蛋白；去除大部分饱和脂肪酸，添加植物油以增加不饱和脂肪酸含量；加入乳糖，使糖含量更接近于母乳；降低矿物质含量以减轻婴儿的肾脏负担；添加微量元素、维生素、某些氨基酸或其他成分，使其成分更接近母乳。但是婴儿配方奶粉毕竟是代乳品，无法与母乳相媲美。

2）婴儿配方奶粉选购指南：选购婴儿配方奶粉时要参考奶粉国家标准《食品安全国家标准　婴儿配方食品（GB10765—2021）》《食品安全国家标准　较大婴儿配方食品（GB10766—2021）》《食品安全国家标准　幼儿配方食品（GB10767—2021）》，以及中国营养学会发布的《婴幼儿配方乳粉科学选购专家建议（2022）》。

（1）选择适宜婴幼儿月龄的配方奶粉：根据月龄选对配方奶粉。婴幼儿配方奶粉包括婴儿配方奶粉（Ⅰ段奶粉，适合0～6月龄的婴儿）、较大婴儿配方奶粉（Ⅱ段奶粉，适合6～12月龄的婴儿）、幼儿配方奶粉（Ⅲ段奶粉，适合12～36月龄的幼儿）。

（2）选择适宜婴儿体质的配方奶粉：以牛乳为基础的婴儿配方奶粉适用于一般健康的婴儿食用。一些有特殊生理状况的婴儿，需要经医生、营养师指导后，食用经特别加工处理的婴儿配方奶粉。例如，对乳糖不耐受的婴儿需要食用以牛乳或黄豆为基础的无乳糖婴儿配方奶粉；若是早产儿，需要食用早产儿配方奶粉；对于牛奶蛋白过敏的婴幼儿，可选用氨基酸配方奶或深度水解配方奶。

（3）选购时注意事项：市场上的配方奶粉品牌很多，选购配方奶粉时，家长要学会比较鉴别，不要盲目以价高、进口品牌为首选，要关注质量检验报告等相关信息，学会看食品标签，查看营养成分含量是否符合国家标准。

3）婴儿配方奶粉使用流程。

（1）配方奶粉的接收和储备：托育机构接收配方奶粉时，需要指导家长注意查看标签、生产日期和保质期等；标识应为婴儿配方奶粉，具有国食注册号，注意不要选择非婴儿配方奶粉甚至蛋白固体饮料；仔细查看营养成分和冲调方法，有含能量、蛋白质、脂肪、碳水化合物、维生素和矿物质的营养成分表，并模拟母乳添加了α-亚麻酸、二十二碳六烯酸（DHA）、花生四烯酸、核苷酸等成分。托育机构应对接收的配方奶粉进行标识，包括开罐日期、婴儿姓名等。配方奶粉应有专柜储备，储备环境应避光、阴凉、干净，做好储备环境的温度、湿度记录。

（2）配方奶粉的调配：调配配方奶粉前洗净双手，选用煮沸消毒后的干净奶嘴、奶瓶；严格按照产品说明的比例调配，避免过稀或过浓；调配好的奶液应立即食用，未喝完的奶液建议尽快丢弃，在空气中静置时间不能超过2小时；喂养后应尽快清洗奶嘴、奶瓶，避免滋生细菌；再次使用前煮沸消毒。

二、7～24月龄婴幼儿的膳食营养管理

7～24月龄婴幼儿处于生命早期1000日机遇窗口期的第三阶段，适宜的营养和喂养不仅关系到婴幼儿的生长发育，也与其长期的健康水平密切相关。

（一）7～24月龄婴幼儿的营养需求

1. 能量。婴幼儿对能量的需要相对较高，除维持基础代谢、各种活动和食物特殊动力作用的需要外，生长发育需要大量能量，其需要量随体格年增长速度的快慢而增减。7～12月龄婴儿能量需要量（EER）为75kcal/（kg·d），13～24月龄幼儿的EER为女孩800kcal/d、男孩900kcal/d。

2. 蛋白质。婴幼儿期摄入蛋白质不仅用于补充代谢的丢失，而且用于满足生长中不断增加的新组织的需要，故该期应处于正氮平衡。6月龄婴儿的膳食中开始增加辅食，此时应注意选择肉、蛋、鱼、奶、豆类食物以提高蛋白质的利用率。此外，婴幼儿期除8种必需氨基酸外，组氨酸也是必需氨基酸。

7～12月龄婴儿蛋白质AI为17g/d。幼儿仍维持旺盛的生长发育，需要充足的蛋白质供给，13～24月龄幼儿蛋白质的RNI为25g/d。

3. 脂肪。婴幼儿处于快速生长期，对能量的需要量相对高于成人，而脂肪的能量密度最高。7～12月龄婴儿脂肪的AI占全日总能量的40%，13～24月龄幼儿为35%。婴幼儿也需要较多的DHA、花生四烯酸等条件必需脂肪酸，以保证大脑及视功能的生长发育。因此，婴幼儿总脂肪摄入量可相对高于成人。辅食需要适量的油脂，尤其是以谷物类等植物性食物为主时，应在辅食中额外增加油脂的含量，7～12月龄不超过10g/d，13～24月龄应为5～15g/d。

为了保证婴幼儿获得足够的必需脂肪酸，建议选择亚油酸、α-亚麻酸等必需脂肪酸含量高的油脂。尤其是富含α-亚麻酸的油脂，如亚麻籽油、胡麻油、核桃油、大豆油和菜籽油等。

4. 碳水化合物。母乳中所含的乳糖易吸收，可在肠道内被完全溶解，同时乳糖可引起酸性发酵，能够促进钙的吸收和乳酸杆菌的生长，并能抑制大肠杆菌的繁殖。推荐7～12月龄婴儿碳水化合物摄入量包括600mL母乳和添加的辅食中所含含量，推算出碳水化合物AI为80g/d；13～24月龄幼儿碳水化合物的EAR为120g/d，宏量营养素可接受范围（AMDR）为50%～65%。

5. 易缺乏的矿物质。7～12月龄婴儿钙的AI为350mg/d，13～24月龄幼儿钙的RNI为500mg/d，奶及其制品是膳食钙的最好来源。7～12月龄婴儿铁的RNI是10mg/d，其中97%的铁来自辅食；13～24月龄幼儿铁的RNI为10mg/d。7～12月龄婴儿锌的AI为3.2mg/d，13～24月龄幼儿锌的RNI为4.0mg/d。7～12月龄婴儿碘的AI为115μg/d，13～24月龄幼儿碘的RNI为90μg/d。

6. 易缺乏的维生素。7～12月龄婴儿维生素A的AI为350μgRAE/d；13～24月龄幼儿维生素A的RNI，男孩为340μgRAE/d，女孩为330μgRAE/d，UL为700μgRAE/d。7～12月龄婴儿维生素D的AI为10μg/d，13～24月龄幼儿维生素D的RNI为10μg/d，UL为20μg/d。7～12月龄婴儿维生素C的AI为40mg/d，13～24月龄幼儿维生素C的RNI为40mg/d，UL为400mg/d。

（二）7～24月龄婴幼儿的食物选择

此阶段婴幼儿尚不具备自主选择食物的能力，需要家长和喂养者按需选择及配餐。

1. 强化铁的婴幼儿米粉。通常给婴幼儿添加的第一口辅食应该是强化铁的婴幼儿米粉。婴幼儿米粉是根据婴幼儿生长发育不同阶段的营养需要，采用优质大米为主原料，另加有乳粉、蛋黄粉、黄豆粉、植物油等，经过粉碎、研磨、高温杀菌等十几道工序并强化铁、锌、钙、碘等微量元素和维生素 A、维生素 D、维生素 E、维生素 C、B 族维生素以及母乳中所特有的叶酸、泛酸等多种营养素，科学精制而成的婴幼儿生长辅助食品。

2. 其他食物。随着月龄的增长，婴幼儿可选择、接受的食物逐渐增多，慢慢接近成人需要的种类。家长和喂养者在配餐时可根据同类互换的原则进行选择搭配，以满足婴幼儿营养需求和新鲜体验。各类营养素的良好食物来源见表 8−1。

表 8−1　各类营养素的良好食物来源

营养素	食物来源
蛋白质	乳类、肉类、蛋类、谷物类、大豆类
碳水化合物	谷物类、薯类、干豆类、水果、乳类
脂肪	植物油、鱼类、坚果、蛋黄、乳类
维生素 A	动物肝脏、蛋黄；富含胡萝卜素的深绿叶蔬菜或黄红色蔬菜，芒果和柑橘等水果
维生素 D	动物性食品，如含脂肪高的海鱼和鱼卵，肝脏、蛋黄、奶油和乳酪等
维生素 E	植物油、麦胚、坚果、豆类和全谷类
维生素 K	菠菜等绿叶蔬菜、鱼肝油、动物肝脏、蛋黄等
维生素 B_1	未加工的谷物类、豆类、花生、动物内脏、肉类等
维生素 B_2	肉类、动物内脏、蛋类和乳类，植物性食物如绿叶蔬菜、豆类等
烟酸	动物肝脏、肾脏、瘦肉，鱼类及坚果
维生素 B_6	白色肉类如禽肉、鱼肉，全谷类（特别是小麦），动物肝脏，豆类，坚果类和蛋黄，水果，蔬菜等
叶酸	绿叶蔬菜，水果，动物肝脏、肾脏，肉类，蛋类，豆类等
维生素 B_{12}	动物肝脏、肾脏，肉类，贝类，鱼类，禽类，蛋类
维生素 C	新鲜的蔬菜和水果
钙	乳类、海产品、大豆类等
铁	动物肝脏、动物全血、瘦肉、蛋黄、禽类、鱼类等，蔬菜中的黄花菜、香菇、萝卜、木耳、西蓝花等
碘	海带、紫菜、干贝、淡菜、鲜海鱼、海参、龙虾等
锌	贝类、肉类、蛋类、菇类、坚果等
硒	海产品和动物内脏

三、25～36 月龄幼儿的膳食营养管理

（一）25～36 月龄幼儿的营养需求

根据《中国居民膳食营养素参考摄入量（2023 版）》，该年龄段对能量及营养素的需求如下。

1. 能量与宏量营养素。由于幼儿基础代谢率高，生长发育迅速，活动量较大，与成人相比，需要消耗的热量相对较多，而且年龄越小，单位体重需要的热量越多。中国营养学会推荐 25～36 月龄幼儿每日能量的供应为女孩 1000kcal、男孩 1100kcal。

蛋白质供能占比应达到总能量的 10%～15%，RNI 为 25g/d。

脂肪供能占比应达到总能量的 35%，亚油酸、α-亚麻酸、二十碳五烯酸＋DHA 的 AI 与 13～24 月龄幼儿相同。

碳水化合物供能占比应达到总能量的 50%～65%，每日平均需要量与 13～24 月龄幼儿相同。

2. 易缺乏的微量营养素。易缺乏的微量营养素有钙、铁、碘、锌等矿物质，维生素 A、维生素 D、维生素 C 等维生素，其需要量与 13～24 月龄幼儿相同。

（二）25～36 月龄幼儿的食物选择

1. 食物多样。25～36 月龄幼儿的食物种类与成人相同，应坚持食物多样，合理搭配。除烹调油和调味品外，平均每日食物种类不少于 12 种，每周不少于 25 种。25～36 月龄幼儿建议摄入的主要食物种类数及每日各类食物建议摄入量分别见表 8-2、表 8-3。

表 8-2　25～36 月龄幼儿建议摄入的主要食物种类数

食物种类	平均每日摄入种类数（种）	每周至少摄入种类数（种）
谷物类、薯类、杂豆类	3	5
蔬菜、水果	4	10
畜禽肉、鱼类、蛋类	3	5
乳类、大豆类、坚果	2	5
合计	12	25

注：来源于《中国居民膳食指南（2022）》。

表 8-3　25～36 月龄幼儿每日各类食物建议摄入量

食物	建议摄入量	食物	建议摄入量
谷类	75～125g	乳类	350～500g
薯类	适量	大豆类（适当加工）	5～15g
蔬菜	100～200g	坚果（适当加工）	适量
水果	100～200g	烹调油	10～20g

食物	建议摄入量	食物	建议摄入量
畜禽肉、鱼类	50~75g	食盐	<2g
蛋类	50g	饮水量	600~700mL

注：来源《中国居民膳食指南（2022）》。

2. 合理搭配。

第一，每餐食物种类多样。早餐至少 3~5 种食物，午餐 4~6 种，晚餐 4~5 种，加餐 1~2 种。为了保证食物多样又食不过量，在配餐时将每种食物分量变小，多选几样，食物总量不变。

第二，每日同类食物常变换。主食可在米饭、面条、粥、馒头之间互换，同时注意不要长期食用精白米面，否则易导致维生素 B_1 缺乏，可以选择杂粮米饭、杂粮粥、杂粮馒头或全麦馒头、全麦面包等。红薯可以和山药、土豆、南瓜等互换。畜肉与禽肉、鱼类、虾类、贝类等互换。蔬菜、水果同色之间互换。每餐都应有谷物类、动物性食品、蔬菜、水果，避免摄入单一食物。

第三，不同食物巧搭配。尽量做到粗细搭配、荤素搭配、五颜六色。

四、婴幼儿带量食谱的制定

托育机构应根据不同年龄婴幼儿的生理特点和营养需求，制定符合要求的食谱，并严格按照食谱供餐。具体要求如下。

1. 食谱按照不同年龄段制定和实施，每周或每 2 周循环 1 次。食谱要具体到每餐次食物品种、用量、烹制或加工方法及进食时间。

2. 食物搭配均衡，每日膳食由谷物类、肉类、蛋类、豆类、乳类、蔬菜、水果等组成。同类食物可轮流选用，做到膳食多样化。

3. 每日三餐两点，主副食并重。主副食的选料、洗涤、切配要适合不同年龄段婴幼儿，减少营养素的损失，符合婴幼儿清淡口味，达到营养膳食的要求。食物注意色、香、味、形，提高婴幼儿进食兴趣。加餐以乳类、水果为主，配以少量松软面点，分量适宜，不影响正餐进食量。晚间不宜安排甜食，以预防龋齿。

4. 食谱中各种食物提供的能量和营养素水平，参照《中国居民膳食营养素参考摄入量（2023 版）》推荐的相应年龄段婴幼儿的 EER、RNI 或 AI 确定；各种食物的选择原则以及食物用量，参照《7~24 月龄婴幼儿喂养指南（2022）》《学龄前儿童膳食指南（2022）》中膳食原则，以及《中国 7~24 月龄婴幼儿平衡膳食宝塔》《中国学龄前儿童平衡膳食宝塔》中建议的食物推荐量范围。

5. 三大营养素能量占总能量的百分比：蛋白质 12%~15%，脂肪 30%~35%，碳水化合物 50%~65%。优质蛋白质占蛋白质总量的 50% 以上。提供一餐的托育机构（含上、下午点），每日能量、蛋白质供给量应达到相应建议量的 50% 以上；提供两餐的托育机构，每日能量和蛋白质供给量应达到相应建议量的 70% 以上；提供三餐的托育机构，每日能量、蛋白质及其他营养素的供给量应达到相应建议量的 80% 以上。

6. 各餐次能量分配：早餐提供的能量约占每日总能量的 30%（含上午 10 点的点心），午餐提供的能量约占每日总能量的 40%（含下午 3 点的午后点心），晚餐提供的能量约占每日总能量的 30%（含晚上 8 点的少量水果、牛奶等）。

7. 食物合理烹制，适量油脂，少盐、少糖、少调味品。宜采用蒸、煮、炖、煨等方法，少用油炸、熏制、卤制等方法。

8. 可为贫血、营养不良、食物过敏等婴幼儿提供特殊膳食，有特殊喂养需求的，婴幼儿监护人应当提供书面说明。

7～36 月龄婴幼儿每日食物量参考见表 8-4。

表 8-4　7～36 月龄婴幼儿每日食物量参考

年龄	7～8 月龄	9～12 月龄	13～24 月龄	25～36 月龄
餐次安排	母乳 4～6 次，辅食 2～3 次	母乳 3～4 次，辅食 2～3 次	学习自主进食，逐渐适应家庭的日常饮食。幼儿在满 12 月龄后应与家人一起进餐，在继续提供辅食的同时，鼓励尝试家庭食物，类似家庭的饮食	三餐两点
母乳	先哺乳，婴儿半饱时再喂辅食，然后再根据需要哺乳。随着婴儿辅食量增加，满 7 月龄时，多数婴儿的辅食喂养可以成为单独一餐，随后过渡到辅食喂养与哺乳间隔的模式	600mL	在母乳喂养的同时，可以逐步引入鲜奶、酸奶、奶酪等乳制品。不能母乳喂养或母乳不足时，仍然建议以合适的幼儿配方奶作为补充，可引入少量鲜奶、酸奶、奶酪等，作为幼儿辅食的一部分。奶量应维持约 500mL	/
乳类	>600mL	600mL	500mL	300～500mL
畜禽肉、鱼类、蛋类	开始逐渐每日添加 1 个蛋黄或全蛋和 50g 畜禽肉、鱼类，如果对蛋黄/鸡蛋过敏，需要额外增加畜禽肉、鱼类 30g	鸡蛋 50g，畜禽肉、鱼类 50g	鸡蛋 25～50g，畜禽肉、鱼类 50～75g	鸡蛋 50g，畜禽肉、鱼类 50～75g
谷物类	20～50g	50～75g	50～100g	75～125g
蔬菜、水果	根据婴儿需要适量提供	每日碎菜 50～100g、水果 50g，水果可以是片状或指状	蔬菜 50～150g、水果 50～150g	蔬菜 100～200g，水果 100～200g
大豆类	/	/	/	5～15g
烹调油	<5g	5～10g	5～15g	10～20g
精盐	/	/	<1.5g	<2g

续表

年龄	7~8月龄	9~12月龄	13~24月龄	25~36月龄
水	/	/	/	600~700mL

本节小结

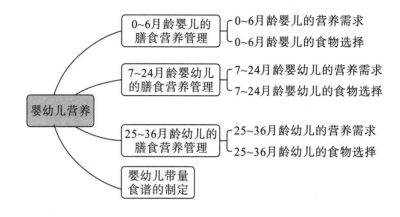

参考文献

[1] 张婷婷，刘芳，刘欣. 婴幼儿营养与膳食管理［M］. 北京：中国人民大学出版社，2022.

[2] 李海芸，江琳. 婴幼儿营养与膳食管理［M］. 北京：北京师范大学出版社，2020.

[3] 苏云晶. 婴幼儿膳食与营养［M］. 重庆：西南大学出版社，2021.

[4] 许雅君. 生命早期营养［M］. 北京：北京大学医学出版社，2019.

[5] 国家卫生健康委. 3 岁以下婴幼儿健康养育照护指南（试行）［Z］. 2022.

[6] 蔡威. 生命早期营养精典［M］. 上海：上海交通大学出版社，2019.

[7] 中国营养学会. 中国居民膳食营养素参考摄入量（2023 版）［M］北京：人民卫生出版社，2023.

第二节　婴幼儿喂养

一、母乳喂养

喂养是最让家长操心的事，很多母乳喂养的妈妈不能够坚定信心，担心母乳喂养影响身材、影响上班和母乳不足等，应如何做到合理喂养呢？托育机构不仅应鼓励母乳喂养，还应帮助妈妈们树立正确的喂养观、掌握正确的喂养技巧，同时应设立哺乳室或哺乳区域，并配备相关设施设备，为实现母乳喂养提供便利条件，减轻送托婴幼儿妈妈的母乳喂养焦虑。WHO建议6个月内婴儿应纯母乳喂养，并在添加辅食的基础上持续母乳喂养到2岁甚至更长时间。

（一）树立正确的喂养观

1. 0～6月龄婴儿坚持母乳喂养。《中国婴幼儿喂养指南（2022）》推荐，6月龄内的婴儿应纯母乳喂养。科学研究表明，母乳喂养对母子双方都有益处。

1）对婴儿的益处：母乳是婴儿理想的天然食物，含有丰富的营养素、免疫活性物质和水分，能够满足0～6月龄婴儿生长发育所需全部营养，任何配方奶粉、牛羊奶等都无法完全替代母乳。

多项分析表明，母乳喂养婴儿神经系统发育状况比配方奶粉喂养婴儿更好；而且母乳喂养时间越长，对婴儿智力发育越有帮助。

母乳喂养有助于婴儿免疫系统发育，增强抗感染能力，降低过敏性疾病风险。研究表明，和纯母乳喂养的婴儿相比，非母乳喂养的婴儿死于肺炎的可能性是前者的15倍，死于腹泻的可能性是前者的11倍。

母乳喂养有助于婴儿早期健康生长发育，并减少其成年期慢性病的发生风险。母乳可降低儿童肥胖风险，母乳喂养时间越长，儿童肥胖风险越低。另外，母乳喂养可减少成年后高血压、冠心病和糖尿病等慢性病的发生风险。

2）对妈妈的益处。

（1）母乳喂养能促进妈妈产后恢复：分娩后新生儿吸吮乳头的动作能够刺激催产素分泌，同时有助于子宫收缩，减少出血，促进子宫恢复到孕前大小，并减少产后并发症。哺乳产妇子宫的复原比非哺乳产妇更加迅速、彻底。

（2）母乳喂养可降低妈妈产后体重滞留风险，有助于妈妈体型恢复：调查数据显示，纯母乳哺乳的妈妈，产后最容易恢复到孕前体重；而混合喂养的妈妈，由于不能很好地处理泌乳与饮食量之间的关系，产后体重滞留最明显。

（3）母乳喂养能降低妈妈患某些疾病的风险：有证据显示，哺乳超过12个月以上，可使妈妈患2型糖尿病的风险降低9%；与从未哺乳的妈妈相比，哺乳超过12个月的妈妈患乳腺癌的风险降低28%；哺乳持续时间越长，卵巢癌发病风险越低。

（4）母乳喂养还可以帮助妈妈避免抑郁：进行母乳喂养的妈妈发生产后抑郁的风险在统计学上显著低于未进行母乳喂养的妈妈，且产后抑郁的发生率随着母乳喂养周数的增加而进一步降低。

3）对亲子关系的益处：母乳喂养是培养亲子依恋关系的重要途径。母乳喂养时的肌肤接触、眼神接触和语言动作等，有利于母婴情感交流，促进婴儿的行为发展和心理健康。

4）对家庭的益处：母乳经济、方便、省时、卫生，温度适宜，可以随时进行喂哺，减少了妈妈及家庭其他成员的劳动，还减少了消毒、奶瓶、奶粉所需的经济消耗。另外，母乳喂养的婴儿较少得病，减轻了家庭的经济负担。

2. 7～24月龄婴幼儿继续母乳喂养。科学研究表明，母乳对6月龄后的婴儿来说仍有很大益处。作为食物，在9～12月龄时，婴儿每日仍能摄取约600mL乳汁，约占每日摄入能量的一半。18 月龄时，幼儿很可能每日摄取约 500mL 乳汁，约占每日摄入能量的 29%。6 月龄开始婴儿需要从其他食物中摄取营养，因为这些营养可能无法从母乳或自身储备中获得，如铁、锌及 B 族维生素和维生素 D。但即便是 24 月龄的幼儿，母乳仍能提供大量其他关键营养，可提供约 43% 的蛋白质、60% 的维生素 C、75% 的维生素 A、76% 的叶酸及 94% 的维生素 B_{12}。

3. 特殊情形下母乳喂养，应当听从医务人员指导。乳母患病时，应当及时咨询医务人员，了解疾病和用药对母乳喂养的影响，遵循医务人员意见，决定是否继续母乳喂养。

4. 混合喂养或人工喂养。混合喂养是指母乳不足，不能保证婴儿生长发育所需，需要采取母乳＋配方奶粉的混合喂养方式，也可母乳喂养后再进行人工喂养。母乳喂养具有配方奶粉无法比拟的优势，但以下情况不宜母乳喂养。

1）母亲患有重症心脏病、肾病、糖尿病、高血压、心功能不全等疾病，哺乳可使病情恶化；患有严重乳头裂伤、乳腺炎；患有精神病或癫痫服药治疗中；处在急性、慢性疾病活动期，如艾滋病、病毒性肝炎；接受放射性碘治疗；接触有毒化学物质或农药。

2）患有某些遗传代谢病的婴幼儿，需根据病情严重程度，在医生或临床营养师的指导下食用母乳或特殊医学用途婴儿配方奶粉。

5. 按需喂养，顺应喂养，避免过度喂养。0～6 月龄婴儿的生长发育过程存在个体差异，哺乳应从按需喂养开始，不限制哺乳次数和时长，合理回应婴儿的进食需要，再参考指南推荐或书籍中的喂养指导，逐渐顺应喂养。帮助婴儿养成定时、定量进食习惯，避免过度喂养。

（二）合理喂养

母乳喂养是婴儿最佳的喂养方式，如果母乳不足或者无法进行母乳喂养，可选择混合喂养或人工喂养的方式。母乳喂养是早产儿首选的喂养方式，提倡妈妈亲喂和袋鼠式护理，对胎龄＜34 周、出生体重＜2000g 的早产儿或体重增长缓慢者，根据医生指导，在母乳中添加母乳强化剂。

1. 0～6 月龄婴儿母乳喂养准则。《中国婴幼儿喂养指南（2022）》提出 0～6 月龄婴儿母乳喂养遵循如下六条准则：

1）母乳是婴儿最理想的食物，坚持 6 月龄内纯母乳喂养。

2）出生后 1 小时内开奶，重视尽早吸吮。

3）回应式喂养，建立良好的生活规律。

4）适当补充维生素 D，母乳喂养无需补钙。

5）出现任何动摇母乳喂养的想法和举动时，都必须咨询医生或其他专业人员，并由他们帮助做出决定。

6）定期监测婴儿体格指标，保持健康生长。

2. 实施母乳喂养关键步骤。

1）母婴肌肤尽早接触，尽早开奶：成功实施母乳喂养的关键在于产后立即开始母婴肌肤接触并在生命最初 1 小时内开始母乳喂养。妈妈要根据实际情况选择适合自己和婴儿的喂哺姿势。无论用何种姿势，都应让婴儿的头和身体呈一条直线，婴儿身体贴近妈妈，头和颈部得到支撑；婴儿贴近乳房，鼻子对着乳头，保证婴儿衔乳姿势正确。常见的喂哺姿势有摇篮式、交叉式、橄榄球式和侧卧式。喂哺的具体步骤如下：

（1）按摩乳房。喂奶前轻轻地按摩乳房，有助于刺激泌乳反射。一是从乳房上端开始，垂直往乳晕方向按压，用手指在皮肤上画圈；持续几秒钟后，手指移到下一个位置，用同样的方法往乳晕方向按摩。二是用类似挠痒的动作轻轻抚摸乳房，从乳房上方朝乳晕方向抚摸，从胸腔到乳晕，围绕着整个乳房持续进行抚摸，这样做有助于放松乳房，且能刺激产生泌乳反射。

（2）适宜刺激。新生儿面颊接触到母亲乳房或其他部位时，新生儿即可出现寻觅乳头的动作。将一只手放在乳房外侧，大拇指在上面，手掌和其余四指贴在乳房下的胸壁上，呈"C"字形托住乳房，露出乳晕部分，用乳头轻柔地触碰新生儿嘴唇，刺激他张开嘴巴。

（3）准确衔乳。成功衔乳的关键是让婴儿含住尽可能多的乳晕，一般要求口上露出的乳晕比口下多。婴儿的嘴巴张大，下唇外翻，下颌贴近乳房，将乳头吸至嘴巴深处，牙龈和舌头包裹 3~5cm 的乳晕。给予压力，挤压乳窦，让婴儿获得更多乳汁。

（4）有效吸吮。婴儿有效吸吮的表现是嘴唇外翻呈鱼唇状，吮吸动作缓慢有力，妈妈能听到婴儿"咕嘟咕嘟"的吞咽声。婴儿开始用力吸吮后，可以将其小嘴轻轻往外拉约 5mm，目的是将乳腺管拉直，有利于顺利喂哺。

每次喂哺时，要让婴儿轮流吸吮两侧乳房，先吸空一侧乳房乳汁再吸吮对侧乳房。若一侧乳房乳汁量已能满足婴儿需要，则应将另一侧乳房内的乳汁用吸奶器吸出。喂哺时注意观察婴儿吸吮状态，不要让乳房堵住婴儿鼻子，尤其是在夜间喂哺时，以免影响婴儿正常呼吸。

充分吸吮和及时排空乳房是促进母乳分泌的最有效方法。另外，婴儿的啼哭声、视觉刺激及母婴皮肤接触，均可使妈妈催乳素和催产素分泌增加，促进泌乳和乳汁排出。

（5）顺利离乳。一般婴儿吃饱后会自己吐出乳头，有的婴儿会含着乳头睡过去，此时妈妈可以用一根清洁手指插入婴儿嘴角，向下按压乳头中断婴儿吮吸，这样能比较顺利地让婴儿嘴巴离开乳头，避免引起乳头疼痛。

完成喂哺后，不能立即平放婴儿，应将婴儿竖直抱起，头靠在妈妈肩上，轻拍婴儿背部，帮助其排出吃奶时吞入胃里的空气，防止溢奶。

（6）注意事项。如果顺利分娩，母婴健康状况良好，即可开始母婴皮肤接触，并重复上述步骤。刚开始初乳分泌少，婴儿吮吸时间短，要让婴儿频繁吸吮，不必计时。

注意辨别婴儿喂养需求。婴儿饥饿时，先是出现不安、身体扭来扭去，张嘴伸舌、左右转头，做出觅食动作，然后四肢伸展、身体活动增加，吮吸手指、衣服等嘴巴可以接触到的物品等，如果不能及时回应哺乳，婴儿会哭闹，直至面红耳赤。

2）正确判断母乳喂养是否充足：婴儿摄乳量受到多种因素的影响，但主要取决于婴儿自身的营养需要。母乳喂养时，可以通过以下几种情况来确定母乳喂养是否充足。

（1）婴儿每日能够得到 8~12 次较为满足的母乳喂养。

（2）喂哺时，婴儿有节律地吸吮，并可听见明显的吞咽声。

（3）出生后最初 2 日，婴儿每日至少排尿 1~2 次。

（4）如果尿中有粉红色尿酸盐结晶，应在出生后第 3 日消失。

（5）从出生后第 3 日开始，每日排尿应达到 6~8 次；或者如果婴儿每日能尿湿 5~

6个纸尿裤，就说明婴儿已经吃饱。

（6）出生后每日至少排便3~4次，每次大便应多于1大汤匙。

（7）出生第3日后，每日可排软黄便4~10次。

（8）婴儿体格生长可用来判定一段时期内（2周至1个月）的母乳喂养是否充足。

3）母婴积极互动，保持愉悦心情：产后妈妈情绪波动会影响乳汁的质和量，哺乳期的妈妈要避免情绪波动和过度疲劳，保持心情舒畅，这是保证母乳充足的最有效办法。

4）必要时采取混合喂养或人工喂养：混合喂养的方法有补授法和代授法两种。

（1）补授法适用于6月龄内的婴儿。补授法是母乳量不足时的喂养方法，每次喂完母乳后，接着补喂一定量的婴儿配方奶以满足生长发育所需。补授法的优点是婴儿先吸吮母乳，保证了吸吮对乳房的足够刺激，有的母乳量最终可能会因吸吮刺激而逐渐增加，婴儿又重新回归到纯母乳喂养。需要注意的是，补授的乳量由婴儿食欲及母乳量多少而定，即"缺多少补多少"。

（2）代授法是指妈妈奶量充足，但由于某种原因不得不用配方奶或其他乳品代替1次或数次母乳喂养。需要注意的是，每日妈妈给婴儿直接喂哺母乳最好不少于3次，以保证乳汁的正常分泌。

5）混合喂养时要注意以下几个方面。

（1）坚持母乳优先原则。喂哺婴儿时，要先让婴儿吃母乳，坚持按时母乳喂养，每日不少于3次。每次吸空两侧乳房后再以配方奶作为补充，这样可以保持乳汁分泌。

（2）不要将母乳和配方奶混合喂给婴儿。在给婴儿喂奶时，1次只可以选择一种奶，即母乳或配方奶，不要将两者混合在一起。若是将母乳和配方奶混着喂给婴儿，不仅会导致婴儿消化不良，还容易使婴儿出现讨厌吃母乳的现象。

（3）按规律喂哺。母乳喂养的婴儿最好按需喂养，配方奶喂养的婴儿则可以按照固定的规律进食，所以，在混合喂养婴儿时，也要注意尽量按规律喂哺。按规律进食有利于婴儿吸收营养，也可避免过度喂养现象的发生。加配方奶后，婴儿的喂奶间隔时间会比单纯母乳喂养时延长0.5~1.0小时。

（4）夜间尽量母乳喂养。夜间妈妈休息，乳汁分泌量相对增加，婴儿需要量又相对减少，此时要尽量采用母乳喂养。

因为特殊原因实施配方奶进行人工喂养时，一般每日喂哺的次数可能在8次以上，婴儿刚刚出生几日之内会在10次以上。需要特别强调的是，带养者应该参照婴儿配方奶粉的说明来调配，过浓或过稀都不利于婴幼儿的正常生长发育。

3. 托育机构母乳喂养支持策略。

1）鼓励妈妈进入托育机构亲喂：托育机构应与家庭配合，按照要求设立哺乳室或哺乳区域，并配备流动水洗手等相关设施设备，为实现母乳喂养提供便利条件，鼓励妈妈进入托育机构亲喂，并做好哺乳记录，保证按需喂养。

2）托育机构母乳库的管理：对于在有些情况下无法亲喂婴儿的，建议妈妈用吸奶器定时将母乳吸出并储存于托育机构母乳库，由工作人员在一定时间内用奶瓶喂给婴儿。托育机构应提供专用的母乳储存冰箱，并做好标识，记录存放时间，避免与其他食物共用一个冰箱。

（1）母乳储存。对于冷冻保存的母乳，使用前将储奶袋或储奶瓶置于冰箱冷藏室解冻，但在冷藏室放置不要超过 24 小时。解冻的母乳不宜再次冷冻。母乳的保存条件及允许保存时间见表 8-5。

表 8-5　母乳的保存条件及允许保存时间

保存条件	允许保存时间
室温保存	
室温存放（20℃～25℃）	4 小时
冷藏保存	
存储于便携式保温冰盒内（15℃左右）	24 小时
储存于冰箱冷藏区（4℃左右）	48 小时
储存于冰箱冷藏区，但经常开关冰箱门（不能确保 4℃左右）	24 小时
冷冻保存	
冷冻温度保持于-15℃～-5℃	3～6 个月
低温冷冻（低于-20℃）	6～12 个月

注：1. 保存母乳时，无论室温保存、冷藏保存或冷冻保存，均需使用一次性储奶袋或储奶瓶，或使用经严格消毒的储奶瓶，不使用玻璃瓶，以防冻裂。保存母乳时应详细记录采集和存储母乳的日期。
2. 在使用保存的母乳前，先将储奶袋或储奶瓶置于温水中加热，再倒入喂养奶瓶。对早产儿，可将母乳强化剂与储存母乳一同倒入喂养奶瓶中，混匀溶解后再喂哺婴儿。

（2）母乳复温和喂养。

①对于室温保存、冷藏或解冻后的母乳，使用前将储奶袋或储奶瓶置于不超过 40℃的温水中复温，直到母乳接近体温。在复温过程中，注意持续轻摇储奶袋或储奶瓶，使母乳受热均匀。禁止用微波炉或明火直接加热母乳。复温后喂哺剩余的母乳直接丢弃，不再利用。

②复温的母乳倒入奶杯或奶瓶喂哺。喂哺前可将母乳滴在手腕内侧皮肤测温，有条件的可采用设备再次测温。

③做好与母乳储存相关环境、设备的消毒，做好冰箱温度、室温等的记录。

3）奶瓶喂养方法：应选用适宜的奶嘴，奶嘴孔大小以乳汁能缓慢连续滴出为宜；在婴儿清醒状态下喂哺，喂哺前先测试奶液温度；喂养时环抱婴儿，倾斜奶瓶，使奶液充满整个奶嘴，从而避免婴儿吃奶时吸入过多空气；婴儿不宜睡在婴儿床上吃奶；喂哺时要注意观察婴儿的吸吮、吞咽情况，并和他眼神交流；喂哺过程中可根据婴儿的吸吮、吞咽过程确定喂哺时间，一般每次喂哺时间不超过 20 分钟。

二、辅食添加

辅食是指除了母乳和（或）配方奶以外的其他各种性状的食物，包括各种天然的固体食物、液体食物及商品化食物。

科学证据表明，6月龄是添加辅食的最佳时机。此时纯母乳喂养已不能完全满足婴儿快速生长发育的需要。在这一时期添加辅食也与婴儿的进食技能发育及其对不同口味、不同质地食物的接受能力相一致。过早添加辅食，婴儿的肠道尚未成熟，肠道消化酶分泌不足，易出现消化不良的现象。过晚添加辅食，既不能满足婴儿身体发育对营养的需要，导致营养缺乏风险增加，又可能使婴儿错过味觉发育期，养成偏食的习惯。因此，婴儿6月龄时，应在继续母乳喂养的基础上引入各种营养丰富的食物。

（一）把握辅食添加的时机、原则和顺序

1. 辅食添加的时机。根据婴儿生理信号判断辅食添加的时机。辅食添加不仅需要按照婴儿的月龄，也需要结合婴儿的实际生长发育信号来判断。一般出现以下几种情况，就可以考虑开始添加辅食。

1) 体重变化：健康足月婴儿体重达到出生时体重的2倍（通常为6kg）时，就可以考虑添加辅食。对于未足月婴儿或出生体重为2.5kg以下的低出生体重儿，建议在婴儿体重达到6kg时开始添加辅食。

2) 动作发育：当婴儿动作发育有进步，头能竖稳，身体能够有一定控制力，能扶着坐好，俯卧时能抬头挺胸，能用两肘来支撑身体，并能坚持一会儿时，可以添加辅食。

3) 出现进食兴趣：主要表现为尝新信号和口水信号。当婴儿看到家人在吃东西的时候表现出情绪兴奋，发出"啊啊啊"的声音，小手小脚拼命挥动带动身体发出信号，或者当用小匙触及婴儿口唇时，婴儿表现得有兴趣，露出笑容并张口，且不会用舌头把勺子顶出来，说明其有进食意愿。随着婴儿牙齿的萌出，口腔分泌的唾液量明显增加，出现生理性流涎时，也是婴儿进食兴趣的体现。

相反，如家长在尝试喂食时，婴儿头或躯体转向另一侧，或闭口拒食，则提示可能添加辅食为时尚早。

4) 饥饿频率增加：除病理性因素外，当一日喂养婴儿多次，婴儿仍出现吃不饱的情况时，可以考虑添加辅食。一般表现为母乳喂养婴儿的哺乳次数明显增加，人工喂养婴儿的奶粉喂养时间间隔缩短，同时婴儿还会出现哭闹、体格检查显示体重增长速度变得缓慢的现象。

2. 辅食添加的原则。婴儿一般6月龄后才开始出牙，胃肠道等消化器官发育相对完善，可消化母乳以外的多样化食物。此时婴儿正处于"尝试吃"的阶段，不能随心所欲地添加辅食，应遵循以下几条基本原则。

1) 循序渐进：根据不同月龄婴儿的生长发育情况及时调整，进行适宜的食物选择，提高婴幼儿的咀嚼能力。主要体现为由少到多、由稀到稠、由细到粗、由一种到多种、由植物性食物到动物性食物。

2) 关注过敏：每次只给婴幼儿尝试一种新食物，每引入一种新的食物婴儿需要适应2~3日，密切观察其是否出现呕吐、腹泻、皮疹等异常症状。适应一种食物后再添加其他新的食物，如出现不良反应及时暂停添加，并确定是否出现食物过敏。对于易过敏的婴儿，辅食添加建议从不易过敏的食物开始，如大米、小米、蔬菜、水果等，然后再开始尝试添加肉、蛋、鱼类等致敏性较高的食物。不盲目回避易过敏食物，对1岁内婴儿可适时引入各种食物。

3）食物多样化：不同种类的食物提供不同的营养素。7～24月龄婴幼儿膳食应多样化，多吃谷类、蔬菜、水果，同时要重视动物性食物的添加，适量补充肉、鱼、蛋类食物。研究表明，在婴儿出生的第1年，引入食物种类越多，过敏发生风险越低。

4）食物清淡：婴幼儿辅食应区分于成人饮食单独制作。辅食应保持原味，不加盐、糖及其他刺激性调味品。7～12月龄婴儿辅食需要添加不超过10g的油脂，此阶段不建议额外添加食用盐；13～24月龄幼儿辅食可添加适量食用盐（少于1.5g）和5～15g食用油，推荐以富含α-亚麻酸的植物油为首选，如亚麻籽油、核桃油等。清淡饮食有利于提高婴幼儿对不同天然食物口味的接受度，降低偏食、挑食的风险，也可减少远期肥胖、糖尿病、高血压等疾病的风险。

3. 辅食添加的顺序。《7～24月龄婴幼儿喂养指南（2022）》提出婴幼儿辅食应从一种富含铁的泥糊状食物开始，如强化铁的婴儿米粉、肉泥等，逐渐增加食物种类，逐步过渡到半固体或固体食物，如烂面、肉末、碎菜、水果粒等，具体见表8-6。

表8-6 辅食添加的顺序

月龄	食物质地	添加食物举例	注意事项
7～9月龄	半流质、泥糊状	菜泥、果泥、米糊、肉泥、鱼泥	让婴儿练习用舌头压碎食物并学习吞咽
10～12月龄	软固体、颗粒状	稠粥、碎菜、烂面条、肉末、软米饭	让婴儿学会用牙齿和牙龈轻度咀嚼
13～24月龄	较细软的固体	体积小的家常食物	让幼儿用牙齿进行咀嚼，避免可能引起窒息的食物

（二）有针对性地实施喂养指导

1. 7～9月龄。

1）坚持母乳喂养：7～9月龄婴儿以母乳喂养为主，每日的母乳量不应低于600mL，由母乳提供的能量应占全日总能量的2/3，每日应保证不少于4次的母乳喂养。

2）辅食种类和数量：此时婴儿已经开始逐渐萌出牙齿，初步具有一些吞咽咀嚼能力，消化酶有所增加，消化能力不断提高。辅食添加应优先考虑富含铁的食物，如强化铁的婴儿米粉、肉类、蛋黄等，并可进一步提高辅食的种类和数量，逐渐达到每日至少1个蛋黄以及不低于25g肉类、鱼类，谷物类添加不少于20g，蔬菜、水果均能达到25～100g，首选深色蔬菜、水果。鉴于婴儿快速的生长发育需要和有限的胃容量，辅食食材应优先选择营养素密度高的食物，注意对蛋白质的补充。

3）辅食质地：辅食的质地应从开始的泥糊状如米糊、肉泥、蛋黄泥，逐渐过渡到9月龄时带有小颗粒的食物，适当增加辅食的粗糙度，如稠粥、烂面条、肉末、碎菜等。

4）餐次食量：辅食喂养由尝试逐渐调整为每日2次，谷薯类如含铁米糊、粥、烂面条等3～8勺，蔬菜、水果各1/3碗，动物类及豆类食物如蛋黄、鸡肉、豆腐等3～4勺。

5) 喂养须知：7～9 月龄婴儿通常使用下颌和舌头咀嚼并咬碎各种食物，且出牙早晚具有明显的个体差异，因此这一喂养阶段增加辅食的粗糙程度、实现食物质地的转换应根据婴儿实际月龄，同时可参考婴儿发育水平，不应以出牙作为食物质地转换的依据。

2. 10～12 月龄。

1) 继续母乳喂养：10～12 月龄婴儿每日的母乳量约为 600mL，由母乳提供的能量应占全日总能量的 1/2，每日应母乳喂养 4 次。如不能母乳喂养或母乳不足时，仍建议用合适的配方奶粉作为补充。

2) 辅食种类和数量：此阶段辅食添加应在 7～9 月龄辅食的基础上适当增加摄入量，保证摄入足量的动物性食物，每日 1 个鸡蛋（至少 1 个蛋黄）加 25～75g 肉类或鱼类，继续添加新的食物，特别是不同种类的蔬菜和水果。

3) 辅食质地：10～12 月龄是婴儿咀嚼能力快速发展的时期，婴儿辅食要进一步过渡到大颗粒状辅食，最好是做成碎块状或条状的"手指食物"，方便婴儿用手抓。一般在 10 月龄时可让婴儿尝试比较软的手抓食物，如香蕉条、土豆条，12 月龄时可让婴儿尝试较硬的块状食物，如黄瓜条、苹果片。

4) 餐次食量：通过前一阶段的辅食喂养，10～12 月龄婴儿已经适应了较多常见食物，并达到了一定的进食数量。此时应逐步建立三餐二点或三点饮食模式，即晨间、午点和（或）睡前饮奶，并搭配早中晚三餐。每日进食谷薯类如面条、小馒头等 1/2～3/4 碗，蔬菜、水果各 1/2 碗，动物类及豆类食物 4～6 勺。

5) 喂养须知：实际喂养中应考虑婴儿个体生长发育的差异性，按需喂养。对 10～12 月龄婴儿应进行定期体格检查，对婴儿的喂养现状进行评价，衡量能量和营养素摄入是否充足，及时做出调整。

3. 13～24 月龄。

1) 继续母乳喂养：建议有条件的情况下可母乳喂养到 2 岁，13～24 月龄幼儿每日母乳量大约为 500mL，由母乳提供的能量应占全日总能量的 1/3，每日母乳喂养建议不超过 4 次。母乳不足或已经没有母乳的情况下，除以适龄配方奶粉作为营养补充外，也可以考虑摄入一定量鲜牛奶、酸奶等。

2) 辅食种类和数量：此阶段辅食提供 1/2～2/3 的能量，成为幼儿食物的主体，食物种类与家庭其他成员基本相同，继续增加辅食种类。以谷物类食物为主，每日添加 50～100g，蔬菜、水果各 50～150g，每日 1 个鸡蛋及 50～70g 肉类、禽类和鱼类。

3) 餐次食量：此阶段每日 3 餐，2 次加餐。每餐从约 180mL（约 3/4 碗）逐渐增加至约 250mL（约 1 碗），其中各种谷物类 3/4～1 碗多，蔬菜、水果各 1/2～2/3 碗，动物类及豆类食物 6～8 勺。

4) 喂养须知：1 岁后幼儿乳磨牙开始萌出，咀嚼能力明显增强。现阶段为幼儿学习咀嚼以及自我喂哺的关键时期，喂养者有责任为幼儿提供多样化且与其发育水平相适应的食物，如质地细软、便于幼儿咀嚼和抓握的食物，应避免可能引起窒息的食物。在喂养过程中应及时对幼儿进餐状态做出恰当的回应，耐心鼓励和协助幼儿进食，但绝不强迫进食。

上述辅食添加进程可小结为表 8-7。

表 8-7 辅食添加进程

年龄阶段		6 月龄	7~9 月龄	10~12 月龄	13~24 月龄
食物质地		泥糊状	泥状、碎末状	碎块状、条状	条块、球块状
辅食餐次		每日 1~2 次	每日 2 次	每日 2~3 次	每日 3 次
食物种类及数量（每日）	乳类	4~6 次，共 800~1000mL	不少于 4 次，不少于 600mL	4 次，共 600mL	2 次，共 400~600mL
	谷物类	含铁米粉 1~2 勺	含铁米粉、粥、烂面条、米饭等 3~8 勺	面条、米饭、小馒头、面包等 1/2~3/4 碗	各种谷物类食物 3/4~1 碗多
	蔬菜	菜泥 1~2 勺	烂菜、细碎菜 1/3 碗	碎菜 1/2 碗	各种蔬菜 1/2~2/3 碗
	水果	水果泥 1~2 勺	水果泥、碎末 1/3 碗	水果小块、条 1/2 碗	各种水果 1/2~2/3 碗
	动物类、豆类		蛋黄、肉类、鱼类、豆腐等 3~4 勺	蛋黄、肉类、鱼类、豆腐等 4~6 勺	鸡蛋、肉类、鱼类、豆类等 6~8 勺
	油盐		植物油：0~10g；盐：不加	植物油：0~10g；盐：不加	植物油：5~15g；盐：<1.5g

注：表中所用单位，勺容量为 10mL，碗容量为 250mL。

（三）辅食制作

制作婴幼儿辅食时必须讲究卫生。食品原料应选择新鲜、优质、无污染的食材，烹调用水符合国家饮用水卫生标准，操作符合食品加工卫生操作规范要求，制作过程始终保持清洁卫生，做到所有餐具生熟分开，烹调方法确保辅食烧熟煮透，最大限度地保留食物中的营养素。

1. 7~9 月龄婴儿辅食。

1）肉泥。

（1）食材：猪瘦肉。

（2）制作方法：先将除去筋膜的猪瘦肉洗净剁碎，或放入料理机打成泥状，用研钵或调羹将肉糜碾压均匀，加入适量水蒸熟或煮烂成泥状。猪瘦肉可以和蔬菜一起打泥，口感会更加嫩，味道也会更加丰富，婴儿会更容易接受。如果是刚添加辅食的婴儿，要制作更细腻的肉泥，可在搅拌时加少量水混合打泥，并适当延长搅打时间。为了帮助婴儿适应辅食，可以在煮熟或煮烂的肉类中添加适量母乳或配方奶，再用料理机打碎食用。食材也可选择牛肉或鸡肉等任意肉类，做法与猪瘦肉的做法基本一致。

2）猪肝泥。

（1）食材：猪肝。

（2）制作方法：将剔除筋膜后的猪肝在流动水下冲洗干净，切片，在清水中浸泡 20 分钟。将猪肝和姜片上锅蒸熟或彻底煮熟，视情况加少量水，用料理机打成猪肝泥。

2. 10~12 月龄婴儿辅食。

1）胡萝卜山药粥。

（1）食材：大米 50g、胡萝卜小半根、山药小半根。

（2）制作方法：将胡萝卜和山药去皮切丁备用；大米洗净放入锅中，再加入水，旺火煮开，倒入胡萝卜丁和山药丁，小火炖煮45分钟，直至粥变稠。

2）菠菜牛肉粥。

（1）食材：大米50g、牛里脊25g、菠菜15g、花生油5g、葱姜各2g。

（2）制作方法：将大米淘洗干净，放入锅内，旺火烧开后转微火，熬成烂粥；将牛里脊切成薄片，再剁成肉末；菠菜洗净，焯水，剁碎；葱姜切丝。将适量油倒入锅内，用葱姜丝爆香，倒入肉末煸炒，再放入菠菜末炒熟。将炒好的牛肉和菠菜倒入米粥内，熬煮即成。

3. 13～24月龄幼儿辅食。

1）番茄鸡蛋什锦面。

（1）食材：鸡蛋半个、面条适量、1/4个番茄、黄花菜适量、花生油5g、葱丝少量、盐少量。

（2）制作方法：将黄花菜用温水泡软，择洗干净，切寸段；番茄洗净切块；鸡蛋打散。锅中淋少许油，稍热，放葱丝煸香，再依次放入黄花菜、番茄煸炒片刻，加入清水。水沸后放入面条，快熟时淋上打散的鸡蛋液，加少许盐。

2）鱼蛋饼。

（1）食材：鸡蛋半个、鱼肉20g、净葱头10g、菜籽油5g。

（2）制作方法：将新鲜的鱼肉煮熟，确保蒸煮前鱼肉已清理无鱼刺，研磨成泥；将葱头切碎，鸡蛋倒入碗内，加研磨成泥的鱼肉和切碎的葱头一起搅拌均匀；在锅中放菜籽油，倒入原料，待一面定形呈金黄色后，再换另一面，煎至两面金黄。

本节小结

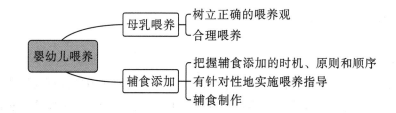

参考文献

[1] 籍孝诚，李宁. 协和名医讲堂：婴幼儿营养与辅食添加 [M]. 北京：中国人口出版社，2016.

[2] 黄建，张霆，杨洁. 0－3岁婴幼儿营养与喂养 [M]. 上海：华东师范大学出版社，2022.

[3] 康松玲，贺永琴. 婴幼儿营养与喂养 [M]. 上海：上海科技教育出版社，2017.

[4] 欧阳叶，李娟，李晶. 0－3岁婴幼儿营养与喂养 [M]. 长沙：湖南教育出版社，2021.

[5] WHO. WHO guideline for complementary feeding of infants and young children 6－

23 months of age［Z］. 2023.

［6］国家卫生健康委. 婴幼儿辅食添加营养指南（WS/T 678－2020）［Z］. 2020.

第三节　特殊体质婴幼儿的喂养

案例 8-1　食物过敏还是乳糖不耐受

小明，男，5 月龄。小明胃口很好，每天要喝 1000mL 奶。近 2 日，妈妈给小明添加了婴儿米粉、苹果泥和红薯泥等辅食。但从上个月开始，小明喝奶后就出现腹泻，每日 6~7 次，大便呈稀糊状，伴有小便量减少、体重不增，但精神、情绪都正常。这期间，小明没有出现发热、呕吐及皮疹，2 次大便常规均正常。医生诊断为继发性乳糖不耐受，建议停掉苹果泥、红薯泥，只吃婴儿米粉，奶粉更换为无乳糖奶粉，过了 2 日，大便次数已开始减少。

案例 8-1 思考：小明是乳糖不耐受还是食物过敏呢？

特殊体质是指异于正常人的健康体质且表现为生理功能缺失的体质。对于婴幼儿来讲，目前常见的特殊体质主要包括食物过敏、乳糖不耐受以及疾病恢复期三种类型。

一、婴幼儿的特殊体质类型

（一）食物过敏

食物过敏又称食物变态反应，是指食物进入人体后，人体对之产生异常免疫反应，导致人体生理功能紊乱或组织损伤，进而引发一系列临床症状。研究显示 170 多种食物可致过敏，其中超过 90％源于牛奶、鸡蛋、大豆、小麦、鱼、虾、花生和坚果过敏。

（二）乳糖不耐受

乳糖不耐受又称乳糖酶缺乏或肠乳糖酶缺乏，是指肠道乳糖酶相对或绝对缺乏，对饮食中的乳糖分解吸收不良所出现的以腹泻为主的消化道症状，可伴随腹胀、腹痛等症状，严重者可能引起营养缺乏、生长发育迟缓等。临床症状与乳糖酶缺乏程度、摄入乳糖量有关。

（三）疾病恢复期

婴幼儿在疾病恢复初期，因疾病折磨而病体虚弱、脾胃受损，再加上家长的过度关心，易出现盲目进补和过度饮食的情况，导致婴幼儿的营养情况不但没有好转，反而恶化。

二、特殊体质婴幼儿的识别和膳食营养管理

（一）食物过敏婴幼儿的识别和膳食营养管理

1. 主要表现。食物过敏的症状因发生的机制和涉及的器官组织不同而表现多样。食物过敏可以表现为突发性的急性症状，如荨麻疹、呼吸道损害；或慢性症状，如特应性皮炎的恶化、可提示食物过敏的慢性病等。

2. 鉴别诊断。临床上对食物过敏的评估需要仔细询问病史和体格检查，而对于托育机构工作人员来讲，更多的是通过和婴幼儿监护人的交流以及日常对于婴幼儿的观察（目测）。如婴幼儿出现可疑症状，可建议其监护人带婴幼儿去医疗机构做进一步检查，以明确诊断。

3. 膳食营养管理。

1）完全回避致敏食物：对于食物过敏婴幼儿的最佳治疗方法是完全回避致敏食物。应严格避免食物致敏原，不仅要禁食该种食物，也应禁食含该种食物成分的一切食品。如对牛奶过敏者不仅要禁食牛奶，也应禁食一切奶制品及含奶糖果、糕点。通过烹调或加热的方式可使大多数食物致敏原失去抗原性，但牛奶例外。目前，食物口服脱敏疗法的疗效尚不确定，且此方法缺乏安全性，暂不建议应用于婴幼儿。

饮食回避治疗过程中应根据婴幼儿的体格生长及营养状况，在专业人员的指导下制定或调整饮食方案，制定替敏餐，根据婴幼儿免疫系统逐渐完善和食物过敏改善的情况，有计划地逐步引入过敏食物。食物过敏婴幼儿的健康管理是一个长期的过程，注重家长教育、做好医患配合，是进行这项工作的重要保证。

2）饮食替代：母乳喂养的婴儿，多因妈妈摄入牛奶制品致牛奶蛋白过敏。建议妈妈回避牛奶制品，若过敏症状缓解，可继续母乳喂养，但哺乳妈妈需要补钙。若妈妈回避牛奶制品仍不能缓解婴儿中、重度过敏症状，则应采用低敏配方乳喂养。

配方乳喂养婴儿，可选择低敏配方乳喂养，如氨基酸配方乳或深度水解蛋白配方乳，喂养6个月以上或达9月龄后再次评估。氨基酸配方乳不含牛奶蛋白，是牛奶过敏婴幼儿理想的替代食物。深度水解蛋白配方乳是采用工业方法将大分子的牛奶蛋白处理成小分子的短肽或氨基酸片段，虽然经过这样处理的配方乳的致敏性大大降低，但仍有约10%的婴儿不能耐受。深度水解蛋白配方乳口感较氨基酸配方乳好、价格略低，家长依从性较好，故建议首选深度水解蛋白配方乳，其次选择氨基酸配方乳。过敏症状严重但非IgE介导食物过敏婴幼儿建议首选氨基酸配方乳（要素饮食）。因羊奶与牛奶易交叉过敏，故不建议采用羊奶替代牛奶。

3）营养教育：给6月龄婴儿添加辅食时，可以先从不易过敏的食物开始，但未证实过敏的高敏食物也应遵循辅食添加的顺序进行；6～8月龄不随意更换奶，以辅食添加为先。添加辅食过早（4月龄以下）或过晚（8月龄以上）均增加过敏风险。消化道食物过敏并非持续终生，早期建立口服免疫耐受极其重要。

4. 积极预防。早期对食物过敏的预防主要集中在婴儿期回避致敏食物。过敏症状是否持续与食物的种类密切相关，如对花生、坚果、海产品过敏者往往持续终生，而对鸡

蛋、牛奶、大豆过敏者（特别是婴幼儿）中有相当比例在2~3年后症状消失。若父母一方或双方存在特应性疾病史，则从婴儿出生至6月龄均提倡母乳喂养，婴儿及哺乳妈妈均应避免食用高致敏食物，如牛奶、鸡蛋等。各类食物过敏自然进程见表8-8。

表8-8 食物过敏自然进程

过敏食物	症状出现年龄	耐受年龄
牛奶	6~24月龄	5岁（76%缓解）
花生	6~24月龄	持续（20%在5岁缓解）
坚果	1~2岁、成人	持续（20%在7岁缓解）
鱼	年长儿、成人	持续
小麦	6~24月龄	5岁（80%缓解）
鸡蛋蛋清	6~24月龄	2岁（67%缓解）

更重要的是，家长应学习营养知识，学习阅读食品标签，减少婴幼儿接触致敏食物的机会。治疗过程中，医生、营养师与带养者共同监测婴幼儿体格发育及营养状况，及时调整婴幼儿饮食治疗方案，避免发生营养不良。随着婴幼儿年龄增长，食物过敏有消退趋势，但有过敏性休克家族史或严重食物过敏症状的婴幼儿的饮食回避时间应延长。曾发生过严重过敏的婴幼儿宜随身携带救助卡片，便于紧急情况的及时处理。

（二）乳糖不耐受婴幼儿的识别和膳食营养管理

1. 主要表现。

1）典型症状。

（1）腹胀：症状轻重受多种因素影响，因人而异。

（2）腹泻：婴幼儿可表现为蛋花汤样便，粪便中可见泡沫、奶块等，酸臭味明显。

（3）肠鸣音亢进：肠鸣音是胃肠运动导致胃内容物移动所产生的，乳糖不耐受的婴幼儿肠蠕动增强，会有肠鸣音亢进的表现。

（4）腹痛：多为中上腹疼痛，但部位不固定；疼痛程度一般可以忍受，剧烈疼痛比较少见。

（5）恶心、呕吐：小肠内未被吸收的乳糖，经过结肠细菌发酵产生了氢气、甲烷和二氧化碳等，会导致婴幼儿出现恶心、呕吐等不适。

2）伴随症状。对于低龄婴幼儿，由于无法进行言语流利、逻辑清晰的对话交流，所以常常会伴有不同程度的哭闹、不安等表现。

3）并发症。

（1）脱水：急性、严重的腹泻可能导致婴幼儿脱水，重度脱水可导致休克，甚至危及生命。

（2）慢性腹泻：反复腹泻加重乳糖酶缺乏，易演变成迁延性或慢性腹泻，形成恶性循环，互相影响。

（3）发育延迟：营养物质吸收不良，影响婴幼儿的正常成长，导致发育延迟，佝偻病、贫血等的患病率随之增加。

2. 鉴别诊断。

1）乳糖氢呼气试验。婴幼儿在医生指导下口服乳糖，医生会测定婴幼儿基线（刚刚口服乳糖时）及此后每 30 分钟的呼气中氢气浓度，间接反映乳糖消化情况。与基线相比，若 3 小时内呼气中氢气浓度升高水平超过 20ppm，可做出诊断。本方法简便无创，灵敏度和准确性高，但需试验前 1 晚禁食膳食纤维，以免影响结果。

2）依赖临床症状诊断。如果婴幼儿在摄入含乳糖的膳食后数小时内出现腹痛、腹胀、胀气、恶心或腹泻，并在低乳糖或无乳糖奶粉喂养或添加乳糖酶 5～7 日后症状消退，则应考虑乳糖不耐受。许多有经验的儿科医生经常按照这个方法给婴幼儿诊断，非常经济实惠。

3. 膳食营养管理。

1）药物治疗。

（1）补充乳糖酶。乳糖不耐受根本的原因是乳糖酶缺少或乳糖酶活性低下，补充乳糖酶是最佳治疗思路。乳糖酶制剂治疗理论上克服了无乳糖饮食的缺点，对于婴幼儿尤其是发育型乳糖酶缺乏的早产儿，在保证婴幼儿不改变原有饮食结构的同时可使其继续从母乳中获得抗体等有益成分。母乳喂养婴幼儿可在喂养前补充乳糖酶，配方奶喂养婴幼儿则需将乳糖酶同奶液混匀后再喂养。

（2）补充益生菌。近年来国内外多项研究均表明，多种益生菌与乳糖酶有关，益生菌制剂有利于乳糖酶的恢复及治疗继发性乳糖酶缺乏引起的腹泻。

2）饮食治疗。

（1）发育性乳糖酶缺乏婴幼儿：早产儿首选母乳喂养。早产儿一般只是部分乳糖酶缺乏，可以耐受一定程度乳糖摄入，而且随着月龄增加，肠道乳糖酶数量和活性会逐步完善。母乳更容易建立喂养耐受，且具有很多其他优势。

（2）先天性乳糖酶缺乏婴幼儿：需长期应用无乳糖奶粉喂养。

（3）原发性乳糖酶缺乏婴幼儿：需根据临床表现轻重判断。如果腹泻症状并没有影响婴幼儿的生长发育，可以不用特别干预，尤其对于纯母乳喂养的婴幼儿来说；如果症状严重，可以先用无乳糖配方奶喂养，待症状缓解后选择低乳糖配方奶过渡，之后可逐渐递加摄入乳糖量以增加乳糖耐受性。

（4）继发性乳糖酶缺乏婴幼儿：根据大便情况，如果婴幼儿腹泻周期长（超过 2 周）且大便次数较多，可以降低乳糖摄入量（包括无乳糖配方奶、奶制品等）以利于腹泻的恢复；如果大便次数、性状在可接受范围，整体处于恢复趋势，可给予一定观察周期等待其自行好转。

3）膳食指导。

（1）选择饮用酸奶。牛奶经发酵变成酸奶后，乳糖被分解成乳酸，绝大多数婴幼儿都可以耐受。因此，酸奶也可作为一种替代牛奶的选择。另外，酸奶中所含的益生菌通过产生 β－半乳糖苷酶，可降解乳汁中的乳糖。此外，酸奶的半固态状态也会延缓胃排空和减轻胃肠道运输负担，从而减轻乳糖不耐受症状。

（2）少量多次饮用牛奶。分次喝牛奶不但可以减轻乳糖不耐受的症状，同时还可刺激肠道产生更多的乳糖酶，但此方法仅适用于症状较轻的婴幼儿。另外，避免空腹饮牛奶，如选择在餐后 2 小时或者饮用牛奶前食用一些其他东西（如面包、饼干等），也可减轻乳糖不耐受的症状。

（3）饮用去乳糖或低乳糖的奶制品。对于先天性乳糖酶缺乏婴幼儿需长期应用去乳糖奶制品喂养，如目前市场上销售的无乳糖配方奶或水解蛋白配方奶均不含乳糖。原发性乳糖酶缺乏者的临床症状与乳糖的进食量密切相关，如出现严重乳糖不耐受症状可先选用无乳糖配方奶喂养，待症状缓解后再选用低乳糖配方奶喂养，之后可逐渐增加摄入乳糖量或少量多次摄入以建立乳糖耐受。

（4）食用含有乳糖酶的配方奶。此种情况的消化、吸收与配方奶所含乳糖酶的量相关，乳糖酶含量多的配方奶消化、吸收相对较好。

（5）食用含单糖类食物。单糖包括葡萄糖、果糖、半乳糖，葡萄糖和半乳糖吸收速度最快，其次是果糖。选择含有单糖的食物来代替含乳糖类的碳水化合物可以帮助人体更快地消化、吸收。

常见奶制品乳糖含量的参考见表8-9。

表 8-9 常见奶制品乳糖含量的参考

奶制品	乳糖含量（g）
全脂牛奶/脱脂牛奶（1杯）	9～14
淡奶（1杯）	24～28
炼乳（1杯）	31～50
羊奶（1杯）	11～12
冰激凌（1/2杯）	2～6

注：1杯容量约250mL。

（三）疾病恢复期婴幼儿的识别和膳食营养管理

1. 感冒。

1）膳食营养管理：婴幼儿感冒时，可通过恰当的饮食调理。

（1）保持清淡稀软的饮食。婴幼儿感冒时，胃肠道功能常受影响而导致食欲不振。因此，婴幼儿可暂减饮食量，以免引起积食。食物应该既保证充足营养，又可以增进婴幼儿食欲。父母可以给婴幼儿做些白粥、小米粥，婴幼儿可以适当进食一些肉松，总之，以清淡爽口为宜。婴幼儿退热时若有食欲，可进食半流质食物，如馄饨、菜泥粥、清汤面等，但不能一次吃得太多，可少量多次。进餐频次可以控制在每日进食6～7次，每餐间隔3小时以上。

（2）多吃蔬菜、水果。蔬菜、水果能促进食欲，帮助消化，补充人体需要的维生素和矿物质，弥补食欲不振所致的热量等供给不足。

2）积极预防。

（1）进行体格锻炼。经常带婴幼儿到户外活动，对于月龄稍长的幼儿，可以从夏季开始每日早上坚持用冷水洗脸，让鼻部逐渐适应冬季的寒冷空气。

（2）避免诱发上呼吸道感染的因素。根据气温增减衣物，出汗后要及时更换衣物。定期开窗通风，保持室内空气流通，避免在室内抽烟。

（3）增强免疫力。合理喂养，必要时可在医生的指导下服用一些增强免疫力的药物。

（4）避免交叉感染。避免到人员密集的公共场所，尤其在冬春季节流行性感冒流行时。

2. 消化不良、胀气。婴幼儿胃肠道功能尚未发育完全，消化能力相对较差，自我控制能力差，很难在饮食方面实现自我节制，容易出现进食过快、过多，或饮食不规律等情况。家长为了让婴幼儿能够多吃饭而选择婴幼儿喜欢吃的食物，导致食物搭配不合理；在吃饭过程中喝太多的汤、水，食物种类过多、过杂都会对婴幼儿的正常消化功能造成影响，所以极易因为喂养不当导致消化功能紊乱，进而引发消化不良、胀气等情况。

1) 膳食营养管理：对于消化不良、胀气婴幼儿来说，家长可以在饮食方面注意以下几点。

不宜食物：主食中容易"产气"的食物，如地瓜、山芋、土豆、玉米、糯米、全麦面包等，都要少吃；豆类外壳容易造成胀气，也要少吃，可将红豆、绿豆、黑豆等泡水，然后再煮至软烂，能降低发生胀气的可能性。

2) 积极预防：针对婴幼儿消化不良，应当重视并保证合理饮食，让婴幼儿保持良好的食欲，养成良好的饮食习惯，严禁暴饮暴食，为婴幼儿提供安静的进食环境，不要强迫婴幼儿进食。尤其不要给1岁以下的婴儿喝果汁，容易导致腹泻、腹胀及胀气。

在日常生活中注意做好婴幼儿的腹部保暖工作，睡觉时注意为婴幼儿盖好被子，不要使胃肠道遭受寒冷刺激；注意保证食物的卫生，养成婴幼儿良好的卫生习惯，饭前便后要洗手，进食的水果、蔬菜也要清洗干净。

保证早餐营养丰富，搭配得当。应注意鸡蛋不能作为婴幼儿的主食，也不是食用越多越好。婴幼儿的消化功能较弱，过多食用鸡蛋会增加胃肠道及肾脏的负担，建议1岁以下的婴儿只食用蛋黄，年龄稍大的幼儿可食用全蛋，并且每日不能超过1个。

3. 肺炎。

1) 膳食营养管理：婴幼儿患了肺炎，消化功能多低下。若饮食不当，更影响消化功能，使必要的营养得不到及时补充，免疫力降低。因此，肺炎患儿的饮食需要特别注意，尤其是尽量不吃或少吃以下几类食物。

（1）不易消化食物：肺炎患儿消化功能势必会受到影响，若此时再摄入油腻难消化的食物，更会影响消化功能，从而使必要的营养得不到及时补充，以致免疫力更低。

（2）生冷食物：如西瓜、冰激凌、香蕉、梨等生冷食物容易诱发患儿腹泻，故应忌食。

2) 积极预防：加强婴幼儿体格锻炼及照护，注意手卫生，随时加减衣物，避免去人群密集且不通风的场所；合理喂养，积极防治营养不良、贫血及佝偻病等；针对某些导致肺炎的常见细菌，可接种相应的疫苗进行预防。

案例 8-1 思考：小明是乳糖不耐受还是食物过敏呢？

解析：婴儿添加辅食之前已有腹泻，而腹泻可以影响乳糖酶的分泌，乳糖酶减少导致配方奶中的乳糖无法被消化、吸收，乳糖在肠道内聚集使肠内渗透压升高，进而刺激肠道蠕动增加，导致大便次数增多、大便性状改变，这可能是婴儿持续腹泻的原因。

大便检查正常，没有发热等感染表现，换无乳糖饮食后大便次数减少也支持乳糖不耐受的诊断，可继续无乳糖饮食。诊断食物蛋白过敏的"金标准"是食物回避＋激发试验，即不吃配方奶（回避）后腹泻停止，回避2～4周后添加配方奶，腹泻再次出现，就可以诊断为食物过敏。和普通配方奶相比，无乳糖奶粉除了不含乳糖外，牛奶蛋白是一样的，在没有回避牛奶蛋白的前提下，腹泻就有好转，故而不符合食物蛋白过敏表现。

本节小结

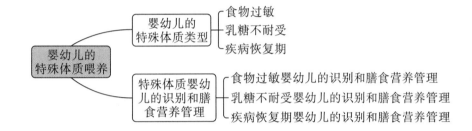

参考文献

［1］苏宜香. 儿童营养及相关疾病［M］. 北京：人民卫生出版社，2016.

［2］孙长灏. 营养与食品卫生学［M］. 8版. 北京：人民卫生出版社，2017.

［3］杨月欣. 食物与健康：科学证据共识［M］. 北京：人民卫生出版社，2016.

［4］刘莉，陈艳妮. 儿童健康好帮手 儿童保健与营养性疾病分册［M］. 北京：人民卫生出版社，2022.

［5］张银萍，秦瑛. 妇幼保健与护理［M］. 北京：人民卫生出版社，2022.

（成果 吴晓娜）

第九章 婴幼儿常见病识别与预防

导读

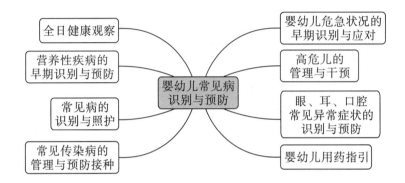

第一节 全日健康观察

案例 9-1 爸爸妈妈的入托担心

贝贝,女,1岁3个月。爸爸妈妈因上班无法照顾贝贝,于是将贝贝送到附近社区的托育机构。因为贝贝是早产儿,胎龄仅35周,生长发育尚未赶上同龄儿,爸爸妈妈担心贝贝在托育机构生病,向保育人员咨询贝贝在托育机构期间的健康管理。

案例 9-1 思考: 托育机构工作人员如何做好婴幼儿的全日健康观察?

为确保婴幼儿在托育机构的健康安全,应做好婴幼儿在托期间的检查和巡查,做到疾病早发现、早隔离、早治疗,发现异常情况及时处理。

一、全日健康观察定义

全日健康观察指婴幼儿在托期间保育人员及保健人员对其健康状况进行全日观察,发现可疑或异常情况及时报告托育机构负责人并及时处置。通常由保育人员负责各班婴幼儿的全日健康观察,保健人员对所有在托婴幼儿进行巡视,重点关注晨午检异常的婴幼儿。

二、全日健康观察内容

1. 每日对婴幼儿饮食、睡眠、排便、精神状况等进行观察记录，必要时测量体温。

2. 及时发现某些急性传染病症状，如手足口病、咽峡炎、水痘、猩红热等。

3. 对带药入托的婴幼儿检查其服药情况、在托活动情况及病情变化，并做好观察记录。

4. 对班级内情绪不佳、状态不好和体质较弱婴幼儿给予特殊照护，做好全日健康观察记录。

三、全日健康观察过程

1. 保健人员和保育人员每日对婴幼儿健康情况进行观察记录。发现婴幼儿异常情况及时处理并及时联系家长。

2. 保健人员每日深入班级巡视至少 2 次，在游戏、睡眠、饮食等环节对全体婴幼儿进行健康巡视，发现患传染病、疑似传染病婴幼儿应立即隔离，及时报告属地疾病预防控制机构（乡镇卫生院或社区卫生服务中心），并与家长联系，及时就医，追访诊治结果，进行登记管理。

3. 应配合当地疾病预防控制机构对传染病患儿接触过的环境和物品等做好终末消毒。

4. 婴幼儿离托时保育人员应主动与家长做好交接工作。对全日健康观察中发现的有问题婴幼儿，保育人员应及时告知家长婴幼儿在托期间情绪、行为表现、病情变化等，提出合理的养育照顾指导和建议。

四、全日健康观察记录

记录书写客观真实、及时完整、重点突出、字迹清晰，不得随意涂改，签名完整。记录内容见表 9-1。

表 9-1 晨检及全日健康观察记录

日期	姓名	班级	晨检情况		全日健康观察情况		检查者
			家长主诉与检查	处理	症状与体征	处理	

记录原则：
1. 晨检及全日健康观察详细登记，无遗漏。
2. 及时发现婴幼儿异常情况并正确处置，特殊情况及时联系家长。
3. 须进一步就诊的婴幼儿，保健人员及时追踪就诊结果。

案例9-1思考：托育机构工作人员如何做好婴幼儿的全日健康观察？

解析： 为确保婴幼儿在托期间健康安全，托育机构工作人员应按要求进行婴幼儿全日健康观察、晨午检工作，完成在托期间的检查和巡查，做到疾病早发现、早隔离、早治疗，发现异常及时处理。对于有特殊健康状况的婴幼儿给予特殊照护，做好全程观察记录及照护工作。

本节小结

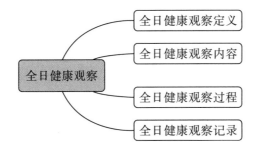

参考文献

[1] 国家卫生健康委. 国家卫生健康委关于印发托育机构设置标准（试行）和托育机构管理规范（试行）的通知（国卫人口发〔2019〕58号）[Z]. 2019.

[2] 国家卫生健康委. 托育机构负责人保育员培训大纲（试行）[Z]. 2022.

（彭文涛）

第二节　营养性疾病的早期识别与预防

婴幼儿处于生长发育的重要阶段，充足的营养和良好的喂养是促进婴幼儿体格生长、身体功能成熟及大脑发育的保障，带养者应掌握母乳喂养、辅食添加、膳食营养、饮食行为等方面的基本知识和操作技能，为婴幼儿提供科学的营养照护，预防营养性疾病的发生，促进婴幼儿健康成长。

一、营养不良

营养不良是一种慢性营养缺乏性疾病，主要是由蛋白质和能量摄入不足或消化吸收不良引起的。营养不良可导致婴幼儿体重下降、生长停滞、各组织器官功能紊乱，易合并感染，严重影响健康。

（一）原因

喂养不当是导致婴幼儿营养不良的重要原因，长期处于饥饿状态及不良饮食习惯也可导致营养不良。此外，疾病和先天畸形可引起蛋白质等营养素吸收障碍和消耗量增加而致营养不良。急、慢性传染病恢复期，快速生长发育阶段等可因营养需要量增加而造成营养相对缺乏。

（二）表现

营养不良早期表现为体重不增，随营养不良加重则体重下降、身长（高）低于正常值。皮下脂肪减少首先出现在腹部，其次为躯干、臀部、四肢，最后为面颊部。严重急性营养不良可分为消瘦型、水肿型、混合型。并发症以营养性贫血最常见，尤以营养性缺铁性贫血多见，还可出现维生素和微量元素缺乏、自发性低血糖及各种感染等。

营养不良分为低体重、生长迟缓和消瘦三种类型，判断标准如下。

（1）低体重：体重低于同年龄、同性别儿童体重正常参照值的平均值减两个标准差（年龄别体重$<\overline{X}-2SD$）。此指标主要反映儿童急性或近期营养不良。

（2）生长迟缓：身长（高）低于同年龄、同性别儿童身长（高）正常参照值的平均值减两个标准差［年龄别身长（高）$<\overline{X}-2SD$］。此指标主要反映儿童长期慢性营养不良。

（3）消瘦：身长（高）别体重低于同年龄、同性别儿童正常参照值的平均值减两个标准差［身长（高）别体重$<\overline{X}-2SD$］。此指标主要反映儿童近期急性营养不良。

（三）照护措施

1．维持营养均衡。遵循由少到多、由稀到稠、循序渐进、逐步补充的原则，直到恢复正常饮食及营养改善为止。提供足量的能量和蛋白质极为重要，计算能量和蛋白质需要量时应按相应年龄的平均体重计算，而非婴幼儿的实际体重。6月龄以内的婴儿首选纯母乳喂养，其次为捐赠母乳或配方奶。严重营养不良婴幼儿可使用提供高能量与强化营养素的特别配方食物。经消化道供给应少量多餐，选择适合婴幼儿消化能力和符合营养需要的食物，如乳制品、动物蛋白质、新鲜蔬菜及水果等。

2．促进生长发育。提供舒适的环境，合理安排生活，保障充足睡眠，进行适当户外活动和体格锻炼。定期监测体重、身长（高），每周记录体重增长情况，如发现体重增长缓慢或不增，应及时查明原因并予以干预。

3．预防感染。注意预防呼吸道、消化道、皮肤感染等。

4．防治并发症。观察有无口唇、指（趾）甲床及口腔黏膜苍白，头晕，乏力等症状，及时治疗。自发性低血糖易在夜间或早晨出现，若出现体温不升、面色灰白、意识不清、脉搏缓慢甚至呼吸暂停等表现需及时处理。眼干燥症是维生素A缺乏的典型表现之一，可用生理盐水湿润角膜、涂抗生素眼膏，同时口服或注射维生素A制剂。腹泻、呕吐婴幼儿由于碱性物质丢失过多出现代谢性酸中毒，如出现呼吸深快、口唇樱桃红色、精神萎靡、烦躁、昏睡等症状，应及时就医。

（四）预防

1．科学喂养。鼓励母乳喂养，及时添加辅食及维生素、矿物质，尤其应补充优质蛋白。纠正婴幼儿挑食、偏食等不良饮食习惯。

2. 培养良好生活习惯，合理安排生活作息，纠正不良饮食习惯。

3. 加强体格锻炼，坚持户外活动。

4. 做好生长发育监测，及时发现生长发育不良。

二、单纯性肥胖

单纯性肥胖是由于长期能量摄入超过消耗，使体内脂肪过度积聚、体重超过正常范围的一种营养障碍性疾病，与生活方式密切相关。儿童肥胖约95%以上为单纯性肥胖。肥胖可发生于任何年龄，但常见于婴儿期、5～6岁和青春期。单纯性肥胖不仅影响婴幼儿健康，还是成年期冠心病、高血压、糖尿病、胆石症、痛风等疾病的危险因素。

（一）原因

肥胖是由遗传和环境因素相互作用所致的多基因复杂性疾病。能量摄入失衡是导致婴幼儿单纯性肥胖最主要的因素。活动过少和缺乏适当的体育锻炼是发生单纯性肥胖的重要因素。环境因素包括家庭因素和社会因素。父母对食物的选择、进食方式、进食量及家长的运动习惯等都对婴幼儿有极大影响。此外，户外运动场地的减少、电视节目和电子产品的吸引等可导致婴幼儿形成不良的饮食和行为习惯。

（二）表现

食欲旺盛且喜吃甜食和高脂肪食物。常因行动不便或有疲劳感而不喜活动，致活动量少，明显肥胖者用力时易出现气促或腿痛。皮下脂肪丰满而分布均匀，腹部膨隆下垂，严重肥胖者可因皮下脂肪过多，使腹、臀及大腿皮肤出现白纹或紫纹。因体重过重，走路时两腿负荷过重可致膝外翻或扁平足。女孩胸部脂肪堆积应与乳房发育相鉴别，后者可触到乳腺组织硬结。男孩因大腿和会阴部脂肪堆积，阴茎可隐匿在阴阜脂肪垫中而被误诊为阴茎发育不良。肥胖婴幼儿体格生长发育往往较正常儿迅速，骨龄、性发育正常或提前。

身长（高）别体重超过同性别、同年龄人群正常参照值的10%～19%为超重，超过20%为肥胖，超过20%～29%为轻度肥胖、超过30%～49%为中度肥胖、超过50%为重度肥胖。

（三）照护措施

理想的治疗应改善单纯性肥胖婴幼儿生理和心理方面的异常，纠正不良饮食和运动行为，建立并保持健康的行为模式。

1. 调整饮食。制订个性化膳食干预方案，少食多餐，合理分配。尽量采用蒸、煮、熬、烩、凉拌等烹调方式，避免煎、炸等烹调方式。

2. 增加运动。注意兼顾减少脂肪的有效性、婴幼儿长期坚持的可行性和乐于参加的趣味性。运动方式包括有氧运动、力量训练，增加日常活动，减少静坐行为。可选择全身肌肉参加且需要移动身体的项目，如散步、爬山、游泳、健身操和娱乐性比赛。单纯性肥胖婴幼儿由于自身体重大、心肺功能差，运动强度不宜过大，以运动后轻松愉快不感到疲劳为原则。

3. 行为与心理干预。行为干预是单纯性肥胖治疗成功的关键，尤其饮食和生活行为的调整极为重要。具体内容：建立减肥日记记录进食和运动情况，做好进食及运动行为的自我监测。鼓励婴幼儿表达个人感受，引导其正视自我，消除因肥胖带来的不良心态。培养开朗自信、积极向上的性格，鼓励参加力所能及的活动，由被动到主动参与社交活动。

（四）预防

1. 出生后提倡母乳喂养，合理添加辅食。幼儿期要均衡膳食，建立良好的饮食及行为习惯。

2. 定期进行生长发育监测。

3. 保证适当的身体活动和充足的睡眠。

三、维生素 D 缺乏性佝偻病

维生素 D 缺乏性佝偻病（以下简称佝偻病）是由于婴幼儿体内维生素 D 不足、钙磷代谢紊乱，造成以骨骼病变为特征的慢性病。佝偻病多见于婴幼儿，发病高峰在 3~18 月龄，严重影响婴幼儿的体格生长发育。

（一）原因

孕妇和乳母维生素 D 不足、早产、双胎或多胎可致维生素 D 储存不足。导致日光照射不足的因素，如缺乏户外活动、大气污染、不良气候等可引起内源性维生素 D 生成不足。天然食物及母乳中维生素 D 含量少，而婴儿早期生长速度较快，维生素 D 需要量增加。此外，药物和疾病可影响维生素 D 吸收和利用。

（二）表现

根据表现可将佝偻病分为四期。

1. 初期（早期）。多见于 6 月龄以内尤其是 3 月龄以内的婴儿，主要表现为易激惹、烦躁、夜惊，与室温季节无关的多汗。此期可持续数周或数月，若未经治疗可进一步发展。

2. 活动期（激期）。除初期症状外可出现骨骼改变和运动功能发育迟缓。

1）骨骼改变。①头部：6 月龄以内的婴儿以颅骨改变为主，颅骨软化为佝偻病最早的表现。用双手固定婴儿头部，指尖稍用力压迫枕骨或顶骨后部可有压乒乓球样的感觉。6 月龄以后变成"方盒样"头型，即方颅（从上向下看）。头围较正常增大，前囟增大或闭合晚。②胸部：胸廓畸形多见于 1 岁左右儿童，出现串珠、鸡胸等。③四肢：6 月龄后手腕、足踝部呈钝圆形环状隆起，形成手镯征、足镯征，出现严重膝内翻（"O"形）或膝外翻（"X"形）。④脊柱：婴幼儿在会坐和站立后因韧带松弛可致脊柱侧弯或后突。

2）运动功能发育迟缓：全身肌肉松弛、肌张力和肌力减弱。婴幼儿颈项软弱无力，运动发育落后。腹肌松弛使腹部膨隆如蛙腹。

3）精神发育迟缓：条件反射形成慢，情感、动作及语言发育落后。

3. 恢复期。以上各期经治疗及日光照射后症状和体征逐渐减轻或消失。

4. 后遗症期。多见于3岁以后的儿童。因婴幼儿期严重佝偻病残留不同程度的骨骼畸形和运动功能障碍。

（三）照护措施

1. 补充维生素D。以口服维生素D为主，适当补充钙剂。鼓励母乳喂养，及时添加辅食。给予富含维生素D及钙、磷的食物，如牛奶、蛋黄、肝、肉类等。遵医嘱补充维生素D，严格掌握剂量，注意观察维生素D中毒表现，如出现厌食、恶心、倦怠、呕吐、顽固性便秘、体重下降等表现应立即停用维生素D和钙剂。

2. 增加日光照射。尽早进行户外活动，充分暴露身体部位，可预防佝偻病发生。让婴幼儿直接接受日光照射，保证每日1～2小时户外活动时间。夏季阳光充足，可在上午和傍晚进行户外活动，注意避免太阳直射以防皮肤灼伤或中暑。冬季如在室内活动应开窗，使紫外线能够直接射入室内。

3. 预防骨骼畸形和骨折。衣着宽松、面料柔软。避免早坐、久坐，以防脊柱畸形。避免早站、久站、早行走，以防下肢负重形成"O"形腿或"X"形腿。照护时动作轻柔，不可用力过大或过猛，以防发生骨折。

（四）预防

1. 孕妇或乳母多晒太阳，摄入富含钙、磷、维生素D和蛋白质的食物。

2. 预防的关键在于日光照射和适当补充维生素D，婴幼儿加强户外活动，逐渐增加日光照射时间。

3. 早产儿或低出生体重儿一般出生后数日内开始，在医生指导下，每日补充维生素D 800～1000IU，3个月后改为每日400IU。酌情补充钙、维生素A等营养素。

4. 做好生长发育监测。

四、缺铁性贫血

缺铁性贫血是由于体内铁缺乏致使血红蛋白合成减少而引起的一种小细胞低色素性贫血，是婴幼儿最常见的营养缺乏性疾病。

缺铁性贫血以6～24月龄婴幼儿发病率最高。根据外周血血红蛋白含量将贫血分为：①轻度，血红蛋白90～120g/L；②中度，血红蛋白60～90g/L；③重度，血红蛋白30～60g/L；④极重度，血红蛋白<30g/L。

（一）原因

胎儿在妊娠晚期从母体获得的铁最多，早产、双胎、胎儿失血或孕妇患严重缺铁性贫血可使胎儿储备铁减少。铁摄入不足是导致缺铁性贫血的主要原因。婴儿期是第一个生长发育高峰期，如未及时添加含铁丰富的食物，易缺铁。食物搭配不合理可影响铁的吸收，慢性腹泻、肠道长期小量失血等可增加铁的丢失。

（二）表现

皮肤、黏膜逐渐苍白，口唇、口腔黏膜、甲床、手掌最明显。可出现疲乏、运动耐力差、头晕、耳鸣等；肝、脾、淋巴结轻度肿大；食欲不振、呕吐、腹泻、舌炎或舌乳头萎缩、异食癖、体重及身长（高）增长减慢；烦躁不安、注意力不集中、记忆力下降、行为异常、屏气发作等，还可出现心脏病变、感染、反甲等。

（三）照护措施

1. 合理活动及休息。安排婴幼儿喜欢的力所能及的活动，避免剧烈活动，以免体力消耗过度出现心悸、发绀、气促等。重度贫血者应限制活动，卧床休息，减少氧耗。

2. 维持营养均衡。纠正不良饮食习惯，合理增加富含铁的食物。提倡母乳喂养，科学添加辅食。婴儿 4～6 月龄时，要及时添加强化铁的食物。发生缺铁性贫血应按医嘱及时补充铁剂。早产儿或低出生体重儿出生后 2～4 周根据情况补充铁剂。

3. 用药护理。去除病因，补充铁剂。口服铁剂应从小剂量开始，不良反应明显者可餐后服用，3～4 日后改为两餐之间服用，可与维生素 C、果汁同服，避免与牛乳、钙片同服。铁剂可使牙齿变黑，可使用吸管服药。服药后大便变黑，停药后可恢复正常。注意观察药物不良反应，如恶心、呕吐、胃部不适、疼痛、便秘等。

4. 预防感染。尽量少去公共场所，保持皮肤清洁，养成良好卫生习惯，进行适当户外活动，按时预防接种。

（四）预防

1. 科学喂养，饮食均衡。鼓励母乳喂养，及时添加辅食。培养良好饮食习惯。

2. 对早产儿、极低出生体重儿，出生后 2～4 周开始，按 2mg/（kg·d）补充铁元素。

3. 做好妊娠期保健，加强孕妇营养，预防先天储备铁不足。

4. 定期体检，监测血红蛋白水平，发现缺铁性贫血及时治疗。

本节小结

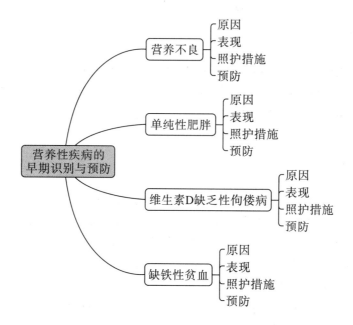

参考文献

[1] 范玲. 儿童护理学［M］. 4版. 北京：人民卫生出版社，2022.

[2] 李敬，区绮云，刘中勋. 托育机构组织管理导论［M］. 北京：中国人口出版社，2022.

[3] 黎海芪. 实用儿童保健学［M］. 6版. 北京：人民卫生出版社，2016.

（彭文涛）

第三节　常见病的识别与照护

一、婴幼儿呼吸道常见病的识别与照护

案例9-2　咳嗽加重的浩浩

浩浩1岁，咳嗽4日了，几日前受凉后出现鼻塞、流清涕、轻微咳嗽，体温37.0℃，家长自行让浩浩口服了止咳糖浆。浩浩精神好，今天晨检后正常入托。中午时，浩浩咳嗽次数突然增加，咳嗽时听到喉咙痰鸣。保健人员发现浩浩发热了，体温38.5℃，精神也变差了，立即电话通知家长并送浩浩到医院就诊。

案例9-2思考：浩浩可能患有哪种疾病？可以采取的照护措施有哪些？

（一）上呼吸道感染

上呼吸道感染俗称感冒，是由多种病原体引起的鼻腔、咽部和喉部的感染。婴幼儿上呼吸道较成人短小且狭窄，加之自身抵抗力较弱，故易患感冒。婴幼儿平均每年要感冒6~8次，每次感冒通常会持续1~2周，偶尔也会持续更长时间。

各种病毒、细菌、肺炎支原体均可引起感冒，病毒感染是最主要的原因。特异性体质、免疫力低下、营养不良、佝偻病及呼吸道局部的结构发育异常等均为感冒的高危因素。

1. 原因。大多数婴幼儿由于免疫系统尚未发育成熟，对于疾病的抵抗力较差，如果婴幼儿在托育机构接受看护，病毒等病原体非常容易在密切接触的婴幼儿之间传播，婴幼儿患感冒的次数会更多。

病毒感染的婴幼儿打喷嚏或咳嗽时可通过飞沫将病毒直接传播给其他婴幼儿。病毒感染的婴幼儿打喷嚏、揉鼻涕或者咳嗽时，病毒也会溅到他的手上，他触摸玩具或门把手等物品后，健康婴幼儿再触摸同一物品，或感染者直接触摸健康婴幼儿的手，就会将病毒带到适合它们生长和繁殖的地方——健康婴幼儿鼻部或者咽喉部，感冒的症状很快显现。被传染的婴幼儿，可能再以同样的方式将病毒传播给下一个婴幼儿。

大多数感冒会自行痊愈，并且不会诱发更严重的疾病。

2. 表现。婴幼儿在感冒初期可有打喷嚏、轻微咳嗽、声音嘶哑、眼睛红肿等表现，随后可出现发热、鼻塞、流涕等症状，鼻涕开始是透明的，逐渐变成黄色脓涕，几天之后，又变回稀稀的清鼻涕。

婴幼儿鼻腔较狭窄，空气干燥或香烟烟雾的刺激会使其鼻腔分泌物增多而导致鼻塞，需与"感冒"鉴别。

婴幼儿无并发症的典型感冒，症状在7~10日内逐渐消失。小于3月龄婴儿的症状可能不典型，常快速发展成更严重的疾病，如喘息性支气管炎或者肺炎。

当婴幼儿出现以下情况时需要到医院急诊科就诊：每次呼吸时鼻孔变大（鼻翼扇动）；吸气时肋骨和胸骨之间及周围的皮肤凹陷；嘴唇或指（趾）甲发绀；10~14日后依然鼻涕多；日间咳嗽持续10日以上；耳部疼痛（或者持续烦躁不安或哭闹）；体温超过38.9℃；过度困倦或烦躁。

3. 照护措施。

1) 对于普通感冒，没有太多的治疗措施，抗生素仅能治疗细菌感染，对病毒感染无效。主要的照护措施是确保婴幼儿得到充足的休息与足够的水分。如果婴幼儿发热或感到不舒服，体温在38℃以上，建议给予对乙酰氨基酚或布洛芬。布洛芬用于6月龄以上的婴幼儿，但不建议给有脱水或反复呕吐的婴幼儿服用，可按照药物说明书上基于婴幼儿年龄和体重的推荐剂量和间隔时间服药。

2) 咳嗽是机体清除呼吸道分泌物的一种自然防御机制，一般没有必要去使用较多的止咳药。

3) 婴幼儿由于分泌物过多阻塞鼻腔导致呼吸或饮水困难时，可以用生理盐水滴鼻液或喷雾来帮助清理，购买这类药物不需要处方。

使用吸鼻器时先捏住它的球部，然后慢慢、轻柔地把尖部放入婴幼儿鼻腔，再慢慢松开球部。这样可以吸出鼻腔内的黏液，让婴幼儿吃奶时畅快地呼吸。对于6月龄内的婴儿操作比较容易，随着婴幼儿长大，他们会避开吸鼻器，清理鼻涕会困难些，但用生理盐水滴鼻液仍然有效。

4）婴幼儿房间里放置冷雾加湿器有助于缓解鼻塞症状。冷雾加湿器放到离婴幼儿较近的地方（但要避免婴幼儿能够直接接触），确保每日按照说明书彻底清洗且晾干冷雾加湿器，以防细菌或真菌污染。不推荐使用热蒸汽加湿器，容易造成严重烫伤。

4. 预防。不满3月龄的小婴儿，预防感冒的最好办法是母乳喂养，增强自身抵抗力，同时远离感冒患者。

婴幼儿感冒时，要教会他在咳嗽和打喷嚏的时候远离别人，可在咳嗽时用纸巾挡住口鼻或用肘部、肩膀遮住口鼻，用纸巾来擦鼻涕，这样可以防止将感冒传染给其他婴幼儿。

同样，如果婴幼儿可能接触感冒患儿，要教会他注意主动远离患病的小伙伴，规律地洗手，或在没有肥皂和水的情况下使用免洗洗手液，这样可以很大程度上减少病毒的传播。

> **案例9-2思考：** 浩浩可能患有哪种疾病？可以采取的照护措施有哪些？
> **解析：** 浩浩因发热、咳嗽到医院就诊，医生检查时听诊发现肺部没有问题，但抽血做的血常规、C反应蛋白检查提示病毒感染。医生告诉家长与托育机构的保健人员，浩浩患了病毒性感冒，需要生理盐水清洗鼻腔，多饮水，观察体温变化。医生开具了布洛芬（美林）口服液，必要时遵医嘱口服，一定注意服药剂量；嘱居家休息，多饮水，用生理盐水滴鼻液或喷雾来帮助清理鼻腔，并教会浩浩咳嗽礼仪。

（二）肺炎

肺炎指不同病原体或其他因素（如吸入羊水或过敏反应等）所引起的肺部炎症，该病虽有一定的潜在危险，但大多数婴幼儿在经恰当的治疗后都能康复。

1. 原因。大多数肺炎继发于病毒性上呼吸道感染。病毒感染对呼吸道产生了强烈刺激，可造成婴幼儿免疫功能降低，从而使婴幼儿在原发感染的基础上出现混合感染。

婴幼儿的免疫力或肺功能被其他疾病（如肺部囊性纤维病、哮喘等）削弱，患肺炎的风险就会增高。

病毒或细菌感染是造成婴幼儿肺炎最常见的原因。秋冬及早春季节，因天气较冷，婴幼儿在室内活动的时间变长，与他人密切接触的机会增多，故患病的机会增多。

2. 表现。肺炎通常引起发热，继发出汗、畏寒、寒战、皮肤潮红及全身不适，也可能伴有食欲不振、没有精神。当婴幼儿出现鼻翼扇动、快速而费力的呼吸、肋骨和胸骨之间及周围皮肤凹陷，咳嗽或深呼吸时胸部疼痛，嘴唇或指（趾）甲发绀等情况时，提示病情加重，要立即就医。

虽然医生根据症状、查体和一些检查可以诊断肺炎，但要明确肺部感染的程度，做胸部X线检查或肺部超声检查是非常重要的。

3. 照护措施。病毒性肺炎无特效治疗，建议保证休息及控制体温等对症治疗。因咳嗽有助于清除感染后呼吸道过多的分泌物，故不建议使用含有可待因或右美沙芬的止咳药。病毒性肺炎会在几日之后好转，咳嗽可能会持续几周。

很多时候难以确定肺炎究竟是病毒还是细菌引起的，医生可能开具抗生素。所有抗生素需要按照医生处方剂量按疗程服用，大部分婴幼儿在服药几日后症状会减轻，但此时体内的细菌还未清除干净，若未坚持按疗程服药，疾病很有可能卷土重来。

如果婴幼儿出现了下述症状，表明感染加重或扩散，需要及时就诊复查：尽管使用了退热药，发热还是持续存在；退热几日后再次出现发热；呼吸困难；无精打采和嗜睡的情况更严重；身体其他部位出现感染的迹象，如关节发红、肿胀，骨头疼痛，颈部僵直，呕吐，或者出现其他新的症状或体征。

4. 预防。接种肺炎疫苗预防肺炎链球菌感染引起的肺炎。美国儿科学会推荐所有 2 岁以下的婴幼儿接种 13 价肺炎球菌结合疫苗（PCV13），推荐在 2 月龄、4 月龄、6 月龄及 12~15 月龄时各接种 1 剂。

对于 2~5 岁儿童，另外一种推荐的疫苗是肺炎球菌多糖疫苗（PPV）。这种疫苗适合容易发生肺炎链球菌感染的儿童，包括患有镰状细胞贫血、心脏病、肺部疾病、肾衰竭、脾病变或切除、器官移植及 HIV 感染的儿童。另外，对于服用特定药物或患有某种疾病导致免疫功能受损的儿童也建议接种。

（三）流行性感冒

流行性感冒，简称流感，常见于秋冬季，是一种由流感病毒引起的急性呼吸道传染病。人们经常将它与普通感冒混淆，但流感通常比普通感冒更为严重。

1. 原因。多种病毒可引起流感（甲型流感病毒和乙型流感病毒是最常见类型），因此建议 6 月龄以上的所有人群每年注射 1 次流感疫苗。

2. 表现。在生病前、生病第一日及生病过程中都具有传染性，通常具有以下症状：突然发生的发热，通常超过 38.2℃；可伴有畏寒、肌肉酸痛、极度疲乏、干咳等。

对于大多数健康婴幼儿而言，流感不会引起严重并发症，但有潜在健康问题的婴幼儿患流感时，可能症状更重，出现严重并发症的概率更高。

主要并发症是耳部感染和肺炎，这两种疾病需要到医疗机构治疗。2 岁以下婴幼儿患流感引发并发症的风险更高，如病情加重或持续咳嗽、发热，出现呼吸困难，应立即就医。

3. 照护措施。注意休息，补充水分，家长和其他带养者要多关注患病婴幼儿的情感需求并给予及时回应，如轻声安慰、鼓励、拥抱等。如果出现发热（体温超过 38.2℃），可按照药物说明书上基于婴幼儿年龄和体重的推荐剂量给予对乙酰氨基酚或布洛芬，口服，通过降低体温，有效缓解不适。不要使用阿司匹林，以免产生严重的不良反应。

4. 预防。

1）接种流感疫苗是预防流感最好的方法，6 月龄以上的人群都可接种。家庭成员均接种疫苗可以避免相互感染。

2）流感常规的预防措施：勤洗手；保持常用物品表面清洁；咳嗽或打喷嚏时用纸巾或肘部掩住口鼻（及时丢弃用过的纸巾）；不要共用饮食器具或牙刷；不要相互吻手或接吻，避免家庭成员之间交叉感染。

二、婴幼儿腹部与消化道常见病的识别与照护

案例 9-3　止泻药也止不住的腹泻

甜甜，1岁半，10月底出现腹泻伴呕吐3日。每日大便10余次，为黄色稀水样便，伴呕吐，偶有低度发热，体温在37.5℃左右。曾口服"蒙脱石散"等，无明显好转。患病以来甜甜食欲不振、口干、精神差、尿少。

案例 9-3 思考：腹泻最有可能是什么原因引起的？如何预防这类腹泻的发生？

（一）腹泻

婴幼儿腹泻是托育机构与家长共同关心的问题。通常，母乳喂养的婴儿大便次数较配方奶喂养的婴儿多，且大便的性状也更稀；婴幼儿的排便规律各不相同，偶有"拉稀"往往不用担心。但如果出现大便次数比平时明显增多，且大便呈水样，可能就是腹泻了。

1. 原因。腹泻是由多病原体、多因素引起的以大便性状改变和大便次数增多为特点的消化道症状，严重者可导致脱水、电解质及酸碱平衡紊乱和全身中毒症状，以6月龄至2岁婴幼儿多见。一年四季均可发病，以夏秋季发病率最高，是导致婴幼儿营养不良、生长发育障碍的主要原因之一。

腹泻通常是由病毒或细菌感染胃肠道所致（肠胃炎），有时也可能是寄生虫感染引发。某些致敏性食物可导致过敏性腹泻。果汁摄入量增加、乳糖不耐受、喂养不当、使用抗生素等也可能引起腹泻。

2. 表现。排便次数明显多于平时，更换纸尿裤次数比平常多，大便变稀、呈水样。病毒感染造成的腹泻可能伴有呕吐和发热的症状，常见的有诺如病毒和轮状病毒，此类病毒易在婴幼儿中传播。细菌感染可能导致发热、便血和腹痛。

肠道黏膜受损后，吸收水和盐分及消化糖类的能力下降，糖类滞留肠腔使肠道压力增高，将身体内的水和盐分都吸入肠道，引起腹泻。如果这时吃含糖量很高的食物（饮用果汁或其他甜饮料），食物中不能被肠道吸收的糖分会将更多的水分带入肠道，进一步加重体液流失，从而加重脱水症状。

婴幼儿体重轻，体内储存的液体量比成人少，是婴幼儿腹泻时易出现脱水的原因。在感染性腹泻伴发呕吐时，出现脱水的概率增加。

发生腹泻且伴有以下症状时，有可能存在更严重的健康问题：血便；呕吐持续12～24小时，呕吐物呈绿色、带有血丝或呈咖啡渣状；腹部隆起（肿胀）；拒绝进食或喝水；严重腹痛、体温超过38.5℃或其他明显的疾病迹象，2月龄以下的婴幼儿体温超过38℃；发热持续24～48小时；出疹或出现黄疸（皮肤或眼结膜变黄）；出现脱水的迹象，包括排尿次数少、干哭、口干、眼睛或前囟凹陷；有嗜睡的表现或明显没平常活跃。

脱水警示性表现如下。

1）轻度到中度脱水：精神欠佳，活动量减少；小便次数少于平时（对婴儿来说，每日尿湿的纸尿裤少于6片）；口唇干燥；哭时泪少；婴幼儿囟门略凹陷；如果脱水是由腹泻造成的，大便会非常稀，如果脱水是由呕吐、水分摄入不足造成的，大便次数会减少。

2）重度脱水：除以上列出的症状和体征外，非常烦躁，嗜睡，眼窝深陷，哭时无泪，手脚冰凉、苍白，皮肤弹性极差，小便减少到每日只有1~2次。

3. 照护措施。婴幼儿腹泻的主要照护原则是预防脱水发生。婴幼儿腹泻时机体会流失过多水分和盐，造成脱水，及时、合理地补充足量的水分和盐，可有效预防腹泻造成的脱水。

如果婴幼儿仅有轻度腹泻，且食欲正常，不必严格限制饮食，继续正常母乳或配方奶喂养，如果已开始吃固体食物，应保持清淡饮食；坚持少量多餐，逐渐恢复到正常的饮食，确保足够的营养。

如果婴幼儿中度腹泻，使用口服补液盐（电解质或其他补充液）补充腹泻流失的水分和盐，坚持服用直到病情好转。

如果婴幼儿腹泻严重或病情加剧，出现脱水症状，请立即到急诊就医。

4. 预防。接种轮状病毒疫苗能有效预防轮状病毒感染所致严重腹泻。

婴幼儿带养者如果出现腹泻，需要规范洗手后接触婴幼儿，这一点非常重要。

> **案例9-3思考：** 腹泻最有可能是什么原因引起的？如何预防这类腹泻的发生？
> **解析：** 甜甜有水样大便、呕吐、低度发热、尿少，考虑出现了腹泻并发脱水。结合甜甜的发病时间（10月底），腹泻最有可能是轮状病毒感染引起的肠炎，需要及时补充足量的盐和水分（口服补液盐），有效预防腹泻造成的脱水，关注尿量、频次与精神状况。接种轮状病毒疫苗可预防。

（二）腹痛

腹痛是婴幼儿常见的症状，不同年龄段的婴幼儿腹痛时的表现不尽相同。年龄稍大的婴幼儿可能会捂着肚子告诉带养者肚子痛，小婴儿只会胡乱蹬腿，用哭闹表达疼痛，还可表现为肛门排气、呕吐或不断打嗝。大部分腹痛可自行缓解，但有小部分可持续或在几小时后加重。有些腹痛还可能伴有发热、咽喉剧痛、食欲不振、精神萎靡等，如出现这些情况，提示婴幼儿可能发生了较为严重的疾病，需立即就医。

1. 婴幼儿腹痛。

1）肠痉挛：婴儿对外界刺激异常敏感或神经系统无法自我调节，便会出现肠痉挛。随着身体发育不断成熟，这种无法控制的情况（主要表现为持续的哭闹）将得到改善。肠痉挛引起的哭闹一般在3~4月龄消失，但也可能一直持续到6月龄。对于母乳喂养的婴儿，肠痉挛有时是婴儿对妈妈食用的某种食物异常敏感的表现；对于配方奶喂养的婴儿，肠痉挛有时是婴儿对配方奶中的牛奶蛋白过敏所致。肠痉挛也可能提示婴儿患有其他疾病，如疝气等。

（1）表现：肠痉挛高发于10日龄至3月龄的婴儿，一般在3月龄之后好转，最晚在1岁时症状消退。肠痉挛看起来像腹部不适，但无法知道确切病因。一般来说下午和傍晚加重，可能出现无法安抚的哭闹、腿向上举、频繁放屁和烦躁不安等情况。

（2）照护措施：缓解措施包括抱着婴儿轻轻地摇一摇，把婴儿放到婴儿手推车里走一走，用毯子以襁褓的方式包裹婴儿，用婴儿背带背着婴儿走动，晃动感和身体接触对婴儿有安抚作用，也可以让婴儿趴在带养者膝盖上，轻轻按摩他的背部，趴着时腹部受到的压力可以增加舒服感，或者给婴儿安抚奶嘴。如果处于哺乳期，妈妈可以试着停止食用乳制品、大豆、鸡蛋、洋葱、卷心菜及其他可能有刺激性的食物，忌口大约需要持续2周。如果婴儿是配方奶喂养，推荐使用水解蛋白的特殊配方奶。有不到5％的肠痉挛是由食物过敏引起的，调整喂养有助于几日内减轻婴儿肠痉挛的症状。不要喂养得过饱，过量饮食会引起婴儿不适，一般前后两次喂奶应该间隔2.0～2.5小时，减少婴儿胀气的情况。

2）肠套叠：虽然较少发生于小婴儿，但对于2岁以下的婴幼儿，肠套叠是最常见的腹部急症。肠套叠是肠道的一部分滑入另一部分并被套住而导致的肠道堵塞，会引发剧烈疼痛或哭闹。

（1）表现：可能突然间断性哭闹，同时可双腿向胃部屈曲，哭闹后疼痛往往会有一定缓解，婴幼儿可能出现间断性安静甚至困倦的迹象。肠套叠可能伴有呕吐，排出带有黏液的深色血便（就像黑莓酱一样）。

（2）照护措施：尽早识别肠套叠引起的腹痛并及时就医很重要。进行超声检查或X线造影检查（空气造影或钡灌肠），有时做造影检查不仅有助于诊断，还能解决肠道堵塞的问题。如果灌肠仍然未能解决肠道堵塞，可能需要做急诊手术。

3）牛奶蛋白过敏：常见于较小的婴儿，通常会引起痉挛性腹痛，往往伴有呕吐、腹泻、血便和皮疹。

2. 较大儿童的腹痛。

1）阑尾炎：阑尾炎在3岁以下婴幼儿中非常少见，5岁以下儿童也不多见，最容易发生于5岁以上的儿童。如果患阑尾炎，首先出现的症状是持续脐周痛，接下来疼痛会转移到右下腹。一旦患阑尾炎必须住院治疗。

阑尾是一个狭窄、指头状的、附着于大肠的中空结构。目前还没发现其对人体的作用，但感染后会引起严重问题。

（1）表现：阑尾炎症状并不是那么容易发现，特别是对于婴幼儿，他们不能明确述说哪里痛，也不能清楚描述腹痛往右下腹转移的症状。

①腹痛：通常是初始症状。婴幼儿可能仅表现为哭泣，并且任何姿势也无法让他感到舒适。疼痛总是最早出现于脐周，然后右下腹的疼痛逐渐加重。

②呕吐：疼痛几小时后有可能出现呕吐。一般来说，患阑尾炎时腹痛往往发生于呕吐之前，呕吐后腹痛的情况更常见于胃肠炎。

③食欲不振：疼痛开始后不久，饥饿感会消失。

④发热：发热程度因人而异，通常在38℃或39℃左右。如果阑尾穿孔，体温可能会更高。

有时婴幼儿病毒感染或细菌感染发生于阑尾炎之前，导致阑尾炎的症状被掩盖。这时腹泻、恶心、呕吐和发热都有可能出现在阑尾炎的典型腹痛之前，导致诊断变得越发困难。

另外，婴幼儿的不适感可能会突然消失，让带养者误以为病情已经好转，其实疼痛消失可能意味着阑尾发生破溃或穿孔。

（2）照护措施：尽管大多数出现腹痛表现的婴幼儿并非患阑尾炎，但如果腹痛持续不缓解，并且出现了恶心、呕吐、食欲不振和发热等症状，应该立即就医。密切观察婴幼儿几小时，并为婴幼儿做检查来明确诊断。如果患阑尾炎的可能性非常大，医生会安排住院做进一步观察，进行必要的治疗，包括输液、抗生素治疗或手术。

2）便秘：便秘是造成腹痛的常见原因之一，但很少发生在小婴儿，往往引起较大婴幼儿腹痛（特别是下腹部疼痛）。当饮食中的液体、新鲜蔬菜、水果和富含纤维的全谷物食入过少时，婴幼儿就容易便秘。

3）情绪不安：情绪不安导致的腹痛虽然很少发生在 5 岁以下的儿童，但如果婴幼儿承受了不寻常的压力，也会发生情绪性腹痛。疼痛从开始到结束往往持续 1 周以上，而且一般与有压力或不愉快的活动有关。建议用一些玩具或让婴幼儿以角色扮演（假装游戏）的形式进行心理疏导。

4）铅中毒：铅蓄积在婴幼儿体内会引起许多健康问题。铅中毒的症状不仅包括腹痛，还有便秘、烦躁不安（坐立不安、哭闹、难以取悦）、困倦（昏昏欲睡、不愿意玩、食欲不振）以及惊厥。如果婴幼儿长期暴露于含铅涂料的环境中，或不小心吃了涂料或者玩过一些表面开裂、脱皮或有油漆碎片的玩具，并出现了上述任何一种症状，应及时带婴幼儿就医，检查婴幼儿血液中铅含量。

托育机构与家长应避免购买含铅量超标的玩具、餐具和其他婴幼儿用品。

5）尿路感染：尿路感染在 1~5 岁的女孩中比男孩中更为常见。尿路感染可引起下腹部（膀胱区）疼痛，还常常引起小便疼痛及烧灼感，尿频且尿量少、尿中带血、尿床或尿裤子，但不一定有发热。如果婴幼儿出现这些症状，需要及时就医，进行尿液分析和培养以确认是否患尿路感染，确诊后医生会开具抗生素治疗。

（三）呕吐

呕吐是指胃内容物被强有力地从口腔中吐出，很多常见的儿科疾病都有可能引起呕吐。呕吐原因多样，也可能是严重疾病的早期预警，需要寻找呕吐的原因并采取适当的措施。

1. 呕吐与吐奶的区别。吐奶（大多见于 1 岁以下的婴儿）指胃内容物轻微地反流到口腔中，经常伴随着打嗝。大多数婴儿不会注意到自己吐奶，呕吐则不然，常会给婴儿带来很大的痛苦和不适。在出生后的头几个月，大多数婴儿很容易在喂奶后的 1 小时内吐出少量的奶液。喂奶后竖抱及拍嗝、进食后避免剧烈活动，可减少吐奶。随着年龄的增长，吐奶会逐渐减少，有些可能一直持续到 10~12 月龄。

2. 肥厚性幽门狭窄。幽门狭窄指胃部与小肠连接处开口狭窄，是引起小婴儿喷射性呕吐的原因之一。2 周至 4 月龄婴儿出现持续而强烈的呕吐可能是由胃部出口处的幽门括约肌增厚（也就是肥厚性幽门狭窄）导致的。幽门肥厚阻止食物通过胃部的出口（即幽门）流入肠道内，应该尽快到医院就医，狭窄（或梗阻）部位可能需要立即采取医疗措施进行手术处理。

3. 胃食管反流。少数情况下婴儿吐奶情况随月龄增长逐渐加重，而非逐渐好转。虽然婴儿没有出现剧烈的呕吐，但吐奶频率过高，与食管下括约肌过于松弛导致胃内容物向上反流有关。当婴儿生长发育正常时，可能是正常的生理性吐奶，无需治疗与处理。

照护措施：避免过度喂奶，可以少量多次喂奶；喂养后给婴儿拍嗝；每次给婴儿喂奶之后，使其保持安全的直立姿势至少 30 分钟；在医生指导下，将少量的婴儿米粉加入母乳或配方奶中以增加浓稠度，一些新型配方奶粉包装上标有"防反流"字样，即为奶粉中添加了增稠成分。如果频繁吐奶，有必要到小儿消化专科就医。

4. 感染性病因导致呕吐。婴儿出生后几个月内引起呕吐的最常见原因是胃肠道感染。到目前为止，病毒是最常见的病原体，少数情况下也可由细菌甚至寄生虫引起。感染还有可能引起发热和腹泻，有时还会引起恶心和腹痛。这种感染一般具有传染性。轮状病毒是引起胃肠炎的常见病原体之一，诸如病毒、腺病毒等也可以引发。由于口服轮状病毒疫苗的广泛接种，轮状病毒感染的发病率已大大降低。少数情况下婴幼儿呕吐原因是消化道外的感染，包括呼吸系统感染、尿路感染、脑膜炎以及阑尾炎。不管婴幼儿年龄多大，呕吐时需要严密观察婴幼儿是否出现新症状。如果出现呕吐物中有血液或胆汁（绿色物质），或呕吐物呈咖啡渣样，严重腹痛，费力而反复地呕吐，腹部隆起或变大，疲乏无力或烦躁易怒，惊厥，黄疸，有脱水的症状或体征又不能摄入足量的液体，呕吐持续等情况，需要及时就医。

照护措施：大多此类呕吐是由病毒感染引起的，所以多数可以在不接受任何药物治疗的情况下自愈；如果呕吐持续存在，需要确认是否存在脱水的情况，发生脱水时通常表现为尿少和口渴等，如果脱水加重，可能会危及生命安全。

不论是哪种疾病引起呕吐，发病后的24小时内不要吃固体食物，鼓励多次少量喝电解质溶液等液体，确保摄入足量液体以弥补呕吐流失的水分。液体不仅可以预防脱水，且相比固体食物，不太容易刺激婴幼儿导致呕吐。家长一定要严格按照儿科医生的指导来给孩子补充液体，大多数情况下有呕吐症状的婴幼儿需要在家休息12~24小时，其间进流食。医生一般不会针对呕吐开药，但如果同时伴有腹泻症状，不能口服任何液体或者症状越来越严重，需要及时就医，医生会根据婴幼儿的病情，进行血常规、尿常规及X线检查等。少数情况下需要住院观察治疗。

（四）便秘

便秘是指大便干硬、排便困难，也常常是保育人员与家长共同担心的问题。

1. 原因。如同成人一样，婴幼儿的排便模式因人而异，有时候很难分辨是否真的出现便秘。一些婴幼儿很有可能2~3日才排1次便，如纯母乳喂养的婴儿几日甚至1周才排1次便。只要大便是软的，容易排出，基本上可确定没有便秘问题。另一些婴幼儿可能排便频率正常，却很难排出大便。如果婴幼儿每日都排少量大便，可能不被重视，但大便会在婴幼儿的结肠内积聚。

便秘可能具有家族聚集性，在婴儿期出现并持续终生。如果婴幼儿长大后没有养成规律的排便习惯或经常憋便，问题就会加重。

憋便所造成的大便积留高发于2~5岁的儿童、正在学习独立如厕与控制大小便的婴幼儿身上。大点的婴幼儿进入托育机构或外出时也可能憋便，不愿意使用自己不熟悉的卫生间，也会使问题进一步加重。婴幼儿憋便后直肠内可能积留体积很大的大便，其长度甚至可能和直肠的长度一样，其后可能不再有便意，情况发展到不借助灌肠剂、导泻剂或其他治疗措施就无法排便的程度。

某些情况下婴幼儿肛门周围出现一些颜色像大便的脏东西，这是肠道内固体大便周围的液态排泄物排出造成的，容易误以为婴幼儿纸尿裤或内裤上的污物是腹泻或遗粪。

2. 表现。出现如下状况可能存在便秘问题：婴儿排便时表现出不适、烦躁、愁眉苦脸或者大哭；大些儿童大便小、硬，且 3~4 日才排 1 次便；不论年龄如何，大便体积大、又干又硬，排便很费力；在 1 次比较大量的排便之后，阵发性腹痛减轻；大便表面或里面有血；两次排便之间出现遗粪。大多数婴幼儿饮食发生改变时也会出现轻微的便秘现象，这种现象短时间内就会消失。

3. 照护措施。轻微或偶尔的便秘可以通过以下方法减轻症状：母乳喂养导致的便秘比较少见，除非母乳供应减少或婴儿同时吃辅食。纯母乳喂养的婴儿出现便秘，更有可能是其他原因而非饮食因素造成的。大些的婴幼儿一般已经开始吃辅食了，如果这个年龄段出现便秘，需要在日常饮食中多添加一些富含纤维素的蔬菜、水果、全谷物米粉和全麦面包等，让婴幼儿尽量少吃垃圾食品以及非高纤维素的米粉或面包，适当增加每日的饮水量。

对更严重的便秘，医生会开一些软便剂、导泻剂或灌肠剂，严格按照医生的处方要求用药，可以在药店购买，但在向医生咨询之前不要擅自使用这类药物。一些便秘严重的婴幼儿需要在医生指导下排空直肠，接受排便训练，养成正常的排便习惯，必要时到小儿消化专科咨询。

上厕所时将脚平放在地板、脚凳或其他平坦的表面上，可以使排便轻松，用这样的姿势上厕所，腹肌可帮助推动大便。如果婴幼儿便秘且正在进行如厕训练，让婴幼儿饭后 10 分钟专注地在马桶上坐 5 分钟左右，重新熟悉需要排便的感觉会对缓解便秘有所帮助。

4. 预防。保育人员与家长应该熟悉婴幼儿正常的排便模式、正常的大便大小和软硬程度，以正确判断婴幼儿是否出现便秘、便秘的严重程度。如果婴幼儿不是每日或每 2 日正常排便，或在排便时感到不舒服，需要帮助他们养成良好的排便习惯。

合理饮食和规律排便是很重要的。对还没开始如厕训练的婴幼儿来说，预防便秘的最佳方法是提供高纤维素饮食，随着婴幼儿长大，饮食中纤维素的含量也应该增加。婴幼儿每日应该摄入的纤维素克数至少为其年龄数加上 5。

婴幼儿长大到可以开始接受如厕训练时，每日要求婴幼儿在马桶上坐一会儿，最好在饭后训练，鼓励婴幼儿坚持坐在马桶上直到开始排便，或者坐 15 分钟。如果没有做到，继续用积极的语言鼓励他。

如果已经采用了所有方法，包括高纤维素饮食、增加日常饮水量、培养排便习惯，但还是不能使婴幼儿正常排便，那么婴幼儿有可能在下意识地憋便。这种情况下应该向医生咨询，制订个性化治疗方案来解决问题，同时可根据情况使用软便剂、导泻剂等药物。

三、婴幼儿过敏性疾病的识别与照护

过敏是婴幼儿身体受环境中的致敏原（如花粉、粉尘、食物、药物、寄生虫等）刺激，出现的身体组织损伤或生理功能紊乱。当一个容易过敏的婴幼儿暴露于致敏原，其免疫系统会在"变应性致敏"的过程中产生一种叫作免疫球蛋白 E（IgE）的抗体，然后这种抗体会黏附到婴幼儿皮肤、呼吸道黏膜和小肠黏膜的肥大细胞上。当婴幼儿再次接触到致敏原的时候，这些细胞就会释放一些化学物质（如组胺和白三烯）并引起过敏症状。

（一）过敏性疾病概述

过敏性疾病是指当身体的自然防御系统误将无害物质当成有害物质时，为了进行自我保护而做出过度反应，导致过敏症状的发生。

1. 原因。过敏通常与遗传因素有关。儿童特别是婴幼儿，常发生食物过敏。但随着婴幼儿消化系统逐渐发育完全，身体吸收触发过敏的食物后发生过敏反应的可能性会逐渐减小。食物过敏反应严重，可能会危及生命。婴幼儿对花粉和其他环境诱因发生过敏反应的现象并不常见，一般情况下，婴幼儿常在 4 岁左右才出现对花粉过敏的情况。

最常见的食物致敏原包括鸡蛋、牛奶、小麦、大豆、坚果、花生、鱼虾以及贝类。幸运的是，小时候对牛奶、大豆、小麦和鸡蛋过敏的婴幼儿长大后一般不会再对这类食物过敏。严重过敏和对坚果、贝类过敏有可能会伴随终生。

2. 表现。通常在吃下食物致敏原后不久产生过敏反应，常见以下症状：皮肤瘙痒、皮疹、荨麻疹、肿胀、咳嗽、喘息或气促、腹泻、呕吐。

食物过敏有时也会与食物不耐受症或敏感相互混淆。食物不耐受症会导致胃痛、胃胀、腹泻等消化问题，但这些问题与免疫系统无关。例如一些婴幼儿乳糖酶缺乏，造成乳糖不耐受；西红柿或橙子这类食物中的酸性物质会使一些婴幼儿口角出现红疹，而这类红疹常误诊为过敏。

需要关注的严重的过敏反应征兆：呼吸困难、面部肿胀、荨麻疹、皮肤发绀、昏迷。

3. 预防。如果婴幼儿出现过敏反应的症状，应及时到医院就诊，积极寻找过敏反应的原因，必要时进行测试以确定可能的致敏原。预防过敏的最好方法是避开致敏原。如果给婴幼儿吃了好几种之前从未尝试过的食物后，出现了疑似食物过敏的迹象，在暂停新食物 1~2 周后，每次只尝试一种可疑的新食物，经过排查寻找致敏原。

托育机构应该对婴幼儿食物过敏相关情况（包括既往发作史、家族过敏史等）进行登记。

（二）牛奶蛋白过敏

牛奶蛋白是婴幼儿重要的蛋白质来源，故牛奶蛋白过敏常发生于婴幼儿。乳清蛋白和酪蛋白是牛奶蛋白中最常见的致敏原。

1. 原因。当身体的免疫系统把牛奶蛋白误认为身体需要清除的物质时，会产生过度的免疫反应，导致牛奶蛋白过敏。因牛、绵羊、山羊的乳清蛋白同源性强，所以牛奶蛋白过敏的婴幼儿也可能对羊奶过敏。

2. 表现。牛奶蛋白过敏的常见表现有皮疹、呕吐、血便、腹泻、营养不良等。也可表现为在食用奶制品后几分钟或 2 小时内，出现呼吸困难。此反应可能会危及生命，需要立即就医。

3. 照护措施。对牛奶蛋白过敏的婴幼儿，若为配方奶喂养或混合喂养，医生通常会建议换用特殊的无敏或低敏配方奶（深度水解蛋白配方奶或游离氨基酸配方奶）；若为纯母乳喂养，妈妈需限制乳制品的摄入。

（三）哮喘

哮喘是一种发生于呼吸道的慢性炎症性疾病。

1. 原因。哮喘的发生与遗传、环境、精神、免疫等因素有关。绝大多数婴幼儿在遇到某些诱发因素刺激后，身体发生炎症让呼吸道变窄，出现气喘、呼吸困难等症状。

2. 表现。首要表现是反复发作的咳嗽和气喘，以前也被称为气道高反应性发作。气喘发作可能由感冒引起，感冒好转后气喘消失，但在下一次感冒时又再次发作。每名婴幼儿的哮喘症状和体征有所不同，随着时间的推移，一部分症状会逐步加重，而另一些则有所缓解。

哮喘的诊断：肺通气功能检测是诊断哮喘的重要手段，但对于婴幼儿来说，很难在测试中得到准确的结果。同时许多其他呼吸道疾病，如支气管炎、肺炎等也会导致咳嗽、喘鸣或类似表现，但并不是哮喘，需要做一些鉴别诊断。哮喘婴幼儿往往有反复气喘发作与过敏或湿疹家族史。

哮喘的常见症状是气促，特别是感冒时。哮鸣是婴幼儿呼气时发出的尖锐的吹哨声音，也是哮喘的常见症状之一。其他迹象包括咳嗽，咳嗽会在夜间加重并伴有胸闷、气促等反复发作，但部分婴幼儿只表现一种迹象或症状。

如果婴幼儿哮喘症状发作，出现严重的呼吸困难伴嘴唇、指尖变成灰色或青色，应立即就医，寻求医生的帮助。

3. 照护措施。

1）医生对于哮喘患儿会开具处方药物治疗，通过扩张支气管缓解哮喘症状。对于诊断为哮喘并有规律症状的婴幼儿，医生会进行全面的哮喘程度评估，根据症状，开具预防哮喘严重发作的气雾剂或口服药，快速缓解支气管痉挛。带养者需要学会正确使用控制器雾化吸入的方法（通常需配一个面罩），帮助婴幼儿更轻松地用药。年龄更小的婴幼儿还可以使用雾化吸入器，将液体药物雾化吸入。

2）按照医嘱使用紧急缓解支气管痉挛的药物（气雾剂、注射剂或口服药）。

3）药物预防：孟鲁司特钠具有降低气道高反应性的作用，可遵医嘱使用。

4. 预防。哮喘常见的致敏原之一是室内尘螨。由于不可能完全消灭环境中的灰尘和其他刺激物，可采取以下措施尽可能地避免婴幼儿暴露于灰尘中，以减轻哮喘症状。

1）使用专用的防致敏原床罩盖住床垫和枕头。

2）选择可以机洗的枕头和被子。

3）每周用热水清洗 1 次床单、毯子、枕套、抱枕和毛绒玩具以杀灭尘螨。

4）不要在婴幼儿房间里放毛绒玩具。

5）不养宠物。

6）用吸尘器清理地毯及用掸子清扫家具的时候，不要让婴幼儿待在家里。

7）考虑买一台特殊的空气过滤器（如高效粒子空气过滤器或 HEPA 过滤器）保持婴幼儿房间的空气清新；保持室内相对湿度在 50% 以下，因为尘螨和霉菌容易在潮湿的环境中滋生。

8）家中避免使用香水、有香味的清洁用品或其他有可能成为刺激原的芳香类产品。

9）及时修理漏水的管道可以减少霉菌滋生。

10）让婴幼儿远离香烟与炉火周围的烟雾，不要让任何抽烟的人接触婴幼儿。

案例 9-4 思考：这些表现反映了什么问题？可采取的照护措施有哪些？

解析：既往反复喘息发作，本次喘息由呼吸道感染诱发，考虑哮喘发作。医生给予布地奈德与特布他林雾化吸入、口服丙卡特罗、孟鲁司特钠咀嚼片等处理后喘息得到了及时的控制。预防再次哮喘发作是关键，寻找致敏原，与家长、托育机构工作人员保持沟通，每日以控制器雾化吸入药物，定期到医院随访，根据患儿的情况进行动态评估，调整药物剂量。

（四）荨麻疹

案例 9-5　痒痒的明明

明明，男孩，3 岁，在托育机构玩耍的时候突然大声地喊"不舒服了，痒痒"，保育人员发现明明的胳膊上出现了一道道条索状的红斑。明明不断地用手抓，可是抓过之后保育人员发现红斑面积加大了，明明感觉更加痒了，保育人员考虑要不要马上带明明去医院。

案例 9-5 思考：明明的皮肤可能出现了什么问题？托育机构保健人员或带养者应该如何处理呢？

荨麻疹俗称"风疹块"，是一种过敏性皮肤病，特征是剧痒且会反复发作。荨麻疹是红色、肿胀的斑丘疹，容易蔓延。单块皮疹通常在 24 小时内消退，常见的致敏原有花生、坚果、鸡蛋清、牛奶、贝类以及芝麻等。若皮疹在原位置 24 小时以上未消退，应考虑是否为其他疾病引发，如病毒感染等。

1. 原因。病因复杂，多数患者不能找到确切的发病原因。最常见的病因为食物过敏、病毒、细菌感染，抗生素、布洛芬等药物影响，以及昆虫叮咬或蜇刺。

2. 表现。起病较急，突然自觉皮肤瘙痒，瘙痒部位很快出现大小不等的红色风团或丘疹，呈圆形、椭圆形或不规则形，严重者风团可融合成片，风团可呈苍白色，皮肤凹凸不平可呈橘皮样改变。一般数分钟至数小时内风团变为红斑并逐渐消退，消失后皮肤不留痕迹。病情严重时可伴有心悸、烦躁甚至血压降低等过敏性休克现象；胃肠道受累时出现恶心、呕吐、腹痛及腹泻等症状；累及喉咙、支气管时可出现呼吸困难甚至窒息。

3. 照护措施。在某些因素诱发下，荨麻疹可能反复发作，如果婴幼儿有荨麻疹病史，托育机构应做好过敏性疾病登记和管理，高度关注。如发生荨麻疹，尽快通知保健人员和婴幼儿家长，及时送医处理，必要时拨打 120 急救电话。

1）处理原则为抗过敏和对症治疗，尽量做到对因治疗。轻症患儿一般无特殊处理，局部治疗以安抚止痒为主，选用炉甘石洗剂，口服抗过敏药物可用抗组胺药物，如西替利嗪等，有感染者加用抗生素治疗。发生过敏性休克、呼吸困难等严重情况时需急诊就医。

2）饮食护理：饮食应清淡，禁食辛辣刺激及海鲜类食物；多喝水，多摄入含维生素C的水果、果汁等，有利于致敏物质排出。

3）皮损护理：为婴幼儿修剪指甲，避免摩擦、搔抓患处，防止因刺激引起皮疹增多及瘙痒加剧；出现皮肤明显红肿或瘙痒时，可遵从医嘱合理用药，用药期间注意观察药物疗效和不良反应。

4）观察皮疹变化：积极寻找致敏原，发现可疑食物或药物过敏时，应立即停用；观察有无腹痛、呼吸困难、晕厥、休克等症状，一旦发现，及时就医。

4. 预防。

1）了解婴幼儿的过敏史，指导婴幼儿回避易引起过敏的食物，为婴幼儿选用含添加剂少的食品。

2）注意环境卫生，勤开窗通风，保持室内空气清新。打扫卫生时不要扬起过量灰尘，尽量不要让婴幼儿在场，以免婴幼儿过敏。易感儿居室内不要饲养宠物，不要插花。

3）在蚊虫活跃的季节要注意防蚊。

4）保持床单、被褥清洁，穿棉质宽松的衣服，避免毛织物、化纤品直接与皮肤接触。选择合适的衣被，防止过冷或过热。

5）引导婴幼儿积极参加户外活动，增强体质，提高免疫力，预防感染性疾病。

> **案例**9-5**思考**：明明的皮肤可能出现了什么问题？托育机构保健人员或带养者应该如何处理呢？
>
> **解析**：询问情况后得知明明今天穿上了妈妈买的新羊毛衫，考虑衣物过敏引发的急性荨麻疹。主要措施是抗过敏和止痒，局部皮肤以止痒剂为主，如炉甘石洗剂，口服药物可用抗组胺药物，如西替利嗪。新羊毛衫也不能穿了，需要远离可能引起过敏的刺激性衣物，以全棉为好。

四、婴幼儿常见症状的识别与照护

（一）咳嗽

咳嗽是婴幼儿最常见的疾病症状之一，也是托育机构保健人员和家长共同担心的问题。

咳嗽是人体一种重要的防御性生理反射，有助于清理婴幼儿的呼吸道，防止将可能有害的东西吸入呼吸道和肺部。婴幼儿偶尔咳嗽属于正常现象，但有时咳嗽是疾病的一种症状。咳嗽程度可重可轻，严重肺炎常常表现为剧烈咳嗽。

咳嗽根据痰量的多少可分为干咳和湿咳。干咳表现为无痰或痰量甚少，湿咳即咳痰量较多或咳嗽时伴有痰鸣音。干咳或湿咳，咳嗽的声音是有差别的。咳嗽病程在4周内的称为急性咳嗽，咳嗽病程超过4周的称为慢性咳嗽。慢性咳嗽是婴幼儿常见的呼吸道问题，儿科医生将慢性咳嗽定义为持续超过 4 周的咳嗽，是因为婴幼儿急性呼吸道感染大多会在 4 周内消退。慢性咳嗽除了影响生活质量，还可能提示有严重的疾病。中国儿童慢性咳嗽的主要病因依次为咳嗽变异性哮喘、上呼吸道咳嗽综合征、呼吸道感染。上呼吸道咳嗽综合征的主要病因是过敏性鼻炎、鼻-鼻窦炎、腺样体肥大等。

1. 原因。常见原因包括呼吸道感染（包括普通感冒、流感、喉炎、支气管炎、肺炎等）、异物吸入呼吸道（如坚果、果冻、玩具小物件等）、哮喘、其他肺部问题（包括某些先天性疾病）、心理因素（通常会在婴幼儿睡觉或专注做某事时自行消失）等。

2. 表现。哮喘相关的咳嗽通常为干咳，哮喘合并感染可表现为湿咳。

上呼吸道咳嗽综合征俗称"鼻后滴漏"，即咳嗽有痰，让婴幼儿张大嘴可见咽后壁黏性分泌物附着，咳嗽晨起更明显。

如果婴幼儿咳嗽伴有以下情况需立即就诊。

1）3 月龄及以下小婴儿：存在呼吸费力、呼吸伴有异常声音，或者呼吸急促；呼吸费力，肋骨和胸骨之间以及周围的皮肤凹陷。

2）呼吸伴有异常声音：声音嘶哑（失声或声音沙哑），呼吸声嘈杂、音调高（称为"喘鸣"），尤其是在婴幼儿活动或烦躁时，即使坐着或休息时也会发出嘈杂、高音调的呼吸声；呼吸急促（0～5 月龄，>60 次/分；6～12 月龄，>50 次/分；12 月龄以上，>40 次/分）。

3）食物或其他物体呛到或噎到后发生的咳嗽，即使这种呛噎发生在数日或数周以后也是危险因素。

4）咳出红色（血性）、黄色或绿色黏液。

5）出现脱水症状（如无尿超过 8 小时，口唇干燥，哭时没有眼泪）。

6）伴有发热和行为反常（如精神疲倦、烦躁不安等）。

7）剧烈咳嗽导致呕吐。

8）咳嗽持续超过 2 周，并且没有任何改善或加重。

9）鼻塞或流涕加重或 10 日后未见改善。

10）耳部疼痛或有耳道流脓等。

3. 检查。就医时医生会询问症状并进行体格检查，根据婴幼儿年龄和其他症状，选用一些检查判断咳嗽病因，如呼吸道病原微生物检查、胸部 X 线检查、支气管镜检查及呼吸功能测试。

4. 照护措施。如果咳嗽是由感冒、喉炎或其他感染引起，建议采取如下照护措施。

1）鼓励婴幼儿适量多次饮水。

2）环境中使用加湿器。

3）如果鼻塞、流涕症状明显，生理盐水冲洗鼻腔可以减少上呼吸道咳嗽综合征引起的咳嗽。

4）可以吃凉爽的水果（泥）或者温热的流质（如鸡汤、白开水）以缓解咽喉不适，还能补充水分帮助黏液排出。

美国儿科学会建议 1 岁以上婴幼儿因普通感冒出现咳嗽，可以直接喝 2～5mL 的蜂蜜来帮助缓解咳嗽症状。

不要给婴幼儿使用非处方类止咳药和复方感冒药。对于婴幼儿，没有证据表明这类药物可以改善症状，反而可能引起不良反应。治疗婴幼儿咳嗽，不能随意用含有可待因、福尔可定、右美沙芬等成分的止咳药，这些属于中枢性镇咳药，可能对中枢神经系统产生不良影响，引起呼吸抑制。不建议将支气管舒张剂（如丙卡特罗）用于常规治疗咳嗽，不建议给婴幼儿使用非处方类祛痰剂和黏液溶解药物，祛痰剂可增加黏液产生，黏液溶解药物则能稀释呼吸道分泌物，这两类药物可使分泌物更容易排出，但祛痰剂（如愈创木甘油醚）或黏液溶解药物（如乙酰半胱氨酸、氨溴索）在婴幼儿中均没有已经证实的获益。

咳嗽如何应对？

治疗方法取决于咳嗽的原因。如果感染是细菌所致，可采用抗生素治疗。抗生素只能用于明确诊断为继发细菌感染的患者，包括细菌性中耳炎、鼻窦炎和肺炎。如果感染是病毒引起（如普通感冒），则不需要抗生素治疗。抗生素不会缩短普通感冒的病程，也不能预防继发的并发症，但却有可能引起其他不良反应，导致细菌对抗生素的耐药性增强。如果感染是流感病毒引起，可采用抗流感病毒药物治疗。对哮喘发作引起的咳嗽，可采用吸入药物治疗，通常需要通过雾化器将这些药物吸入肺部。如果为呼吸道异物引起的咳嗽，通过支气管镜检查以寻找和清除异物。

5. 预防。预防婴幼儿呼吸道感染导致咳嗽的措施如下。

1）佩戴口罩、用洗手液/流动水或免洗洗手液清洁婴幼儿的手。避免近距离接触其他患病的成人和婴幼儿。

2）推荐母乳喂养，与配方奶喂养婴儿相比，母乳喂养婴儿的呼吸系统疾病发生率更低、症状持续时间更短。

3）确保按时接种疫苗，推荐接种流感嗜血杆菌疫苗、PCV13、流感疫苗等。6 月龄以上的婴幼儿及其家人，均推荐每年接种流感疫苗，以预防流感及其并发症。

4）避免烟草烟雾暴露，避免婴儿期不合理使用广谱抗生素。

5）不建议将维生素 C、锌或益生菌用于预防感冒。应避免给 3 岁以下的婴幼儿吃花生、坚果、果冻、整粒的葡萄干、棉花糖等容易堵住气管的食品。

（二）发热

发热只是一种症状。通常情况下发热是身体对抗进入体内的病原体的积极行为，可以刺激身体的某些防御机制，如可以刺激白细胞攻击摧毁入侵的细菌或病毒。在帮助婴幼儿对抗感染的过程中发热扮演了重要的角色，是免疫系统发挥作用的标志。然而，发热常常使婴幼儿不舒服，增加了婴幼儿对水分的需求，加快了心率和呼吸频率。

1. 原因。任何感染都可能引起发热，这些感染包括呼吸道感染、肠道感染、血液感染、尿路感染、大脑和脊髓感染以及其他感染。

2. 表现。儿童正常的体温因年龄、活动量、一日中的不同时间而有所不同。婴幼儿的体温往往比高龄儿童高一些。发热时婴幼儿皮下毛细血管扩张，血流加速，皮肤温度升高，肤色发红，带养者可发现婴幼儿额头发烫、脸颊潮红，同时发热导致的不适感可令婴幼儿烦躁、哭闹不止或精神萎靡。虽然用手或脸颊触碰婴幼儿的额头，能让你感觉正在发热，但这种方式无法辨别出细微的温度差别，如 37.2℃和 38.3℃的区别。准确测量体温是判断是否发热的前提，当使用温度计测量腋下温度超过 37.2℃或肛门温度超过 38℃时，提示出现了发热。

婴儿特别是不足 2 月龄婴儿的发热，可能是感染性疾病的重要标志，病情很快会变得严重。此阶段婴儿免疫系统尚未达到抵抗细菌和其他微生物的水平，一旦感染，很容易扩散到全身，应该立即就医，医生需要为婴儿做检查，排除一些严重的感染或其他疾病；3~6 月龄的婴儿体温达到 38.3℃ 或更高时，或大于 6 月龄的婴幼儿体温达到 39.0℃ 或更高时，应及时就医。高度发热提示可能存在严重的感染或脱水，需要接受治疗。比起发热的程度，婴幼儿的精神状况是一个更重要的提示。

如果发热时还伴有以下症状，需要急诊就医。

1）反复呕吐或腹泻。

2）异常哭闹、易怒。

3）脱水，24 小时内尿湿的纸尿裤不到 3 片，口干，哭时没有眼泪，眼睛和囟门凹陷。

4）嗜睡、反应不好。

由于婴幼儿体温中枢发育不健全，环境炎热也会导致婴幼儿体温升高，与感染引起的发热不同，应注意鉴别。

3. 照护措施。

1）多数时候轻微发热可居家观察，发热会随着疾病的痊愈而消退。发热时还需密切观察是否出现其他症状，如食欲不振、呕吐、易怒或异常困倦，有症状时及时就医。

2）提供充足的水分，和往常一样，继续坚持母乳或配方奶喂养。如果婴幼儿满 6 月龄，可以给他喂少许水或口服补液盐。较大的婴幼儿可以多喂水、口服补液盐，切记优先摄入流质而非固体食物。婴幼儿发热时一般胃口不佳，不可强行进食。

3）鼓励充足的休息，保持环境安静，直到发热情况好转或完全退热。

4）保持凉爽，可以适当调低房间温度到舒适的状态；穿得轻薄些。

5）合理用药缓解不适，2 月龄以上且体重超过 2.7kg 的婴幼儿发热，腋下温度超过 38.2℃ 时，可使用对乙酰氨基酚；6 月龄及以上可以使用布洛芬。要仔细阅读药品说明书，使用正确的剂量。

4. 体温计的选择。

美国儿科学会不再建议用水银体温计，因为它很有可能破损，造成其中的水银挥发，导致婴幼儿吸收中毒，推荐使用电子体温计。

电子体温计可测量婴幼儿的口腔、腋下或肛门温度。与其他所有设备一样，一些电子体温计可能会比另一些电子体温计更精确，仔细选择产品并阅读产品的使用说明，确保体温计已经按照使用说明进行校准。

1）耳部（鼓膜）体温计（耳温枪）：能否准确测量温度取决于红外线束能否顺利到达鼓膜。当耳垢多或外耳道存在小型弯曲的时候，这种体温计就没有那么可靠。

2）颞动脉（太阳穴部位）体温计（额温枪）：这种体温计使用红外扫描仪测定颞动脉的温度，颞动脉紧贴皮肤穿过前额；适用于 3 月龄以上婴幼儿的体温测量，操作很简单，即使是婴幼儿睡着的时候也可以使用。

5. 测量体温的最佳办法。

有很多办法可以测量婴幼儿的体温。把电子体温计的传感器（位于体温计尖部）放在要测量的部位（口腔、腋下或肛门），短时间后可以在其小屏幕上显示出体温。不管用的是哪种体温计，都应该在每次使用前按照使用说明的指导清洁体温计，通常是用乙醇消毒。记住以下指导原则。

1）从婴幼儿的肛门（直肠）测量体温时，先打开电子体温计，将要插入肛门的体温计末端涂一些润滑剂（如凡士林），把婴幼儿平放在你的大腿或其他安全的平面上，婴幼儿面部既可以朝上也可以朝下（如果朝下，将一只手放在他的背上；如果朝上，把他的腿向他的胸部弯曲，用一只手压住他的大腿），然后轻柔地将体温计的末端插入肛门 1～2cm，扶住体温计大约 1 分钟，等到体温计发出"哔哔"声（或亮灯）时，取出体温计并读取体温。

2）婴幼儿的肛门或口腔温度要比腋下温度准确一些。如果有两支电子体温计，可以把一支标注"肛门"，另一支标注"口腔"。不要在不同的部位使用同一支体温计。

6. 退热药的正确使用。婴幼儿常用退热药主要包括对乙酰氨基酚和布洛芬。对乙酰氨基酚每 4～6 小时服药 1 次。布洛芬每 6～8 小时服药 1 次，但 24 小时内服药次数不能超过 4 次。服药前一定要仔细阅读药品说明书，确保正确服用。

7. 预防。小婴儿特别易感病毒和细菌，采取一定措施可以防止感染蔓延。如打喷嚏或咳嗽时，记得用纸巾捂着嘴，没有纸巾时可用手肘；将用过的纸巾及时扔进垃圾桶内；带养者不要和婴幼儿共用餐具饮具；保持用品表面的清洁，包括安抚奶嘴和喜欢啃咬的玩具。如患口唇疱疹，不要亲吻婴幼儿。避免婴幼儿接触生病的人，秋冬季避开人群密集的地方，以减少感染的风险，最重要的是应养成勤洗手的习惯。

五、婴幼儿常见皮肤病的识别与照护

（一）湿疹

湿疹是一种由多种内外因素引起的具有明显渗出倾向的炎症性皮肤病，皮疹的形态多样，伴有明显瘙痒，容易复发。婴幼儿湿疹最常见的两种类型为特应性皮炎和接触性皮炎。

1. 原因。虽然湿疹的病因尚不明确，但可能与身体免疫功能异常、皮肤屏障功能障碍、环境影响及遗传等因素有关。

2. 表现。以红色的痒疹为特征。急性湿疹可能表现为皮肤发红、干燥、起皮，或皮肤发红、潮湿、有液体渗出。当湿疹持续存在时，皮肤会变厚、颜色变深并形成痂皮。

特应性皮炎多发生在有食物过敏、哮喘或过敏家族史的婴幼儿身上，多在几周至 6 月龄时出现，一般表现为脸颊、额头或头皮瘙痒、发红，并出现小丘疹，还可能扩散到躯干和四肢，严重瘙痒通常是其突出特征之一。很多患儿可能在 2～3 岁有所好转。

皮肤接触刺激性物质或致敏原的时候，会发生接触性皮炎。对于小婴儿来说，最常见的原因是自己的口水，经常流口水或舔嘴唇会导致口周皮肤的湿疹。其他的刺激性物质包括酸性物质、强碱性肥皂、羊毛织物等。

3. 照护措施。婴幼儿出现湿疹时，需要医生检查诊治，某些患儿可能需要看皮肤科医生。尽管没有根治方法，但经治疗病情可以得到控制，湿疹会在几个月或几年后消失。最有效的治疗方法是防止皮肤干燥、发痒，同时避免接触容易诱发湿疹的物质。其照护要点如下。

1) 规律地使用润肤品可以减轻皮肤的瘙痒和干燥。从润肤效果来说，通常软膏优于润肤霜、润肤霜优于润肤乳。

2) 每日给婴幼儿用温水快速洗澡。用了沐浴液后冲洗 2 遍，冲掉身上残留的沐浴液（沐浴液可能就是一种刺激物）。在洗澡后 3 分钟内全身抹上润肤品，锁住皮肤表面的水分。

3) 避免穿质地硬或有刺激性的衣服（羊毛或化纤材质的衣物）。

4) 如果湿疹痒，可在该区域进行冷敷，然后外用霜剂或膏剂，通常可外用类固醇药物，使用时必须严格遵照医嘱，不要擅自停药，按照规定的疗程用药。

除了外用药之外，可能需要口服抗过敏药物减轻瘙痒，如皮肤感染可能还需要服用抗生素。

婴幼儿湿疹严重，常规处理没有效果，有发热或感染的症状（如水疱、扩散性红斑、黄色痂皮、疼痛、渗液）时，应及时就医。

（二）头皮乳痂/脂溢性皮炎

头皮乳痂是一种出现在新生儿头皮上的粗糙、油腻的片状皮疹。每日给孩子洗头并刷掉乳痂可以控制其发展。一般在孩子出生后的头几个月里乳痂会逐渐消失。如这种皮疹逐渐出现在孩子的颈部、腋窝或耳后的皮肤皱褶处，则称为脂溢性皮炎。脂溢性皮炎是一种非感染性皮肤病，婴儿中很常见，一般婴儿出生后的前几周开始发生，几周或几个月后逐渐消失。与湿疹或接触性皮炎不同，脂溢性皮炎很少有瘙痒或其他不适。

1. 原因。脂溢性皮炎是由皮肤对某些真菌的反应引起的，也可能是妈妈妊娠期激素水平波动刺激婴幼儿的皮脂腺导致的，油脂过度分泌导致婴幼儿皮肤出现痂皮和发红。脂溢性皮炎与过敏、不良卫生习惯没有关系。

2. 表现。从头皮开始出现痂皮和（或）发红，逐渐发展到身体的其他部位，甚至可蔓延到面部和纸尿裤包裹区域。

3. 照护措施。

1) 如果脂溢性皮炎只局限于头皮，可以使用温和的婴儿洗发水洗头，需要更频繁地给婴幼儿洗头，洗头时轻轻按摩婴幼儿的头皮，可以将痂皮洗去。强效的药用洗发水比如含有硫黄、水杨酸、硫化硒、酮康唑和煤焦油，可以快速软化痂皮，但它们同时具有很强的刺激性，必须在儿科医生的指导下才能使用。用凡士林软膏或婴儿油可以帮助软化痂皮，使之更容易清除。

2) 当脂溢性皮炎扩散到身体的其他部位时，医生会开具氢化可的松乳膏或抗真菌乳膏来治疗。症状改善后可继续用温和的婴儿洗发水给婴儿洗头，预防病情复发。大多数脂溢性皮炎在 6 月龄到 1 岁之间能够痊愈，一般不需要延长治疗时间。有时患处皮肤可能并发真菌感染，且常见于皮肤皱褶处，需要在医生指导下使用抗真菌药膏。

（三）尿布疹

尿布疹是指纸尿裤覆盖部位出现皮疹或皮肤发炎现象。尿布疹仔细护理 3~4 日会消失。

1. 原因。尿湿或便湿的纸尿裤长时间未更换，纸尿裤上的尿液自然分解后产生的化学物质以及大便中助消化的物质会侵蚀皮肤，加上潮湿的环境，很容易使皮肤发炎，出现皮疹。

不管什么原因导致了尿布疹，婴儿皮肤表层一旦受损，接触尿液和大便时会更易受到刺激，继发细菌和真菌繁殖。真菌感染会造成大腿、生殖器和下腹部出现皮疹，但臀部极少出现这种感染。

一般来说，母乳喂养婴儿患尿布疹的概率小于配方奶喂养婴儿。婴儿在某个月龄段或某些情况下更易患尿布疹。

易患因素：8~10月龄婴儿、纸尿裤包裹部位皮肤没有保持干净和干爽、腹泻、刚开始添加辅食（由于食物品种的增加引起消化过程的变化）、正在服用抗生素（药物刺激导致皮肤感染的真菌进一步繁殖）。

2. 表现。初期症状通常发生在下腹部、臀部、生殖器和大腿根皱褶处等直接接触尿液或大便的部位，表现为皮肤发红或细小疹子。

3. 照护措施。

1）婴儿大便后尽快更换纸尿裤，每次大便后要用婴儿湿巾或柔软的布，用温水清洗尿布覆盖的部位。

2）经常更换尿湿的纸尿裤，减少皮肤与尿液的接触时间。

3）尽可能将婴儿臀部暴露在空气中，使用腹部和腿部有松紧带的纸尿裤，给婴儿穿好后，保持纸尿裤里面有空气流通。

4）尿布疹持续加重，可用鞣酸软膏防止尿液或大便刺激皮肤，促进皮肤愈合。使用后症状应在2~3日内有明显改善。如症状未改善或有丘疹样脓疱，需要及时就医。

4. 婴儿更换纸尿裤的护理要点。

开始换纸尿裤前，确定所需物品放在伸手可及的地方，禁止将婴儿独自留在尿布更换台上，婴儿扭来扭去很容易掉下来受到严重伤害，特别是会翻身的小婴儿。

婴儿换纸尿裤需要的物品：一片干净纸尿裤，装有温水的小盆，无香精的婴儿湿巾，毛巾，柔软的纸巾或棉球，护臀膏或凡士林。不要使用婴儿爽身粉，因为擦粉时扬起的粉尘很容易被婴儿吸入，对肺部产生刺激。

操作过程：

1）取下脏纸尿裤，用蘸了温水的棉球、柔软的纸巾或无香精的婴儿湿巾轻轻地将婴儿臀部擦干净（女婴要从前往后擦拭，避免感染）。

2）如有需要，可以擦护臀膏。

本节小结

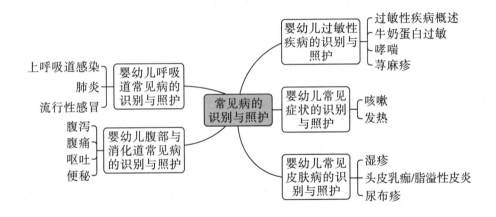

参考文献

[1] 国家卫生健康委. 关于印发 3 岁以下婴幼儿健康养育照护指南（试行）的通知（国卫办妇幼函〔2022〕409 号）[Z]. 2022.

[2] 丁建云，孙宁，李鹏. 婴幼儿常见病识别与预防 [M]. 北京：中国人口出版社，2022.

[3] 劳拉·A. 杰娜，杰尼弗·苏. 美国儿科学会实用喂养指南 [M]. 2 版. 徐彬，等译. 北京：北京科学技术出版社，2017.

[4] 沃尔特·库克，凯尔西·格拉斯. 育儿全书：0～3 岁 [M]. 2 版. 崔玉涛，主译. 北京：北京科学技术出版社，2022.

[5] 成都市卫生健康委. 关于印发《成都市托育机构婴幼儿照护服务指南（试行）》的通知（成卫健发〔2021〕25 号）[Z]. 2021.

[6] 成都市卫生健康委. 关于印发《成都市家庭婴幼儿照护指南（试行）》的通知（成卫健发〔2021〕24 号）[Z]. 2021.

[7] 于新颖，蔡惠莲. 婴幼儿健康照护 [M]. 北京：高等教育出版社，2022.

[8] 黎海芪. 实用儿童保健学 [M]. 6 版. 北京：人民卫生出版社，2016.

[9] 陈强，陈志敏，成焕吉，等. 中国儿童慢性湿性咳嗽的诊断与治疗专家共识（2019 年版）[J]. 中国实用儿科杂志，2019，34（4）：256－264.

[10] 陈强，胡次浪，申昆玲，等. 儿童慢性湿性咳嗽病因构成比多中心研究 [J]. 中国实用儿科杂志，2019，34（9）：757－762，784.

（叶飘　毕海燕）

第四节　常见传染病的管理与预防接种

　　传染病是由病原体引起的，能够在人与人之间或人与动物之间传播的疾病。传染病具有传染性、流行性、季节性、地域性等特点。传染病的传播和流行需具备以下三个基本环节：一是传染源，是指体内有病原体生存、繁殖并能将病原体排出体外者，包括患者、隐性感染者、病原体携带者、受感染的动物等。二是传播途径，是指病原体离开传染源到达另一个易感者的途径，同一种传染病可有多种传播途径，常见传播途径主要有呼吸道传播、消化道传播、血液传播、体液传播等。三是易感人群，是指对某种传染病缺乏特异性免疫力的人群，发育过程中的婴幼儿是特殊的易感人群。阻止任何一个环节均能切断传播，有效控制传染病发生。

　　托育机构是传染病发生、蔓延的高危环境。托育机构中开展传染病防控具有极其重要的意义。托育机构防范传染病的关键措施：教育婴幼儿养成良好的卫生习惯，饭前便后用流动水洗手；注意饮食卫生；保持环境清洁，消灭传播疾病的老鼠、苍蝇、蚊子等生物媒介，做好消毒工作；保持室内空气清新、定时通风换气；有条件者可用紫外线灯进行空气消毒；传染病流行期间，不带婴幼儿去疫区和公共场所；婴幼儿日常用物，如衣被、玩具、餐具、桌椅等可采用清洗、暴晒、拆洗、消毒液擦拭等方法切断传播途径；培养婴幼儿良好的生活习惯，坚持体育锻炼，增强婴幼儿体质，提供合理的营养，提高对传染病的免疫力；有计划地进行各种疫苗接种，提高婴幼儿免疫力，是保护易感婴幼儿的有效措施。

一、麻疹

案例9-6 托育机构出现麻疹病例

2岁的楠楠，昨天下午开始发热、咳嗽、流鼻涕，家长认为是"感冒"了，在家自行给楠楠吃了"感冒药"。今早发现楠楠眼睛发红、眼泪多，小脸蛋涨得通红，感觉有一些发热，妈妈赶紧带着楠楠去医院。医生检查后考虑楠楠患了麻疹，并给出了一些医疗建议。

案例9-6思考： 楠楠还能和平时一样出去玩耍吗？托育机构中如何预防麻疹蔓延？

麻疹是由麻疹病毒引起的急性出疹性呼吸道传染病，传染性特别强，多发生在冬春两季，以发热、眼睛发红、咳嗽为主要症状，2~4日后全身皮肤出现红色皮疹，疹退后留下棕色色素沉着并脱屑。

（一）病因

人体感染麻疹病毒后会导致麻疹，麻疹病毒具有高度传染性，通过呼吸道飞沫传播，可以在空气中存活近2小时。对麻疹病毒没有免疫力的婴幼儿接触到含麻疹病毒的飞沫后都可能感染。

（二）表现

接触麻疹病毒后的8~12日内，婴幼儿很可能没有任何症状，这段时期叫作"潜伏期"。潜伏期后出现类似于普通感冒的症状，如咳嗽、流鼻涕及眼睛发红，有时咳嗽会非常剧烈。

发病第1~3日，类似感冒的症状会越来越严重，可能出现高度发热，体温可达39.0℃~40.0℃。发热会在皮疹出现后持续2~3日。

发热2~4日后皮疹出现，皮疹一般从面部和颈部开始，然后向躯干、手臂和腿部蔓延，刚开始皮疹是细小的红色突起，接下来会连成大点的斑块。如果发现婴幼儿口腔里靠近下磨牙的地方出现像沙粒一样的白点，叫作麻疹黏膜斑，意味着婴幼儿即将出现全身皮疹，皮疹将会持续5~8日，皮疹消退后，可能出现脱屑与色素沉着现象。

特别注意的是，部分有一定免疫力的婴幼儿患麻疹的症状不典型，症状轻，但仍有高度的传染性。体弱、有严重继发感染者呈重症麻疹的发病经过，全身中毒症状重、疹出不全或骤退，常并发重症肺炎和心力衰竭，死亡率高。麻疹患儿可并发肺炎、中耳炎、喉炎、气管炎、支气管炎、心肌炎、脑炎、营养不良和维生素A缺乏等，且原有的结核病可能恶化，其中肺炎为麻疹最常见的并发症，多见于5岁以下儿童，是麻疹患儿死亡的主要原因。

（三）照护措施

婴幼儿感染麻疹后，在皮疹没有发生前已具有传染性，直到发热和皮疹完全消失。这个阶段必须居家隔离，远离没有建立免疫的人群。根据医生判断，必要时住院隔离治疗。

居家隔离时要确保婴幼儿摄入足够的液体。如果婴幼儿因为发热难受，可以根据体重服用适量的对乙酰氨基酚。麻疹并发结膜炎时会在灯光或阳光下出现眼睛疼痛，可以在发病最初几日把婴幼儿房间的灯光调暗一点，以感觉舒服为度。麻疹确诊后可以用维生素 A 治疗。维生素 A 已被证明可以减少麻疹并发症、降低死亡率。

（四）预防

所有婴幼儿需要按程序接种 2 剂次麻腮风疫苗，其可使婴幼儿产生终生免疫力。婴幼儿在 8 月龄时应接种第一剂次，18 月龄时接种第二剂次。有 5％儿童可能对第一剂次没有产生足够的免疫力，推荐所有婴幼儿接种第二剂次（加强针）。

婴幼儿接触麻疹患者后可以使用丙种球蛋白，暂时保护婴幼儿不受感染。

案例 9-6 **思考**：楠楠还能和平时一样出去玩耍吗？托育机构中如何预防麻疹蔓延？

解析：楠楠确诊为麻疹，需要居家隔离与观察，不能和平时一样出去玩耍。居家隔离期间要确保楠楠摄入足够的水分，出现发热不适，可以根据体重服用适量的对乙酰氨基酚减轻症状。

托育机构督促家长必须按照预防接种程序的时间要求按时接种麻疹疫苗，预防麻疹的发生。

二、百日咳

百日咳是一种急性呼吸道传染病，随着疫苗的普及和诊断技术的提高，百日咳的流行曾一度得到很好的控制。但近年来由于疫苗接种人群免疫力的变化，中国、美国等国家百日咳感染病例有所增加，这种现象称为"百日咳再现"。因此托育机构婴幼儿接种百白破疫苗比以往任何时候都重要。1 岁以下的婴儿是感染的最高危人群，百日咳容易发展为严重的呼吸问题，甚至会危及生命。

（一）病因

百日咳是由百日咳杆菌引起的，病原菌侵入呼吸道（支气管和细支气管）内膜，引起呼吸道严重的炎症反应。百日咳最主要的症状是严重咳嗽、气促，有可能在咳嗽间期更深、更快地吸气，这种呼吸方式会引起类似鸡鸣样的呼吸音。

百日咳患者的强烈咳嗽可以将体内含百日咳杆菌的飞沫喷射到空气中，从而感染其他易感者。

（二）表现

起初的 1～2 周，往往表现得像普通感冒，接下来咳嗽会加重，发展为典型的带有鸡鸣样呼吸音的咳嗽，这个阶段一般持续 2 周或更久，会出现气促，唇周发绀，同时可能有流泪以及呕吐等症状。百日咳患儿可能在长时间咳嗽后，屏气发作，呼吸暂停，或有咳嗽后呕吐，变得无精打采，容易并发肺炎，甚至发生惊厥等。百日咳从疾病的自然病程来说，会在发病 2～4 周之后开始好转，而咳嗽可能持续数月（故这种疾病称为"百日咳"），还有可能因后续的其他呼吸道感染问题使病程变得更长。

百日咳初期很像普通感冒，如果出现下述情况，应考虑是否被百日咳杆菌感染。

1. 接触过慢性咳嗽患者或百日咳患者。

2. 咳嗽变得更严重、更频繁，为刺激性咳嗽，面部皮肤涨红或婴幼儿的嘴唇和手指甲变暗、发紫。

3. 咳嗽后婴幼儿筋疲力尽，呕吐或奶量减少。

大部分 6 月龄以下的百日咳患儿应住院治疗。部分大龄患儿根据症状也需要住院治疗。强化护理措施可以减少并发症（最常见的并发症包括肺炎）。住院期间患儿有可能需要进行吸痰以清除呼吸道中浓稠的分泌物、接受呼吸监测和氧疗等。

（三）照护措施

1. 需要隔离，防止病菌传播。

2. 需要用抗生素治疗。抗生素在百日咳病程的第一阶段（也就是痉咳开始前）效果最佳。抗生素虽然可以阻止百日咳杆菌扩散，但不能预防或治疗咳嗽。一般的止咳药不能有效缓解痉咳。

3. 休息，房间使用冷雾加湿器，有助于缓解婴幼儿呼吸道不适，稀释呼吸道的分泌物。体位管理有助于咳出痰液，改善呼吸。

4. 家里其他成员应该接种疫苗加强针和服用抗生素以预防感染。

5. 确诊百日咳患儿隔离期结束前不能进入托育机构。

（四）预防

保护婴幼儿不受百日咳杆菌侵袭的最佳方法是接种百白破疫苗，按照《国家免疫规划疫苗儿童免疫程序表（2021 年版）》，一般在 3 月龄、4 月龄、5 月龄、18 月龄各接种 1 剂百白破疫苗，6 周岁接种 1 剂白破疫苗。

三、手足口病

手足口病是由肠道病毒感染引起的一种具有明显特点的出疹性疾病。口腔内小疱疹（破后成为溃疡）与手足皮疹可同时存在。

（一）病因

手足口病属于病毒感染引起的常见传染病，传染性强。其特征是口腔溃疡和手足、臀部皮疹。手足口病通常是由柯萨奇病毒和肠道病毒 71 型引起的。

（二）表现

发热常常是手足口病的初始症状，之后表现为喉咙痛、流涎、易怒，有时食欲不振，口腔、喉咙里会出现溃疡，会有吞咽困难，脱水风险增加。随后的 1～2 日内臀部和手足可能会出现皮疹。感染手足口病的婴幼儿第 1 周内传染性最强。

（三）照护措施

1. 与大多数病毒感染性疾病患儿一样，手足口病患儿需要密切观察，确保多喝水。必要时根据年龄与体重口服对乙酰氨基酚或布洛芬缓解发热或疼痛带来的不适。避免进食会刺激口腔溃疡的食物，可以通过以下方法减轻症状：多喂母乳或配方奶，优先吃流食，而不是固体食物；吃冰激凌以舒缓咽喉症状；避免摄入酸性食品和饮料，如柑橘类水果和果汁饮料，可以摄入一些软烂、不太需要咀嚼的食物；多饮水，补充因发热消耗的大量水分。

2. 观察病情变化，对于严重病例尤其是小于 3 岁的患儿，其病情进展迅速，可出现脑部、肺部及全身并发症，危及生命，故应密切观察患儿精神、呼吸及心率变化，如有异常立即送往医院治疗。

（四）预防

1. 控制传染源：一旦被确诊为手足口病应及时隔离，一般隔离至皮疹消退，大约 2 周。

2. 切断传播途径：室内通风，对患儿的鼻咽分泌物、粪便及污染物进行消毒；对婴幼儿餐具、玩具等物品每日进行清洗消毒。

3. 保护易感者：目前接种的疫苗主要是肠道病毒 71 型（EV71）灭活疫苗。

4. 婴幼儿养成良好的卫生习惯，饭前便后、外出返回用流动水洗手。

四、水痘

案例 9-7　突然出水疱的糖糖

糖糖，2 岁半，昨天晚上出现感冒症状，全身发热，体温 38.4℃，爸爸妈妈赶快给糖糖口服了"小儿感冒颗粒"。今晨起床后发现糖糖头皮、胸腹部皮肤都出现了红色小疹与小水疱，糖糖一直用手去抓挠，妈妈突然意识到糖糖可能得了水痘，赶紧带糖糖去医院就诊。

案例 9-7 思考：糖糖患了什么疾病？如何加强照护？

（一）病因

水痘是一种传染性很强的出疹性疾病，可通过呼吸道传播，也可经接触疱疹液而感染。

（二）表现

1. 典型水痘。潜伏期一般为1～3周。前驱期一般24～48小时，表现为厌食、低度发热、头痛等症状，次日出现皮疹。皮疹特点：①皮疹首发于头、躯干，逐渐蔓延至面部，最后扩展到四肢；②皮疹呈向心性分布，躯干多、四肢少；③皮疹最初为凸起的红疹，迅速发展为水疱，疱液先透明后混浊；④新的皮疹不断出现，而旧的皮疹已经结痂，还有的正处于水疱阶段，所以疾病高峰期可见红色斑疹、疱疹和结痂同时存在，不同时期的皮疹同时存在是水痘的特征性表现。一般10日左右即可痊愈，皮疹结痂后一般不留瘢痕。

2. 重症水痘。可持续高度发热、全身中毒症状明显，皮疹广泛分布、融合，可继发感染，甚至引起败血症，需要急诊就医。

（三）照护措施

托育机构发现水痘患儿尤其是有突然聚集性水痘患儿出现时，应按照传染病管理要求上报疾病预防控制中心，隔离患儿，开窗通风，按要求做好消毒工作。

1. 维持体温。患儿中、低度发热时，不必用药物降温，出现高度发热可遵医嘱使用退热剂，忌用水杨酸类药物如阿司匹林。

2. 调整饮食。饮食以清淡、易消化、营养丰富的流质、半流质为宜，少量多餐。鼓励多喝水。

3. 皮肤护理。室内温度应适宜，被褥保持清洁，不宜过厚，以免患儿全身不适而增加皮疹瘙痒感，勤换内衣，保持皮肤清洁、干燥；修剪患儿指甲，避免抓伤皮肤引起继发感染；皮疹瘙痒可外涂炉甘石洗剂；若疱疹已破或有继发感染，遵医嘱局部应用抗生素软膏。

（四）预防

水痘患儿是唯一的传染源，自水痘出疹前1～2日至皮疹干燥结痂时，均有传染性。患儿一旦确诊，居家隔离至皮疹全部结痂，隔离时间不少于2周。此期避免与健康儿童接触，易感婴幼儿接触水痘患者后应隔离观察3周。

加强对空气和物品的消毒，家中可喷洒消毒液消毒，托育机构可用紫外线灯照射消毒。

保持室内通风，托育机构做好晨检、空气消毒，防止扩散。水痘减毒活疫苗能有效预防易感儿童发生水痘。对使用大剂量激素、体弱、免疫力低下者，在接触水痘患者后72小时内肌内注射水痘－带状疱疹免疫球蛋白，可起到预防或减轻症状的作用。

案例9-7 思考：糖糖患了什么疾病？如何加强照护？

解析：医生诊断为水痘，告诉妈妈要注意体温变化，中、低度发热时不必用药物降温，如出现高度发热可用物理降温或遵医嘱使用布洛芬退热，忌用阿司匹林。饮食以清淡、易消化、营养丰富的流质、半流质为宜，少量多餐。鼓励多喝水，被褥保持清洁，以免患儿全身不适而增加皮疹瘙痒感，勤换内衣，保持皮肤清洁、干燥；修剪患儿指甲，避免抓伤皮肤引起继发感染，可外涂炉甘石洗剂缓解症状。

五、流行性腮腺炎

（一）病因

流行性腮腺炎是由腮腺炎病毒引起的急性呼吸道传染病，主要通过呼吸道飞沫传播，也可经唾液污染的餐具和玩具等传播，以腮腺肿大、疼痛为特征。流行性腮腺炎主要发生在儿童和青少年，一年四季均可发病，冬春季多发。易感者多为 2 岁以上的儿童，该病易在幼儿和小学生中流行。感染 1 次可获终身免疫。

（二）表现

潜伏期：通常 14～25 日，平均 18 日左右。

前驱期：此期很短或无，部分患儿可有头痛、发热、食欲不振、乏力等表现。

腮腺肿大期：常以腮腺肿大、疼痛为首发症状，一侧先肿大，2～4 日后另一侧也相继肿大，肿大的腮腺以耳垂为中心，向前、后、下发展，边缘不清，表面发热但不红，触之有弹性并有触痛，1～3 日内达高峰，局部疼痛明显，咀嚼或食用酸性食物时疼痛加剧。早期在口腔黏膜内侧见红肿的腮腺导管开口。腮腺肿大持续 4～5 日后逐渐消退。

腮腺炎病毒可侵入神经系统引起脑炎；侵入性腺引起睾丸炎，其是男孩最常见的并发症，多单侧受累，约半数病例可发生睾丸萎缩，双侧萎缩者可导致不育症。

本病为自限性疾病，无特殊疗法，主要采用对症治疗，可用青黛散调醋局部涂敷减轻疼痛。

（三）照护措施

一旦发现有流行性腮腺炎患者，按要求上报，隔离患儿。托育机构要做好公共用品、设施和环境的物体表面、地面、墙壁等的消杀工作。

发热患儿注意休息，对高度发热者可给予物理降温或遵医嘱药物降温；给予清淡、有营养、易消化的流质、半流质饮食，避免食用酸、辣、坚硬的食物以减轻疼痛；鼓励多饮水，饭后用温水或淡盐水漱口，保持口腔清洁；腮腺肿胀疼痛剧烈时，可局部用冰袋冷敷。

（四）预防

在患儿腮腺肿胀前 1 日和肿胀后 3 日内传染性最强，采取呼吸道隔离至腮腺肿胀完全消退后 3 日。有接触史的易感婴幼儿应观察 3 周。

保持室内空气流通，托育机构可用紫外线灯照射消毒。患儿口、鼻分泌物及其污染物应进行消毒处理。

及时接种减毒腮腺炎活疫苗可有效预防本病的发生，我国麻风腮疫苗已纳入免疫规划。腮腺炎流行期间应减少外出，不参加聚集性活动。

> **案例 9-8 思考**：佑佑出现发热与面颊肿大，是牙龈发炎还是其他问题？
>
> **解析**：佑佑患了流行性腮腺炎，这种疾病是腮腺炎病毒引起的呼吸道传染病，通过呼吸道传播，也可经餐具和玩具等传播，以腮腺肿大、疼痛为特征。感染 1 次后不再发病。无特殊疗法，对症处理、居家隔离。托育机构需要进行紫外线灯照射消毒，患儿污染物也应消毒处理。

六、疱疹性咽峡炎

（一）病因

疱疹性咽峡炎是由肠道病毒引起的婴幼儿常见传染病，以发热、咽喉部出现疱疹，伴明显疼痛、流涎为主要特征。一年四季都可以发病，南方的夏季是高发期，另一个小高峰是秋季。这种流行特点可能和病毒在湿热环境中生存能力更强有关。

疱疹性咽峡炎与手足口病，是肠道病毒感染在人体的不同部位的不同表现，感染肠道病毒后，如果疱疹只在咽喉出现，其他地方没有，就是疱疹性咽峡炎；如果口腔、咽喉和手、足、臀部出现疱疹，就是手足口病。

（二）表现

疱疹性咽峡炎绝大部分是普通型的，也就是轻型的，不需要特殊治疗，可自行恢复，但也有少数比较严重，需要积极就诊。普通疱疹性咽峡炎的表现如下。

1. 发热：轻型表现为急性发病，出现咽喉部疱疹的同时或者出现疱疹前，已开始发热了，尤其是发病后很快出现 39℃ 或者 40℃ 高度发热，部分婴幼儿发生热性惊厥，部分婴幼儿发热时或发热后全身会出现皮疹。

2. 咽喉部疱疹：最具有特征性的表现是在晨检或就医时发现咽喉部充血和黄色/灰白色疱疹。口腔疱疹最常见部位是腭弓、扁桃体，少部分在舌头、口腔黏膜，但不累及牙龈。

3. 疼痛：由于形成溃疡，大多数婴幼儿会诉疼痛明显，小婴儿往往表现为哭闹、烦躁、拒奶、流涎明显，甚至呕吐。

（三）照护措施

1. 发热或者疼痛不适可以口服布洛芬或对乙酰氨基酚，减轻疼痛或者不适的症状，用药时注意记录好时间和剂量，避免用药过量。

2. 低温饮食如冷藏牛奶、冰激凌等，有助于减轻疼痛不适，婴幼儿也更容易接受。

3. 及时就医，严格遵照医嘱用药。

（四）预防

婴幼儿出现症状的第一周传染性最强。建议居家隔离 2 周，患儿粪便、唾液、鼻涕等均含有病毒，婴幼儿的餐具、玩具可能有病毒附着，具有传染性。肠道病毒耐乙醇和乙醚，不要用 75％乙醇消毒，需要使用次氯酸钠等（如漂白剂、84 消毒剂）消杀；也可使用 50℃以上高温杀灭。

七、新型冠状病毒感染

婴幼儿是新型冠状病毒感染防控的重点人群。

（一）病因

新型冠状病毒感染后的婴幼儿均可发病，主要通过呼吸道飞沫和密切接触传播。

（二）表现

表现多样化，部分感染者可无临床症状。呼吸道感染症状以发热、干咳、乏力为主要表现，少数患儿伴有鼻塞、流涕、咽痛、头痛等上呼吸道症状，或伴有嗅觉下降等表现。多数患儿临床表现相对较轻，可无发热或肺炎表现，病程在 1～2 周。重症患儿可表现为明显呼吸困难，可伴有中、低度发热，严重者可快速进展到多器官功能衰竭，危及生命。消化道症状在部分婴幼儿和新生儿病例表现为呕吐、腹泻等，或仅表现为精神差。嗅觉和味觉改变相对于成人少见，不同年龄段差异较大。

（三）照护措施与预防

1. 勤洗手和保持良好的卫生习惯。使用肥皂或洗手液、流动水洗手，用一次性纸巾或干净毛巾擦手，双手接触分泌物后（如打喷嚏后）应立即洗手，掌握正确的七步洗手法。保持良好的卫生习惯，咳嗽或打喷嚏时用纸巾、毛巾等遮住口鼻，咳嗽或打喷嚏后及时洗手，避免用手触摸眼睛、鼻或口。

2. 增强体质和免疫力，保持环境清洁和通风。均衡饮食、适量运动、作息规律。托育机构与家庭房间需要定时、逐间通风。每日通风 2～3 次，每次 20～30 分钟，通风时要把婴幼儿移出通风的房间。保障婴幼儿的营养和睡眠，为婴幼儿安排丰富有趣的游戏和锻炼，提高婴幼儿的免疫力。

3. 尽量减少到人群密集场所，避免接触呼吸道感染患者。出现呼吸道感染症状如咳嗽、流涕、发热等，应居家隔离，持续发热或症状加重时及早就医。

4. 正确使用口罩。

1）口罩颜色深的是正面，正面应该朝外，医用口罩有鼻夹金属条。

2）正对脸部应该是医用口罩的反面，也就是颜色比较浅的一面，除此之外，要注意带有金属条的部分应该在口罩的上方，不要戴反。

3）分清楚口罩的正面、反面、上端、下端后，将手洗干净，将两端的绳子挂在耳朵上。

4）最后用手压紧鼻梁两侧的金属条，使口罩上端紧贴鼻梁，然后向下拉伸口罩，使口罩不留有褶皱，覆盖住鼻子和嘴巴。

5. 需要特殊照护的情况和措施。对小于 1 岁的婴幼儿，主要是以被动防护为主，依靠带养者的防护来间接保护婴幼儿。

八、预防接种

疫苗是人类医学史上最伟大的发明之一，预防接种已被实践证明是预防甚至消灭某些传染病最经济有效的手段。经过几十年的发展，我国已经建立起完善的预防接种体系。儿童按照国家免疫规划预防接种，可有效预防多种常见传染病。

2021 年国家卫生健康委颁布的《国家免疫规划疫苗儿童免疫程序及说明（2021 年版）》是一部指导性文件，其中说明了疫苗的接种原则、接种部位、补种原则、流行季节疫苗接种、常见特殊健康状态儿童接种原则、新型冠状病毒疫苗接种原则等，对于预防传染病具有重要意义。

（一）预防接种的重要性和安全性

在妊娠期，母亲的免疫物质可通过胎盘进入胎儿体内，帮助婴儿抵御感染。但在 6 月龄后，这部分母体免疫物质逐渐消退，婴儿需生成自己的免疫物质来抵御感染。预防接种就是将人工制成的各种疫苗采用不同方式和途径接种到儿童体内。疫苗的接种相当于儿童受到一次轻微的细菌或病毒感染，刺激儿童的免疫系统产生针对这些病原体的保护性物质，当儿童再次遇到这种病原体时，就不会患相应的传染病了。

疫苗在上市前必须经过严格的临床试验和评估确保其安全性和有效性，并获得国家市场监督管理总局的认证许可；上市使用后，也有针对不良反应的监测系统及时发现和处理潜在的安全问题。尽管大多数疫苗是安全的，但婴幼儿在接种后仍可能发生一些反应，这些反应通常都是轻微和短暂的，包括低度发热、烦躁、精神差、接种部位红肿等，常在几天内自行缓解。对于带养者来说，了解疫苗的安全性和可能出现的反应是非常重要的，同时，选择在婴幼儿健康时进行预防接种可有效降低接种反应的发生风险。若婴幼儿存在患病未愈、对疫苗成分过敏，曾发生严重接种反应等情况，应咨询儿科医生。

（二）健康儿童的预防接种

参照《国家免疫规划疫苗儿童免疫程序表（2021 年版）》，健康儿童的预防接种见表 9-2。

表 9-2　健康儿童的预防接种

可预防疾病	疫苗种类	英文缩写	接种年龄														
			出生时	1月龄	2月龄	3月龄	4月龄	5月龄	6月龄	8月龄	9月龄	18月龄	2岁	3岁	4岁	5岁	6岁
乙肝	乙肝疫苗	HepB	1	2					3								
结核病[1]	卡介苗	BCG	1														

续表

可预防疾病	疫苗种类	英文缩写	接种年龄														
			出生时	1月龄	2月龄	3月龄	4月龄	5月龄	6月龄	8月龄	9月龄	18月龄	2岁	3岁	4岁	5岁	6岁
脊灰	脊灰灭活疫苗	IPV			1	2											
	脊灰减毒活疫苗	bOPV					3								4		
百日咳、白喉、破伤风	百白破疫苗	DTaP				1	2	3				4					
	白破疫苗	DT															5
麻疹、风疹、流行性腮腺炎[2]	麻腮风疫苗	MMR								1		2					
乙脑[3]	乙脑减毒活疫苗	JE-L								1			2				
	乙脑灭活疫苗	JE-I								1、2			3				4
流脑	A群流脑多糖疫苗	MPSV-A							1		2						
	A群C群流脑多糖疫苗	MPSV-AC												3			4
甲肝[4]	甲肝减毒活疫苗	HepA-L										1					
	甲肝灭活疫苗	HepA-1										1	2				

注：1. 主要指结核性脑膜炎、粟粒性肺结核等。

2. 两剂次麻腮风疫苗免疫程序从2020年6月开始在全国范围实施。

3. 选择乙脑减毒活疫苗接种时，采用2剂次接种程序。选择乙脑灭活疫苗接种时，采用4剂次接种程序；乙脑灭活疫苗第1、2剂间隔7~10日。

4. 选择甲肝减毒活疫苗接种时，采用1剂次接种程序。选择甲肝灭活疫苗接种时，采用2剂次接种程序。

我国疫苗分为一类疫苗和二类疫苗。一类疫苗针对的传染病传染力强、危害严重，国家免费强制性要求全部儿童注射，又称为免疫规划疫苗，目前包括卡介苗、乙肝疫苗、脊灰疫苗、百白破疫苗、麻风腮疫苗、流脑疫苗、乙脑疫苗和甲肝疫苗等。二类疫苗称为非免疫规划疫苗，国家不强制全部儿童接种，包括流感嗜血杆菌疫苗、水痘疫苗、肺炎疫苗等。二类疫苗针对的传染病危害性较低或流行有一定的地域性。随着医学理论和技术的发展，将有更多的疫苗问世，疫苗的接种时间和剂量也在不断修订，请带养者确保按照最新的免疫规划进行预防接种。

（三）常见特殊健康状态儿童的预防接种

1. 早产儿（胎龄<37周）：出生体重<2.5kg的早产儿需待体重≥2.5kg、生长发育

良好才能接种卡介苗。乙肝表面抗原（HBsAg）阳性或不详母亲所生的早产儿应在出生后 24 小时内尽早接种第 1 剂乙肝疫苗，接种之后 1 个月，再按 0、1、6 个月程序完成 3 剂次乙肝疫苗接种。HBsAg 阳性母亲所生早产儿，出生后接种第 1 剂乙肝疫苗的同时，在不同（肢体）部位肌内注射 100IU 乙肝免疫球蛋白（HBIG）。危重早产儿应在生命体征平稳后尽早接种第 1 剂乙肝疫苗。其他疫苗的接种，建议在早产儿出院后按照实际年龄进行接种或补种。

2. 所谓"过敏性体质"不是疫苗接种的禁忌证。对已知疫苗成分严重过敏或既往因接种疫苗发生喉头水肿、过敏性休克及其他全身性严重过敏反应的，禁止继续接种同种疫苗。

3. HIV 感染母亲所生儿童的疫苗接种，应尽早按照《国家免疫规划疫苗儿童免疫程序及说明（2021 年版）》实施。

4. 免疫功能异常儿童的疫苗接种：除 HIV 感染者外的其他免疫缺陷或正在接受全身免疫抑制治疗的儿童，可以接种灭活疫苗，原则上不予接种减毒活疫苗。

5. 其他特殊健康状况的疫苗接种：下述常见病不作为疫苗接种禁忌，包括生理性和母乳性黄疸，单纯性热性惊厥史，癫痫控制处于稳定期，病情稳定的脑疾病、肝病，常见先天性疾病（先天性甲状腺功能减退、苯丙酮尿症、21 三体综合征、先天性心脏病）和先天性感染（梅毒感染、巨细胞病毒感染和风疹病毒感染）。

对于其他特殊健康状况儿童，如无明确证据表明接种疫苗存在安全风险，原则上可按照免疫程序进行疫苗接种。

（四）托育机构预防接种不良反应的观察与处置

疫苗接种不良反应是指规范预防接种合格的疫苗后，发生与预防接种目的无关或意外的反应，包括一般反应和异常反应。

一般反应是指在预防接种后发生的，由疫苗本身所固有的特性引起的，对身体仅会造成一过性生理功能障碍的反应，主要有发热和接种部位红肿，同时可能伴有全身不适、倦怠、食欲不振、乏力等综合症状。这类反应症状轻微、恢复较快，通常不需特殊处理。

异常反应是指规范预防接种合格的疫苗过程中或接种后造成受种者机体组织器官、功能损害，相关各方均无过错的不良反应。

托育机构对轻微的一般反应，可给予对症处理，必要时建议家长到规范的医疗机构就诊。

1. 全身性一般反应。

1) 临床表现：接种灭活疫苗后 24 小时内可能出现发热，一般持续 1~2 日，很少超过 3 日；接种减毒活疫苗后，出现发热的时间比接种灭活疫苗稍晚，如接种麻腮风疫苗后 6~10 日可能会出现发热，个别受种者可伴有轻型麻疹样症状。除发热外，还可能出现头痛、头晕、乏力、全身不适等情况，一般持续 1~2 日。个别受种者可出现恶心、呕吐、腹泻等胃肠道症状，一般以接种当日多见，很少超过 2~3 日。

2) 处置原则：发热≤37.5℃时，应加强观察，适当休息，多饮水，防止继发其他疾病；发热>37.5℃或≤37.5℃但伴有其他全身症状、异常哭闹等情况，应及时到医院诊治。

2. 局部一般反应。

1) 临床表现：接种疫苗后数小时至 24 小时或稍后，局部出现红肿，伴疼痛。红肿范围一般不大，仅有少数人红肿直径>50mm，一般在24～48小时逐步消退；接种卡介苗2周左右，局部可出现红肿浸润，随后化脓，形成小溃疡，大多在8～12周后结痂（卡疤）；接种含吸附剂的疫苗，在注射部位可出现因吸附剂未完全吸收，刺激结缔组织增生而形成的硬结。

2）处置原则：红肿和硬结直径<15mm的局部反应，一般不需任何处理；红肿和硬结直径在15～30mm的局部反应，可用干净的毛巾冷敷，出现硬结者可热敷，每日数次，每次10～15分钟；红肿和硬结直径≥30mm的局部反应，应及时到医院就诊；接种卡介苗出现的局部红肿有其特殊性，禁止热敷或冷敷。主要是加强护理，勤换衣服，不使破溃污染化脓。

本节小结

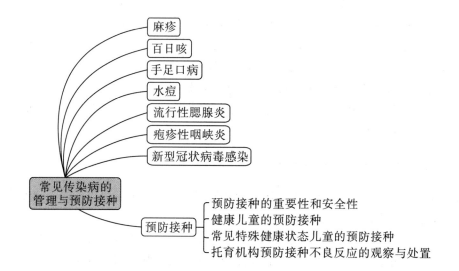

参考文献

[1] 蒋荣猛，谢正德，姜毅，等. 儿童新型冠状病毒感染诊断、治疗和预防专家共识（第三版）[J]. 中华实用儿科临床杂志，2021，36（10）：721－732.

[2] 国家卫生健康委. 国家卫生健康委关于印发托育机构设置标准（试行）和托育机构管理规范（试行）的通知（国卫人口发〔2019〕58号）[Z]. 2019.

[3] 于新颖，蔡惠莲. 婴幼儿健康照护 [M]. 北京：高等教育出版社，2022.

[4] 黎海芪. 实用儿童保健学 [M]. 6版. 北京：人民卫生出版社，2016.

[5] 劳拉·A. 杰娜，杰尼弗·苏. 美国儿科学会实用喂养指南 [M]. 2版. 徐彬，等译. 北京：北京科学技术出版社，2017.

[6] 沃尔特·库克，凯尔西·格拉斯. 育儿全书：0～3岁 [M]. 2版. 崔玉涛，主译. 北京：北京科学技术出版社，2022.

[7] 国家卫生健康委员会. 国家免疫规划疫苗儿童免疫程序及说明（2021年版）[J]. 中国病毒病杂志，2021，11（4）：241－245.

[8] 杭州市疾病预防控制中心，苏州市疾病控制预防中心，上海市疾病预防控制中心. 特殊健康状态儿童预防接种专家共识之一——早产儿与预防接种 [J]. 中国实用儿科杂志，2018，33（10）：737-738.

（叶飘　毕海燕）

第五节　婴幼儿危急状况的早期识别与应对

一、严重过敏反应

严重过敏反应通常是一种速发的婴幼儿急症，可能是致命的，引起喉头水肿、哮喘严重发作等情况，需要立即采取救治措施，尽快脱离致敏物质，尽早肌内注射肾上腺素。全球范围内严重过敏反应发生率呈上升趋势，以抗生素、中成药和食物相关严重过敏反应为主。

迅速肌内注射肾上腺素是首要治疗，同时立即拨打急救电话120，紧急送往急诊室。正确及时地注射肾上腺素，多能很好地控制大多数严重过敏反应，争取足够的时间送医院接受进一步治疗。对大多数患儿来说，注射肾上腺素可以快速减轻症状；如果没有起效，5分钟后可以再注射1次。

肾上腺素肌内注射推荐剂量见表9-3。

表9-3　肾上腺素肌内注射推荐剂量

年龄或体重	肾上腺素推荐剂量
<1岁或<10kg	1：1000肾上腺素0.01mg/kg
1~5岁或7.5~25.0kg	1：1000肾上腺素0.15mg（0.15mL）
6~12岁或>25kg	1：1000肾上腺素0.3mg（0.3mL）
青少年	1：1000肾上腺素0.5mg（0.5mL）

过敏反应的相关预防措施见本章第三节常见病的识别与照护。

二、热性惊厥

案例9-9　如何应对热性惊厥？

东东，1岁，今日入托晨检无异常。午休后出现流涕、鼻塞，体温38.8℃，伴有咳嗽、烦躁哭闹，并突然出现抽搐、两眼上翻、口吐白沫。托育机构保育人员慌忙送患儿到医院，途中不停摇晃、呼叫患儿。

案例9-9思考： 保育人员的处理方式有哪些不妥？为防止患儿发生意外伤，应如何处理？

热性惊厥是婴幼儿时期最常见的惊厥性疾病，是在发热初期或体温快速上升期大脑神经细胞一过性同步放电，导致肌肉不可控制的收缩、抽搐，可以是局部或全身性的。

（一）表现

婴幼儿发热时出现四肢不断抽搐、对刺激没有回应，可以确定为热性惊厥。日常生活中婴幼儿偶尔的抽搐抖动很常见，特别是婴幼儿沉睡过程中，这不是惊厥而是惊跳。不足2月龄婴儿出现发热时，应尽快就医。对于月龄较大的婴幼儿结合发热程度，以及是否伴有其他疾病迹象决定是否就医。

大多数时候，热性惊厥会出现在生病发热第一日，有时甚至会发生在带养者没有意识到婴幼儿生病之前。对于6月龄至5岁的婴幼儿，热性惊厥发作有家族聚集性，一般在出现发热最初几小时内发生，表现为僵直、抽搐、两眼上翻凝视，还会有短暂的意识丧失或皮肤发绀。整个惊厥过程持续时间通常不超过数分钟，往往只有几十秒钟，但有些惊厥持续时间可能达到15分钟或更长时间。热性惊厥发作在24小时内可超过1次。控制发热并不能完全防止热性惊厥的再次发生，不要因为婴幼儿既往出现过热性惊厥，就采用极端的方式给婴幼儿降温。

小于1岁婴儿首次发生热性惊厥，复发可能性约50%；大于1岁婴儿首次发生热性惊厥，复发可能性约30%。热性惊厥不是导致癫痫的原因，有热性惊厥史的婴幼儿在7岁前发生癫痫的可能性只比普通人略高。

（二）应急处理措施

1. 把婴幼儿放在地板或床上，远离坚硬和尖锐的物体。

2. 把婴幼儿的头转向一侧，保证口水或呕吐物可以从口中流出。

3. 解开紧身衣物或束缚性衣物，不要限制或干扰婴幼儿的动作，可在婴幼儿嘴里放入可防止其咬伤舌头的物品。

4. 不要试图将任何液体与食物喂入以缓解抽搐。

5. 发生热性惊厥应尽快送医院救治，即使惊厥只持续了几秒钟，尽可能完整记录惊厥发作的持续时间和表现。如果惊厥发作超过5分钟或伴有呕吐、颈项强直、呼吸困难或极度嗜睡的症状，立即呼叫120急救。

（三）照护措施

密切观察是否出现其他疾病迹象，如食欲不振、呕吐、易怒或异常困倦的迹象，必要时就医。多数时候轻微发热可居家观察，给予科学照护，主要照护措施如下。

1. 提供充足的液体，继续坚持母乳喂养或配方奶喂养。满6月龄婴幼儿，可以喂少许水或口服补液盐（电解质液，其他补充剂）；较大的婴幼儿鼓励多喂水、口服补液盐，切记优先摄入液体食物而非固体食物。发热时一般胃口不佳，带养者不要担心婴幼儿摄入不够，强行喂食。

2. 鼓励充足的休息，保持环境安静直到发热情况好转或退热。

3. 保持凉爽，可以适当调低房间温度到舒适的状态，穿得轻薄些。

4. 口服退热药可缓解婴幼儿不适症状，超过2月龄且体重超过2.7kg，可以使用对乙酰氨基酚；6月龄及以上可以使用布洛芬。带养者需要仔细阅读药品说明书，了解使用剂量。切勿使用阿司匹林，它可能诱发严重的疾病——瑞氏综合征。在没有医嘱情况下不要连续3日以上服用退热药。

（四）预防

热性惊厥不会引发长期持续的健康问题，不会引起大脑损伤、瘫痪、智力障碍或死亡。发热本身并无害，引起发热的感染则可能存在一些潜在的风险。婴儿特别是不足2月龄婴儿有发热表现，可能会是感染并很快扩散。年龄较大婴幼儿，如果发热超过3日或出现以下症状，包括反复呕吐或腹泻，异常哭闹，易怒，脱水，24小时内尿湿的纸尿裤不到3片，口干，哭时没有眼泪，眼睛和囟门凹陷，嗜睡，没有反应，需要及时就医。

> **案例9-9思考：**保育人员的处理方式有哪些不妥？为防止患儿发生意外伤，应如何处理？
>
> **解析：**托育机构保育人员送东东去医院途中，不应慌张与反复摇晃东东，这样可能导致食物等反流造成意外窒息。正确的方法是把患儿放在安全的位置并将其头转向一侧，靠近观察和安抚患儿，拿走所有尖锐、坚硬物体，解开患儿紧身衣物或束缚性衣物。同时按照患儿的体重计算退热药，最好能尽快口服1次布洛芬或对乙酰氨基酚。

三、癫痫急性发作

癫痫指在没有急性疾病（如发热）或其他诱因的情况下反复发生抽搐，是儿童最常见的神经系统疾病之一。

（一）表现

癫痫是医学专业术语，俗称"抽风"。它是由于大脑神经细胞出现异常放电而突然发生的意识、肢体动作、感觉及行为的短暂性改变。根据异常放电影响的大脑分区部位的不同，癫痫可能表现为不同的形式，如身体突然僵直、规律性颤动、局部抽搐、肌肉完全放松（看起来像暂时性瘫痪一样）或发愣。全身惊厥（被称为"强直阵挛发作"或"癫痫大发作"）是最剧烈的一种癫痫，表现为全身快速、猛烈地抽搐以及意识丧失。相对来说，失神发作（被称为"癫痫小发作"）表现为发愣或短暂地（1~2秒）注意力缺失，主要发生于较小婴幼儿，症状可能非常轻微，很难被发现，很有可能直到影响了学习时才被发现。

另外一种危重发作是癫痫持续状态。它表现为严重持续抽搐或频繁抽搐中间无清醒期，持续超过30分钟，此时需要紧急抢救控制惊厥发作，以免危及生命。

热性惊厥是指无急性或慢性神经系统疾病的情况下，由发热引发的惊厥，而癫痫是在没有急性疾病（如发热）或其他诱因的情况下反复发生的惊厥。癫痫病因有时是可以确定（症状性癫痫），有时无法确定（特发性癫痫）。另外，一些婴幼儿可能一过性出现类似癫痫的表现，实际上却不是癫痫，包括屏气、晕厥、面部或身体抽搐（肌阵挛），以及睡眠问题。

大多数癫痫患儿在婴幼儿期起病，随着诊断水平的不断提高，以及抗癫痫药物的不断发展，癫痫诊疗水平越来越专业化、个体化，长程综合管理，追求最大限度使患儿获得的学业发展和生活质量。

（二）应急处理措施

迅速控制癫痫发作是首要处理，去除病因是控制癫痫发作的根本。癫痫发作时，患儿应取侧卧位，松解衣领，轻扶肢体，避免关节损伤和摔倒，可将头偏向一侧，防止唾液或呕吐物吸入呼吸道引起窒息。如果癫痫发作在 2～3 分钟内没有停止，或异常严重（呼吸困难、呼吸道异物阻塞、脸色发青等），立即拨打 120 急救电话。正在接受抗癫痫药物治疗的婴幼儿，需要在医生指导下调整抗癫痫药物的剂量。

婴幼儿癫痫发作一般持续时间较短。如果在托期间发生癫痫发作，保育人员应冷静地为婴幼儿实施现场初级救助，保护婴幼儿安全，避免外伤。同时迅速通知保健人员和家长，并向家长交代癫痫发作过程，应立即将患儿送往就近医院，进一步检查及诊治。在送往医院途中应密切观察患儿，注意将口鼻暴露在外，伸直颈部保持呼吸道通畅。不要将患儿严密包裹在被子里，这样很容易使患儿发生口鼻堵塞、头颈前倾、气管弯曲，造成呼吸道不通畅，甚至窒息死亡。

（三）预防

癫痫属于慢性病，需个体化的长期综合治疗达到最好的预后，需要托育机构与家长、儿科神经专业人员、儿童保健专业人员密切合作，做好专病登记与管理。

1. 健康教育。向家长普及癫痫发作的有关知识，指导家长对患儿进行急救处理，预防再发，避免受伤和后遗症。癫痫发作时不要抱着患儿马上去医院，以免加重癫痫发作或造成机体损伤，应就地实施初步急救，发作缓解后再迅速将患儿送往医院。

2. 癫痫患儿生活应有规律，保证足够的休息与睡眠，避免情绪紧张，遵医嘱按时服药，勿自行减量或停药，并定期门诊随访。

3. 明确治疗目标。虽然癫痫治疗以控制癫痫发作为首要目标，但癫痫治疗的最终目标不仅是控制发作，更重要的是提高患儿生活质量，保障患儿正常生长发育、降低患儿致残程度，尽可能促进其获得正常的社会生活（包括学习）。

4. 儿科医生制定治疗方案，包括抗癫痫药物治疗、外科治疗、生酮饮食治疗、免疫治疗等处理。抗癫痫药物治疗仍然是绝大多数癫痫患者的首选治疗，治疗应坚持长期、足疗程原则，但癫痫的病因异质性高，需要托育机构健康管理人员专案登记管理。

5. 鼓励入托育机构生活，如有发作诱因，应尽量去除或者避免；注意避免意外伤害发生。基于患儿个体需求，托育机构可与家长共同制定个体化应急预案。

四、先天性心脏病

案例 9−10 如何应对先天性心脏病发作？

乐乐，女，7 月龄，出生后 4 个月发现哭闹后口唇、指甲青紫，并逐渐明显。经医院诊断为先天性心脏病（房间隔缺损）。近 3 日乐乐有轻微咳嗽、流涕，无发热，今日上午入托不久保育人员发现乐乐咳嗽加重、哭闹烦躁，其后出现气促，口唇周围皮肤、面色青紫。

案例 9−10 思考：目前情况怎么处理？需要拨打 120 紧急送入医院吗？

先天性心脏病（简称先心病）是胎儿时期心脏和大血管发育异常所导致的心脏先天性畸形，是儿童最常见的心脏病。

（一）病因

造成先心病的原因尚未完全明了，可能与遗传、母体和环境因素有关，遗传和环境因素改变能影响胎儿的心脏发育进程，使心脏某一部分发育停顿或异常引发畸形。母体感染、接触有害物质，妊娠早期宫内病毒感染，如患风疹、流感、流行性腮腺炎等，孕妇与大剂量放射线接触和药物影响等，都可能影响胎儿的心脏发育。

先心病通常需要心脏病专科医生长期随访、家长的配合与支持，而托育机构管理与专病建档是管理中的重要环节。

（二）表现

先心病根据患儿是否出现皮肤青紫可分为发绀型和非发绀型两类；根据心脏畸形发生的部位和畸形种类可分为房间隔缺损、室间隔缺损、动脉导管未闭、主动脉瓣狭窄、法洛四联症等。在婴儿早期即可发病，表现包括呼吸急促、食欲不振及体重不增，也可能无明显的症状。其他症状包括缺氧表现，如皮肤青紫、呼吸困难、心力衰竭、反复呼吸道感染，可造成肺动脉高压和发育不良等并发症。患儿可在啼哭、喂食、排便或醒来后踢腿时皮肤突然呈深紫色，这是由于血液中氧气含量快速下降，称为缺氧发作。体检时儿科医生经过心脏听诊可能会听到心脏杂音。

（三）照护措施

病情较轻的先心病婴幼儿可以入托，托育机构加强日常照护，发现呼吸困难、发绀等表现时，及时通知保健人员和家长，共同妥善处理。

1. 休息。根据具体情况，合理安排作息时间，保障睡眠、休息和适当的活动。无症状或轻症患儿可不必限制活动；有症状者适当限制活动，以自觉不累为原则，避免剧烈运动；重症患儿应卧床休息，避免刺激以防情绪激动和哭闹增加耗氧量。

2. 合理喂养。提供充足能量、蛋白质和维生素，保证营养需要。对喂养困难的患儿应耐心细致，根据具体情况合理安排进餐，少量多餐；避免呛咳和呼吸困难发生。如出现心力衰竭需根据病情提供无盐或低盐饮食，多食蔬菜、水果等粗纤维食物，有利于保持大便通畅。

3. 预防感染。根据气温的变化及时增减衣服，避免受凉引起呼吸道感染；注意保护性隔离，先心病患儿除严重心力衰竭者，均需按时进行预防接种。

4. 对症照护。

1）阵发性缺氧发作的处理：法洛四联症患儿避免剧烈活动、哭闹、便秘等，预防缺氧发作。一旦发生缺氧，立即将患儿置于膝胸卧位（此体位可增加体循环阻力，减少右向左分流的血流量），同时吸氧，送医院急诊。法洛四联症患儿游戏或走路时出现蹲踞现象，不要强行拉起，应让患儿自然蹲踞与站起。

2）观察有无发热、出汗、呕吐、腹泻等，这些表现会使体内水分减少、加重血液浓缩，易形成脑血栓，要注意供给充足水分，及时就医。

3）观察有无心率增快、呼吸困难、端坐呼吸、咳泡沫样痰、水肿等表现，如有症状立即置患儿于半卧位，给予吸氧，及时就医。

4）观察有无下肢水肿，给予无盐或少盐、易消化饮食。尿少者，遵医嘱给予利尿药物；每周测量体重2次，严重水肿者，每日测体重1次；每日做皮肤护理2次，动作要轻，毛巾要柔软，如皮肤有损应及时处理。

5）注意保持大便通畅，防止便秘，进食含纤维素丰富的食物，如果超过2日无大便，遵医嘱给予缓泻剂，禁止下地独自排便，防止发生意外。

6）家庭照护指导：指导家长掌握患儿日常护理，合理安排适当活动，注意劳逸结合。合理用药，避免并发症。强调预防感染发生，尽量少去人多拥挤的公共场所，避免交叉感染。指导家长定期带患儿到专科复查，获得最佳的诊疗效果。

7）托育机构要规范进行入托体检、专案登记管理，动态观察。

（四）预防

孕前做好备孕工作，戒除烟酒，避免污染及辐射源；妊娠早期避免病毒感染及胡乱用药；妊娠期做好定期检查，尤要重视排畸彩超检测。

案例9-10思考：目前情况怎么处理？需要拨打120紧急送入医院吗？

解析：乐乐出生时患有房间隔缺损，这一类型的患者可能出现皮肤青紫、呼吸急促等缺氧状况。托育机构需要及时处理，包括避免剧烈活动、哭闹，使婴幼儿处半卧位，立即给予吸氧等照护并拨打120紧急送入医院。

五、哮喘急性发作

哮喘是发生于气管的慢性炎症性疾病。近年来哮喘患病率显著增加，已经成为一种常见儿童呼吸系统慢性病，哮喘发作的诱因包括空气污染（包括小时候暴露于烟草烟雾）、暴露于致敏原、肥胖和呼吸系统感染。很多时候哮喘发作间期的婴幼儿状况良好，一旦感冒则快速出现哮喘发作。

（一）早期识别

当婴幼儿哮喘急性发作时，最典型症状是夜间加剧的咳嗽或哮鸣，或是在运动后加剧的咳嗽，接触刺激物（如烟草烟雾）或致敏原（如动物皮屑、霉菌、尘螨或蟑螂）后突发的咳嗽或喘息。如果未得到及时控制，随着哮喘症状的加重，肺部哮鸣往往会有所减轻，这是因为肺内进入和排出的气体均减少，出现气促、呼吸困难加重，用力呼吸时肋间和颈部肌肉收缩（辅助呼吸肌作用），表现出"三凹征"。这是疾病危重的标志，需要早期充分识别，以免贻误病情。很多哮喘患儿有慢性症状，如每日白天（或夜间）咳嗽、运动时咳嗽或接触了宠物、灰尘或花粉后咳嗽。

婴幼儿哮喘发作时如果出现下列情况，需要紧急就医。

1. 严重呼吸困难，并且不断加重，特别是观察到呼吸非常急促，吸气时胸壁内凹，呼气时发出有力的"咕噜"声。

2. 嘴唇或指尖青紫。

3. 看起来非常烦躁不安、困倦或神志不清。

4. 呼吸时存在任何形式的胸痛。

5. 发热且出现治疗无效的持续咳嗽或哮鸣。

6. 反复呕吐，无法服用任何口服药或液体。

7. 喘息、咳嗽或呼吸困难导致婴幼儿无法说话或入睡。

（二）应急处理措施

哮喘患儿需要严格按照医生的指导接受治疗。治疗哮喘的药分为两大类：一类为支气管扩张药，可以直接快速改善支气管平滑肌收缩引起的气管阻塞，缓解哮鸣和呼吸窘迫，也就是所谓的"快速缓解药"或"急救药"。这类快速缓解药或急救药主要为短期用药，如果婴幼儿开始频繁咳嗽和（或）哮鸣，应立即使用。常用的快速缓解药或急救药有沙丁胺醇吸入溶液、沙丁胺醇气雾剂等。使用快速缓解药或急救药吸入后，患儿的呼吸通常会得到改善，但仅能缓解数小时，不能解决根本问题。给药可以通过以氢氟烷（HFA）为推进剂的按压式吸入器（或称加压定量吸入器）吸入，也可以通过雾化吸入器吸入。另一类是控制或维持性药物，用来治疗呼吸道慢性炎症，有吸入与口服药物，如丙酸氟替卡松吸入气雾剂（辅舒酮）、孟鲁司特钠咀嚼片等。

若给予快速缓解药后患儿症状无改善，医生会进一步评估，判断是否合并有其他问题，需要使用皮质激素等更强效的药物。

哮喘治疗目标是缓解症状，以免影响婴幼儿的睡眠、活动或运动。如果没有达到治疗目标，需要重新评估治疗方案，可能是哮喘的诱因没有去除、用药方式存在问题或者需要其他药物。

本节小结

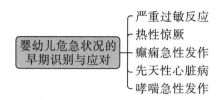

参考文献

[1] 国家卫生健康委. 关于印发 3 岁以下婴幼儿健康养育照护指南（试行）的通知（国卫办妇幼函〔2022〕409 号）[Z]. 2022.

[2] 丁建云，孙宁，李鹏. 婴幼儿常见病识别与预防 [M]. 北京：中国人口出版社，2022.

[3] 沃尔特·库克，凯尔西·格拉斯. 育儿全书：0~3 岁 [M]. 2 版. 崔玉涛，主译. 北京：北京科学技术出版社，2022.

[4] 中华医学会呼吸病学分会肺栓塞与肺血管病学组，中国医师协会呼吸医师分会肺栓塞与肺血管病工作委员会，全国肺栓塞与肺血管病防治协作组，等. 中国肺动脉高压诊断与治疗指南（2021 版）[J]. 中华医学杂志，2021，101（1）：11-51.

[5] 林苏杰，王芳，郝月琴，等. 《支气管哮喘防治指南（2020 年版）》解读 [J]. 中国临床医生杂志，2022，50（12）：1406-1408.

（叶飘　毕海燕）

第六节　高危儿的管理与干预

高危儿指在胎儿期到 3 岁内具有可能影响身心发育的各种高危因素（包括生物、心理、社会环境等因素）的儿童。因为高危因素的影响，高危儿日后出现生长发育偏离、迟缓的可能性增加。托育机构应加强高危儿管理，有针对性地做好日常保育工作和早期发育促进，保障在托高危儿的安全和健康。

一、托育机构高危儿管理要点

我国人口基数大，随着新生儿救治技术的提高、高危因素发现手段的增加及高危儿管理范围的扩大，高危儿已成为一个庞大的群体，这对托育机构的管理是一个挑战。要管理好在托高危儿，托育机构相关人员应掌握常见高危因素，在建立健康档案或与家长日常沟通的过程中及时识别出高危儿。除了督促家长按照《0~6 岁儿童健康管理服务规范》要求带高危儿到医疗保健机构定期检查、随访和干预外，在一日生活安排中要围绕"健康、营养、回应性照护、早期学习机会、安全保障"等方面给高危儿提供有针对性的早期发展指导。

常见高危因素如下。

1. 早产（胎龄<37周）或低出生体重（出生体重<2.5kg）。

2. 宫内、产时或产后窒息，缺氧缺血性脑病，颅内出血。

3. 高胆红素血症，新生儿惊厥，持续性低血糖。

4. 新生儿期严重感染性疾病（如化脓性脑膜炎、败血症等）。

5. 影响生长发育的严重结构性出生缺陷、遗传性出生缺陷（包括遗传代谢病等）。

6. 妈妈患有中度以上妊娠期高血压综合征、糖尿病、严重感染（如风疹病毒感染、巨细胞病毒感染）等。

7. 在健康体检时发现生长发育偏离，如出现生长迟缓、碘缺乏、缺铁性贫血的儿童，或存在运动、语言、社会情感等发育问题的儿童。

8. 父母及同胞有孤独症谱系障碍、精神发育迟缓等精神、神经、遗传性疾病等。

对于在健康体检中发现异常的婴幼儿，托育机构需按要求进行登记，掌握基本情况，配合保健人员定期进行随访管理（表9-4）。

表9-4 托育机构儿童营养性疾病及其他疾病登记表

班级	姓名	疾病名称	确诊日期	干预与治疗	转归

注：1. 登记范围包括心理行为发育异常、营养不良、缺铁性贫血、超重、单纯性肥胖、先心病、哮喘、癫痫、听力障碍、视力异常、龋齿、食物过敏、药物过敏等。

2. 心理行为发育异常、营养不良、缺铁性贫血、超重及单纯性肥胖儿童应填写专案管理记录，并进行专案管理。

二、托育机构高危儿干预要点

现阶段，我国妇幼保健机构或医疗卫生机构对高危儿专案管理的范围已从营养性疾病的管理扩展到了心理行为发育异常的管理。虽对托育机构的专案管理要求还未更新，仍建议有条件的托育机构将所有在托高危儿均纳入专案管理，填写"专案管理记录"并做好随访情况登记。

（一）早产儿、低出生体重儿的干预要点

1. 合理喂养。鼓励母乳喂养，根据情况在儿科医生或儿童保健医生指导下添加母乳强化剂。顺应喂养，注意体位，避免误吸或窒息。母乳不足或无母乳时可使用早产儿配方奶或早产儿出院后配方奶。

2. 补充必要营养素。一般出生后数日内开始补充维生素D 800~1000IU/d，3个月后改为400IU/d，至少到3岁。出生后2~4周开始补充铁元素2mg/（kg·d），补充至校正年龄 1 岁；使用母乳强化剂、强化铁的配方奶及其他富含铁的食物时，酌情减少铁剂的补充剂量；酌情补充钙、磷、维生素 A 等营养素。

3. 提供适宜环境。室温保持在 22℃～26℃，包被和衣物宽松柔软，避免包裹过紧过厚，保持手脚温热，颈部皮肤温暖干爽，腋温保持在 36℃～37℃。提供适宜的睡眠环境，帮助建立昼夜节律。

4. 预防感染。做好奶嘴、奶具、餐具的清洁消毒，做好手卫生，保证整洁的环境、清洁的水源和食品、干净的日常生活用品。早产儿预防接种要求详见本章第四节常见传染病的管理与预防接种。

5. 定期随访。托育机构需要做好登记，督促家长按照建档医疗保健机构的要求，定期进行随访至 3 岁，托育机构针对每次随访情况做好相关记录。随访内容主要如下。

1）询问既往信息，进行全身体格检查。

2）根据体格生长速度与趋势，结合出生体重、胎龄及喂养情况等进行综合评价，有针对性地进行指导干预。

3）神经心理行为发育监测、筛查与评估：观察和检查运动、语言、认知、社会、情绪、适应性行为等发展情况，做好发育监测、筛查和评估。

4）开展早产儿视网膜病筛查、眼病筛查和视力检查、听力筛查等。

5）指导母乳喂养、强化母乳及配方奶喂养的方法，指导乳母均衡膳食。校正年龄 4～6 个月开始逐渐引入泥糊状及固体食物。

6）早期识别和处理异常情况。

6. 随访频次。出生至 6 月龄每月 1 次，6 月龄至 1 岁每 2 个月 1 次，1.0～1.5 岁每 3 个月 1 次，1.5～3.0 岁每半年 1 次。

7. 促进早期发展。根据神经心理行为发育筛查与评估结果，结合养育史与早产儿发育水平，给予促进早期发展的指导（表 9-5）。给予适度的视、听、触觉等感知觉刺激，提供丰富的语言环境和主动运动的机会，进行适合年龄特点的游戏活动，鼓励亲子间的情感交流及同伴关系的建立，避免违背发育规律的过度干预。

表 9-5　早产儿不同年龄段早期发展促进内容

年龄	内容
校正 1 月龄内	以发育支持性照护为主，照护时间要集中，动作要轻柔，及时安抚情绪并满足其需求
校正 1 月龄～	鼓励适度抗重力体位控制，如竖头、俯卧位肘支撑下抬头；以面对面交流的方式，用鲜艳的物品或发声玩具进行视觉和听觉刺激
校正 3 月龄～	诱导上肢在不同方向取物，双手抓握不同形状和质地的物品；练习翻身、支撑坐位；常与其说话、逗笑
校正 6 月龄～	练习双手传递、敲打和扔出安全的物品或玩具；练习坐位平衡、翻滚、爬行；模仿动作，如学习拍手；言语理解练习，如叫其名字等
校正 9 月龄～	学习用拇指、示指捏取一些小物品；通过环境设计练习独站、扶站、躯体平衡和扶物走；学习指认家人、物品，增加模仿性游戏；给予丰富的语言刺激，用清晰的发音与其多说话，通过模仿和及时鼓励促进语言发育

年龄	内容
校正1岁～	学习翻书、涂鸦、搭积木、自主进食，锻炼手眼协调能力；练习独自行走、跑和扶栏上下楼梯；玩亲子互动游戏，如认五官；引导其有意识地进行语言表达
实际2～3岁	模仿画画；练习双脚跳、单脚站立；培养自己洗手、脱穿衣和如厕等生活能力；多与其讲故事、念儿歌，叙述简单的事情；学认颜色、形状、大小；与小朋友做游戏，学会等待、顺序、分享、同情等社会规则

8. 结案标准：建议对存在发育风险的高危儿专案管理至3岁，或1岁后连续2次监测未见异常可酌情考虑结案。结案后做好相关记录，纳入正常儿童管理。

（二）常见营养性疾病儿童的干预要点

1. 营养不良（蛋白质－能量营养不良）。针对营养不良儿童，保健人员要做好相关登记，并建立专案管理记录（表9-6），定期跟踪随访。

表9-6 托育机构营养不良儿童专案管理记录

姓名：	出生日期：	年 月 日			开始管理日期：	年 月 日		
既往病史：				患病情况：				
检查时间	年龄	体格检查				诊断	目前存在的主要问题	治疗与处理意见	签字
检查时间	年龄	体重(kg)	身高(cm)	评价					
检查时间	年龄	体重(kg)	身高(cm)	W/A	H/A	W/H	诊断	目前存在的主要问题	治疗与处理意见	签字
转归：痊愈 好转 转医院 未愈						结案日期：			

填表说明。

1. 随访要求：每月进行营养监测和生长发育评估，直至恢复正常生长。

2. 结案要求：一般情况好，体重/年龄或身长（身高）/年龄或体重/身长（身高）$\geqslant \overline{X} - 2SD$ 即可结案。

1）主要干预措施。针对营养不良婴幼儿，要根据病因、类型和膳食分析结果，为其提供满足其恢复正常生长需要的膳食，使能量摄入逐渐达到RNI的85%以上，蛋白质和矿物质、维生素摄入达到RNI的80%以上。

2）随访频次。每月进行营养监测和生长发育评估，直至恢复正常生长。

3）结案标准：一般情况好，体重/年龄或身长（身高）/年龄或体重/身长（身高）$\geqslant \overline{X} - 2SD$ 即可结案。结案后做好相关记录，纳入正常儿童管理。

2. 超重/肥胖。针对超重/肥胖患儿，保健人员要做好相关登记，并建立专案管理记录（表9-7），定期跟踪随访。

表9-7　托育机构超重/肥胖儿童专案管理记录

姓名：		出生日期：		年	月	日		开始管理日期：	年	月	日
既往病史：					患病情况：						
检查时间	年龄	体格检查					诊断	目前存在的主要问题	干预措施		签字
		体重(kg)	身高(cm)	评价							
				W/A	H/A	W/H					
转归：痊愈　　好转　　未愈　　离托							结案日期：				

填表说明。

1. 随访要求：每月测量1次体重，每3个月测量1次身长（高）；学龄前期每3个月进行1次体格发育评价。

2. 结案要求：身长（高）别体重值正常后继续监测6个月，不反弹者方可结案。

1）评价标准：体重高于同年龄、同性别儿童正常参照值的平均值加两个标准差［身长（高）别体重$>\bar{X}+2SD$］。

2）主要干预措施。

（1）监测体重、身长（高）的增长和发育状况，强调合理膳食，避免过度喂养和过度进食，避免低出生体重儿过度追赶生长。

（2）提倡6个月以内纯母乳喂养，在及时、合理添加食物的基础上继续母乳喂养至2岁。

（3）适当控制体重增长速度，采用行为疗法改变不良饮食行为，培养健康饮食习惯。不能使用挨饿、药物等影响健康的减重措施。

（4）进餐时细嚼慢咽，减慢进食速度，延长进食时间，增加食物饱腹感。为避免狼吞虎咽，可在餐前先喝汤或先吃根茎类蔬菜，咀嚼几分钟后再吃正餐。

（5）加强与家长的沟通和宣教，调整饮食结构，合理选择食物。控制高脂肪及高糖食物摄入，使热能摄入量低于实际消耗量，但要满足生长发育需求。

（6）进行规律的运动训练，选择一定强度的全身性、趣味性、能长期坚持的有氧运动。

3）随访频次：每月测量1次体重，每3个月测量1次身长（高），进行体格发育评价。

4）结案标准：身长（高）别体重值正常后继续监测6个月，不反弹者方可结案。结案后做好相关记录，纳入正常儿童管理。

3. 缺铁性贫血。针对缺铁性贫血患儿，需要明确病因。保健人员要做好相关登记，建立专案管理记录（表9-8），定期跟踪随访。

表9-8 托育机构缺铁性贫血儿童专案管理记录

姓名：	出生日期： 年 月 日	开始管理日期： 年 月 日

母妊娠期：孕 月；血红蛋白 g/dL；铁剂治疗、未治疗

患儿既往病史、喂养（饮食）情况：

检查日期	年龄（岁）	精神		面色		食欲		异食癖	心、肺、肝、脾	实验室检查		干预与治疗	签字
		好	差	黄	苍白	好	差			血红蛋白	红细胞		

备注［指导喂养记录和（或）铁剂不良反应］：

转归：痊愈 好转 转医院 未愈 结案日期：

填表说明。

1. 随访要求：缺铁性贫血儿童补充铁剂后2~4周复查血红蛋白，并了解服用铁剂的依从性，观察疗效。

2. 结案要求：正规治疗满疗程后血红蛋白达正常即可结案。

1）主要干预措施。

（1）分析原因、合理喂养。纠正不良的饮食习惯如挑食、偏食，建立良好的喂养行为，及时添加辅食。

（2）早产儿/低出生体重儿应从4周龄开始补铁，剂量为每日2mg/kg，直至1周岁。纯母乳喂养或以母乳喂养为主的足月儿从4~6月龄及时给予富含铁的辅食。

（3）给予含铁丰富的食物，如动物肝脏、瘦肉、蛋类、豆类或强化铁的食物，注意补充富含维生素C的蔬菜和水果；也可补充叶酸、维生素B_{12}等微量营养素；预防感染性疾病；必要时服用铁剂。

疗程：在血红蛋白正常后继续补充铁剂2个月，恢复机体铁储存水平。

2）随访时间：补充铁剂后2~4周复查血红蛋白，并了解服用铁剂的依从性，观察疗效。

3）结案标准：正规治疗满疗程后血红蛋白值达正常可结案。结案后做好相关记录，纳入正常儿童管理。

4. 佝偻病。针对佝偻病婴幼儿，保健人员应做好相关登记，并建立专案管理记录（表9-9），定期跟踪随访。

表 9-9 托育机构佝偻病儿童专案管理记录

姓名：		出生日期： 年 月 日		开始管理日期： 年 月 日		
母妊娠期和哺乳期是否服用维生素 D： 剂量： IU/d 儿童是否服用维生素 D：						
既往病史：			患病情况：			
体征：		血液检查：		X 线检查：		
检查日期	年龄（岁）	户外活动时间（小时/日）	目前存在的主要问题	维生素 D 治疗（品名、剂量）	干预措施	签字
转归：痊愈 好转 未愈 离托				结案日期：		

填表说明。

1. 随访要求：活动期佝偻病儿童每月复查 1 次，恢复期佝偻病儿童每 2 个月复查 1 次。

2. 结案要求：活动期佝偻病症状消失 1～3 个月，体征减轻或恢复正常后观察 2～3 个月无变化者，可结案。

1）主要干预措施。

（1）户外活动：婴幼儿适当进行户外活动，接受日光照射，每日 1～2 小时，充分暴露皮肤。

（2）补充维生素 D：出生后数日开始补充维生素 D 400IU/d（10μg/d）。早产儿、双胎儿或多胎儿出生后即应补充维生素 D 800IU/d（20μg/d），3 个月后改为 400IU/d（10μg/d）。

（3）活动期：严格按照医生建议方案采用口服或肌内注射维生素 D 治疗，需监测血液生化指标，避免过量。

（4）膳食中钙摄入不足者，可适当补充钙剂，注意多种营养素的补充。

2）随访频次：活动期佝偻病儿童每月复查 1 次，恢复期佝偻病儿童每 2 个月复查 1 次，至痊愈。

3）结案标准：活动期佝偻病症状消失 1～3 个月，体征减轻或恢复正常后观察 2～3 个月无变化者，可结案。结案后做好相关记录，纳入正常儿童管理。

（三）常见心理行为发育异常儿童的干预要点

高危儿是发生心理行为发育偏离正常的潜在高风险群体，要高度关注并进行专案管理，填写心理行为发育异常儿童专案管理记录，有条件的托育机构管理中应遵循"全纳教育"的理念，采取家、托、社、医共同参与的养育照护模式，促进心理行为发育异常婴幼儿的全面发展和康复。

针对心理行为发育异常的患儿，保健人员要做好相关登记，并建立专案管理记录（表 9-10），定期跟踪随访。

表9-10 托育机构心理行为发育异常儿童专案管理记录

姓名：	出生日期： 年 月 日 开始管理日期： 年 月 日	
诊断名称：	诊断日期： 家族史：	
日期		
筛查方法		
筛查结果		
医疗机构诊疗意见		
管理措施		
管理成效评估		
备注：		
转归：痊愈 好转 未愈 离托	结案日期：	

填表说明。

1. 随访要求：每季度至少1次，可根据监测手段和实际情况决定发育监测频率。

2. 结案要求：根据治疗方案和治疗情况。

1. 婴幼儿常见心理行为发育异常。

1）运动发育落后或存在肌张力障碍、姿势异常。

2）不适当的吸吮行为、咬指（趾）甲、饮食行为问题、睡眠问题、过度依赖、退缩行为、屏气发作、暴怒发作、习惯性摩擦综合征、异食癖、拔毛癖、口吃。

3）抽动障碍、孤独症谱系障碍、言语和语言障碍等。

主要干预措施详见第七章第三节"常见心理行为发育异常"。

2. 随访频次。根据监测手段和实际情况决定发育监测频率，至少每3个月1次。

3. 结案标准。

1）轻度心理行为发育异常的儿童连续两次评估正常可结案，结案后纳入正常儿童管理。

2）其他儿童根据治疗方案和治疗情况酌情结案。

本节小结

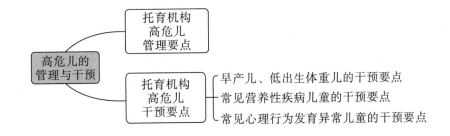

参考文献

[1] 国家卫生计生委办公厅. 国家卫生计生委办公厅关于印发早产儿保健工作规范的通知

（国卫办妇幼发〔2017〕9号）［Z］．2017.

［2］ 田园，陈津津，于广军．NICU出院高危儿0～3岁生长发育随访管理技术的专家共识［J］．中国儿童保健杂志，2021，29（8）：809－814.

［3］ 中华预防医学会儿童保健分会，中国疾病预防控制中心妇幼保健中心，中国妇幼保健协会高危儿童健康管理专委会．高危儿规范化健康管理专家共识［J］．中国儿童保健杂志，2023，31（6）：581－585.

（彭文涛　杨海宁）

第七节　眼、 耳、 口腔常见异常症状的识别与预防

眼、耳、口腔健康对于婴幼儿的健康成长极为重要，做好眼、耳、口腔保健工作是托育机构健康管理的一项重要内容。

一、斜视

斜视是指双眼不能同时注视同一目标，是导致儿童视觉发育障碍的常见眼病，除了影响美观，还会导致弱视及双眼单视功能不同程度的丧失。

（一）病因

先天异常如眼外肌解剖位置异常、发育异常或支配肌肉的神经麻痹可导致斜视，6月龄内发生的斜视称为先天性斜视。5岁前双眼单视功能未发育完善，是儿童斜视的高发期。此外，屈光不正、眼球运动失调也可引起斜视。

（二）表现

婴幼儿斜视最主要表现是外观异常，当一只眼注视目标时，另一只眼的视线偏向目标之外。还可能出现复视、视物模糊、视疲劳、畏光，喜欢歪着头斜眼视物，经常眨眼睛、揉眼睛。

（三）照护措施

1. 早期治疗斜视可以在矫正眼位、恢复外观的基础上促进视力发育和双眼视觉功能的建立。年龄越大，双眼视觉功能恢复越困难。所有突然出现斜视的都应立即就医，提示可能出现肿瘤或其他严重的神经系统疾病。

2. 用眼卫生：指导婴幼儿勿过度用眼，避免眼睛过度疲劳。注意手卫生，避免用脏手揉眼睛。

3. 避免外伤：患有斜视的婴幼儿大都不能形成有效的立体视觉，对于空间的深度、物体的远近判断有困难，应避免剧烈运动，注意所处环境周围情况，避免跌倒或撞伤。

4. 心理护理：注意创造良好的环境，减轻斜视婴幼儿的自卑心理。耐心疏导，鼓励

其积极面对，恢复自信心，帮助其建立融洽的同伴关系。

（四）预防

1. 关注婴幼儿眼睛发育和变化，观察有无"斗鸡眼"、偏头或侧脸视物、畏光等表现。

2. 做好早期筛查，定期到眼科就诊。

3. 科学用眼。灯光照明不宜过强或过暗，不要长时间近距离用眼。婴儿床悬挂玩具应多角度，让婴儿多角度注视。不要长时间将婴儿放在婴儿床或摇篮里，平时多抱婴儿走动以增加婴儿眼球转动，提升眼部肌肉和神经功能。

二、弱视

弱视指单眼或双眼最佳矫正视力低于同年龄正常人群，且眼部检查无其他异常的一种儿童常见眼病，是视觉系统发育不良导致的大脑皮质视觉中枢功能异常。

（一）原因

弱视的病因包括单眼斜视、未矫正的双眼屈光状态不一致及屈光不正、近视及视觉刺激不足（先天性白内障、角膜混浊、完全性上睑下垂等）。发生弱视的危险因素还包括早产、小于胎龄儿、发育迟缓，婴幼儿的一级亲属有弱视及妊娠期吸烟、喝酒等。

（二）表现

1. 视力和屈光异常：3岁以下婴幼儿矫正视力低于0.5。出现频繁眨眼、揉眼、用力视物、注意力不集中等情况。

2. 视物拥挤：又称为分读困难，指弱视眼对排列成行的字体识别能力比同样大小单个字体的识别能力差。

3. 固视异常：固视能力是指盯着一个目标观察，眼睛可以固定在一个点上或一处物体上。正常眼是用视网膜黄斑部中心凹注视，称为中心固视。弱视眼注视中心偏移，注视物体时不用黄斑部中心凹而是中心凹旁边的区域，称为异常固视。

（三）照护措施

1. 早发现、早治疗：弱视治疗的成功率随着儿童年龄的增加而下降。无论年龄大小都应进行治疗。治疗方法主要有两种：消除弱视的危险因素（如矫正屈光不正、手术治疗斜视、治疗视觉刺激不足等）、通过遮盖和压抑优势眼促使弱视眼的使用。

2. 心理护理：注意创造良好的治疗环境，正确引导婴幼儿和周围小伙伴对眼镜和遮盖的认知，避免婴幼儿因戴眼镜和遮盖被嘲笑而抵触治疗。耐心指导和鼓励婴幼儿坚持治疗。

3. 定期复诊：不可随意停止治疗，更不能过早摘镜，以免影响治疗效果。

（四）预防

1. 培养良好的用眼习惯，灯光照明适宜，保持正确姿势，减少长时间近距离用眼。

2. 鼓励多到户外活动，参加有益的体育锻炼。

3. 注意补充维生素 A、维生素 C、锌、钙等维护视力健康所需的营养素。

4. 按照《0~6 岁儿童眼保健及视力检查服务规范（试行）》要求定期进行检查，尽早发现可引起弱视的疾病，发现异常及时治疗。各种锻炼性游戏如蒙眼、捡豆子等有助于早期发现婴幼儿弱视。

三、急性结膜炎

急性结膜炎是由微生物感染或多种因素引起的结膜组织炎症，好发于儿童和青少年。虽然急性结膜炎本身对视力的影响通常并不严重，但当炎症波及角膜或引起并发症时，可导致视力损害。

（一）原因

细菌、病毒、衣原体感染最常见。其他原因还包括物理性刺激、化学性损伤、免疫性病变、肺结核、梅毒、邻近组织炎症蔓延等。

（二）表现

急性结膜炎主要表现为眼部异物感、灼热感、痒、流泪、畏光。可见结膜充血、分泌物增多（细菌性为黏液或脓性，过敏性为黏丝状，病毒性为水样或浆液性，淋菌性为大量脓性分泌物）。还可出现结膜下出血、结膜乳头增生、滤泡形成、真膜及假膜形成、耳前淋巴结肿大和压痛等。

（三）照护措施

去除病因，局部治疗为主，重者全身用药。

1. 眼部护理。局部给予眼药水滴眼、眼药膏涂眼，眼部分泌物较多时可用生理盐水或 3％硼酸溶液冲洗眼睛，冲洗前用消毒棉签擦净眼睑缘上的分泌物，冲洗溶液的温度接近室温。注意避免强光刺激引起的不适。不能遮盖患眼。

2. 消毒隔离。个人物品与他人的物品分开，对个人物品进行消毒，避免交叉感染。感染性结膜炎患儿需居家隔离。切忌用手揉搓眼睛。

3. 正确用药。积极进行治疗，遵医嘱正确使用眼药水。每次滴眼药水前后洗手，将眼分泌物擦洗干净。

（四）预防

1. 结膜炎多为接触感染，注意用眼卫生，日常勤洗手，不用手揉眼。

2. 不要与他人共用毛巾、浴巾等，避免接触感染性结膜炎患者。玩具、床铺、衣物、毛巾、脸盆等个人物品做好日常消毒晾晒。

四、急性中耳炎

急性中耳炎是中耳黏膜的细菌或病毒感染，好发于婴幼儿，冬春季多见，多继发于上呼吸道感染，严重情况下可导致耳聋。

（一）原因

患急性上呼吸道感染或急性传染病时，细菌、病毒可通过咽鼓管（连接鼻咽和耳部鼓室的管道）侵入中耳引起感染。此外，腺样体肥大会阻塞咽鼓管开口导致咽鼓管闭锁引起中耳炎。婴幼儿免疫力较低，兼之咽鼓管管腔短、内径宽，鼓室口位置低，咽部细菌及其他内容物容易逆行进入鼓室，感染中耳。

（二）表现

耳痛剧烈，吞咽及咳嗽时加重，可向同侧牙齿或头面部放射。婴幼儿多表现为哭闹不止、搔耳、摇头。鼓膜穿孔后疼痛反而明显减轻。如果鼓膜穿孔，耳内会有液体流出，由脓血样逐渐变为黏稠的脓性分泌物。还可出现听力减退、耳鸣，以及畏寒、发热、乏力、食欲不振，严重者可出现恶心、呕吐、腹泻等。鼓膜穿孔后体温反而很快恢复正常，全身症状也明显减轻。

（三）照护措施

1. 对症护理：维持正常体温，必要时行物理降温，遵医嘱给予退热药。急性化脓性中耳炎患儿要保持外耳道清洁。
2. 用药护理：遵医嘱正确使用抗菌药及局部药物，按要求洗耳、滴药。
3. 生活护理：注意休息，减少活动。进食清淡、易消化的流质或半流质食物，以免反复咀嚼造成耳痛。适当增加饮水。睡眠时患侧耳朵朝下侧卧，以利脓液排出。

（四）预防

1. 预防上呼吸道感染。积极治疗感冒、鼻炎、扁桃体炎等，注意观察，早期发现并发症。
2. 保持鼻腔和咽腔清洁卫生，指导婴幼儿正确擤鼻涕的方法，不要捏住鼻子强忍喷嚏。沐浴及游泳时防止污水进入耳道。避免婴儿仰卧位喂奶，喂奶后及时拍嗝。

五、龋齿

龋齿，俗称虫牙或蛀牙，是以细菌感染为主的多种因素影响下，牙体硬组织发生慢性、进行性破坏的疾病。婴幼儿龋齿具有发病时间早、龋蚀波及牙数多、龋损发展快、龋损范围广等特点，影响婴幼儿咀嚼和消化功能，对口腔健康及全身生长发育可产生严重影响，亦可能成为某些全身性疾病的危险因素。我国3岁幼儿龋齿发病率达50%左右。

（一）原因

龋齿是在细菌、食物、宿主、时间的共同作用下形成的。细菌为龋齿发生的主要因素，进食含糖（尤其是蔗糖）较多的食物，细菌利用糖代谢产生的有机酸可造成牙釉质脱矿，导致龋齿的发生。牙齿排列不整齐、缝隙较大等会增加龋齿的发生风险。

（二）表现

龋齿表现为牙釉质、牙本质和牙骨质颜色、形态和质地的改变，按照龋损的程度分为浅龋、中龋和深龋。

1. 浅龋：病变仅限于牙釉质或牙骨质，可能会出现白色斑块或黄褐色斑点，此时尚无牙体缺损，无任何自觉症状。

2. 中龋：病变发展到牙本质浅层，患牙对冷、热、酸、甜刺激较敏感，刺激去除后症状即消失。此期可见龋洞形成。

3. 深龋：病变发展到牙本质深层，患牙遇冷、热、酸、甜时会出现刺激痛，刺激去除疼痛即消失。无自发性疼痛。此期可见龋洞形成，甚至可引发根尖周炎、颌骨炎等并发症，最终可能导致牙齿丧失。

进食冷、热、酸、甜食物时牙齿有酸痛感并发现有龋洞时，应及时就医，一般预后良好。如不及时进行治疗，病程发展将延续，对牙齿健康造成严重伤害。

（三）照护措施

1. 终止龋损发展，恢复牙齿形态及功能。及时治疗浅龋，发现龋齿应及时就医诊治。

2. 饮食管理：合理安排进餐时间，避免频繁进食，每次进餐控制在 30 分钟内。龋齿疼痛时尽量避免冷、热、酸、甜的食物。

3. 口腔护理：指导婴幼儿正确刷牙。饭后漱口，不会漱口者适当喝水，冲刷牙面食物残渣。

（四）预防

1. 科学喂养：随着婴儿月龄增加，逐渐形成规律喂养，避免含乳头或奶嘴入睡，并减少夜间喂养次数，6 月龄以后不再夜间喂养。辅食建议保持原味，不给婴幼儿软饮料和甜点。1 岁后鼓励幼儿使用水杯，尽量减少奶瓶使用，1 岁半脱离奶瓶。带养者喂养时避免口口相传，不共用餐具。

2. 口腔卫生：引导婴幼儿建立口腔卫生行为并养成良好的口腔卫生习惯。婴儿出生后即可开始清洁口腔。乳牙萌出后应为婴幼儿刷牙。2 岁应开始学习刷牙，教会婴幼儿圆弧法刷牙。

3. 定期检查：第一颗牙齿萌出后进行第 1 次口腔检查。以后每半年检查 1 次。儿童应接受由口腔专业人员实施的局部应用氟化物防龋措施，每年 2 次。

本节小结

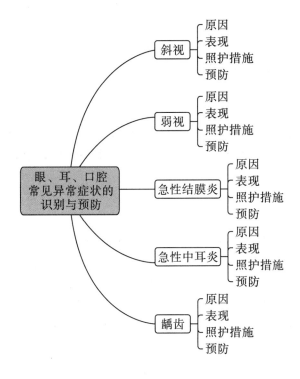

参考文献

[1] 国家卫生健康委. 关于印发近视防治指南、斜视诊治指南和弱视诊治指南的通知（国卫办医函〔2018〕393 号）[Z]. 2018.

[2] 中华口腔医学会儿童口腔医学专业委员会，中华口腔医学会口腔预防医学专业委员会. 婴幼儿龋防治指南 [J]. 中华口腔医学杂志，2021，56（9）：849−856.

[3] 成都市卫生健康委. 关于印发《成都市托育机构婴幼儿照护服务指南（试行）》的通知（成卫健发〔2021〕25 号）[Z]. 2021.

[4] 成都市卫生健康委. 关于印发《成都市家庭婴幼儿照护指南（试行）》的通知（成卫健发〔2021〕24 号）[Z]. 2021.

（彭文涛）

第八节 婴幼儿用药指引

加强托育机构的卫生健康管理是疾病防治的重要组成部分，在托婴幼儿的用药管理是其中的一个重要环节。婴幼儿与成人在生理结构、器官功能、易患疾病及对药物反应等方面均存在较大差异，因此婴幼儿用药安全事项也与成人不同，在用药选择方面除考虑其生理特点与疾病状态，还要考虑药物安全性，尤其是药物对婴幼儿生长发育的影响。托育机构的用药应由家长签署用药委托书并提供病历/处方，对有药物过敏史的婴幼儿进行登记管理。

一、婴幼儿给药方法与策略

婴幼儿给药方法应以保证用药效果为原则，综合考虑患儿的年龄、疾病和病情严重程度，选择适当的给药途径，药物剂型、剂量与用药频次，以排除各种不利因素对患儿的影响。健康婴幼儿很少需要药物治疗，当婴幼儿患病时，务必按照医嘱使用婴幼儿专用的药物。

（一）口服给药

婴幼儿口服药常选用糖浆、水剂或冲剂，哭闹时不可喂药，以免呛入气管或引发呕吐。口服给药需要注意给药时间、是否可与牛奶等同服、喂药的方法等问题。通常用 40℃～60℃温水服药，对牙齿有腐蚀性的药液应使用吸管；胃黏膜保护药应在餐前服用，对胃部有刺激的药物餐后服用，助消化药餐前或餐中服用；止泻药最好空腹服用；感冒药物餐后服用；止咳药物口服后不宜立即饮水，半小时后再饮水；退热药服用后应多饮水；抗生素一般餐后或按照药物要求空腹服用，忌与益生菌等活性菌药物同服，以免产生拮抗作用。

（二）注射给药

注射给药是将无菌药液或生物制剂注入体内，以达到预防、诊断、治疗疾病的目的，适用于急、重症及不宜口服给药的患儿。此法具有吸收快、给药剂量准确的特点。常采用肌内注射、静脉推注及静脉滴注。静脉滴注不仅用于给药，还可补充水分、营养及能量等，是临床上治疗疾病和抢救患儿的重要措施之一。

（三）外用

以软膏多见，也可用水剂、混悬剂、粉剂等。根据不同用药部位，可对患儿的手进行适当约束，以免因患儿抓摸使药物误入眼、口腔而发生意外。婴幼儿皮肤黏膜面积相较成人大，皮肤角质层薄，黏膜娇嫩，外用药物经皮肤吸收迅速且广泛，在皮肤有炎症或破损时，吸收更多，易引起不良反应甚至中毒。局部用药时除遵循一般外用药物原则，还需注意以下几点。

1. 用药面积不宜过大。例如硼酸，一般小面积湿敷毒性不大，如湿敷面积过大，通过创面吸收可发生急性中毒，甚至引起循环衰竭、休克或死亡。

2. 婴幼儿用药浓度应比成人低。浓度若接近成人浓度易引起红斑、烧灼感、疼痛等局部刺激反应，如维 A 酸类外用药物，浓度不宜过高，一般小于 0.03％为宜，治疗疥疮宜用 5％的硫黄软膏。

3. 尽量选择温和、无刺激性的外用药，不宜使用刺激性很强的药物，如水杨酸等，以免皮肤发生水疱、脱皮或腐蚀。

4. 需防止患儿用手将外用药物揉入眼中或吃入口中。

（四）舌下给药

舌下给药是指将药物置于舌下，通过舌下黏膜直接吸收入血以发挥疗效的给药方式。婴幼儿舌下给药主要用于治疗哮喘和过敏性鼻炎。

1. 建议患儿取半卧位或坐位，若为药片，可直接将药片置于舌下方，张口做深呼吸，避免吞咽。口干燥时可含少许温开水润湿后再含药，有助于药物溶解吸收。

2. 给药前需先吸引其注意力，将药瓶喷嘴（一般婴幼儿舌下含服药物多为液体）对准舌下（舌下窝处），按压药瓶，药液不可马上吞咽，需含在口腔中保持几分钟，使其融于唾液中经口咽黏膜吸收。

（五）直肠给药

直肠给药是指通过肛门将药物放至直肠，靠直肠黏膜的快速吸收使药物入血，达到治疗的目的。

婴幼儿直肠给药准备与操作注意事项如下。

1. 选择给药剂型：首选直肠给药专用药物，其次为注射剂。

2. 给药前准备：提前让婴幼儿饮水 30~50mL，给药前 10~15 分钟排便，可增加药物与直肠黏膜的接触面积与药物注入后的保留时间，有利于药物吸收。

3. 给药操作及注意事项：婴幼儿多采用俯卧位，操作者先用注射器吸取适量药物，并安装好肛门导管，随后将医用石蜡油涂在肛门导管的前端及肛门周围，慢慢将肛门导管插入肛门内 4~5cm 处，缓慢注入药液，给药完毕后轻轻拔出肛门导管，让婴幼儿保持左侧卧位 5~10 分钟后方可自由活动。

二、婴幼儿给药基本原则

1. 保证适合的药物剂量。婴幼儿药物常为液状。应使用药品配备的分药器，并严格按照医嘱或药品说明书的剂量服用。婴幼儿用药剂量常按照体重或体表面积计算。

2. 避免用药过量。不要同时服用多种药物，避免因成分重叠导致用药过量。

3. 避免使用阿司匹林。除非医生开具处方，18 岁以下儿童都应避免使用阿司匹林。因该药会导致一种损害大脑和肝脏的严重疾病。

三、药品保存方法与变质识别

正确的药品保存方法是确保药品质量和安全的前提，托育机构和婴幼儿家庭都应重视。

（一）药品的保存方法

通常药品应放在干燥、避光和温度较低的地方。需要密闭存放的要装入瓶中密闭，不能用纸袋或纸盒保存，以免氧化或潮解。中成药更要注意，大部分中成药怕受潮，热天容易发霉、生虫，要放在通风、干燥、阴凉处。有些药品还需放入冰箱保存。购买药品后，应仔细阅读药品说明书，按照"贮藏"要求保存药品。

常见的药物保存条件描述包括温度、光的要求。温度描述包括"阴凉处""冷处"与"常温"。"阴凉处"是指不超过 20℃，"冷处"是指 2℃～10℃，"常温"是指 10℃～30℃。光的要求描述包括"避光""凉暗处"等。"避光"是指避免日光直射；"凉暗处"是指既要考虑温度，也要考虑光，即避光且温度低于 20℃。

（二）药品变质的识别

过期药品无论外观是否改变都不可继续使用。有效期是指药品在规定的贮藏条件下质量达到符合规定要求的期限，是保证药品质量和安全的重要指标之一。在药物有效期内若出现以下情况，不可继续使用该药。

1. 正常药片表面干燥光亮，若表面出现花斑、变色，外表的糖皮开裂、粘连，或出现特殊臭味，说明药品已经变质。

2. 正常冲剂颗粒松散干燥、容易滚动，若出现潮湿结块或粘连成团现象，说明药品已经变质。

3. 糖浆类为澄清透明，即使有少量沉淀，经振摇后也可混匀。若出现大量沉淀、块状物，或酸胀、异臭、霉变、胀袋等异常现象，说明药品已经变质。

4. 膏剂、栓剂如出现发霉、异臭、水油分层，或有结晶、颗粒，说明已经变质。若栓剂仅是发生软化，可置于冰箱冷藏后继续使用。

滴眼液、滴耳液通常建议开封 1 个月内用完，若出现结晶、混浊、絮状物、变色等现象，则不能继续使用。任何药品在开封后都应尽快用完，不可再参照有效期存放和使用。

四、婴幼儿喂药技巧、托育机构工作人员与家长喂药注意事项

（一）喂药技巧

1. 可用滴管或去掉针头的注射器给药。
2. 用小药匙喂药时，从口角处顺着口颊黏膜方向慢慢倒入药液，待药液咽下后方可将小药匙拿开，以防婴幼儿将药液吐出。
3. 喂药时最好将婴幼儿抱起或抬高头部，尽量避免完全平卧或在其哭闹时给药，以防呛咳。
4. 药物尽量避免混于奶中哺喂。药品说明书明确允许的情况下，要用温水化开药物再溶解于奶中。
5. 小于 2 岁的婴幼儿慎用咀嚼类药片。

（二）托育机构工作人员与家长喂药注意事项

1. 用药前仔细核对药物名称与剂量。
2. 让婴幼儿采取舒服的体位，在安静状态下服药。

3. 尽量选择婴幼儿能接受的药物口味，让服药过程更容易。

4. 对配合度不高的婴幼儿酌情使用喂药器。

5. 以平和的语气和方式给婴幼儿喂药。

6. 切忌捏鼻子喂药、强行灌药等粗暴喂药行为。

7. 大部分药物只能用水来送服，切忌把药物和牛奶、果汁等饮品混合喂服。

8. 雾化吸入较常用，需带养者在旁看护；直肠给药不多，可用缓释栓剂。

五、合理使用止咳药和感冒药

婴幼儿慎用抗菌药物、镇痛药、解热镇痛药与糖皮质激素药。

建议不要给 4 岁以下的婴幼儿使用非处方类止咳药和感冒药。非处方类止咳药和感冒药并不能有效地解决引发感冒的根本原因，无法治愈感冒，也不会加速病情好转，这些药物还可能带来包括心率加快和惊厥等不良反应。咳嗽有助于清除气道中的痰液，如果没有其他不适症状，通常没有必要使用止咳糖浆。下面提供了一些更为有效，风险也更小的缓解措施。

1. 温热的汤水：少量汤水可以起到舒缓作用，有助于缓解鼻塞。

2. 蜂蜜：12 月龄以上婴幼儿可以食用 1 茶匙左右的蜂蜜（直接食用或稀释后食用，如加在牛奶里），能较为安全地缓解咳嗽。肉毒杆菌中毒是一种在婴儿中可能会发生的罕见且严重的食物中毒现象，因此勿给未满 1 岁的婴儿服用蜂蜜。

3. 空气加湿：用凉爽的雾化加湿器给空气加湿，可以缓解婴幼儿呼吸困难的情况。

六、合理使用退热药

2 月龄以上婴儿发热时，如果喂养、睡眠、玩耍正常，可以先观察精神状态并保证足够的水分；如果有烦躁不适，可服用对乙酰氨基酚，6 月龄以上婴儿可服用布洛芬。按照药品说明书、服药注意事项，或医生的建议喂药，同时按照规定的时间间隔服药。如果医生开了抗生素或其他药物，严格按照医嘱服用。

七、药物的不良反应及预防措施

（一）药物不良反应

药物不良反应是指按照正常的用法、用量应用药物之后，发生了与治疗目的无关的有害反应，包括副作用、中毒反应、过敏反应、继发反应、特异性反应等。婴幼儿由于代谢功能不健全更易出现不良反应，主要有以下几种类型。

1. 消化系统反应：常见有恶心、呕吐、胃胀、食欲不振、药物性肝损伤等。如红霉素常引起胃肠道反应，盐酸氯丙嗪、苯巴比妥等药物易引起药物性肝损伤。

2. 皮肤及其附件反应：常见皮疹、红斑、荨麻疹、皮肤瘙痒等，如某些抗生素、解热镇痛药可引起皮肤及其附件反应。

3. 神经系统反应：可出现抽搐、烦躁、头痛、头晕、嗜睡、失眠等表现，如地高辛除引起厌食、恶心等消化系统反应，还会引起嗜睡等症状。

4. 全身损害：有发热、乏力、过敏性休克、寒战、大汗淋漓、畏寒等，如青霉素类抗生素可引起过敏性休克。

不良反应中以消化系统反应、皮肤反应多见，其他如循环系统反应（如心悸等）、血液系统反应（如白细胞减少、紫癜等）、呼吸系统反应、泌尿系统反应均少见。带养者在给药前应了解所用药物的不良反应，发现异常及时处理。

（二）不良反应的预防措施

药物不良反应因药物种类、用药途径、体质不同而不尽相同，医生在开具处方时会权衡利弊。

1. 提前用药预防可能会出现的严重不良反应。如对进行化疗的肿瘤患儿，医生应提前应用保护胃黏膜和止吐的药物改善消化道症状。

2. 针对药物可能产生不良反应的原因做好预防措施。如有胃肠道反应的药物宜饭后服用，引起嗜睡的药物宜睡前服用等。

药物不良反应通常为一过性，随着药物治疗作用的消失，不良反应也会消退，但有时不良反应可能会持续较长时间，需要及时判断并就医。

八、托育机构用药管理制度

托育机构在提供人性化服务的同时，应制定本机构的用药管理制度，保证药物储存的规范和用药的安全。

（一）携带与登记

婴幼儿出现咳嗽、流涕、大便次数增多等轻微身体不适，经医生排除传染病可能，且不影响其参加正常的一日生活安排时，家长可将符合国家药品监督管理部门认定的口服药品送入托育机构，并与托育机构签署用药委托书。

按照安全服药的要求，托育机构只接受当日药量，家长必须将医疗机构处方连同药品一并交给保健室。保健类药品、熬制的汤药原则上不收不喂（有特殊情况，必须开具医院诊断证明）。

托育机构应严格按照医疗机构处方上的剂量及用药方式喂药。若家长要求增加用药剂量，托育机构有权拒绝。如班级保育人员私自接收家长药品，未经保健人员核查，导致的不良后果，由直接责任人负责。

家长应严格遵守托育机构的用药管理制度，未签署用药委托书、未提供医疗机构处方、未签字确认用药剂量和方式的，托育机构有权拒绝代为喂药。

（二）自带药品的存放和使用

1. 晨检时由保健人员专门负责接收药品及处方，认真检查药品有效期，核对家长根据处方内容填写的带药服药登记表，确定无误后双方签字，再将药品放入规定的地点。

2. 当日带来的药品有剩余时要求家长于当日下午离托时一同带走，若不愿带走或未带走，于当日下午下班前，由班级保育人员作遗弃处理，次日不得将遗弃药品继续喂服。

3. 自带药品的服用及注意事项。

1）保健人员按家长填写的带药服药登记表给婴幼儿喂服，服药前与该班保育人员做好"三查五对"工作（"三查"即查带药服药登记表上的姓名、药名，药袋上的姓名、药名，核准婴幼儿姓名；"五对"即根据带药服药登记表核对婴幼儿姓名、药名、用药剂量、服用方法、服用时间），确定无误后方可服用。

2）掌握用药常识，如健胃药物宜饭前服用、对胃黏膜有刺激的药物宜饭后服用；感冒药服后多饮水；止咳药服后不宜立即饮水；服用酸剂、铁剂应用吸管，要避免接触牙齿，服后立即漱口；易过敏的药物要询问有无过敏史。

（三）服药后的观察

保育人员注意观察用药反应，观察婴幼儿面色有无潮红，皮疹，口唇有无发绀，睡眠有无多汗，大小便是否正常。如发现异常及时与保健人员联系处理。

（四）其他事项

服药婴幼儿离托时，保健人员需要与家长交代用药后的情况及婴幼儿在托的精神、食欲等情况，让家长对病情变化做到心中有数，家托携手共同促进婴幼儿早日康复。

本节小结

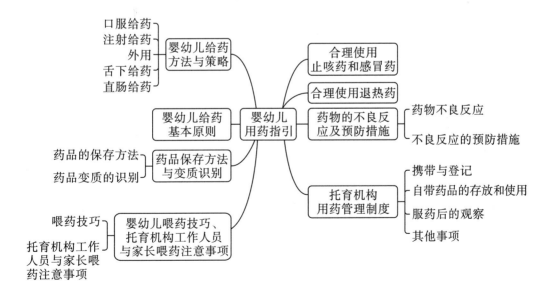

参考文献

[1] 于新颖，蔡惠莲. 婴幼儿健康照护［M］. 北京：高等教育出版社，2022.

[2] 黎海芪. 实用儿童保健学［M］. 6 版. 北京：人民卫生出版社，2016.

［3］劳拉·A. 杰娜，杰尼弗·苏. 美国儿科学会实用喂养指南［M］. 2 版. 徐彬，等译. 北京：北京科学技术出版社，2017.

［4］沃尔特·库克，凯尔西·格拉斯. 育儿全书：0～3 岁［M］. 2 版. 崔玉涛，主译. 北京：北京科学技术出版社，2022.

（叶飘　张亚果　毕海燕）

第十章　婴幼儿意外伤害的预防与处理

导读

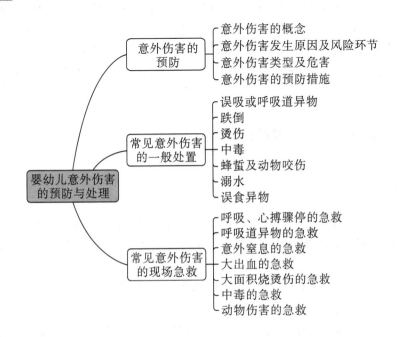

第一节　意外伤害的预防

案例 10-1　让毛毛离开人世的两颗葡萄

毛毛，男孩，8月龄，看见邻居在吃葡萄，很好奇，也想吃。于是邻居就给了毛毛一颗，毛毛吃得津津有味，还边吃边笑。邻居看见毛毛吃得很高兴，又将一颗大大的葡萄喂到毛毛嘴里，结果不幸很快发生，毛毛吃葡萄被卡住了，面色逐渐变成紫色，立即被送医院抢救。很可惜，当毛毛被送到医院时已经没有呼吸及心跳了。尽管医务人员全力抢救，但毛毛缺氧时间过久，最后因缺氧导致多器官衰竭去世了！好心的邻居没有想到两颗葡萄居然要了毛毛的命，后悔极了！

案例 10-1 思考：为什么毛毛吃葡萄会失去生命？

随着社会经济、科学技术的迅猛发展及医学水平的提高，过去严重威胁我国婴幼儿生命的感染性疾病和营养不良得到有效控制。但另一个非常严重的公共卫生问题又突显出来，即婴幼儿的意外伤害，从 20 世纪 80 年代至今，意外伤害已成为一个不容忽视的威胁生命和健康的问题，且已经成为 5 岁以下儿童死亡的首要原因。提高全社会对意外伤害的关注，通过有效措施进行婴幼儿意外伤害预防，是临床工作者与托育机构工作人员的重要工作之一。

一、意外伤害的概念

意外伤害是指突然发生的事件对人体所造成的损伤，损伤因素包括各种物理、化学和生物因素。通过对儿童意外伤害的发生原因、高危因素、发生环节进行剖析，发现 90% 的意外伤害是可以预测和预防的，所以通常所说的意外伤害并不都是"意外的，不可预测的"。通过普及安全宣传、加强安全教育、建立安全管理制度等一系列安全管理措施，可以有效预防意外伤害的发生，并将伤害降低到最低程度。

二、意外伤害发生原因及风险环节

（一）婴幼儿自身因素

0～3 岁是婴幼儿动作、语言、认知及情感等发展的关键时期，但在这个阶段婴幼儿无论是器官系统的发育、动作的协调性、平衡、控制能力，还是对危险的感知能力均不成熟。

1. 0～6 月龄婴儿特点及相关风险。此阶段婴儿的喂养基本上以流质为主，其照护包括体位（0～3 月龄以卧位为主，4～6 月龄可有坐位）管理、沐浴，个别家长还会给婴儿提供婴儿游泳等。喂养不当或体位管理不当所致最严重的意外伤害是误吸导致的窒息，其次是烧烫伤、煤气中毒、跌落损伤等。也有婴儿游泳管理不当导致的溺水窒息或大脑严重缺氧等案例发生。

2. 7～12 月龄婴儿特点及相关风险。从 7 月龄可独坐到 12 月龄可独站，此阶段的婴儿好动，但对危险因素完全没有分辨能力，容易发生跌倒、碰伤、异物放入口鼻等伤害，也容易抓水杯、汤碗等导致烫伤的发生。该阶段已添加了辅食，如果辅食添加不当可导致半流质食物或软食卡在咽喉部等导致窒息。其照护主要包括喂养、沐浴、睡眠照护、体位管理、辅食添加以及外出。7～12 月龄婴儿发生的意外伤害主要包括但不限于以下方面：窒息、跌倒/坠地导致的碰伤/擦伤/撞伤、烫伤、溺水或脑功能损伤等。各年龄组意外伤害的主要外因不同，其中烧烫伤是 1 岁以下婴儿意外伤害的最主要外因。

3. 1～3 岁幼儿特点及相关风险。1 岁以后，幼儿可独立行走，但 1～2 岁的幼儿步态还不够稳，大脑平衡功能有所欠缺，容易发生跌倒。此阶段幼儿对新事物充满好奇，对周围环境也充满好奇，喜欢翻动各种物品甚至将各种小物品放入口中。发生呼吸道异物的峰值年龄段是 1～3 岁，跌落和交通伤在各年龄段均是儿童伤害的重要原因。

（二）环境因素

环境因素主要指意外发生时周围的情况，如位置、季节、时间等，包括社会环境、家庭环境及托育环境。

1. 社会环境。社会重视和支持对减少婴幼儿意外伤害具有积极意义。完善公共活动设施的安全管理能够减少意外伤害的发生，加强危险水域的安全设施和安全教育也能减少溺水造成的意外，提高道路基础建设有利于减少交通事故的发生。农村发生意外伤害的概率远远高于城市。

2. 家庭环境：主要是指家庭类型、收入水平、父母文化程度以及其他主要带养者的文化程度等。父母的文化程度直接影响子女的教育，其中也包括健康和安全教育及照护人的安全照护意识和行为。父母的文化程度越低，子女受到意外伤害的可能性往往越大。照护行为不安全、对婴幼儿的危险行为监管不力、对婴幼儿缺乏安全教育都是发生意外伤害的高风险因素。家庭药品、杀虫剂、鼠药、灭菌消毒剂及热源存放不当、管理不严导致婴幼儿意外伤害较为常见。

3. 托育环境。托育机构的安全管理与婴幼儿意外伤害密切相关。托育机构引发的意外伤害数量占婴幼儿总意外伤害的 30% 以上，而意外发生原因集中在运动设施不安全、餐饮不卫生、安全管理不当、托育机构的管理人员及保育人员的安全照护意识及行为欠缺等。

（三）不当的照护行为

无论在家里还是托育机构中，婴幼儿独自活动、无人看管是发生意外伤害最常见的原因。日常生活中如喂养、沐浴、睡眠、衣物穿戴、玩具配给以及婴幼儿的日常行为监管，带养者稍有疏忽就可能造成意外伤害的发生，如带养者在看护婴幼儿的同时看手机等电子设备、多人同时看护时没有明确责任导致看护职责缺位、没有近距离看护以致发生危险时没有预见等。婴幼儿喂养不当可导致误吸发生，沐浴管理不当可以导致溺水、烫伤以及跌倒的发生，睡眠时体位管理不当或物品缠绕颈部可能导致窒息发生。甚至有的带养者将婴幼儿单独放在室内，导致婴幼儿坠楼，或将婴幼儿单独放在汽车内，使婴幼儿发生严重缺氧或车窗玻璃卡住婴幼儿脖子导致严重窒息。

带养者的衣着对婴幼儿的安全也有影响。无论是婴幼儿还是托育机构工作人员应该注意衣物穿戴，原则上不佩戴任何可能伤害婴幼儿的衣饰，如尖锐的衣扣、拉链、耳环、手镯、戒指及项链等。保育人员也不宜披头发、喷香水、穿高跟鞋、留长指甲、涂指甲油等。

三、意外伤害类型及危害

不同年龄段发生的意外伤害类型及伤害程度有所不同，如新生儿以及 1 岁以内的婴儿最严重的意外伤害是误吸导致的窒息死亡，而 1~3 岁的幼儿最常见的意外伤害是跌倒伤、烧烫伤、呼吸道异物、中毒以及动物伤害，而最严重的意外伤害是意外窒息、溺水、中毒及交通意外导致的死亡或残疾。

（一）意外窒息

意外窒息是指各种原因造成的婴幼儿呼吸功能障碍，血液缺氧导致的多器官功能损害，严重者直接导致婴幼儿的死亡。80％以上的婴儿意外死亡由意外窒息所致。溺水位居1~4岁儿童意外死亡原因的第1位，占50％以上，高发于农村，可能与居住在农村的儿童有更多机会接近河流、湖泊有关，加之家长疏于看管更容易发生溺水。

1. 发生原因及风险环节。意外窒息的常见原因包括婴幼儿吞咽功能障碍或进食后反流导致的误吸，各种原因导致的呼吸道堵塞或狭窄及溺水。

1）误吸：是指在进食的吞咽过程中有数量不等的液体或固体食物、分泌物如痰液等进入下呼吸道（气管、支气管及肺部）的过程。或在非进食时，来自胃、食管、口腔或鼻腔的物质进入下呼吸道，这些物质可以是固体如食物或异物，也可以是液体（如分泌物）或胃内反流物（如奶汁）等。误吸可分为显性误吸及隐性误吸。显性误吸往往伴随进食、饮水或胃内容物反流，突然出现呕吐及呛咳、喘憋、颜面青紫等症状；隐性误吸往往发生在非进食时，发生隐匿，尤其是夜间睡眠期间，不易发现，常不伴咳嗽、呛咳等典型症状，可表现为反射性呼吸暂停（呼吸停止达15秒以上）、心动过缓（心率缓慢，婴幼儿低于每分钟60次），甚至猝死，危害极大。婴幼儿容易发生误吸与该年龄段生理发育、疾病和不良的饮食习惯有密切关系。

（1）婴幼儿器官及功能发育不完善：人体的消化道与呼吸道邻近，其中消化道与呼吸道共用咽部。消化道的功能是吞入食物及水，吸收各种营养物质。而呼吸道的功能是吸入氧气及排出二氧化碳。这两个系统各司其职，尤其是本该进入消化道的食物及水不能误入呼吸道，否则就容易导致误吸。婴幼儿牙齿发育不全，不能充分咀嚼硬块食物，喉保护性反射功能不全，咳嗽能力较弱，不能有效进行异物误吸的防范。

（2）不良的饮食习惯导致吞咽、呼吸的协调功能障碍：人在吞咽的过程中，喉保护性反射功能充分发挥作用，吞咽的瞬间是没有呼吸的。如果吞咽过程中婴幼儿哭闹、大笑及跑跳等，致使在吞咽过程中出现呼吸，一部分食物就会从咽喉部直接进入呼吸道引起窒息；饭后进行剧烈运动导致反流也会引起误吸。

（3）疾病影响：各种原因导致婴幼儿消化功能不良或过度喂养、胃潴留增加、胃食管反流等都有可能导致胃内容物反流入呼吸道引起窒息。有基础疾病的婴幼儿或有呼吸道及消化道发育异常的婴幼儿误吸发生率更高。

2）溺水：是指因液体进入人体的呼吸道导致婴幼儿损伤的过程。重症直接导致窒息死亡，轻症可能导致吸入性肺炎、肺部感染及不同程度的缺氧等伤害。婴幼儿发生溺水的常见地点为浴缸、水盆、水桶、婴儿游泳桶等室内场所，以及池塘、游泳池等室外场所。

3）呼吸道异物：指经口误吸入外界物质导致呼吸道梗阻。可因误呛、误吸异物入气管、支气管内突然出现剧烈呛咳、呼吸困难、气促、喘息、喉鸣等症状，严重者可突然窒息，甚至在数分钟内死亡。气管-支气管异物是小儿耳鼻喉科最常见的急症之一，也是造成婴幼儿意外伤害的重要原因。呼吸道异物与照管不当有密切联系，婴幼儿居住环境中存放的干果是呼吸道异物的常见原因，如花生、腰果、瓜子等。

4）物品管理不当：婴幼儿床上物品过多（如被子、毛巾或毛绒玩具），玩耍塑料袋等捂住婴幼儿口鼻不能解除，或绳带绕颈导致呼吸道狭窄或阻塞，使呼吸道不能有效通气而导致窒息。婴幼儿喜欢口含物品的不良习惯容易导致异物吸入。

5）体位不当：与成人一起睡觉，成人身体堵住婴儿口鼻，或婴儿俯卧位时口鼻被捂住不能移动，或外出时尤其是冬季被衣服或围巾等捂住口鼻。

6）照护不当：带养者缺乏安全照护意识及行为，如对危险物品监管不力，对婴幼儿的危险行为疏于监管或将婴幼儿独自放在汽车里，婴幼儿将头颈伸出窗外时被升高的玻璃窗意外卡住头颈部等。

2. 危害及后果。发生误吸的后果包括窒息死亡、吸入性肺炎、呼吸衰竭等，最后婴幼儿可因严重缺氧导致多器官衰竭而死亡。

1）呼吸、心搏骤停：呼吸道的主要功能是吸入氧气，排出二氧化碳。人体氧气储备非常有限，如果氧气来源中断，人体在 4 分钟内就会发生严重的缺氧，5~6 分钟内发生不可逆的脑损害甚至死亡。呼吸道异物还可造成二氧化碳排出不畅、吸入性肺炎、肺部感染、全身严重缺氧及死亡等。

2）致残：长时间严重缺氧，会引起人体器官和组织广泛损伤、坏死，特别是大脑，最终导致脑瘫等残疾。

（二）跌倒

跌倒是指突发的、不自主的、非故意的体位改变，包括同一平面的跌倒或从一个平面（高处）到另一个平面的跌落，如从床上或婴儿车上跌落至地面、从阳台上坠楼等。跌倒在我国儿童伤害中排名第 3 位，其中小于 1 岁的婴儿因跌倒致死的概率最高。此外，跌倒的发生存在性别差异，男孩跌倒发生率远高于女孩。不同年龄段儿童都有可能发生跌落。

1. 发生原因及风险环节。儿童跌倒是儿童（宿主）、致伤因素（作用物）和环境三方面因素共同作用的结果。造成儿童跌倒的独立危险因素包括性别、年龄、活动水平、精神状态、躯体健康状态及家庭经济状况等。

1）婴幼儿自身因素：婴幼儿从不会翻身到会翻身，从卧位到坐位，再到站立及行走，整个发育过程中其运动能力、平衡能力以及控制能力均比较差，加上婴幼儿好动、好奇、喜欢攀爬高处，对危险没有识别能力，无自我保护能力，容易发生跌倒导致损伤。当婴幼儿患有导致运动障碍或感觉障碍的疾病时，更易发生跌倒。

2）环境安全隐患：包括不安全的儿童产品的使用。如婴儿床没有护栏导致婴儿翻身或爬行时跌落，或地面湿滑导致婴幼儿走路时发生跌倒或婴儿车没有安全带，推行时发生跌落，以及缺乏安全标准的游乐产品及设施、无护栏的楼梯、高层建筑的阳台不符合安全防护标准或窗户没有及时封闭导致婴幼儿攀爬发生跌落。

3）照护不当：将婴幼儿单独留在家里、对婴幼儿的危险动作没有及时发现或没有及时制止等造成婴幼儿攀爬高处发生跌落。

2. 危害及后果。伤害程度与跌倒时高度、伤害部位及伤害性质密切相关，分为致命伤害（死亡）和非致命伤害（如骨折、关节脱位、割伤、扭伤、划伤等），非致命伤害可能导致残疾。

1）死亡：颅脑损伤、脊椎损伤以及器官系统伤，发生在不同部位，如颈椎、胸椎、腰椎以及内脏重要器官等，最严重的跌落伤可因为大出血或重要器官的严重损伤而导致死亡。

2）骨折及关节脱位：骨折是指在外力作用下骨的完整性或连续性受到破坏而中断。婴幼儿的骨折多见于四肢，尤其是上肢骨折更多见。关节脱位俗称关节脱臼，是指在暴力作用下构成关节的上下两个骨端发生错位而不在正常位置，婴幼儿容易发生脱位的关节有肩肘关节、下颌关节及手指关节。

3）外伤出血：指受伤部位皮肤和（或）黏膜完整性遭到破坏，伤口与外界相通，血液从伤口流向体外。各种原因导致的切割伤、擦伤、挫伤以及机械刺伤使机体局部或全身的毛细血管、静脉甚至动脉破裂发生的出血。其中动脉出血以及大静脉出血可能危及婴幼儿生命，需要及时干预止血。

4）头颈部损伤：如脑震荡、头皮血肿、颅骨骨折、颅内出血以及颈部损伤。主要表现包括头晕、头痛、呕吐、嗜睡、感觉障碍、运动障碍、意识障碍、耳鼻腔出血、脑脊液从耳鼻腔流出以及呼吸困难等。

5）胸部创伤：从高处跌落容易造成胸部闭合性创伤，可能导致肋骨骨折、气胸、血胸、肺部损伤，表现为胸痛、呼吸困难、口唇发绀等。

6）腹部创伤：跌落时腹部着地或腹部受到坚硬物体碰撞容易造成腹部闭合性创伤，可能导致腹部器官损伤或后腹膜血肿，如肝脾损伤导致内出血，表现为腹部疼痛难忍、腰不能伸直、出冷汗、面色苍白以及恶心、呕吐等。还可能因肉眼无法看见的大出血导致休克及死亡的发生。

7）软组织损伤：是外来的机械压力达到一定程度时造成的人体运动系统皮肤以下、骨骼之外的肌肉、韧带、筋膜、肌腱等组织及周围神经、血管的不同程度损伤。如擦伤导致的表皮破损及疼痛、挫伤，表皮虽然没有破损但有皮下及深部组织损伤甚至小血管的破裂导致局部疼痛、肿胀或皮下血肿，可以表现为皮肤发红或出现瘀斑、扭伤。

（三）烧烫伤

烧烫伤是指热液（如开水、温度较高的热粥、热汤）、火焰、高温气体、放射性物质、热的固体、化学物质、电能等导致的机体皮肤或其他器官组织的损害。婴幼儿烧烫伤常见于打翻开水瓶或保温杯、碰触热粥或汤菜、取暖设备使用不当、蒸汽高温以及火焰等。

1. 发生原因及风险环节。

1）环境存在安全隐患：婴幼儿活动环境中有高温物体（如烤火炉、汤锅、电热杯）及高温液体（如刚出锅汤菜、开水等），婴幼儿直接接触这些高温物体及液体。

2）接触明火导致烧烫伤。

3）烟花爆竹意外爆炸导致烧烫伤。

4）电击伤导致烧烫伤。

2. 危害及后果。烧烫伤根据受损情况可分为浅度烧烫伤、深度烧烫伤，深度烧烫伤可能伴随以下情况发生。

1）窒息：伴有火焰或浓烟的烧烫伤或殃及呼吸道的烧烫伤，由于严重缺氧及吸入燃烧时产生的有害化学物质可能导致窒息的发生。

2）机体内环境失衡：烧烫伤发生后体内水分、电解质等重要物质的大量丢失导致严重脱水及电解质平衡紊乱等机体内环境失衡，严重的如中毒、脱水或电解质平衡紊乱可以直接导致婴幼儿的死亡。

3）创面污染导致感染：皮肤是人体最大的器官，保护机体免受微生物的侵害，大面积皮肤损伤会导致各种细菌、病毒等侵入人体内发生感染。

4）瘢痕增生甚至挛缩导致畸形，影响肢端功能。

5）器官功能损害：浓烟等可以直接导致呼吸道损伤，使重要器官如大脑、心、肾等的损害。

（四）中毒

某些物质接触人体或进入体内后，与体液和组织相互作用，破坏人体正常的生理功能，引起暂时或永久性病理状态或死亡，这一过程称为中毒。急性中毒好发于婴幼儿期至学龄前期，是儿科急诊就诊的常见病之一。周围环境与中毒的发生密切相关，如接触有毒或不洁的食物、有毒动植物、工业及农业化学药品、医疗药物、消毒防腐剂、杀虫剂及去污剂等，都可导致中毒。调查显示，误服药物中毒常发生于婴幼儿期，而有毒物质中毒则好发于学龄前期。需要加强对药物及毒物的管理，以及加强对婴幼儿的监管及教育。

急性中毒是指人体短时间内吸收大量有毒物质而导致的身体伤害，由于婴幼儿各器官系统功能发育不完善，急性中毒导致的损伤进展快，可能造成器官衰竭甚至死亡，带养者应高度重视并给予积极的处理。

1. 发生原因及风险环节。婴幼儿缺少生活经验，不能辨别接触到的物质是否有害。另外，婴幼儿处于口腔探索期，喜欢通过嘴唇和舌头来感知外部世界，从而增加了接触毒物的机会。常见原因及风险环节如下。

1）误服药物：药物中毒包括误食农药、鼠药、成人或儿童药品等引起的中毒。其中毒途径主要是经过消化道吸收中毒。误食农药、鼠药中毒与居住环境及父母职业密切相关，农村发生率高于城市。

2）误吸气体：气体中毒指有毒气体如煤气（一氧化碳）或具有挥发性的毒物（如有机磷农药）经呼吸道被人体迅速吸收而导致的身体伤害。一氧化碳是含碳物质燃烧不全产生的一种无色、无味、无刺激性的气体，吸入过量就会导致中毒，俗称煤气中毒。一氧化碳中毒的主要原因有居住环境中煤气使用不当，如煤气阀门未关闭或煤气管路漏气、煤气炉使用不当且门窗紧闭使有毒气体不能排至室外。

3）食物中毒：主要是经过消化道吸收中毒。

（1）有毒的菌类食物：食用有毒的菌类食物可以导致进行性肾衰竭。一些人误认为鱼胆可以清热治病，食用后却发生急性中毒导致肾衰竭。也有误用白酒导致乙醇中毒的婴幼儿。蜂蜜在生产、运输和储存的过程中有可能被肉毒杆菌污染，婴幼儿食用后也有发生中毒的可能。

（2）污染变质食物：污染变质食物可以产生致命毒素，食用后会对人体的健康造成危害。

（3）生豆浆：生豆浆中含有皂素、蛋白酶抑制素，如果加热不彻底（未煮熟），食用后会发生中毒。

（4）未煮熟四季豆：四季豆中含有皂角类及植物凝集素，如果烹调过程中没有煮熟，毒素未被完全破坏，食用后就可以引发食物中毒。

（5）发芽马铃薯（土豆）：发芽的马铃薯中含有龙葵素，青紫皮的马铃薯中龙葵素的含量明显增加。龙葵素是一种神经毒素，食用后会抑制人体的呼吸中枢。所以需要煮熟马铃薯破坏其中所有的龙葵素，最好丢弃发芽的马铃薯。

（6）致癌食物：含亚硝胺以及多环芳烃致癌物，包括腌制食品、熏烤食品以及油炸类食品，长期食用会导致癌症发病风险增加。

2. 危害及后果。

1）药物中毒：药物中毒会对人体各系统器官造成伤害。一般药物中毒导致立即死亡的相对少见，但误服毒性强的农药可能导致急性多器官衰竭而死亡。

（1）对神经系统的损害：最常见的表现为嘴唇及全身麻木、眩晕、视物模糊、乏力或烦躁不安，严重者可能出现抽搐、意识不清、嗜睡，甚至昏迷、大小便失禁等。

（2）对消化系统的损害：通常为上腹部不适、恶心、呕吐、腹痛、腹泻，甚至出现胃出血，呕血、血便或黑便，肝区疼痛等。

（3）对循环系统的损害：通常为面色苍白、四肢发冷、心律失常、血压波动等。

（4）对听觉系统的损害：主要是误服一些耳毒性药物所致，以耳鸣、耳聋为主，一般耳聋多在误服药物1~2周后出现。

2）一氧化碳中毒：主要导致大脑及全身组织缺氧，使机体功能受损，最后导致脑功能障碍、血栓形成等。

（1）轻度一氧化碳中毒：主要表现为头晕、头痛、视物模糊、耳鸣、恶心、呕吐以及全身乏力等。

（2）中度一氧化碳中毒：表现为面色潮红、口唇樱桃色、皮肤苍白、多汗、烦躁或困倦、意识模糊等。

（3）重度一氧化碳中毒：全身抽搐、昏迷、大小便失禁甚至危及生命。抢救存活后多留有神经系统后遗症。

3）食物中毒：食物中毒的主要表现为消化道症状，如恶心、呕吐、腹痛、腹泻，可能有上腹部不适。肉毒杆菌中毒则主要以眼肌及咽肌瘫痪为主。菌菇类中毒可致肾衰竭。

（五）动物伤害

动物伤害指各种动物对婴幼儿造成的伤害，包括被家里饲养的宠物如猫、狗抓咬，室外玩耍时被别人家的宠物、蛇、蜜蜂、蚊虫、黄鼠狼、松鼠等伤害。

1. 发生原因及风险环节。

1）自身因素：婴幼儿皮肤娇嫩，容易招惹蚊虫叮咬。婴幼儿好奇心强，喜欢逗玩猫、狗等动物且危险防范意识不足、自我保护能力有限，逗玩动物时没有轻重之分，一旦惹恼动物就会受到袭击而导致伤害的发生。

2）照护不当：带养者对动物监管不到位，对动物伤害的防护意识不强，认为自家宠物不会伤害婴幼儿；外出玩耍时照管不到位，甚至将婴幼儿单独放置在动物可能到达的区域。另外，对轻微的动物伤害没有引起足够的重视，没有及时处置或处置不当导致严重感染、破伤风或狂犬病发作，危及婴幼儿生命。

3）社会环境及自然环境因素：如草原或农村动物多且凶猛，带养者将婴幼儿单独放置或无人看管状态下导致伤害发生。

2. 危害及后果。

1）局部受伤及出血：撕咬伤多见于颜面部及上下肢，抓伤多见于四肢末端。颜面部受伤还可能殃及眼、鼻及口腔等。

2）严重感染及特殊感染：如细菌感染导致败血症甚至感染性休克而致死亡。特殊感染如破伤风、狂犬病也可能导致死亡。

3）中毒：如蛇咬伤、蜜蜂蜇伤，主要经过皮肤黏膜及血管吸收毒素。除局部的红肿、疼痛、瘙痒外，严重者还可出现急性肾衰竭、过敏性休克等。

（六）交通伤害

托育机构应加强交通伤害的安全教育。近年来，交通意外位居儿童意外死亡的第3位，与交通迅速发展、车辆大幅度增多、儿童户外活动多、交通规则意识薄弱等有关，如儿童在路上嬉戏、打闹甚至追逐等，增加了发生交通事故的风险。带养者应加强对婴幼儿的监管，严格遵守道路交通法，乘车时给婴幼儿准备安全座椅，不应抱婴幼儿坐于副驾，避免发生交通事故时给婴幼儿造成意外伤害。

无论哪种类型的意外伤害，原因归纳起来就三点：①居家及照护环境不安全；②带养者缺乏安全照护意识及安全照护行为；③婴幼儿用品及设施设备不符合安全标准。伤害预防应重点针对上述环节进行有效干预。

四、意外伤害的预防措施

（一）国家及政府对婴幼儿意外伤害的重视及管理

我国政府高度重视儿童伤害预防，以法律法规的形式不断完善对儿童伤害预防的管理，如针对儿童安全的有《中华人民共和国未成年人保护法》《中华人民共和国道路交通安全法》等。2011年国务院颁布的《中国儿童发展纲要（2011—2020）》中首次将降低儿童意外伤害作为独立指标，如减少儿童伤害所致死亡及残疾。加大执法及监管力度，创造儿童安全的学习生活环境，预防溺水、跌落及交通伤害等的发生。《国务院办公厅关于促进3岁以下婴幼儿照护服务发展的指导意见》建立和完善了促进婴幼儿照护服务发展的政策法规体系、标准规范体系、服务供给体系。2022年，国家卫生健康委出台了《3岁以下婴幼儿健康养育照护指南（试行）》，强调婴幼儿伤害预防目的、意义以及加强照护的细节内容；同时制定了《托育机构婴幼儿伤害预防指南（试行）》，全面总结婴幼儿容易出现的各种伤害原因及防范措施，为托育机构工作人员、家长、儿童工作者提供意外伤害预防的有效指导。

（二）意外伤害干预

意外伤害的"4E"干预原则：教育干预（education）、技术干预（engineering）、强制干预（enforcement）、经济干预（economical）。

1. 一级预防策略。在危险因素尚未形成时，开展一级预防，进行安全教育，使家长、托育机构工作人员、其他带养者以及婴幼儿具备安全意识及安全行为，提供安全环境、安全产品及安全照护等，主动预防婴幼儿意外伤害的发生。

1) 进行安全教育：医疗服务模式从关注疾病向关注健康转变。儿童保健医务工作者不仅要对儿童生长发育及相关疾病防治进行指导，更应该担负起安全教育的责任，通过多形式多渠道开展安全教育，推荐符合婴幼儿特性且适合其年龄特点的伤害预防措施以及带养者的安全照护措施，如针对婴幼儿误吸、呼吸道异物、溺水等所导致的窒息以及车辆撞击、烧烫伤、药物中毒等可能带来的致死性伤害的措施。安全教育从婴幼儿抓起，培养婴幼儿安全意识及安全行为。

2) 提供安全环境及安全产品：营造安全环境是预防婴幼儿意外伤害的重要措施。由于环境不安全或婴幼儿使用的产品不安全导致的伤害不在少数，如溺水的发生与居住的环境中盆、水桶等容器盛满水没有及时排空密切相关，因此家中以及托育机构中应及时排空所有盛水容器中的储存水或将其加盖，消除隐患。居住环境中应该规范存放各种药品，尤其应该管理好鼠药、消毒剂等。冬季使用烤火炉（建议最好使用空调）时一定不能完全密闭门窗，应定期通风。同时定期检查煤气管路，确保不漏气，时时检查煤气阀门是否关闭完好。营造安全环境还包括如下措施。

（1）清除隐患：随时排查和清除婴幼儿活动区域内的尖锐物品，可放入口、鼻、耳的小件物品或食物，破损玩具，不安全的运动娱乐设备和电器、化学药品等。婴幼儿床上及周围环境不应有绳带及塑料袋之类的物品。

（2）隔离危险：楼梯、厨房应安装护栏、门槛，将日用化学品、热源、刀具、电源、电器放置在婴幼儿无法接触到的固定位置，水池、沟渠要安装护栏，水桶、水盆、井等要加盖。

（3）使用安全产品：选择有安全质量认证的、适龄的婴幼儿用品及设施设备。

（4）使用儿童安全座椅、家具防护角、窗户锁等安全相关产品。对婴幼儿居住环境进行安全评估：水（开水瓶、各种汤菜、开水房）、电（电源插座）、玩具、衣物、床等都应该随时排查，随时清除危险物品。

3) 提供安全照护。

（1）专心照护：照护婴幼儿时，不应同时使用手机等电子设备，不从事其他非必要活动。多人与婴幼儿一起时，应明确一人负责照护。

（2）近距离照护：与婴幼儿保持较近的距离。婴幼儿在水中或水边、高处、身边有动物等情况下，与婴幼儿保持伸手可及的距离。

（3）照护禁忌：不让婴幼儿处在无人照护的状态下，不与婴幼儿做不安全的游戏，不让未成年人照护婴幼儿。

（4）行为示范：带养者自身遵守安全规则，在日常照护中为婴幼儿做出安全示范，教会其识别伤害风险，提升婴幼儿的安全意识，帮助其建立安全行为习惯。

2. 二级预防策略。托育机构工作人员与家庭带养者应实时评估婴幼儿生活及学习环境，如电源插座是否有保护盖，婴幼儿是否可接触这些插座，检查窗户是否已经上锁且不能随意打开；发现药物或消毒剂应立即移走，将所有药物、消毒剂等进行上锁管理。

3. 三级预防策略。三级预防措施包括积极的医疗救助，尽最大努力减少致残、致死的发生。带养者应主动学习常见意外伤害处置方法，如院前清洁、消毒、止血、包扎、固定、搬运技术等；学会用腹部冲击法、背部叩击法、胸部冲击法等，处置婴幼儿呼吸道异物梗阻；掌握烧烫伤后用凉水冲洗、浸泡，安全去除伤处衣物，防止创面感染的现场处理方法；应主动学习并掌握婴幼儿意识、呼吸、心搏的判断方法，以及婴幼儿心肺复苏方法。

4. 根据不同伤害类型进行针对性预防。

1）意外窒息的预防：为婴幼儿提供安全照护。①带养者需接受婴幼儿安全照护培训，具备安全照护意识及行为。②提供安全照护环境，无论是床上物品还是玩具、衣服等，需要检查排除可能导致捂住口鼻或缠绕颈部的物品或可以放入口鼻的物品。③提供安全照护管理，提供安全的睡眠环境如有围栏的小床，避免枕头过高，体位恰当。

2）跌倒的预防：①提供安全的照护环境，婴幼儿床如果离地面有距离就需要安装护栏，地面应采用软质材料，保持地面平整、注意防滑，地面应无障碍、尖锐突出物以及可能绊倒婴幼儿的家具、玩具或电线等。墙角、窗台、窗口竖边等阳角处应做成圆角。家具等应有保护垫，楼梯处有楼梯安全门，确保婴幼儿不能打开。在窗户、阳台、楼梯等周围不可摆放能攀爬的设施或家具。②安全监管，如增强照护意识及加强照护行为，对婴幼儿的照护，带养者不能麻痹大意（如不能玩手机等），必须让婴幼儿随时保持在视线以内，及时阻止及纠正婴幼儿的危险行为。③带养者需要及时评估婴幼儿玩耍及生活的环境是否安全，及时清除危险物品，保障环境的安全。④加强对婴幼儿的安全教育，尤其是婴幼儿在成长过程中，要反复给婴幼儿强调危险物品及危险行为，及时阻止及纠正婴幼儿的危险行为，并给予安全教育。

3）烧烫伤的预防：①安全管理，托育机构需要从管理上高度重视，预防为主。可以制定《预防婴幼儿烧烫伤的管理细则》，从环境要求、托育机构工作人员的培训以及加强照护多方面进行烧烫伤预防的安全管理。②提供安全照护环境，让婴幼儿远离可能导致烧烫伤的危险物体，设专门区域存放热水、热饭菜、热毛巾、消毒锅以及开水炉等，专柜存放化学物品、火柴、打火机等物品并上锁管理。③加强对婴幼儿的照护监管，婴幼儿水杯存放的温开水，温度原则上不超过45℃。沐浴及擦洗使用温水，水温原则上在38℃~42℃即可。防止婴幼儿误入厨房、浴室等有可能发生烧烫伤的区域。

4）中毒的预防：①妥善管理药物，特别是一些毒性较强的消毒剂以及鼠药，应存放在婴幼儿不能触及的区域。家中药物需要专门区域存放。②安全用气，注意检查家中及托育机构内的煤气阀门及煤气管路，防止漏气的发生。托育机构冬季不建议使用取暖炉，最好使用空调保持适当温度。③保证食物安全，避免食用有毒菌类、菇类，不给1岁内婴儿食用蜂蜜，避免食用腐败变质食物、致癌食物等，避免食用生豆浆、长芽或变色的土豆以及未煮熟的土豆及四季豆等。

5）动物伤害的预防：①让婴幼儿远离动物，有婴幼儿居住的家庭最好避免饲养宠物。②加强看管。③加强安全教育，避免惹恼动物导致伤害发生。

6）溺水的预防：①改善环境，对托育机构内所有涉水区域安装护栏、护网，包括池塘、沟渠、涉水景观、井、鱼缸、鱼池，让婴幼儿不能到达这些涉水区域。②加强照护，避免婴幼儿单独进入储水容器所在区域，婴幼儿游泳或沐浴时必须有人守护且中途不能离开，使用水缸、浴盆、浴桶后应及时排水。③对婴幼儿进行安全教育，提高婴幼儿对水的安全意识及行为。

案例 10-1思考：为什么毛毛吃葡萄会失去生命？

解析：1. 毛毛仅有 8 个月大，吞咽功能还未发育完善。

2. 毛毛吃葡萄时边吃边笑，导致本应该进入食管的葡萄通过咽部误入了气管。

3. 葡萄比较软稠，黏附在气管发生严重堵塞，从而导致窒息发生，最终毛毛因缺氧致多器官衰竭而丧失生命。

本节小结

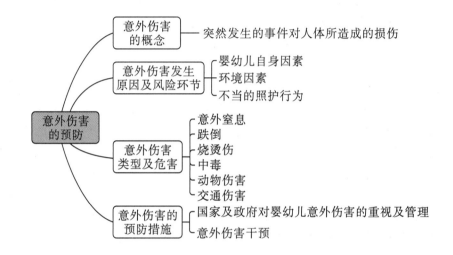

参考文献

[1] 顾宇静. 儿童意外死亡和伤害的研究进展 [J]. 中国妇幼保健，2018，33（5）：1197-1200.

[2] 何姗，伍颖，陈欣，等. 中国儿童意外伤害的研究进展及展望 [J]. 中国妇幼保健，2022，37（8）：1543-1546.

[3] 韩琨，项骁，王旸，等. 北京市 7334 例住院儿童意外伤害流行病学特征分析 [J]. 中华疾病控制杂志，2015，19（5）：431-434.

[4] 世界卫生组织. 世界卫生组织（WHO）行动计划：儿童和青少年伤害预防 [M]. 上海：上海科学技术文献出版社，2009.

[5] 蒋争艳，费素定，邓辉. 婴幼儿伤害预防与处理 [M]. 北京：中国人口出版社，2021.

第二节　常见意外伤害的一般处置

> **案例 10-2　1 岁婴幼儿烫伤事件**
>
> 蓓蓓，女，1 岁 7 个月，一日中午，奶奶在家里做饭，蓓蓓在家中客厅玩耍，用装有开水的吸管杯敲击板凳，吸管杯盖被气流冲开，热水喷出，造成蓓蓓左前额约 4cm× 9cm 的烫伤，奶奶立即使用纱布对烫伤部位进行遮盖处理。
>
> **案例 10-2 思考：** 蓓蓓的烫伤是可以避免的吗？奶奶对烫伤的现场处置正确吗？

进行任何处置前都需要对患儿进行伤害状况评估，如果有危及生命的情况需要立即急救处置，若短时间内没有危及生命的情况就进行一般处置。一般处置应根据伤害类型进行针对性处理。

一、误吸或呼吸道异物

呼吸道异物停留时间越长危害越大，因此，一旦发生呼吸道异物应尽早取出，以防发生窒息或其他并发症。首先是病情的综合评估，如婴幼儿呼吸道异物发生时间，有无呼吸困难、窒息等紧急情况等。

1. 先检查口咽，若为误吸的液体，可迅速将婴幼儿头转向一侧，利用体位将液体排出，保持呼吸道通畅，并同时尽快就近送往医院救治。

2. 若为口咽部的固体异物，立即用毛巾或布块甚至衣角裹住示指，伸指入口，快速掏过咽后壁，感知异物的所在即予掏除，直至掏净为止。

3. 若婴幼儿一般情况较好，可立即送往医院，由专业人员在喉镜或支气管镜下，将异物及时取出。

4. 若气管完全堵塞，可采用海姆立克急救法（详见本章第三节常见意外伤害的现场急救）。

5. 对于有呼吸困难，甚至有明显的缺氧等情况，需要立即拨打 120 急救电话，同时现场给予供氧处理。如果出现呼吸心搏骤停则需要立即现场实施心肺复苏（详见本章第三节常见意外伤害的现场急救）。

二、跌倒

（一）伤情评估

伤情评估包括局部情况评估及全身情况评估。

1. 局部情况评估：包括跌倒时的着力点、局部受伤情况（有无皮肤破损、有无伤口、有无出血、有无骨折或肌肉韧带损伤、是否可以站立与行走、是否可以伸屈、局部有无肿胀以及淤青等）的评估。伤情评估一般分为 4 个等级：0 级表示没有受伤；1 级表示轻微伤（瘀伤、擦伤及不需缝合的撕裂伤等）；2 级表示重伤（骨折及需要缝合的撕裂伤等）；3 级表示死亡。

2. 全身情况评估：包括意识状态、生命体征、精神状态以及瞳孔、血压、出血量等的评估。通过直接呼叫婴幼儿评估婴幼儿有无反应；通过是否可以正确应答判断婴幼儿的意识状态；通过观察婴幼儿的胸廓起伏了解其呼吸频率，结合婴幼儿有无面色发绀、呻吟以及呼吸困难等判断婴幼儿的呼吸情况；通过触摸婴幼儿的大动脉如颈部动脉或股动脉搏动了解婴幼儿的心率情况等。

（二）一般处置

应根据不同的伤情采取不同的救治措施，如果出现危及生命等需要到医院检查治疗的情况应首先有一人立即拨打 120 急救电话，另一人同时积极给予现场处置。现场处置一般根据伤情采取不同的干预措施，首先是进行积极的心肺复苏或包扎止血确保患儿生命安全。

1. 出血的一般处置。

1）120 急救：如果评估有大出血或疑似大出血，应立即拨打 120 急救电话，同时做好现场的积极处置。

2）立即止血：根据现场情况就地取材，可以采用三角巾、围巾、衣服、领带甚至床单撕成布条等作为止血带。止血可以采用直接压迫止血法、加压包扎止血法以及止血带止血法。直接压迫止血法是最快速、安全及有效的止血方法，使用该方法时先快速检查伤口并取出表浅小异物，使用现场有的干净纱布或手帕覆盖在伤口上，用手直接压迫止血，如果纱布或手帕被血液湿透，继续取纱布或手帕盖住原有纱布或手帕压迫止血直到救护车的到来。在采用直接压迫止血法的基础上可以使用绷带或围巾等加压包扎，最好让压迫伤口的纱布或手帕超过伤口周边至少 3cm，但要注意包扎时露出肢体远端，需要随时观察肢体远端的皮肤温度、颜色以及活动度等来判断肢体远端的血液循环情况。

2. 骨折及关节脱位的一般处置。

1）包扎止血：一般开放性骨折伤口出血较多，需要立即使用干净的布包扎。

2）肢体制动：无论是开放性骨折还是闭合性骨折，都需要立即让肢体制动，其目的是减轻疼痛，防止进一步损伤局部的神经及血管。

3）关节脱位的处理：不能将脱位的关节强行恢复到原来的位置。

4）其他处理：注意体位、保持呼吸道通畅，注意保暖、通风。

3. 表皮擦伤的一般处置。

1）清洗：如果伤口小而浅或仅擦伤表皮，可用温水洗净周围的皮肤，再用温水冲洗伤口。如有泥沙等污物应彻底洗干净。如冲洗不掉，可用无菌针头挑出，以免污物留在皮肤里。

2）局部消毒：清洁伤口后用碘伏由外向内以画圈的手法消毒伤口周围皮肤，消毒面积要大于伤口边缘 5～10cm，如伤口有少量出血，可用消毒纱布或棉签压迫止血。

3）保持清洁干燥：小范围的擦伤可不用包扎，避免沾水，让其自然干燥。大范围的擦伤用消毒纱布包扎后送医院处理。

4）必要时送婴幼儿至医院进行破伤风抗毒素注射。

4．扭伤的一般处置。

1）制动、抬高扭伤肢体：不应该随便活动已经扭伤的肢体，可将扭伤肢体抬高。

2）急性期局部冷敷处理：若无皮肤破损可以局部冷敷。用两块毛巾浸泡在冷水中，交替使用，或用热水袋灌入 1/2～2/3 冷水，排出空气。要经常翻转，保证接触部位有凉感，达到冷敷的作用。冷敷可使受伤部位血管收缩，减少出血，敷 1 小时左右即可。

3）恢复期局部热敷处理：24 小时后如局部仍有红肿、疼痛，可改用热敷，以扩张血管，促进血液循环，促进康复。

4）其他处理方法：部分中成药能起到活血化瘀的作用，如果要使用中成药，需要严格遵医嘱使用。如遇到局部疼痛严重或其他情况，应尽快去医院诊治。

5）注意事项：①不能随意活动，随意活动会使损伤的部位症状加重，尤其在没有确诊前更不应该随便活动已经扭伤的部位。②在扭伤后的 24 小时内不能热敷，热敷会使破裂的毛细血管进一步扩张，加重血肿，延迟愈合。③在扭伤后的 24 小时内不应随意涂抹红花油。在急性期（24 小时）内，若使用红花油涂抹揉搓，会加重损伤部位的血液渗出，加重肿胀。同时皮肤有破溃或过敏也不宜使用红花油。

5．皮下血肿的一般处置。

1）一般处置：皮下血肿大部分是在外力作用下，皮下毛细血管破裂大出血所致。血液从毛细血管破裂处渗入皮下，因而在完整的皮肤上可看到淤青。因皮下神经丰富，所以疼痛感明显。当发现婴幼儿发生磕碰的时候，要立刻检查婴幼儿的面色、四肢和全身受伤的情况。然后马上用柔软干净的布包裹冰块或冰袋后轻轻地敷在血肿的地方，以达到减少皮下出血的目的，如果没有冰块也可使用冷湿的毛巾外敷，每次冷敷的时间一般为 15～20 分钟。要注意的是在受伤 72 小时以后需更换为热敷。最后进行局部加压包扎，让血肿自然吸收，一般情况下较小的血肿会在 1～2 周自然吸收，较大的血肿会在 4～6 周吸收。

2）注意事项：①当发生皮下血肿时，不能用手去揉，因为揉可能会使出血增加，血肿变大，疼痛加剧。②若为头部血肿，并且颅骨无异常，血肿没有持续变大，精神状态正常，也没有出现呕吐的情况，可以先观察，否则应立刻送至医院就诊。

三、烫伤

烫伤一般分为Ⅰ度烫伤、浅Ⅱ度烫伤、深Ⅱ度烫伤、Ⅲ度烫伤。

（一）伤情评估与处置

1．Ⅰ度烫伤。损伤皮肤表层，表现为局部轻度红肿、无水疱，可伴有明显疼痛感。发生Ⅰ度烫伤时应该马上脱去衣袜，将烫伤的皮肤放入冷水或用持续流动的冷水冲洗 30 分钟以上，水温越低越好，但是不能低于 6℃。烫伤发生后越早使用冷水浸泡或冲洗效果越好。

2．浅Ⅱ度烫伤。浅Ⅱ度烫伤的损伤在真皮层，表现为烫伤部位红肿疼痛，可出现大小不等的水疱。出现大水疱时可以使用消毒针刺破边缘，放出水疱内的水后再涂上烫伤膏，之后再进行包扎，包扎时注意松紧要适度。

3．深Ⅱ度及以上烫伤。发生深Ⅱ度及以上烫伤时，局部皮肤会出现坏死、苍白及干燥等表现；如果是Ⅲ度烫伤会损伤皮下组织，损伤会达到脂肪、肌肉及骨骼，表现为局部皮肤灰色或红褐色。发生深Ⅱ度及以上烫伤时，应该立即用干净布保护创面，并立刻送往医院救治。注意千万不能在烫伤的皮肤上涂抹药水或药膏，以免影响医生观察和后续的处理。

（二）处置原则

1. 一"冲"：烫伤发生后立即使用流动的冷水进行冲洗。
2. 二"脱"：在水中小心去掉衣服，以免衣服上的热量得不到散发而继续持续烫伤皮肤。
3. 三"泡"：在冷水中持续浸泡或冲洗至少30分钟。
4. 四"盖"：使用干净的毛巾或无菌纱布等轻轻覆盖烫伤处。
5. 五"送"：烫伤发生后，经初步评估及处理后应尽快送至医院就诊。
6. 注意事项：①切勿涂抹药物和偏方，尤其不能使用有颜色的药膏，以免掩盖病情。②婴幼儿烫伤时应第一时间进行现场紧急处理，然后再送医院。③日常生活中随时预防烫伤的发生，如暖气片、热水等不要让婴幼儿接触到，洗澡前先调好水温。

四、中毒

当发现婴幼儿误食了药物或毒物时，立即按照以下流程处理。

1. 如果是无腐蚀性的药物或毒物，误服时间短（1～2小时内），可用手指、压舌板等刺激婴幼儿咽后壁，使其吐出食入的药物或毒物。
2. 如果是强酸或强碱类药物或毒物，如漂白粉、洁厕剂、消毒液等，催吐会灼伤食管、咽部黏膜，应尽快送婴幼儿到最近的医院救治。
3. 送婴幼儿去医院诊治要带上误服的药物或毒物和相应包装。

五、蜂蜇及动物咬伤

（一）蜂蜇的一般处置

1. 被蜂蜇伤时，首先查看皮肤内是否有蜂刺，如有应尽可能地使用镊子把蜂刺取出。取蜂刺时动作要轻柔，以免挤破毒囊。
2. 蜇伤后为缓解肿胀及瘙痒，蜜蜂、土蜂等蜇伤可选肥皂水，胡蜂科类蜇伤可选食醋，局部冲洗伤口，也可直接用清水或生理盐水进行冲洗。切勿使用花露水，因为花露水不但没有消炎的作用，而且还会刺激伤口。
3. 蜇伤后可以将浸透冷水的纱布轻轻拧干，外敷在受伤的部位。肿胀明显者可抬高患肢，蜇伤后24～48小时内可给予局部冷敷。

（二）动物咬伤的一般处置

1. 冲洗伤口：一旦被猫、狗咬伤，应分秒必争，尽快冲洗伤口，洗掉沾染在伤口上的狂犬病病毒。如果时间过长，狂犬病病毒可进入人体其他组织，严重者可危及生命。

2. 彻底暴露：通常情况下被猫、狗咬伤的伤口外口较小，而内面较深，在冲洗的时候应尽可能把伤口扩大，充分暴露伤口后用力挤压周围软组织。最好是使用自来水进行冲洗。

3. 切忌包扎伤口：动物咬伤后一般不需要使用药物，也不用包扎，因狂犬病病毒在缺乏氧气的情况下会大量生长。但如果伤口大、出血多需止血，要进行包扎。

4. 医院处置：咬伤的伤口反复冲洗后，需送至医院进行后续救治处理，并尽早在 24 小时内注射狂犬病疫苗。

（三）注意事项

1. 蜂蜇：大部分婴幼儿受伤后可出现疼痛，局部皮肤红肿、瘙痒，但不会产生很大的危害。少数对蜂毒过敏的婴幼儿受伤后可能出现过敏反应，如广泛严重的皮疹、呼吸困难、头晕眼花甚至过敏性休克，此时需要做急救处理后立即送往医院救治。

2. 被猫、狗咬伤后的误区：伤口不进行任何处理；伤口未使用流动水冲洗，伤口涂上药水，包上纱布；不进行现场急救而选择直接到大医院救治。

六、溺水

（一）一般处置

婴幼儿一旦发生溺水，施救者应迅速将其从水中救出，并立即采取以下措施。

1. 清理呼吸道：立即清除婴幼儿口腔、鼻腔内的泥沙及污物，解开衣扣、领口以保持呼吸道通畅。随即将溺水者置于仰卧位，进行生命体征评估。

2. 人工呼吸和胸外心脏按压：如遇到婴幼儿呼吸停止，应立即进行人工呼吸；心搏停止者应立即进行胸外心脏按压（详见本章第三节常见意外伤害的现场急救）。

3. 及时送至医院救治：心肺复苏完成后，应立即就近送医院进行后续抢救。在转运过程中注意保暖，并密切观察婴幼儿的情况。

（二）常见误区

1. 不查看溺水婴幼儿口腔中是否留有异物，导致呼吸道不通畅。
2. 让溺水婴幼儿平躺，直接按压腹部，以为这样可以将体内积水排出。

七、误食异物

当发现婴幼儿误食异物后，带养者要分析所误食的异物性状，然后决定如何处置。

1. 对没有毒性、不会融化、不尖锐、直径小于 2.5cm 的物体，如围棋子、小扣子、小硬币等，可观察婴幼儿大便，等待物体自行排出，通常 2~3 日异物可排至体外；如果透视发现异物已有 2~3 日，还滞留在胃内不能进入肠道，需将婴幼儿送至医院请医生通过胃镜将异物取出。

2. 对直径大于等于 2.5cm 的物体或尖锐的异物，则不能等待，要立即送医院进行处置。

案例 10-2 思考：蓓蓓的烫伤是可以避免的吗？奶奶对烫伤的现场处置正确吗？

解析：1. 蓓蓓的烫伤是完全可以避免的，具体原因如下：①带养者不宜将开水直接装在吸管杯内，如果吸管杯内盛的是温水，即使蓓蓓玩耍弄洒出来也不会发生烫伤；②蓓蓓年龄小，只有 1 岁 7 个月，对危险没有认知，带养者照护蓓蓓时应该近距离照护，并注意排除蓓蓓的危险行为及动作。带养者风险意识不足及照护不当导致烫伤发生。

2. 奶奶对烫伤的现场处置是欠妥当的。正确的做法：发生烫伤后，应立即对局部进行冷敷，直接使用自来水局部冲洗半小时以上，可有效避免烫伤伤害加重。

本节小结

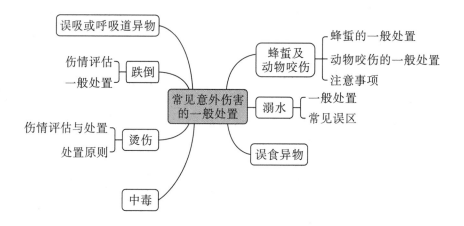

参考文献

[1] 中华人民共和国卫生部. 儿童跌倒干预技术指南 [Z]. 2011.

[2] 崔云，史婧奕. 儿童急性中毒的急诊处理 [J]. 中华实用儿科临床杂志，2018，33（18）：1381-1384.

[3] 蒋争艳，费素定，邓辉. 婴幼儿伤害预防与处理 [M]. 北京：中国人口出版社，2021.

[4] 耳玉亮，段蕾蕾.《托育机构婴幼儿伤害预防指南（试行）》的解读与思考 [J]. 早期儿童发展，2022（1）：49-54.

[5] 四川省急诊医学专委会中毒与复苏学组. 四川省蜂蜇伤规范化诊治专家共识 [J]. 华西医学，2013，28（9）：1325-1328.

[6] 李蕾，张志泉，郑成中，等. 儿童溺水的防治方案专家共识 [J]. 中国当代儿科杂志，2021，23（1）：12-17.

第三节　常见意外伤害的现场急救

案例 10-3　梅梅为什么失去了健康？

梅梅，女孩，2 岁 1 个月。今年 6 月的一个周末，梅梅一家出门玩耍，爸爸开车，奶奶坐在副驾抱住梅梅，不幸的是途中出了车祸，安全气囊弹出导致梅梅全身多处受伤，当时就呼之不应。当梅梅被送到医院时已经没有呼吸、心跳，全身发绀及冰凉，医护人员立即给予心肺复苏、气管插管及球囊加压通气等，抢救 20 分钟后心跳恢复，仍无自主呼吸，深昏迷状。在儿童重症监护室带呼吸机 5 个月仍然呈深昏迷状态。

案例 10-3 思考：梅梅为什么失去了健康？车祸导致的意外伤害是可以预防的吗？

意外伤害所致的婴幼儿呼吸、心搏骤停多见于误吸窒息、呼吸道异物、高空坠落伤、溺水、急性中毒以及外伤导致的大出血等，需要积极进行现场急救处置。急救处置的原则首先是正确评估意外伤害导致的呼吸、心搏骤停的表现，及时拨打 120 等待专业救援人员，同时排除现场危险因素，确认周围环境安全后尽快采取科学的针对性救治措施，目标是尽最大努力争分夺秒挽救生命、减轻伤害所带来的危害。

一、呼吸、心搏骤停的急救

（一）婴幼儿呼吸、心搏骤停的识别

1. 什么是呼吸、心搏骤停？婴幼儿呼吸、心搏骤停是指其心搏和呼吸突然停止，肺部停止吸入氧气、排出二氧化碳，全身器官处于无血流或极低血流的状态。表现为突然的昏迷、呼吸停止、心搏停止、大动脉搏动消失以及血压不能测出。一般在常温状态下，呼吸、心搏停止 4~6 分钟就会导致大脑的不可逆性损伤，即使复苏成功也可能留有严重的神经系统后遗症，如植物人状态、脑功能障碍等。因此争分夺秒的心肺复苏不仅可以挽救生命，还可以降低伤害程度。

2. 呼吸、心搏骤停的现场识别。

1）意识状态评估：通过呼叫判断婴幼儿有无意识，如果婴幼儿在伤害发生后对大声呼叫没有任何反应或轻拍婴幼儿双肩或足底、捏掐上臂等都没有反应，说明婴幼儿意识已经丧失，也就是进入了昏迷状态。

2）呼吸评估：可以查看婴幼儿鼻孔有无呼吸，同时查看胸部有无起伏运动，面色是否已经变得青紫。

3）心搏评估：可以直接触摸颈部动脉或腹股沟动脉是否有搏动，或者直接触摸心前区有无心搏。根据 2020 年《美国心脏协会心肺复苏及心血管急救指南》建议，对于无反应、呼吸异常、无生命征象的婴幼儿，非专业救援人员应立即开始心肺复苏，不需要检查脉搏。

4）瞳孔评估：一般呼吸、心搏停止30~40秒后瞳孔就会开始扩大，对光反射消失。

（二）婴幼儿心肺复苏

心肺复苏是指采用人工方法恢复人体的氧气供应及二氧化碳排出，使人体有效进行气体交换，以及通过人工方法压迫心脏使其被动排血以维持有效血液循环，从而保证大脑及其他重要器官的基本血供，减轻大脑及其他各器官的损伤。

1．急救时机——黄金4分钟。进行心肺复苏的时间越早越好，1分钟内进行正确的心肺复苏，成功率可达到90％，4分钟内成功率可达到60％，超过10分钟，成功率几乎为零。

2．复苏方法。

1）首先确认周围环境安全：将婴幼儿从导致意外伤害的现场（如火灾、水灾、电击、煤气泄漏、车祸等不安全场所）转移至安全场所进行施救。

2）摆好体位：将婴幼儿放在硬板或平地上面，解开其衣服及裤带，去枕平卧，双手放于身体两侧，保持婴幼儿的头、颈、躯干呈一直线。

3）畅通呼吸道：将婴幼儿头部放置于轻度后仰位（抬头仰颌法），防止舌根后坠堵塞呼吸道。如果婴幼儿颈部有损伤则使用托颌法打开呼吸道，不宜伸展颈部以免对颈部造成进一步伤害。可用手指或工具清除口腔、咽部、鼻腔分泌物、呕吐物、血凝块等异物。如果是异物吸入导致的完全性呼吸道堵塞，年长儿可以使用海姆利克急救法，小婴儿可以通过拍背及挤压胸部相结合排出呼吸道异物。

4）口对口人工呼吸及胸外心脏按压：①现场评估婴幼儿没有自主呼吸及心搏后，施救者应该在婴幼儿一侧立刻实施胸外心脏按压30次，然后给予2次口对口（或口对鼻、口对口鼻）人工呼吸。之后如果是单人施救，采用30：2进行按压及通气，如果是两人急救则采用15：2进行按压及通气。②心脏按压方法：按压部位为胸骨下1/3处（两乳头连线中点下方），按压频率为100~120次/分。按压手法：婴儿采用双指法（示指、中指指尖）、幼儿采用单掌法（单掌掌根）垂直按压胸骨，使胸部下陷1/3胸廓前后径。③人工呼吸方法：婴幼儿平卧，头微微后仰，抬起下颌使气道伸展。施救者平静吸气后将口对住婴幼儿口或口鼻吹入气体，若为口对口吹气，吹气时需将其鼻子捏住。看见胸部抬起后停止吹气，让婴幼儿自动呼气排出肺内气体。

5）重复以上操作直至专业人员到来或婴幼儿苏醒。

（三）复苏后的处理

当婴幼儿恢复自主呼吸或知觉后，在等待专业救援或送往医院的过程中，为使呼吸道通畅，建议采用以下姿势。

1．婴儿：将婴儿横抱于胸前，婴儿身体面向施救者，头部略向下倾斜。

2．幼儿：幼儿可侧卧，膝盖弯曲成直角，头后仰。

二、呼吸道异物的急救

（一）婴幼儿呼吸道异物的现场识别

一旦异物误入呼吸道，由于气管、支气管被异物部分或完全阻塞，会出现以下典型的临床症状。

1. 突然出现剧烈的刺激性呛咳，伴随颜面部潮红，严重者可有面色苍白、口唇青紫。

2. 突然出现呼吸困难，部分患儿表现为"吸气性三凹征"，即吸气时胸骨上窝、锁骨上窝以及肋间隙同时发生凹陷，出现"鸡鸣样"喘鸣音。

3. 呼吸道完全梗阻者出现不能言语、不能呼吸、不能咳嗽，双手不自主呈现"V"字形，年长儿童可紧紧抓住自己的喉咙。

（二）婴幼儿呼吸道异物的急救

1. 海姆利克急救法概述。海姆利克急救法也称为海氏手法，是美国医生海姆利克发明的，1974年，他首次应用该法成功抢救了一名因食物堵塞了呼吸道而发生窒息的患者。从此该法在全世界被广泛应用，拯救了无数患者，该法亦被人们称为"生命的拥抱"。

2. 海姆利克急救法原理。将人的肺部设想成一个气球，气管就是气球的气嘴儿，假如气嘴儿被异物阻塞，可以用手捏挤气球，气球受压球内空气上移，从而将阻塞气嘴儿的异物冲出。

3. 婴幼儿海姆利克急救法手法。

1）1~3岁的幼儿：采用立位（或坐位）腹部冲击法。

2）1岁以内的婴儿：采用背部叩击-胸部挤压法。

4. 婴幼儿海姆利克急救法流程。

1）幼儿：①对清醒（立位）的异物阻塞呼吸道的1~3岁幼儿，施救者站在幼儿背后，两臂环绕其腰腹部，双手放于肚脐和胸骨之间，一手握拳，另一手抱住拳头，连续向内、向上挤压6~10次，直至排出异物；②对昏迷（卧位）的异物阻塞气道幼儿，施救者应首先将其摆放为仰卧位，然后跪在其大腿左侧或骑跪在两大腿外侧，一手掌根顶住幼儿脐上2cm处，另一手放在第一只手手背上，连续向上向腹内挤压6~10次，直至排出异物。

2）婴儿：婴儿俯卧于施救者的前臂上，头部朝下，施救者用手支撑其头部及颈部；用另一手掌根在其背部两肩胛骨之间拍击5次；将婴儿翻正，施救者以中指或示指，迅速在婴儿两乳头连线中点正下方一指处向下按压胸骨下半段5次，按压深度为2.5cm左右。重复以上步骤，直至异物排出或救援到来。

5. 婴幼儿海姆利克急救法注意事项。

1）对于年龄较小的婴幼儿，急救时需注意操作力度，若用力过猛或操作不当，有可能导致胸腔或腹部器官损伤。但紧急情况下，使用海姆立克急救法更为重要。

2）操作前注意事项：①如果婴幼儿气管部分梗阻，气体交换良好，应鼓励婴幼儿用力咳嗽，并自主呼吸；②如果婴幼儿只是被液体呛住，一般不会发生严重阻塞，咳嗽几下或者呕吐后就能好转，无须使用海姆利克急救法；③如婴幼儿呼吸微弱、咳嗽乏力或气管完全梗阻，则立刻使用海姆利克急救法；④如果已经出现呼吸、心搏骤停，需要进行心肺复苏而不是海姆利克急救法。

3）操作中注意事项：①操作时注意保护婴幼儿颈椎；②1岁以下婴儿不可用力压迫胸腹部，应采用背部叩击－胸部挤压法；③切忌将婴儿双脚抓起倒吊从背部拍打，这种方法不仅无法将气管异物排出，还会增加婴儿颈椎受伤的危险。

4）操作后均应立即就医：①当实施海姆利克急救法后，异物未排出，并且仍然伴有呛咳和呼吸困难，要立即就医；②如果婴幼儿因呼吸道异物导致窒息，施救者一定要一边拨打120急救电话，一边采用海姆利克急救法施救。

5）其他禁忌证：①海姆利克急救法是针对气管完全梗阻导致窒息的一种急救方法，消化道异物不适合行海姆立克急救法；②溺水的婴幼儿，无论是否呼吸、心搏骤停，都不应使用海姆利克急救法排出肺或胃内的水。

三、意外窒息的急救

1. 立即移除导致窒息的物品，如绳带、塑料袋、衣被等。
2. 固体食物导致的窒息，可以使用海姆利克急救法去除气管异物。
3. 液体食物导致的窒息，及时清理呼吸道的食物及分泌物，畅通呼吸道。
4. 溺水的处理：保持呼吸道通畅，无生命体征立即拨打120急救，同时立即进行心肺复苏。
5. 纠正不恰当体位。
6. 其他处理：发生缺氧时立即给予氧气吸入。如果婴幼儿已经没有呼吸、心搏，应该立即进行心肺复苏，同时拨打120急救。

四、大出血的急救

1. 大出血的定义。人体每千克体重约含70mL血，短时间内迅速失去全身血量的10％称为大出血。
2. 出血的临床表现。
1）丢失全身血量的10％～20％：可能出现心率增快、呼吸急促、皮肤苍白、四肢湿冷、口渴、精神状态改变等症状。
2）丢失全身血量的20％～30％：可能出现血压下降、精神状态进一步恶化、尿量减少、脉搏细速等症状。
3）丢失全身血量的30％～40％：可能出现意识模糊、四肢厥冷、脉搏微弱、皮肤花斑、尿量显著减少或无尿等休克症状。
4）丢失全身血量＞40％：可能出现昏迷、心搏呼吸骤停、严重休克甚至死亡等严重症状。
3. 动脉出血和静脉出血的分辨。
1）动脉出血：血色鲜红、殷红、亮红；血液射出、喷出；出血时一跳一跳的，与心搏一致。

2）静脉出血：血色发暗，暗红，一点也不鲜亮；血液从破口流出，像小溪流一样不停地涌出；血液涌出时不带搏动。

4. 出血急救与处理。

1）评估：如果患儿出现面色苍白、皮肤湿冷、心悸、乏力、心率增快、血压下降，提示出血量至少达到全身血量的 20%，需要紧急救治。

2）伤口局部压迫止血：小血管出血，伤口不大，采取直接压迫止血法，以干净的布或纱布压迫 3~5 分钟。切勿用卫生纸或棉花。

3）明确出血部位并且有效止血：如果是外周浅表的动脉、静脉出血，可以采用压迫止血的方式。如果是内脏出血，需立即送医。大出血的患儿止血往往比输血更为重要。根据病情就近送往医院行针对性治疗。

4）病情观察：观察婴幼儿体温、脉搏、呼吸及血压等的变化，还应特别注意尿量的变化、皮肤尤其是肢端温度的变化。

五、大面积烧烫伤的急救

婴幼儿烧烫伤的急救与现场处置是让其迅速脱离危险环境和致伤热源，检查婴幼儿意识、呼吸和脉搏等情况，若需心肺复苏则立即拨打 120，并开始心肺复苏。现场具体处理措施如下。

1. 去掉热源：直接脱去烧烫伤部位衣服或使用剪刀剪开衣服，但不宜强行分开与伤口黏在一起的衣服，注意保护水疱勿弄破。

2. 冷却烫伤局部：脱离热源后，立即使用流动冷水持续冲洗烧烫伤处 15~20 分钟，或将烧烫伤部位直接放在冷水中浸泡 30 分钟或使用冰块冷敷，以缓解高温对局部皮肤的损害。有大面积脱皮或水疱破裂者勿再浸泡。

3. 创面处理：创面小且没有形成水疱的 I 度烧烫伤可以涂一些烫烧膏自行处理。创面大且有水疱形成或脱皮的深度烧烫伤应保护好创面，可以使用干净敷料或布类覆盖创面并进行简单包扎后送医院处理。

六、中毒的急救

1. 去掉毒源：移除毒物，必要时给予快速催吐，将已经吞入食管及胃中的毒物快速排出。如果是一氧化碳气体中毒，立即处理毒气源，将婴幼儿移至有新鲜空气的地方，必要时给予氧气吸入。

2. 补液：可以通过口服补液稀释毒物，需要送医院治疗者立即拨打 120 急救。

七、动物伤害的急救

及时正确处置局部伤口对预防婴幼儿被动物伤害后出现的特殊及严重感染具有非常重要的意义。

案例 10-3 思考：梅梅为什么失去了健康？车祸导致的意外伤害是可以预防的吗？

解析：1. 梅梅失去了健康的主要原因如下：①梅梅家人的做法是错误的，不仅没有安装儿童安全座椅，还让她坐在副驾，直接导致严重的伤害。②发生车祸后，现场没有对梅梅进行意识、呼吸及心率评估，直接送医院后才进行心肺复苏，错过了心肺复苏黄金时机，导致梅梅呼吸及意识状态始终不能恢复。

2. 车祸导致的意外伤害是可以预防的。如果梅梅的家人有乘车安全意识，在后排安装儿童安全座椅，让梅梅乘坐儿童安全座椅，发生车祸时也就没有如此严重的车祸伤。

本节小结

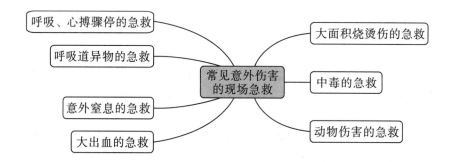

参考文献

[1] 蒋争艳，费素定，邓辉. 婴幼儿伤害预防与处理 [M]. 北京：中国人口出版社，2021.

[2] 申昆玲，易著文. 儿科临床技能 [M]. 北京：人民军医出版社，2010.

[3] 邵洁，童梅玲，张悦，等. 婴幼儿养育照护专家共识 [J]. 中国儿童保健杂志，2020，28（9）：1063-1068.

[4] 国家卫生健康委. 国家卫生健康委办公厅关于印发 3 岁以下婴幼儿健康养育照护指南（试行）的通知（国卫办妇幼函〔2022〕409 号）[Z]. 2022.

[5] 顾宇静. 儿童意外死亡和伤害的研究进展 [J]. 中国妇幼保健，2018，33（5）：1197-1200.

[6] 王永军，王文媛，摆翔，等. 儿童气管-支气管异物十年临床经验总结 [J]. 中国小儿急救医学，2021，28（4）：325-328.

[7] Topjian A A，Raymond T T，Atkins D，et al. Part 4：pediatric basic and advanced life support：2020 American Heart Association Guidelines for cardiopulmonary resuscitation and emergency cardiovascular care [J]. Circulation，2020，142（16 _ suppl _ 2）：S469-S523.

（乔莉娜　苏绍玉）

练习题

一、选择题

(一) 单选题

1. 托育机构应设有专用保健室，建筑面积不少于（　　）。
   A. 10m² 　　　　B. 8m² 　　　　C. 6m² 　　　　D. 4m²

2. 按照《托儿所幼儿园卫生保健工作规范》中有关儿童健康管理要求，1~3岁幼儿应每（　　）进行1次健康检查。
   A. 1年 　　　　B. 半年 　　　　C. 3个月 　　　　D. 2个月

3. 保健人员每日深入班级巡视（　　）次，对儿童进行全日健康观察。
   A. 1 　　　　B. 2 　　　　C. 3 　　　　D. 4

4. 托育机构一日生活流程中不建议观看或使用电子屏幕，2岁以上观看或使用电子屏幕时间，每日累计不超过（　　）小时，每次使用时间不超过（　　）分钟。
   A. 0.5　10　　　　　　　　　　B. 1　20
   C. 1.5　20　　　　　　　　　　D. 2　30

5. 托育机构至少（　　）进行1次膳食调查和营养评估。
   A. 1个月 　　　B. 2个月 　　　C. 1季度 　　　D. 半年

6. 提供两餐的托育机构，能量和蛋白质每日供给量应达到相应建议量的（　　）以上。
   A. 50% 　　　　　　　　　　　B. 60%
   C. 70% 　　　　　　　　　　　D. 80%

7. 托育机构以下预防性消毒方法错误的是（　　）。
   A. 擦手毛巾：每周消毒2~3次
   B. 门把手：每日消毒1次
   C. 水杯：每日清洗消毒，用水杯喝易附着于杯壁的饮品后，应及时清洗消毒
   D. 餐桌：每餐使用前消毒

8. 患有（　　）的儿童暂时不能入托育机构。
   A. 癫痫 　　　　　　　　　　　B. 先心病
   C. 营养不良 　　　　　　　　　D. 水痘

9. 托育机构在岗工作人员中患有（　　）者须离岗。
   A. 发热、腹泻等症状
   B. 流感、活动性肺结核等呼吸道传染病

C. 痢疾、伤寒、甲肝、戊肝等消化道传染病

D. 以上都是

10. 以下（　　）不是托育机构卫生保健工作内容。

A. 为婴幼儿提供平衡膳食　　　　　B. 开展运动锻炼

C. 组织儿童节前文艺演出　　　　　D. 开展晨午检及全日健康观察

11. 托育机构晨检应包括（　　）。

A. 询问婴幼儿在家有无异常情况

B. 观察精神状况，有无发热和皮肤异常

C. 检查有无携带不安全物品

D. 以上都是

12. 托育机构健康档案包括（　　）。

A.《托育机构工作人员健康合格证》

B. 婴幼儿健康体检本

C. 儿童入托体检表及《儿童转托健康证明》

D. 以上都是

13. 儿童入托体检表及《儿童转托健康证明》有效期是（　　）个月。

A. 1　　　　　　B. 2　　　　　　C. 3　　　　　　D. 6

14. 托育机构要保证儿童按需饮水，每日上下午各 1~2 次集中饮水，1~3 岁幼儿饮水量是（　　）。

A. 每次 30~50mL　　　　　　B. 每次 50~80mL

C. 每次 50~100mL　　　　　　D. 每次 100~150mL

15. 托育机构在接收家长带药时，以下不正确的是（　　）。

A. 做好药品的交接登记

B. 家长在服药登记表签字

C. 服药登记表上应同时写明婴幼儿姓名、班级、用药时间和服用量

D. 因为时间匆忙，家长将药品直接交给班级保育人员

16. 托育机构在常见病管理中，以下情况不需要进行登记管理的是（　　）。

A. 缺铁性贫血　　　　　　B. 佝偻病

C. 营养不良　　　　　　D. 消化不良

17. 托育机构要以婴幼儿安全为前提，做好进餐、睡眠、运动等各个生活环节的安全防护，日常照护中每班至少有 1 名受过（　　）培训的保育人员在场。

A. 保育技能　　　　　　B. 消毒技能

C. 急救技能　　　　　　D. 运动技能

18. 托育机构至少（　　）对保育人员开展 1 次健康讲座，对家长举办 1 次家长讲座或家长开放日。

A. 每 1 个月　　　B. 每 3 个月　　　C. 每 6 个月　　　D. 每 9 个月

19. 为掌握婴幼儿健康及营养状况，托育机构应对以下（　　）进行定期统计分析。

A. 婴幼儿出勤　　　　　　B. 健康检查及常见病和传染病

C. 膳食营养　　　　　　D. 以上都是

20. 托育机构的留样食品应当按品种分别盛放于清洗消毒后的密闭专用容器内，在冷藏条件下存放 48 小时以上；每样品种不少于（　　），并做好记录。

    A. 100g   B. 125g   C. 150g   D. 175g

21. 评定体格生长以体重最灵敏，因为它代表了（　　）。

    A. 生长发育的速度   B. 体重的总和

    C. 近期营养状况   D. 长期营养状况

    E. 身体重量的总和及急慢性营养状况

22. 儿童生长发育最快的时期是（　　）。

    A. 婴儿期   B. 幼儿期

    C. 学龄前期   D. 学龄期

    E. 新生儿期

23. 儿童机体（　　）发育最晚。

    A. 生殖系统   B. 呼吸系统

    C. 神经系统   D. 消化系统

    E. 循环系统

24. 判断儿童体格生长的最常用指标是（　　）。

    A. 运动能力   B. 体重、身长（高）、头围、胸围等

    C. 语言发育情况   D. 智力发育情况

    E. 对外界的反应能力

25. 顶臀长是（　　）。

    A. 头顶到耻骨联合上缘   B. 头顶到耻骨联合下缘

    C. 头顶到坐骨结节   D. 头顶到脐部

    E. 脐与耻骨联合中点到足底

26. 测量身高需要做到三点一线，三点是指（　　）。

    A. 肩胛骨、臀部、足跟   B. 头顶、臀部、足跟

    C. 头顶、肩胛骨、臀部   D. 肩胛骨、臀部、背部

    E. 头顶、肩胛骨、足跟

27. 以下不是常用的儿童体格生长评价方法的是（　　）。

    A. 均值离差法   B. 百分位数法

    C. 标准差离差法   D. 生长曲线图

    E. t 检验法

28. 关于早产儿体格生长评价，下面错误的是（　　）。

    A. 早产儿体重评价可校正至 24 月龄

    B. 身长（高）评价可校正至 40 月龄

    C. 头围评价可校正至 18 月龄

    D. 早产儿应以胎龄满 40 周为起点计算的校正年龄为基础进行出生后体格生长评价

    E. 早产儿应一直按校正胎龄进行体格生长评价

29. 关于生长曲线图的分析，下面不正确的是（　　　）。

   A. 1 次测量值不能准确说明生长情况

   B. 一旦出现生长速率减慢，需要立即给予医学检查和治疗

   C. 一旦出现跨 2 条主百分位数线生长，需要立即转诊规范诊疗

   D. 母乳喂养婴儿在初期生长可能会略低于配方奶喂养婴儿

   E. 出现生长波动，分析原因时要考虑年龄因素

30. 以下不是主百分位数线的是（　　　）。

   A. P_3 　　　　　　　　　　　　B. P_{15}

   C. P_{25} 　　　　　　　　　　　D. P_{50}

   E. P_{97}

31. 儿童言语的发育需具备（　　　）。

   A. 正常的听觉 　　　　　　　　　B. 发声器官

   C. 大脑言语中枢 　　　　　　　　D. 人类社交活动

   E. 以上都是

32. 感觉是对事物（　　　）属性的反映。

   A. 大多数 　　　　　　　　　　　B. 极少数

   C. 个别 　　　　　　　　　　　　D. 全部

   E. 简单

33. 精细运动的发育需要肌肉活动的（　　　）达到一定水平才能完成。

   A. 灵活性 　　　　　　　　　　　B. 稳定性

   C. 协调性 　　　　　　　　　　　D. 力量

   E. 以上都是

34. 婴幼儿心理行为发展规律为（　　　）。

   A. 由一种到多种、由少到多、由粗到细

   B. 由上到下、从左到右、由近及远

   C. 近心端先发育，远心端后发育

   D. 由不成熟到成熟、由简单到复杂、由低级到高级

   E. 以上都不是

35. 在心理行为发育评估方面，参照体系常常被称为（　　　）。

   A. 平均值 　　　　　　　　　　　B. 标准差

   C. 常模 　　　　　　　　　　　　D. 中位数

   E. 参考值

36. Gesell 发育诊断量表主要用于（　　　）。

   A. 小样本初筛 　　　　　　　　　B. 大样本初筛

   C. 诊断测评 　　　　　　　　　　D. 中样本筛查

   E. 以上都不是

37. 丹佛发育筛查测验条目包含（　　　）。

   A. 个人－社交 　　　　　　　　　B. 精细运动－适应性

   C. 语言 　　　　　　　　　　　　D. 粗大运动

E. 以上都是

38. 0~6岁儿童智能发育筛查测验中的运动能区主要测定（　　）等。

A. 神经肌肉成熟状况
B. 全身运动的发育
C. 运动协调
D. 平衡
E. 以上都是

39. 关于心理行为发育评价工具的应用，（　　）。

A. 任何医务人员都可开展测评
B. 医生都可开展测评
C. 护士都可开展测评
D. 经相应工具制作者培训合格就能开展测评
E. 任何人都可开展测评

40. 心理行为发育评价工具测评结果的处理是（　　）。

A. 直接按照结果得出诊断结论
B. 结合临床综合考虑得出诊断结论
C. 筛查和诊断测评结果具有同等效力
D. 所有测评工具的测评结果都是科学的
E. 任何人测评的结果都是可靠的

41. 语言障碍是指儿童存在（　　）。

A. 语言理解困难
B. 语言表达困难
C. 语言总结困难
D. 表达性语言、感受性语言或应用性语言方面的困难
E. 语言应用困难

42. 脑瘫儿童的运动损害常出现在（　　）以前。

A. 1岁
B. 半岁
C. 2岁
D. 3岁
E. 1岁半

43. 孤独症谱系障碍的核心症状为（　　）。

A. 社交与交流障碍、兴趣狭隘及重复刻板行为
B. 不看、不听、不写
C. 不理人
D. 存在感低弱
E. 生活质量差

44. 孤独症谱系障碍者婴儿期可能表现出（　　）。

A. 逗不笑
B. 与家长无共同注视
C. 无眼神对视
D. 对外界刺激反应淡漠
E. 以上都是

45. 妈妈分娩后，新生儿吸吮乳头的动作能够刺激（　　）分泌，有助于妈妈产后恢复。

　　A. 糖皮质激素　　　　　　　　　　B. 雌激素

　　C. 催产素　　　　　　　　　　　　D. 肾上腺素

46. 6月龄内婴儿母乳喂养应适当补充（　　）。

　　A. 维生素 A　　　　　　　　　　　B. 维生素 D

　　C. 钙　　　　　　　　　　　　　　D. 铁

47. （　　）和及时排空乳房是促进母乳分泌的最有效方法。

　　A. 充分吸吮　　　　　　　　　　　B. 按摩乳房

　　C. 适宜刺激　　　　　　　　　　　D. 准确含乳

48. 婴儿每日能得到（　　）次较为满足的母乳喂养，可认为母乳喂养充足。

　　A. 6～8　　　　　　　　　　　　　B. 2～4

　　C. 4～6　　　　　　　　　　　　　D. 8～12

49. 6月龄内婴儿每日每千克体重所需能量为（　　）kcal。

　　A. 80　　　　　　　　　　　　　　B. 90

　　C. 70　　　　　　　　　　　　　　D. 100

50. 7～12月龄婴儿维生素 D 的 AI 为（　　）。

　　A. 350μgRAE/d　　　　　　　　　B. 10μg/d

　　C. 40mg/d　　　　　　　　　　　D. 20μg/d

51. 通常给母乳喂养的婴儿所添加的第一口辅食应该是（　　）。

　　A. 强化铁的婴儿米粉　　　　　　　B. 土豆泥

　　C. 南瓜泥　　　　　　　　　　　　D. 肉泥

52. 中国营养学会推荐 25～36 月龄幼儿每日能量的供应为女孩（　　）kcal/d，男孩（　　）kcal/d。

　　A. 800～1000　1100～1250　　　B. 1000～1200　1100～1250

　　C. 800～1000　1150～1250　　　D. 1000～1200　1100～1150

53. 25～36 月龄幼儿每日谷类食物建议摄入量是（　　）。

　　A. 50～75g　　　　　　　　　　　B. 75～100g

　　C. 75～125g　　　　　　　　　　D. 125～150g

54. 婴儿（　　）月龄时是添加辅食的最佳时机。

　　A. 6　　　　　B. 8　　　　　C. 10　　　　　D. 9

55. 给婴儿添加食物时，每引入一种新的食物婴儿需要适应（　　）。

　　A. 2～3 日　　　　　　　　　　　B. 3～4 日

　　C. 4～5 日　　　　　　　　　　　D. 5～6 日

56. 辅食添加的顺序是先（　　）。

　　A. 半流质、泥糊状食物　　　　　　B. 软固体、颗粒状食物

　　C. 较细软的固体食物　　　　　　　D. 固体食物

57. 7～9 月龄婴儿以母乳喂养为主，每日的母乳量不应低于（　　）。

　　A. 300mL　　　　B. 400mL　　　　C. 500mL　　　　D. 600mL

58. 10~12月龄婴儿要保证摄入足量的动物性食物，每日 1 个鸡蛋（至少 1 个蛋黄）加（　　）畜禽肉和鱼类。

    A. 25~50g   B. 50~75g

    C. 50~100g   D. 25~75g

59. 主要食物致敏原有（　　）种。

    A. 5   B. 8   C. 17   D. 15

60. 对于食物过敏患儿的最佳治疗方法是（　　）。

    A. 多喝热水   B. 禁食致敏食物

    C. 早期建立耐受   D. 逐步适应过敏食物

61. 消化不良、胀气的幼儿不可以饮用（　　）。

    A. 酸奶   B. 果醋

    C. 可乐   D. 优酪乳

62. 托育机构晨检内容不包括（　　）。

    A. 一测量   B. 二看

    C. 三问   D. 四查

    E. 五记

63. 关于全日健康观察描述不当的是（　　）。

    A. 保健人员每日定期对全体婴幼儿进行健康巡查

    B. 发现疑似传染病婴幼儿应立即隔离并报告相关机构

    C. 发现婴幼儿遭受或疑似遭受家庭暴力的，应及时联系家长

    D. 班级保育人员对班级内情绪不佳、状态不好和体弱儿要给予特殊照护

    E. 保健人员和班级保育人员每日对婴幼儿饮食、睡眠、大小便、精神状况等进行观察记录

64. 我国婴幼儿营养不良最主要的原因是（　　）。

    A. 缺乏锻炼   B. 先天不足

    C. 喂养不当   D. 疾病影响

    E. 日照不足

65. 人体维生素 D 主要来源于（　　）。

    A. 母体－胎儿转运   B. 天然食物

    C. 补充钙剂   D. 皮肤光照合成

    E. 母乳

66. 儿童单纯性肥胖最常见于（　　）。

    A. 长期能量摄入过多   B. 神经中枢调节异常

    C. 内分泌失调   D. 活动过少

    E. 遗传因素

67. 儿童缺铁性贫血最主要的病因是（　　）。

    A. 先天铁储备不足   B. 铁摄入不足

    C. 生长发育快   D. 铁丢失过多

    E. 铁吸收障碍

68. 2 岁小朋友，出现咳嗽、咳痰，医生诊断为急性支气管炎，对其错误的照护措施有（ ）。
    A. 多饮水 B. 勤翻身
    C. 适度吸痰 D. 超声雾化吸入
    E. 口服可待因

69. 我国 5 岁以下儿童死亡的第一位原因是（ ）。
    A. 维生素 D 缺乏性佝偻病 B. 婴幼儿腹泻
    C. 支气管肺炎 D. 缺铁性贫血
    E. 意外伤害

70. 下列不是支气管哮喘照护措施的是（ ）。
    A. 避免进食可能诱发哮喘的食物，如鱼、虾、蛋
    B. 病室相对湿度在 50％～70％，定期空气加湿；室温维持在 18℃～22℃
    C. 改善通气，缓解呼吸困难
    D. 摆放花草
    E. 避免接触患感冒的同伴

71. 关于婴幼儿急性上呼吸道感染，错误的照护措施是（ ）。
    A. 注意休息，鼓励喝水 B. 早期使用抗生素
    C. 麻黄碱滴鼻处理鼻塞 D. 及时正确合理降温
    E. 密切观察病情变化

72. 婴儿肠套叠主要表现不包括（ ）。
    A. 阵发性哭闹 B. 抽搐
    C. 腹部包块 D. 果酱样血便
    E. 呕吐

73. 婴幼儿发热最常见的原因是（ ）。
    A. 病毒、细菌感染 B. 组织严重损伤
    C. 恶性肿瘤 D. 结缔组织疾病
    E. 体温调节失调

74. 婴幼儿高度发热最常见的并发症是（ ）。
    A. 高度发热惊厥 B. 脑炎
    C. 脱水 D. 休克虚脱

75. 3 岁幼儿，从未患过水痘，在托育机构班级里接触了患水痘的同伴。该幼儿应在家隔离观察的时间是（ ）。
    A. 1 周 B. 1 个月
    C. 3 周 D. 2 个月
    E. 5 周

76. 目前认为先心病的病因主要是（ ）。
    A. 宫内细菌感染 B. 胎盘早剥
    C. 宫内支原体感染 D. 母亲妊娠高血压综合征
    E. 宫内病毒感染

77. 关于早产儿喂养，不当的选择是（　　）。
    A. 首选早产儿配方奶　　　　　　　B. 按需喂养
    C. 注意喂养体位，避免吸入或窒息　D. 按要求及时添加辅食
    E. 每日补充维生素及铁剂

78. 关于早产儿不当的照护措施是（　　）。
    A. 提供适宜的睡眠环境　　　　　　B. 包被和衣物宽松柔软
    C. 做好物品清洁消毒　　　　　　　D. 室温保持在 20℃～22℃
    E. 提供早期发展训练

79. 预防弱视最主要的措施是（　　）。
    A. 定期检查视力，早发现、早治疗
    B. 注意用眼卫生，看书距离不宜过近
    C. 经常做眼保健操
    D. 及早佩戴眼镜
    E. 鼓励多到户外活动

80. 急性结膜炎最明显的体征是（　　）。
    A. 结膜充血　　　　　　　　　　　B. 滤泡形成
    C. 分泌物　　　　　　　　　　　　D. 假膜形成

81. 引起儿童龋齿的四联因素不包括（　　）。
    A. 细菌　　　　　　　　　　　　　B. 食物
    C. 宿主　　　　　　　　　　　　　D. 时间
    E. 遗传

82. 关于婴幼儿意外伤害，以下描述正确的是（　　）。
    A. 无法预见　　　　　　　　　　　B. 危害不大
    C. 可以预防　　　　　　　　　　　D. 与带养者照护行为无关
    E. 与婴幼儿所处的环境无关

83. 可以直接导致婴幼儿快速死亡的意外伤害类型是（　　）。
    A. 烧烫伤　　　　　　　　　　　　B. 窒息
    C. 跌倒　　　　　　　　　　　　　D. 中毒
    E. 动物咬伤

84. 关于加强照护行为，以下描述正确的是（　　）。
    A. 近距离看护
    B. 在家里可以让婴幼儿自由玩耍
    C. 看护婴幼儿时，可以实时使用手机等电子设备
    D. 可以带婴幼儿横穿马路
    E. 为了锻炼婴幼儿的自理能力，可以远距离照看婴幼儿

85. 预防婴幼儿意外伤害的主要措施不包括（　　）。
    A. 提高带养者安全照护意识
    B. 提供安全的玩具
    C. 提供安全照护环境

D. 加强对婴幼儿的安全教育

E. 多人同时照护婴幼儿有利于婴幼儿的安全

86. 婴幼儿发生烫伤后立即进行的处理措施，正确的是（　　）。

A. 立即用流动冷水冲洗

B. 立即涂擦烫伤膏

C. 立即涂擦乙醇

D. 立即涂擦牙膏

E. 立即刺破水疱

87. 表皮擦伤的处理方法不正确的是（　　）。

A. 立即使用温水进行冲洗

B. 对局部进行清洁消毒，可以使用碘伏或75％乙醇

C. 小擦伤可以使用创可贴贴上

D. 大范围的擦伤用消毒纱布包扎后送医院处理

E. 局部处理后送婴幼儿到医院注射破伤风抗毒素

88. 被动物咬伤的以下处置方法不正确的是（　　）。

A. 尽快冲洗伤口

B. 彻底暴露伤口

C. 尽早送医院注射狂犬病疫苗

D. 对伤口进行包扎，避免发生感染

E. 对伤口周围软组织进行用力挤压

89. 婴幼儿意外伤害的一般处置，以下做法正确的是（　　）。

A. 误吸发生后可以使用体位引流排出液体异物或用手掏出固体异物

B. 急性扭伤发生后应该立即进行热敷

C. 中毒发生后主要措施是解毒，可以不保留毒物

D. 发现皮下血肿时用手按揉让血肿消散

E. 溺水发生后应立即让婴幼儿平躺，按压腹部排水

90. 发现婴幼儿呼吸、心搏骤停的黄金急救时机是（　　）。

A. 4分钟内　　　　　　　　　　B. 4～6分钟

C. 6～8分钟　　　　　　　　　　D. 8～10分钟

E. 10分钟以上

91. 关于婴幼儿心肺复苏，以下措施不正确的是（　　）。

A. 一旦评估婴幼儿没有自主呼吸及心搏后，施救者首先应该在婴幼儿一侧立即给予2次口对口（或口对鼻、口对口鼻）人工呼吸

B. 一旦评估婴幼儿没有自主呼吸及心搏后，施救者首先应该在婴幼儿一侧立即给予30次的胸外心脏按压

C. 胸外心脏按压的部位是胸骨下1/3处（两乳头连线下方）

D. 胸外心脏按压的深度是按压胸骨使之下陷1/3～1/2胸廓前后径

E. 胸外心脏按压频率为新生儿100～120次/分，婴幼儿100次/分

92. 关于婴幼儿呼吸道异物的急救，以下措施不正确的是（　　）。

A. 意识清醒的年长儿，对固体异物可以使用海姆立克急救法进行急救

B. 使用海姆立克急救法进行急救时严禁将婴儿双脚抓起倒吊，从背部拍打

C. 使用海姆立克急救法进行急救时需要保护婴幼儿颈椎

D. 使用海姆立克急救法进行急救时 1 岁以上幼儿可采用立位（或坐位）腹部冲击法

E. 溺水的婴幼儿急救时也可以使用海姆立克急救法进行急救

93. 关于婴幼儿大出血的判断，以下不正确的是（　　）。

A. 当人体失血超过全身血量的 35%～40% 时，立刻就会有生命危险

B. 外周动脉或静脉出血可以采用压迫止血

C. 一位体重 15kg（3 岁）的婴幼儿，丢失血容量 50mL，该婴幼儿发生了大出血

D. 一位体重 15kg（3 岁）的婴幼儿，丢失血容量 400mL，该婴幼儿会有生命危险，需要立即进行急救

E. 外伤后发生心搏加快、口渴、全身无力，甚至出冷汗，应警惕大出血的可能

（二）多选题

1. 营养不良的种类包括（　　）。

A. 低体重　　　　　　　　　　B. 消瘦

C. 发育迟缓　　　　　　　　　D. 贫血

E. 水肿

2. 低体重和消瘦患儿随访频率及结案标准包括（　　）。

A. 1 岁以内每月随访 1 次，连续 3 次正常结案

B. 每 3 个月随访 1 次，连续 3 次正常结案

C. 1 岁以上每 3 个月随访 1 次，连续 3 次正常结案

D. 1 岁以内每 2 个月随访 1 次，连续 2 次正常结案

E. 1 岁以上每半年随访 1 次，连续 2 次正常结案

3. 下列有关营养性贫血的分度正确的是（　　）。

A. 轻度：血红蛋白 90～110g/L；中度：血红蛋白 60～90g/L

B. 中度：血红蛋白 60～90g/L；重度：血红蛋白 <60g/L

C. 轻度：血红蛋白 89～110g/L；中度：血红蛋白 70～90g/L

D. 轻度：血红蛋白 90～110g/L；重度：血红蛋白 <50g/L

E. 极重度：血红蛋白 <40g/L

二、简答题

1. 托育机构面向社区及婴幼儿家庭，如何开展丰富的线上线下健康教育指导及卫生保健管理服务？

2. 急性荨麻疹发作的照护措施有哪些？

3. 传染病的预防应该从哪几个方面进行？

4. 托育机构如何避免手足口病的暴发？

5. 特殊健康状况儿童疫苗接种的注意事项有哪些重要内容？

6. 婴幼儿热性惊厥的照护措施有哪些？

7. 托育机构内婴幼儿喂药应注意哪些问题？

8. 婴幼儿药物不良反应的主要表现有哪些？应如何处理？

扫码查看参考答案

第三篇

科学照护

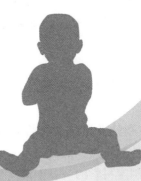

第十一章　婴幼儿一日生活

导读

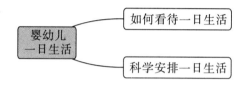

第一节　如何看待一日生活

案例 11-1　宝宝睡得够吗?

10 月龄的豆豆即将入托,爸爸妈妈非常关心豆豆入托后的睡眠安排,因为平日在家中他的睡眠时间不固定,有时候白天会睡 2~3 次,可是在托育机构每日是集体固定的时间流程安排,班级这么多宝宝,豆豆的爸爸妈妈非常担心他睡眠时间不够。

案例 11-1 思考:托育机构应该如何安排宝宝每日的生活呢?

一、托育机构中的一日生活

托育机构是对 0~3 岁婴幼儿实施集体带养的机构,是区别于家庭带养的一种方式。家庭带养有个性化和随意性的特点,而机构带养则是有规律的,主要体现在机构会根据婴幼儿身心发展规律和需求制定科学的一日生活流程。

一日生活流程是把婴幼儿在托育机构的主要活动(生活、游戏、运动、学习等),在时间和顺序上合理安排,形成一种制度,是每日保育活动的总和,是婴幼儿和保育人员共同经历、家长参与的活动过程。托育机构制定并实施合理的一日生活流程,可以使婴幼儿在托育机构内的生活既丰富多彩又有规律。这不仅有利于婴幼儿的生长发育和健康成长,而且有利于婴幼儿良好的生活习惯养成,同时,这也为保育人员做好保育照护工作提供了重要条件。

二、一日生活中的保育工作

婴幼儿身心发展是一个统一的整体，《托育机构保育指导大纲（试行）》中也提到："托育机构保育是婴幼儿照护服务的重要组成部分，是生命全周期服务管理的重要内容。通过创设适宜环境，合理安排一日生活和活动，提供生活照料、安全看护、平衡膳食和早期学习机会，促进婴幼儿身体和心理的全面发展。"

由此可见，托育机构对婴幼儿实施的保育照护，不仅要科学照护婴幼儿生活，培养婴幼儿良好的生活习惯，还应创设安全适宜的环境，按照婴幼儿生长特点，有目的、有计划地实施促进婴幼儿身心全面发展的教育。这里的"保"和"育"应是将生活照护和提供早期学习机会两者结合、互相渗透在婴幼儿的一日生活流程中，不可分割。

（一）托育机构一日生活安排的共同性

1. 符合婴幼儿发展的生理需求。0~3岁是婴幼儿生长发育最为迅速的阶段，健康发育离不开营养供给、睡眠质量、清洁护理等，而这些都包含在吃、喝、拉、撒、睡等琐碎的生活环节中。低龄段的婴幼儿不具备自我照顾的能力，这些生理需求都需要成人的帮助和引导。

2. 把学习融入生活之中。托育机构面向的是0~3岁婴幼儿，其身体发育尚不成熟，心智发展处于具体形象和动作性思维阶段，因此他们对世界的感知是具体、感性、直观和个性化的，只有真实的生活场景才能贴近他们的认知发展水平。托育机构的一日生活流程把学习融合在生活中，把握生活中学习的契机，使婴幼儿在生活中学习和成长，是促进婴幼儿身心健康发展的关键。

3. 能满足社会家庭的需求。在安排婴幼儿一日生活流程时，托育机构需考虑所提供的服务是否能解决社会家庭带养的难点，考虑家长的实际情况和需求。例如，可根据当地家长上下班时间制定接送时间。城市中工作节奏较快，家长加班情况较多时，可设置延时托、周末托、两餐两点、三餐两点等不同的服务供家长选择。

（二）托育机构一日生活安排的差异性

虽然托育机构在一日生活流程中有共同性，但0~6岁阶段年龄跨度大，孩子身心发育阶段不同、能力发展水平不同、送托机构不同，托育机构在一日生活流程上也存在差异。

1. 送托机构不同。一般情况下，0~3岁送托育机构、3~6岁送幼儿园（托幼一体化幼儿园除外），不同年龄段入读机构有所不同（表11-1）。

表 11-1　托幼机构中的婴幼儿年龄段划分

年龄	所处阶段	送托机构或照护场所
0~1月龄	新生儿期	家庭带养
1~12月龄	婴儿期	家庭带养或托育机构
1~3岁	幼儿期	

年龄	所处阶段	送托机构或照护场所
3~6 岁	学龄前期	幼儿园 （部分托幼一体化幼儿园开设 2~3 岁托班）

2. 身心发育阶段不同。

1）从生理需求的角度。0~3 岁婴幼儿年龄跨度大，在生长发育、行为方式、能力特点上有较大差异，生理需求也不同，主要体现在每日的总睡眠时间、进餐次数和频率等不同。表 11-2 就是满足 0~3 婴幼儿生理需求建议。

表 11-2 0~3 岁婴幼儿生理需求建议

年龄	饮食		睡眠		
	进餐次数	正餐间隔 时间（小时）	日间次数	日间每次 睡眠时间 （小时/次）	总睡眠时间 （小时）
2~3 月龄	7 次乳类	3.0~3.5	4	1.5~2.0	17~18
3~6 月龄	6 次乳类	3.0~3.5	3	2.0~2.5	16~18
6~12 月龄	3~5 次乳类，1~3 次辅食	3.0~4.0	2~3	1.0~2.0	12~16
1~2 岁	3 次正餐，2 次点心	3.5~4.0	1~2	1.5~2.5	11~14
2~3 岁	3 次正餐，2 次点心	3.5~4.0	1	2.0~2.5	11~14

注：资料来源于成都市卫生健康委关于印发《成都市托育机构婴幼儿照护服务指南（试行）》的通知（成卫健发〔2021〕25 号）。

如 0~1 岁婴儿每日总睡眠时间从初期约 20 小时逐步过渡到后期 16 小时左右，每日总睡眠时间长，次数多；大小便量少、次数多；生活保育所需时间长。但随着月龄增加，生活保育活动频次减少，游戏或教育类活动时间逐步增长。3 岁后儿童身体功能相对成熟，生理需求也随之变化。《3~6 岁儿童学习与发展指南》建议每日保证该年龄段儿童 11~12 小时睡眠时间，其中午睡一般达到 2 小时左右。由此可见，托育机构需根据不同年龄段，合理安排生活环节时间。

2）从认知发展水平的角度。0~3 岁婴幼儿认知发展是一个渐进的过程，不同月龄注意的范围和持续时间（表 11-3）、表现均有所不同。比如 1 岁以内的婴儿以无意注意为主，很容易受到无关事物的干扰，会出现一会儿玩这个玩具，一会又拿起另一个玩具，把玩具扔满地的现象。随着年龄的增长，1 岁左右的婴儿能凝视成人手中的表，一般超过 15 秒，这表明婴儿已经出现了有意注意的萌芽，2 岁的幼儿能主动听故事，3 岁能自己独立读绘本、搭积木了。

表 11-3 0~3 岁婴幼儿注意的持续时间

年龄段（月龄）	注意持续时间
0~12	无意注意为主
18	5~8 分钟
24	10~12 分钟

续表

年龄段（月龄）	注意持续时间
30	10~20 分钟
36	开始出现有意注意

所以托育机构在一日生活流程中，集体活动的时间安排要符合认知发展规律。

3. 班级设置和师生配比不同。托育机构和幼儿园在班级年龄段划分和师生配比、班级人数上均有不同的设置要求（表11－4）。

表 11－4　托育机构和幼儿园班级设置要求

机构	班级年龄段	师生配比	班级人数
托育机构	乳儿班（0~12 月龄）	不低于 1∶3	10 人以下
	托小班（12~24 月龄）	1∶5	15 人以下
	托大班（24~36 月龄）	1∶7	20 人以下
	混龄班	建议 1∶5	18 人以下
幼儿园	小班（3~4 岁）	2 教 1 保 （每班 2 名教师、 1 名保育人员）	20~25 人
	中班（4~5 岁）		25~30 人
	大班（5~6 岁）		30~35 人

因此，托育机构在设置 0~3 岁婴幼儿一日生活流程时，需充分考虑 0~3 岁婴幼儿的身心发展特点，科学合理安排作息时间，做好睡眠、进餐、如厕、盥洗、活动、游戏等各个生活环节的时间、顺序和次数安排，并结合托育机构的师生配比和分工实际情况进行合理安排，不可照搬幼儿园中 3~6 岁幼儿的一日生活流程。

本节小结

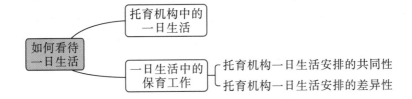

案例 11-1 思考： 托育机构应该如何安排宝宝每日的生活呢？

解析： 托育机构集体带养中，根据婴幼儿身心发展规律和需求，制定具有规律性和计划性的一日生活流程。保育人员需和家长在入托时进行沟通，详细讲解集体带养中保育人员如何安排一日生活流程，打消家长的顾虑。同时，要了解宝宝过去在家庭带养中的习惯，做好家托协作，以循序渐进的方式帮助宝宝过渡到托育机构的一日生活流程。

参考文献

[1] 李敬，区绮云，刘中勋. 托育机构组织管理导论［M］. 北京：中国人口出版社，2022.

[2] 万慧颖，宋慧，彭妹. 0-3岁婴幼儿早期教育导论［M］. 长沙：湖南师范大学出版社，2021.

[3] 成都市卫生健康委. 关于印发《成都市托育机构婴幼儿照护服务指南（试行）》的通知（成卫健发〔2021〕25号）［Z］. 2021.

[4] 黎海芪. 实用儿童保健学［M］. 6版. 北京：人民卫生出版社，2016.

第二节　科学安排一日生活

案例11-2　托育是让婴幼儿赢在起跑线吗？

2岁的堆堆即将入读托育机构了，在入托沟通时保育人员讲解了一日生活流程，可是堆堆爸爸对保育人员说："堆堆平时在家已经能唱一些简单的童谣，最近还能背2首古诗了，感觉特别有语言天赋，我想了解托育机构每日是否有一些课程活动，促进宝宝的智力和天赋开发。"

案例11-2思考：托育机构是否应顺应家长的需求，进行以智力开发为主的活动呢？

解析：现在很多家长存在这样的误区，把0~3岁的早期发展指导等同于智力开发，认为婴幼儿送到托育机构是接受教育学习，是赢在起跑线的一种手段。其实婴幼儿是以自己特有的方式在与周围环境的充分互动中获得发展。对于婴幼儿的学习发展，应持有一种广义的学习观，即婴幼儿的"一日生活皆教育"，婴幼儿的学习是通过一日生活中的生活、游戏、学习、运动等各项活动共同实现。托育机构应遵循婴幼儿身心发展的规律，科学开展保育活动。对于家长养育中存在的误区，托育机构可通过积极宣传和家长讲座等方式，帮助父母掌握科学的育儿知识。

国家卫生健康委颁布的《托育机构保育指导大纲（试行）》提出："保育工作应当根据婴幼儿身心发展和规律，制定科学的保育方案，合理安排婴幼儿饮食、饮水、如厕、盥洗、睡眠、游戏等一日生活和活动，支持婴幼儿主动探索、操作体验、互动交流和表达表现，丰富婴幼儿的直接经验。"所以科学合理的安排婴幼儿一日生活流程，科学开展保育活动是托育机构管理的必修课。

一、一日生活安排的原则

（一）稳定性与灵活性相结合

一日生活安排的目的是让婴幼儿在集体带养环境里形成科学的、规律的生活习惯，因此须具备长期稳定性，不可每日或每周随性安排。但又需要考虑婴幼儿个体身心发展和情绪状态的差异性，保育人员常需要因材施教，实施个性化保育照护。因此，在稳定性的基础上还需要有一定的灵活性。在0~3岁婴幼儿的一日生活安排中，避免以10~15分钟为一个环节的安排方式，这样容易造成流程时间紧凑、保育人员拉流程式机械带班现象。可以把一日生活流程中的时间段划分得相对大块一些，便于保育人员根据实际情况调整，如调换活动先后顺序、延长或缩短活动时间等。

（二）动静相结合

0~3岁婴幼儿神经系统尚处于发育阶段，大脑发育不完善，表现为易激动、易疲倦、注意力不稳定。因此，婴幼儿在进行一项活动时，时间不宜过长，应及时转换，让大脑皮层各区兴奋和抑制状态交替，才能使大脑皮层的神经细胞得到充分的休息。结合这一特点，在安排一日生活流程时需合理安排活动时长，注重动静结合、空间变化等形式交替进行。例如，在集体活动之后，可以安排婴幼儿自由游戏；在安静活动后，可安排动态游戏等。

（三）室内活动与户外活动相结合

室内活动与户外活动要结合起来，互相转换，才有利于婴幼儿身心健康。户外环境中的空气、阳光可使婴幼儿的身体更为健康。例如，户外开阔的场地，给婴幼儿提供了更开放自由的活动空间，提升其动作发展能力，而且自然光能促进婴幼儿的视力发育。相比而言，室内环境则较为安静、温度适宜，便于开展生活保育活动等。

（四）结合不同地域与气候特点

不同地区在时间和气候上有差异。托育机构需结合所在地区特点，制定相应的一日生活流程，如日出日落偏早的地区，入托和离托时间可提前；冬季寒冷的地区，晨间入托时间可推迟；夏季昼长夜短，在托时间可以拉长，中午可以适当延长午睡时间。

二、科学安排一日生活中的保育活动

"生活即教育"是我国著名教育家陶行知先生提出的教育思想，他主张：教育和生活是同一过程，教育包含于生活之中，教育必须和生活结合才能发生作用。而0~3岁婴幼儿一日生活流程涵盖了大量的生活环节，各项发展也需要在真实的生活场景中去建构，这些生活环节恰好也是提供早期学习机会的契机。所以托育机构管理人员和保育人员必须规划一个适合婴幼儿发展与成长的保育活动，从而确保婴幼儿得到稳定的照护。在托育机构中，根据保育人员每日进行保育活动的时间与过程，可以制定一日生活流程表。

（一）各年龄段一日生活流程

1. 0~1 岁乳儿班一日生活流程。0~1 岁的婴儿每个月龄阶段的发展皆有较大变化，生理需求也会从按需喂养逐步过渡到按时喂养，这需要保育人员给予更多个体的关注和指导。根据国家卫生健康委 2019 年 10 月制定的《托育机构设置标准（试行）》的规定，乳儿班的保育人员与婴儿数量之比不应低于 1∶3，班级人数 10 人以下。因此，在这种师生配比之下，保育人员能较好地实现个别化保育，在入托初期顺应婴儿自身作息规律，使其逐步过渡到集体的作息规律（表 11-5）。

表 11-5　某托育机构乳儿班一日生活流程表

时间	活动内容
8：00—9：00	晨检、营养早餐
9：00—9：30	抚触按摩
9：30—9：50	游戏活动（适龄活动指导）
9：50—10：30	生活保育（换尿布、喝水）、辅食时间
10：30—12：00	小睡休息
12：00—12：30	起床、生活保育（换尿布、收拾寝具、盥洗）
12：30—13：00	喝奶或辅食时间
13：00—14：30	餐后静态游戏或户外散步、游戏
14：30—15：45	睡前准备、小睡休息
15：45—16：00	生活保育（换尿布、盥洗、喝水）
16：00—16：20	游戏活动（讲故事、音乐活动、自主探索等）
16：20—16：50	喝奶或辅食时间
16：50—17：30	离托整理、家托交流

注：各机构可根据实际情况调整活动内容。

2. 1~3 岁婴幼儿一日生活流程。这个阶段是从婴儿期过渡到幼儿前期，婴幼儿的身心发展也进入新的阶段：如睡眠需求时间逐渐减少；辅食添加完成；逐步完成行走、跑、跳、攀登、投掷等粗大运动发展，活动的需求增加；大脑神经系统持续发展，从事某项活动的持续时间增长。根据 1~3 岁婴幼儿的年龄特点和分班情况，班级一日生活流程可参考表 11-6、表 11-7。

表 11-6　某托育机构托小班一日生活流程表

时间	活动内容
8：00—8：30	入托晨检、晨间活动、生活保育（换尿布、收拾背包）
8：30—9：00	营养早餐（餐前准备、餐后整理）
9：00—10：00	户外运动
10：00—10：30	生活保育（换尿布、喝水）、早点（水果）

续表

时间	活动内容
10：30—11：15	主题活动（认知、科学、艺术、语言、社会、健康等）
11：15—11：40	餐前准备、餐前活动
11：40—12：00	午餐时间
12：00—12：30	餐后盥洗、睡前散步
12：30—15：00	午睡时间
15：00—15：30	生活保育（起床盥洗、按需喝奶）、午点
15：30—16：00	户外或体能活动
16：00—16：30	游戏活动
16：30—17：00	餐前活动、晚餐时间
17：00—17：30	离托准备、离托活动、家托交流

注：各机构可根据实际情况调整活动内容。

表 11-7 某托育机构托大班一日生活流程表

时间	活动内容
8：00—8：30	入托晨检、晨间活动、生活保育（换尿布、收拾背包）
8：30—9：00	营养早餐（餐前准备、餐后整理）
9：00—10：00	早操活动、户外运动
10：00—10：30	如厕、盥洗、早点（水果）
10：30—11：00	主题活动（认知、科学、艺术、语言、社会、健康等）
11：00—11：30	自主探索活动
11：30—11：40	生活自理
11：40—12：00	午餐时间
12：00—12：30	餐后盥洗、睡前散步
12：30—14：30	午睡时间
14：30—15：00	起床盥洗、营养点心
15：00—15：30	游戏活动
15：30—16：20	户外或体能活动
16：20—17：00	餐前准备、晚餐时间
17：00—17：30	离托活动、家托交流

注：各机构可根据实际情况调整活动内容。

（二）科学设计婴幼儿保育活动

在托育机构中，一日生活中有许多提供照护的生活环节，如入托与离托、进餐、盥洗、换尿布、入睡休息等，还有涉及早期发展指导活动的环节，如户外活动、主题活动、自主探索活动、游戏活动等。这些环节中都蕴含着丰富的教育契机，需要保育人员树立正确的儿童观、学习观和课程观，改变以知识教授为主的观念，建立以生活、环境材料、游戏为中介的引导方式。把握以下原则,科学设计婴幼儿保育活动。

1. 适宜性原则。《托育机构保育指导大纲(试行)》第二章规定:"托育机构保育工作应当遵循婴幼儿发展的年龄特点与个体差异,通过多种途径促进婴幼儿身体发育和心理发展。"0~3 岁婴幼儿保育活动的内容、活动材料要适宜婴幼儿的发展水平及婴幼儿的兴趣需要和个体差异。具体体现在以下三个方面。

1)要符合婴幼儿当前的发展水平:选择适宜的内容,提供适宜的活动材料和玩具。比如,设计发展婴幼儿精细运动的游戏时,要考虑婴幼儿当前手部肌肉发育的特点,提供的小球、积木体积略大,绘画工具应以较粗的水彩笔和蜡笔为主。在涂鸦涂色时,应让婴幼儿自由地随意地涂鸦点线,不可要求婴幼儿画出直线或沿边缘均匀涂色。此外,要合理控制时间和强度,不要造成婴幼儿过度疲劳,影响手部骨骼和肌肉的生长发育。

2)要适应婴幼儿的兴趣:游戏是婴幼儿的学习方式,也是婴幼儿天性,自由、自发和自主是游戏活动的本质特征,这意味着每名婴幼儿都需要根据自己的兴趣和需要来游戏,成人所设计的游戏要适应婴幼儿的兴趣。游戏同时也是婴幼儿探索世界的方式,是他们获得愉悦情绪的重要手段。

3)满足婴幼儿的发展需要和个体差异:每名婴幼儿的发展既符合一定的发展阶段特点,同时又有个体差异,不能用发展阶段性代替差异性。保育人员在设计婴幼儿活动时,要着眼于每名婴幼儿的特点,提供适度挑战、有层次的活动材料和内容,让婴幼儿在自主操作、主动探索中获得发展。

2. 生活化原则。婴幼儿对周围的世界充满着好奇,他们通过持续地与周围环境、材料互动来进行探索,不断建立起对周围世界和生活环境的认知。设计婴幼儿的活动要与生活紧密结合,帮助婴幼儿通过游戏等活动来熟悉和适应社会生活。生活化原则体现在以下几个方面。

1)提供生活化的活动材料。将婴幼儿所熟悉的生活物品作为活动材料,如使用的勺子、小碗等,不仅能增加婴幼儿参与活动的热情和兴趣,更能帮助其获得认知经验,进一步探索物品的不同特性、功能等。

2)活动内容生活化。如带婴幼儿在户外晒太阳,感知不同光线,听风声、雨声、风吹树枝的声音,还可以让婴幼儿试着把花生米和黄豆分开(需注意监护)。结合日常生活中的事物,带养者可以随时随地就地取材与婴幼儿进行互动。

3)活动目标要着眼于适应社会生活的能力。这有助于婴幼儿提高生活自理能力,养成良好的生活习惯。婴幼儿往往将生活中的事物当成游戏的对象,是以"玩"的方式进行学习。如婴幼儿在一日生活流程中,喝水、如厕、进餐、擦嘴、穿脱衣服等活动都与精细运动的发育有着密切的联系。

3. 整体性原则。活动目标是活动的出发点和归宿。在设计和选择婴幼儿游戏时,要结合婴幼儿的发展现状和整体发展水平来制定适宜的目标。由于婴幼儿处在身体动作、语言、情绪情感、社会性各方面快速发展的时期,活动的开展不仅有利于婴幼儿某一个方面的发展,也能促进其多方面、整体性的发展。因此活动设计应充分尊重婴幼儿天性,全面了解各方面的发展需求。

设计和选择婴幼儿活动时,避免重认知和智力发展,忽略婴幼儿情绪情感体验。如10 月龄的婴儿喜欢反复扔东西让成人捡起来,在成人看起来是调皮,而婴儿却乐得呵呵笑。如果把握活动设计和选择的整体性原则，成人就能理解婴幼儿反复扔东西不是调皮，而是为了发现物体和动作间的关系，发现自己的能力，从而获得愉悦感。

同时，也要避免在设计和选择活动时，过于强调语言、思维的发展，忽略动作发展的倾向。0~3岁婴幼儿的动作发展不仅是智力发展的重要外显性指标，更是其智力发展和心理建构的主要力量。婴幼儿通过动作发展建立自己和世界的联系，通过自己的身体和感官去适应周围的环境。保育人员应为婴幼儿创设充分运动和活动的空间，让婴幼儿在身体和感官探索中逐渐丰富认知，如和8月龄左右的婴幼儿玩"过小山"的游戏，通过软垫上设置障碍物，保育人员用语言鼓励和给出提示，让婴幼儿在游戏中明确动作和语言的对应关系，不仅可以锻炼婴幼儿爬行动作，还可以促进其动作和语言的发展。

（三）合理规划和督导保育活动开展

婴幼儿每日在托总时间长、活动流程环环相扣、活动类型丰富，所以托育机构需结合机构办托理念和机构的一日生活流程安排制订机构的活动计划，如周活动计划（表11-8）、班主题活动方案（表11-9），以保障保育活动设计不仅有全面性规划，还能在一日生活流程中有效地开展。

表11-8 某托育机构周活动计划安排表

日期	年 月 日至 年 月 日 班级老师				
本周工作重点					
家长工作重点					
时间段	项目	星期一	星期二	星期三	星期四	星期五
8：00—8：30	入托晨检、晨间活动					
8：30—9：00	营养早餐（餐前准备、餐后整理）					
9：00—10：00	早操律动、户外活动					
10：00—10：30	如厕盥洗、早点时间					
10：30—11：30	主题活动	名称：目标：	名称：目标：	名称：目标：	名称：目标：	名称：目标：
11：30—12：00	餐前准备、营养午餐					
12：00—12：20	餐后散步					
12：20—15：00	入睡准备、午睡					
15：00—15：30	起床盥洗、午点					
15：30—16：00	户外活动	名称：目标：	名称：目标：	名称：目标：	名称：目标：	名称：目标：
16：00—16：30	游戏活动					
16：30—17：00	营养晚餐					
17：00—17：30	离托活动					

注：各机构可根据实际情况调整活动内容。

表 11-9　某托育机构班主题活动方案

班级		活动日期	
活动名称		活动形式	
活动目的		活动材料	
活动过程			
延伸互动			
活动反思			

托育机构管理人员不仅要制定婴幼儿一日生活流程、督导保育人员按计划实施活动，还需对一日生活流程中的保育活动做好过程质量的把控。比如，可通过每日巡查，了解一日生活流程开展情况（表 11-10）；深入班级，观摩保育人员一日生活流程组织（表 11-11），从而了解保育人员是否按要求执行一日生活流程，掌握班级活动实施效果，以确保机构提供的照护质量。

表 11-10　某托育机构管理人员一日生活巡查表

日期	年　　月　　日至　　年　　月　　日		记录人	
内容	早巡情况记录	午巡情况记录	晚巡情况记录	重点问题整改跟进
星期一				
星期二				
星期三				
星期四				
星期五				

表 11-11　某托育机构半日活动观摩表

日期		班级		班级老师	
观摩重点：是否按一日生活流程开展活动、保育活动是否符合班级婴幼儿水平、活动效果					
环节	评价标准		组织情况和婴幼儿表现		评析
生活照护	1. 保育照护实施回应性照护，符合标准流程； 2. 各环节过渡自然、分工站位合理； 3. 有符合婴幼儿年龄特点、科学合理的生活常规。				
户外活动	1. 目标和流程设计合理，符合婴幼儿身体发展需要； 2. 活动材料有准备，有趣味性、层次性、挑战性； 3. 保育人员分工站位合理，能针对性地进行指导。				

续表

游戏活动	1. 有目的地投放游戏材料，材料丰富有层次； 2. 婴幼儿有充分的自主游戏时间和空间； 3. 保育人员观察指导，给予多种形式的支持和引导。		
主题活动	1. 目标符合本班婴幼儿年龄特点和实际水平； 2. 内容贴近婴幼儿的生活，过程流畅，层次清晰； 3. 关注婴幼儿参与的过程，能及时做出有效的回应。		

本节小结

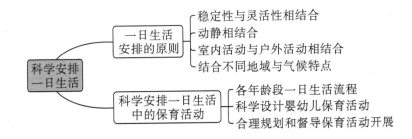

案例 11-3 分离焦虑的豆豆

豆豆是 8 日前新加入托小班的宝宝，目前还处于分离焦虑期，情绪不太稳定，爱哭闹。豆豆每次走出教室，去户外经过大厅都会想起妈妈，就会开始长时间哭闹，所以班级保育人员提出建议，近日户外活动都让他留在班级活动，不经过大厅。这样可以避免他情绪反复，引起哭闹。

案例 11-3 思考：你赞同这位保育人员的建议吗？

解析：一日生活安排原则之一是需要动静结合，室内活动和户外活动均能从不同方面促进婴幼儿的身心发展。因为担心情绪反复，就剥夺婴幼儿户外活动的权利，不利于其身心的健康发展。同时，让他独自和一位保育人员在教室活动，反而让婴幼儿脱离了集体，更加孤独。保育人员创设丰富的户外游戏活动，能调动婴幼儿的情绪，吸引婴幼儿注意力，也是婴幼儿从分离焦虑情绪中转移注意力的一种方式。

案例 11-4 宝宝们"不买账"的活动

春晓是托小班新来的保育人员，她最近观察到宝宝对生活中的物品开始有指认的兴趣，于是在一日生活流程中设计了认识蔬菜、水果的课程活动，她准备了丰富的图片，并用 PPT 进行多媒体展示。可是在活动实施时，她发现宝宝兴趣并不高。

案例 11-4 思考：为什么宝宝在活动中兴趣并不高？

解析：1. 保育人员观察到班级婴幼儿的兴趣，但在活动设计上未考虑托小班年龄段的学习特点。这个阶段婴幼儿的活动材料应以生活化材料为主，可以触摸、操作才能增加婴幼儿的参与热情和兴趣，才能帮助其获得认知经验，进一步探索事物的不同特征、功能。

2. 从婴幼儿健康发展的角度，托育机构不应给低龄段婴幼儿提供电子屏幕等播放设备。根据《成都市托育机构婴幼儿照护服务指南（试行）》规定："控制电子屏幕使用时间。2 岁以下婴幼儿禁止使用电子屏幕；2-3 岁幼儿控制电子屏幕使用时间，每日1-2 次，每次不超过 15 分钟。"

参考文献

[1] 李敬，区绮云，刘中勋. 托育机构组织管理导论 [M]. 北京：中国人口出版社，2022.

[2] 万慧颖，宋慧，彭妹. 0-3 岁婴幼儿早期教育导论 [M]. 长沙：湖南师范大学出版社，2021.

[3] 宋文霞，王翠霞. 幼儿园一日生活环节的组织策略 [M]. 北京：中国轻工业出版社，2012.

（江熠楠　刘德莉）

第十二章　婴幼儿生活照护与指导

导读

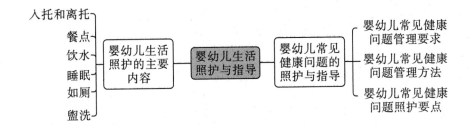

第一节　婴幼儿生活照护的主要内容

婴幼儿的照护是指遵循婴幼儿成长特点和规律，促进婴幼儿在身体发育、动作、语言、认知、情感与社会性等方面的全面发展。《国务院办公厅关于促进 3 岁以下婴幼儿照护服务发展的指导意见》指出：各类婴幼儿照护服务机构可根据家庭的实际需求，提供全日托、半日托、计时托、临时托等多样化的婴幼儿照护服务。生活照护在婴幼儿一日生活流程中时间占比最大，对婴幼儿身心发展影响巨大，因此，保证托育机构生活照护质量是婴幼儿健康成长的重要保障之一。

一、入托和离托

入托和离托分别是一日托育生活开始和结束的标志，服务对象涉及婴幼儿及其家长。因此，该环节既要帮助婴幼儿做好不同生活环境之间的过渡衔接，也要关注家托之间的沟通交流，促进家托合作共育。入托和离托包括入托准备、家托互动、离托晚检三个板块的内容。

（一）入托准备

入托准备是保障每日托育生活顺利开展的前提和基础。为给婴幼儿营造一个安全卫生、舒适愉悦的生活和游戏环境，托育机构应做好如下准备：晨间准备、晨检、晨检记录。

1. 目标。

1) 能按照要求完成婴幼儿入托前清洁卫生、消毒、安全检查的工作。

2) 掌握入托准备中的主要内容及指导要点。

2. 准备。

1) 清洁消毒准备：84消毒液、清洁消毒盆、消毒毛巾、清洁毛巾、卫生消毒记录本。

2) 安全检查准备：每日安全检查记录本。

3) 晨检准备：手电筒、额温枪、一次性橡胶手套、压舌板、消毒凝胶或75％乙醇。

3. 主要内容及指导要点（表12-1）。

表12-1　入托准备主要内容及指导要点

主要内容	指导要点
晨间准备	1. 环境和物品消毒：保育人员应按照《托育机构环境和物品预防性消毒方法》的规定来执行，如开窗通风，保持空气流通。室内外清洁做到"六净"，即地面、桌椅、门窗、玩具柜、口杯架、毛巾架保持整洁，并进行记录。 2. 安全检查：保育人员要检查室内环境，如门口、地面、物品、玩具等是否存在不安全因素，由专人负责检查与记录，从而落实安全检查制度。 3. 保育人员备好充足的生活物资、游戏材料，如婴幼儿饮用水和种类丰富、数量充足的游戏材料。 4. 个人仪表整洁：不留长指甲、不戴戒指等，晨检人员穿着工作服。 5. 为婴幼儿提供温暖的、具有支持性的、敏感发现婴幼儿需求并及时给予积极回应的良好保育照护环境，如分离焦虑期、乐意探索期、主动习得期的环境准备，促进婴幼儿与带养者建立良好的依恋关系，帮助其培养安全感与信任感。
二次晨检	1. 保健人员检查婴幼儿：如婴幼儿的身体与精神状况，有无发热和皮肤异常，有无携带不安全物品，并针对检查情况及时做出妥善处理。合理站位，保证观察到入托的每名婴幼儿。 2. 保健人员简短询问家长：如婴幼儿当日或前晚有无异常情况、特殊需求等。合理站位，共同保证每名婴幼儿能在视线范围之内。 3. 如有异常，保健人员应根据具体情况决定婴幼儿是入托继续观察，还是让家长带回家休息或直接去医院就诊，并应向家长做好沟通解释工作。
晨检记录	1. 晨检人员及时做好入托晨检记录。 2. 晨检人员及时沟通记录情况。

4. 注意事项。

1) 应有专门区域进行晨检，该区域需靠近托育机构大门处。

2) 遇有保健人员请假或出差，应有可接替该项工作的保育人员。

3) 合理分工，保障每日班级环境卫生、整洁、安全、舒适。

4) 合理站位，保证每名婴幼儿都在视线范围内。

5) 晨检时密切配合，特别是传染病高发时段，共同把牢入托第一关。

6) 引导家长共同参与到婴幼儿的晨检工作中，如告知家长婴幼儿入托时的卫生、安全要求，指导家长提前做好检查，促进家托合作共育。

安全检查记录表见表12-2。

表 12-2　安全检查记录表

检查内容	1. 晨间入托，保育人员首先检查门窗、桌椅床和电器是否存在破损及漏电漏水等安全隐患。 2. 保育人员检查婴幼儿入托是否带有不安全的物品。 3. 晚间离托，保育人员再次查看交接班记录，检查水电设施及门窗等是否关闭。				
检查时间	晨间检查情况	保育人员	晚间检查情况	保育人员	备注

班级消毒记录表见表 12-3。

表 12-3　班级消毒记录表

日期					
餐桌 （250mg/L 含氯消毒液擦拭）					
便盆、便池、卫生间地面 （1000mg/L 含氯消毒液冲洗、浸泡、擦拭）					
活动室、盥洗间地面 （500mg/L 含氯消毒液拖拭）					
睡眠室地面 （500mg/L 含氯消毒液拖拭）					
运行空气消毒机	睡眠室				
	活动室				
开窗通风	盥洗间				
	睡眠室				
	活动室				
口杯 （洗净后放入消毒柜）					
水池、水龙头、门把手、 窗台、杯架 （250mg/L 含氯消毒液擦拭）					
擦手毛巾 （250mg/L 含氯消毒液浸泡）					

日期				
桌椅、床栏、毛巾架、玩具柜 （250mg/L 含氯消毒液擦拭）				
玩具 （250mg/L 含氯消毒液浸泡）				
图书 （暴晒 2 小时）				
被褥 （带回家清洗更换）				

（二）家托互动

家托互动是指通过多种方法，如入托和离托交流、家长会、来访、咨询等，开展婴幼儿保育照护的交流与指导。为保障家托之间的合作共育，一日生活流程中的家托互动内容应包括晨间接待、一日反馈和意见收集三部分。

1. 目标。

1）能通过一日生活流程中家托互动构建良好的家托沟通平台。

2）掌握一日生活流程中家托互动的主要内容和指导要点。

2. 准备。家托联系制度中的相关资料（周计划、周活动反馈、周婴幼儿游戏记录、月卫生保健知识、月健康养育知识）、婴幼儿一日生活反馈表等。

3. 主要内容及指导要点（表 12-4）。

表 12-4　家托互动主要内容及指导要点

主要内容	指导要点
晨间接待	1. 保育人员大方、友善、微笑着接待婴幼儿和家长，坚持使用接送卡和晨间健康卡。 2. 保育人员主动向婴幼儿打招呼、问好，与家长道别。对婴幼儿的微笑及"你好"的语言表达及时地做出回应，要尽情地表达喜悦与幸福的情绪，给予笑脸、开心的姿态和语言的回应。 3. 保育人员能认真观察并询问每名婴幼儿的情绪状况，识别其消极情绪（如哭闹、精神萎靡等），并通过适宜的方式对婴幼儿进行安抚，疏导其消极情绪。同时针对婴幼儿的情绪问题（如婴幼儿分离焦虑严重且长期得不到解决等）与家长沟通，找准解决问题的途径和方法，保障婴幼儿身心健康愉悦。
一日反馈	1. 保育人员观察并记录婴幼儿一日在托生活情况，如情绪、进餐、解便、衣物有无打湿需换洗等情况，做好一日在托生活记录。 2. 保育人员主动联系婴幼儿家长，根据实际情况采用多种沟通方式，如家托联系册中家长的一封信、一日生活反馈表等，向家长沟通婴幼儿的在托活动情况。 3. 如发现婴幼儿在托时的异常情况，及时同家长做好沟通与反馈。 4. 及时记录生病未到托婴幼儿具体情况，与家长做好沟通和交流。 5. 通过多种方式向家长宣传科学育儿理念与科学养育照护方法，倡导家托共育，多途径收集家长的意见和建议，满足家长的个性化需求。
意见收集	1. 保育人员多途径收集家长的意见和建议。 2. 做好月度、学期家长评价托育机构记录。

相关工作表格见表 12-5 至表 12-8。

表 12-5 班级一日生活反馈表

星期   月   日

姓名	情绪	午餐	午睡	晚餐	大便	尿湿	其他

表 12-6 托育机构因病缺课患儿追踪情况汇总表

序号	日期	姓名	性别	年龄	发病时间	主要症状*	处理**	就诊医院	追踪结果***	诊断	追踪联系人	备注

注：*，请填写：1）发热，注明温度；2）咳嗽；3）咽痛；4）呕吐，注明次数；5）腹泻，注明次数；6）皮疹；7）结膜充血；8）其他，详细描述。

**，请填写：1）在托观察；2）离托，请标注离托就医时间；3）其他，请说明。

***，请填写：1）传染病早期症状；2）传染病患者（医院确诊病例）。

表 12-7 班级特殊婴幼儿情况一览表

姓名	既往史							营养性疾病			
	鱼虾过敏	牛奶过敏	鸡蛋过敏	面粉过敏	其他过敏	热性惊厥	习惯性关节脱位	单纯性肥胖	生长发育迟缓	低体重	消瘦

表 12-8 晨检及婴幼儿全日健康观察记录表

日期	晨检情况	全日健康观察	检查人

（三）离托晚检

婴幼儿离托时，由各班级保育人员进行离托晚检，包括观察身体与精神状况，有无尿湿、弄湿衣袖或鞋子反穿等情况，服饰用品是否整洁齐备等。

1. 目标。

1）能按照要求完成婴幼儿离托晚检、离托接待和晚检记录工作。

2）掌握离托晚检中的主要内容及指导要点。

2. 准备。额温枪、消毒凝胶、交接班记录本。

3. 主要内容及指导要点（表 12-9）。

表 12-9 离托晚检主要内容及指导要点

主要内容	指导要点
离托晚检	1. 保育人员先观察婴幼儿精神状态、面色及有无发热现象，并检测婴幼儿的体温。其次让婴幼儿自己先把衣兜里的玩具或其他物品全部掏出放在规定的地方，保育人员检查婴幼儿有无携带不安全的物品。 2. 保育人员语言指导婴幼儿回忆一日的愉快生活，保持愉悦的情绪；引导婴幼儿适当参与收拾整理，辨认自己的物品；做好离托前的安全教育。 3. 保育人员整理或检查婴幼儿的仪表，注意扎好衣裤，检查有无尿湿、弄湿衣袖或鞋子反穿等情况。
离托接待	1. 保育人员坚持使用接送卡；有计划、简短地与个别家长做必要的交流；兼顾未离托婴幼儿的个别活动，确保安全；鼓励婴幼儿与保育人员、同伴道别，期待明天再见。 2. 保育人员将婴幼儿更换的湿衣裤用塑料袋装好，交予家长并将处理情况反馈给家长；做好分工，对个别婴幼儿的生活情况与家长简短交流；协助其他保育人员关注未离托婴幼儿的活动情况，发现问题及时处理；提醒并协助即将离托婴幼儿带走个人物品，整理好自己使用的班级物品。 3. 保育人员要为婴幼儿做出积极沟通的榜样，看到婴幼儿与他人互动说"再见"时，要积极鼓励并回应。
晚检记录	1. 保育人员及时做好晚检记录，需将观察发现的异常情况登记下来，并关注当日婴幼儿情况，如有异常情况，及时处理。 2. 保育人员及时沟通记录情况。

4．注意事项。

1）合理站位，保证每名婴幼儿都在视线范围内。

2）离托接待时把好大门关，做好安全防护，并确保将每名婴幼儿交到了家长手中，做好登记和记录。

相关工作表格见表 12-10、表 12-11。

表 12-10 交接班记录表

上午保育人员：　　　下午保育人员：　　　　　年　　月　　日　　星期：

缺勤婴幼儿姓名	情况记录

表 12-11 晨午晚检记录表

班级：

日期		应到人数	实到人数	因病缺勤人数	传染病早期症状人数						疑似传染病人数					群体性反应	个人卫生不合格人数				备注
					发热	皮疹	腹泻	呕吐	咳嗽	其他	流感	水痘	流腮	手足口	其他		头发	指甲	衣服	饰品	
	早																				
	中																				
	晚																				

二、餐点

婴幼儿生长发育迅速，充足的营养和科学喂养是促进婴幼儿体格生长、机体功能成熟及大脑发育的保障。养成良好的饮食习惯，是培养婴幼儿健康生活方式的重要内容。为保障婴幼儿的健康成长，托育机构应做好餐点环节的生活照护，包括进餐照护、水果/点心喂养指导。

（一）进餐

做好进餐照护是提高餐点环节质量的关键，要根据每名婴幼儿的年龄特点和个体差异提供进餐照护服务。进餐照护包括餐前准备、调制主食/辅食、喂养主食/辅食、餐后清洁、餐后活动五个板块的内容。

1．目标。

1）能按照要求完成餐前准备、调制主食/辅食、喂养主食/辅食、餐后清洁、餐后活动的工作。

2）掌握进餐照护中的主要内容及指导要点。

2．准备。奶瓶、奶瓶刷、奶瓶消毒机，餐具、渣盘，围兜，擦嘴巾、擦手巾，一次性手套、口罩、围裙，清洁用品等。

3．主要内容及指导要点（表12-12）。

表 12-12 进餐照护主要内容及指导要点

主要内容	指导要点
餐前准备	1．保育人员双手消毒，戴上一次性手套、口罩、围裙。 2．保育人员应保障进餐环境卫生、整洁、舒适、畅通，餐桌椅的摆放、布局和座次安排最好能按需调整，利用餐前活动时间严格按照规范清洁、消毒桌面。 3．保育人员应做好餐具、餐食的准备与分发，根据婴幼儿的年龄特点提供餐具，并按出勤人数分发餐具，同时鼓励有能力的婴幼儿参与协助餐具摆放等活动。 4．保育人员井然有序地组织内容丰富的餐前活动，如分批组织每名婴幼儿有序、规范地如厕、洗手，创设良好的进餐环境。
调制主食/辅食	1．保育人员根据个体需求准备母乳或调制配方奶粉，严格配比、奶量达标、温度适宜、按时喂养；根据个体月龄需求调制辅食，科学配比、搭配合理、温度适宜。 2．除常规照料，保育人员还要关照个别婴幼儿的特殊需求，根据婴幼儿身体状况的特殊需要调整膳食和喂养方式，如对食物过敏的婴幼儿、肥胖儿等。 3．保育人员运用形象有趣的语言，以多种方式介绍食谱或调制过程，激发婴幼儿食欲，使其不偏食、不挑食、不包饭。
喂养主食/辅食	1．保育人员一对一地科学喂养或鼓励、帮助婴幼儿半独立或独立进食，不催食，注意食物的温度、进食速度等。 2．保育人员观察婴幼儿进食状况或帮助个别婴幼儿进食，不催食；及时进行随手清洁。 3．顺应性喂养：保育人员要通过识别婴幼儿在进食过程中发出的语言或非语言信号来调整喂养行为，根据婴幼儿发展能力提供适龄的食物、进食帮助和适宜的喂养环境。
餐后清洁	1．保育人员帮助或指导婴幼儿将餐具送回指定地方，用正确的方法擦嘴与漱口。 2．保育人员及时清洁，逐一检查婴幼儿衣物是否干爽，如有弄湿及时更换。

主要内容	指导要点
餐后活动	保育人员应组织适宜的餐后活动,在内容和性质上合理,如不宜组织玩大型玩具、奔跑嬉戏、剧烈运动等活动,可组织种类丰富、多变化的安静活动,如故事小天地、桌面游戏等,让婴幼儿乐于参与。

4. 注意事项。

1) 分工合理,保障准备及喂养环境清洁、卫生、安静、有序。

2) 每餐进食时间在 20~30 分钟,细嚼慢咽;漱口可喝 1~2 小口温水。

3) 为保障进餐的安全,托育机构应有进餐突发事件的应对和处理机制,在进餐突发事件发生(如打翻餐具、呕吐、排便在身、呛咳等)时能及时识别并迅速做出反应。

(二)水果/点心

婴幼儿以一日"三餐两点"制为宜。托育机构需要根据季节选择当季时令瓜果蔬菜等,进行科学配比,制定每日营养食谱。点心指饭前或饭后的小量餐饮,其种类丰富多样,如中式点心、西式烘焙食品等。

1. 目标。

1) 能按照要求完成婴幼儿进餐前清洁、水果/点心喂养、餐后整理的工作。

2) 掌握水果/点心喂养指导的主要内容及指导要点。

2. 准备。餐盘、带盖托盘、餐夹,围兜,擦嘴巾、擦手巾,一次性手套、口罩、围裙;清洁用品等。

3. 主要内容及指导要点(表 12-13)。

表 12-13 水果/点心喂养指导主要内容及指导要点

主要内容	指导要点
餐前准备	1. 保育人员双手清洁,戴上一次性手套、口罩、围裙;准备餐盘、带盖托盘、餐夹,根据不同点心和水果较快速地简易摆盘、切配。 2. 保育人员共同创设安静、清洁的进食环境,营造良好氛围。
喂养水果/点心	1. 保育人员运用形象有趣的语言,以多种方式介绍点心或水果,激发婴幼儿食欲,巡回观察进食情况,及时指导,不催食。 2. 保育人员依据婴幼儿年龄特点分发或指导婴幼儿有礼貌、适量地自主取拿。 3. 对于刚开始添加辅食的婴幼儿,避免小颗粒的或者比较硬的水果,以软烂的水果为主,如熟香蕉、牛油果、猕猴桃、黄蕉苹果、火龙果等,都可以用研磨碗压成泥。 4. 婴幼儿遇到不喜欢吃的点心和水果时,保育人员不能简单地用"不行"的指令,要积极正面地回应和引导婴幼儿的行为。
餐后整理	1. 保育人员指导婴幼儿自主收拾整理餐盘及清洁桌面。 2. 保育人员清洗、消毒餐盘,清洁桌面、地面等。

4. 注意事项。

1) 天气冷的时候,可以将水果加热,如煮一下或者隔着温水热一下。

2) 水果推荐摄入量,如 7~12 月龄,推荐每日摄入 25~100g;13~24 月龄,推荐每日摄入 50~150g,大约为 1 个小的猕猴桃,或是半个中等大小的苹果或半根香蕉;

25～36 月龄，推荐每日摄入 100～200g，大概是 2 个小猕猴桃或者 1 个中等大小的苹果或一根香蕉。

三、饮水

每个阶段的婴幼儿除了通过奶和食物摄入水分，还需要额外饮水。但是，婴幼儿主动饮水的意识较为薄弱，因此需要成人提醒、指导他们每日饮用足量的水。托育机构在组织饮水活动时应做好充分的饮水安排与准备，对婴幼儿进行饮水照护和整理活动。

为保障婴幼儿的饮水卫生和饮水量充足，在组织饮水活动前托育机构应做好饮水前的安排，1～3 岁婴幼儿需要保证每日饮水量 600～700mL。

1. 目标。

1）能按照要求完成婴幼儿饮水准备、饮水照护和饮水后的整理工作。

2）掌握饮水照护的主要内容及指导要点。

2. 准备。奶瓶、水壶或水杯，围兜，专用水杯架、饮水设备、擦嘴巾等。

3. 主要内容及指导要点（表 12-14）。

表 12-14　饮水主要内容及指导要点

主要内容	指导要点
饮水准备	1. 保育人员提供符合《生活饮用水卫生标准》的温度适宜的饮用水，并能根据需要及时补充。 2. 保育人员双手清洁，提供的饮用水桶、饮水用具（奶瓶、水壶或水杯）干净卫生且每日按时消毒，桌面消毒，保持地面干燥，防止婴幼儿摔倒。
饮水照护	1. 保育人员运用饮水环境创设和形象有趣的语言，引导婴幼儿愿意或喜欢饮用白开水，增加饮水的愉悦性；帮助或指导婴幼儿掌握三种饮水用具的用法，如双手抱握奶瓶或水壶吮吸、用水杯直饮。 2. 保育人员巡视观察婴幼儿的饮水量，纠正个别婴幼儿饮水的不适宜习惯。 3. 除固定的饮水时间外，保育人员根据季节、气候、活动等需要灵活组织婴幼儿饮水，允许其随渴随喝。 4. 除了常规性照护，保育人员应对每名婴幼儿的饮水情况及饮水量做到心中有数，并有针对性地关照个别有特殊需要的婴幼儿饮水（如鼓励不爱饮水、感冒等婴幼儿多喝水）。
整理活动	1. 保育人员鼓励或指导婴幼儿自主收放奶瓶、水壶或水杯等。 2. 保育人员随手清洁，逐一检查婴幼儿衣物是否干爽，如有弄湿及时更换。

4. 注意事项。

1）合理分工，选择安全、洁净、健康的饮用水，掌握适宜的水温，保证婴幼儿每人 1 巾 1 杯，每日清洗消毒；保证婴幼儿按需饮水。

2）不建议一次性喝太多水，每日上下午各集中饮水 1～2 次。1～3 岁婴幼儿每日饮水量 600～700mL，每次饮水量 50～100mL。建议夏季水温 30℃左右，冬季水温 50℃左右。

3）水并非越纯越好，婴幼儿不宜长期饮用纯净水，以免减少矿物质的摄入。

四、睡眠

婴幼儿睡眠管理需注意睡眠时间和睡眠质量，睡眠时间长度、特质和状态在不同月龄和个体表现出极大差异，因此在关注睡眠问题时，需要采取个体化的照护措施。托育机构应充分做好睡眠活动时的保育，包括睡眠准备、睡眠照护和起床照护，进而保障婴幼儿获得良好的睡眠质量。

（一）午睡

午睡是人体保护生物节律的一种方法，不仅可以消除上午的疲劳，保持良好的情绪，还可以弥补夜间睡眠不足的影响，提高下午的精神状态。需不需要午睡和个人的体质、睡眠状态、年龄、有无疾病等条件密切相关。

1. 目标。

1）能按照要求完成婴幼儿睡眠准备、睡眠照护和起床照护工作。

2）掌握午睡照护的主要内容及指导要点。

2. 准备。睡眠室、床铺、被褥、拖鞋、交接班本。

3. 主要内容及指导要点（表 12-15）。

表 12-15　午睡主要内容及指导要点

主要内容	指导要点
睡眠准备	1. 床位安排合理并能根据需要及时调整，如体弱儿应安排在背风处、易尿床儿可安排在便于照顾的地方、咳嗽儿与其他婴幼儿的床位保持一定距离等。 2. 保育人员提前进入睡眠室关闭窗帘，检查午睡环境，保持睡眠室的整洁和空气流通；冬夏两季调节好室内温度，按要求做好空气消毒；夏季睡前，应用温水擦拭凉席。 3. 保育人员应认真为每名婴幼儿进行睡前检查，如检查婴幼儿身体健康状况、婴幼儿是否携带玩具或异物上床等。 4. 保育人员组织婴幼儿做好睡前准备，活动的内容与性质合理，如分批组织婴幼儿有序铺被子、睡前如厕，减少等待时间，讲睡前故事，帮助婴幼儿平静情绪等，建立良好的午睡秩序。

主要内容	指导要点
睡眠照护	1. 保育人员组织婴幼儿就寝，如帮助个别婴幼儿顺利脱下衣物，整齐叠放，直到全体婴幼儿躺下。 2. 婴幼儿午睡时，保育人员应轮流在旁看护，帮助婴幼儿逐步养成正确的睡姿，不蒙头睡觉、不俯卧、不玩玩具等。 3. 保育人员巡回关注午睡中婴幼儿的安全和健康，不离岗、不做与午睡照护无关的事，及时记录午睡情况。做好一摸、二看、三查：摸婴幼儿的体温；看婴幼儿盖被情况、睡眠姿势等，保育人员及时纠正；查看手上是否有小物件，查看婴幼儿的面色等。 4. 对于入睡困难的婴幼儿，保育人员应了解婴幼儿的入睡特点，并采取适宜的方式照料，如面对分离焦虑期的婴幼儿，可为婴幼儿提供依恋物满足他们的情感需求。 5. 保育人员掌握并尊重每名婴幼儿的睡眠问题、生物规律、个体差异，采取适宜的方式为个别婴幼儿提供照护。
起床照护	1. 起床时，保育人员能根据婴幼儿的年龄特点和体质差异，安排起床次序，年龄小或体质弱的婴幼儿可先睡后起，冬季先穿衣服再穿裤子。 2. 保育人员认真落实每名婴幼儿起床后的午检工作，测体温，观察婴幼儿的精神、情绪、面色等是否正常并积极回应。 3. 保育人员认真帮助每名婴幼儿整理衣物，保持衣着整洁，指导婴幼儿循序渐进地学习穿衣、裤、鞋、袜。 4. 婴幼儿全部离开睡眠室后，保育人员再整理床铺和打扫；如有尿床，应及时换洗、晾晒寝具。

4. 注意事项。

1）合理分工，保障婴幼儿有序上床，提醒婴幼儿身体不适时主动告知保育人员。

2）午睡中认真观察和发现婴幼儿是否有异常情况，及时做好午检记录，如遇异常情况需立即上报保健人员。

（二）小憩

婴幼儿的睡眠与成人有很大差异，他们的睡眠模式会随着年龄增长发生巨大变化。新生儿每日睡 16~18 小时。起初他们在一日中的任何时间都能睡觉，但大约 6 月龄后，他们的生物钟逐渐与昼夜循环同步。约 12 月龄后，婴儿主要在夜间睡眠，白天小憩数次。而在大约 2 岁后，大多数婴幼儿在白天只进行 1 次小憩。

1. 目标。

1）能按照要求完成婴幼儿小憩照护。

2）掌握小憩照护的主要内容及指导建议。

2. 准备。"娃娃家"玩具、睡眠室、毯子、交接班本。

3. 主要内容及指导要点（表 12-16）。

表 12-16　小憩主要内容及指导要点

主要内容	指导要点
陪伴小憩	保育人员及时分工，有人陪伴个别婴幼儿的小憩，有人继续组织全体婴幼儿的活动，有人负责随时关注。
小憩记录	保育人员及时记录小憩情况，与家长沟通交流。

4. 注意事项。

1）合理分工，面向全体的同时关注个体需求。

2）合理站位，保证每名婴幼儿都在视线范围内。

3）提醒婴幼儿身体不适时主动告知保育人员。

案例12-1思考：悦悦的手指为什么会变得乌青？

解析：1. 婴幼儿在午睡睡着前喜欢摆弄手上的皮筋或其他小玩意。

2. 保育人员在睡前没有为每名婴幼儿进行睡前检查，如检查婴幼儿是否携带玩具、头饰或异物上床等。

3. 悦悦的手指乌青表示皮筋已经缠绕一段时间了，午睡时保育人员未定时巡查婴幼儿的午睡情况（以10分钟1次为宜），引发了意外伤害，好在保育人员在后来及时发现了，否则后果不堪设想。

五、如厕

案例12-2 憋尿的东东

东东，男孩，2岁。东东在进入托育机构后，经历了较长一段时间的分离焦虑期，在10月份后有所缓解，但从12月份开始，东东不尿了。主要表现为：嘴巴里说我没有尿尿，但是实际情况是会用屁股不断地摩擦凳子，时间大概会持续30分钟到1个小时，憋尿的时间很长，有时甚至可以憋一日。保育人员尝试着脱他的裤子尿尿时，他会出现强烈的反抗（如用手掐自己的生殖器部位），情绪变化大（会大声地哭闹）。

案例12-2思考：东东为什么不尿尿了？

如厕对婴幼儿生理和心理的发展都有极为重要的影响。在生理方面，大小便本身是婴幼儿正常的排泄过程，是正常的生理反应，它能反映婴幼儿的身体健康状况。在心理方面，培养婴幼儿良好的如厕习惯和如厕能力对身心健康发展有益。因此，托育机构应做好相应的如厕安排与准备、如厕照护和如厕指导。

（一）小便

及时观察婴幼儿的小便情况并给予婴幼儿合理的照料。婴幼儿小便的颜色可以释放出一些信号，如盐类尿多发生于婴幼儿，冬季常见，小便呈米汤样，多为原尿中含有大量的磷酸盐或尿盐酸，放置后易沉淀，如把小便放在瓶内加热会马上变澄清。盐类尿属正常生理现象，可不用药而愈，关键是要适量饮用温水。

1. 目标。

1）能合理组织婴幼儿有序如厕。

2）掌握小便照护的主要内容及指导要点。

2. 准备：卫生间，小便器、坐便器，痰盂。

3. 主要内容及指导要点（表 12-17）。

表 12-17 小便照护主要内容及指导要点

主要内容	指导要点
环境准备	1. 保育人员随时保持盥洗间、卫生间环境洁净、安全、干燥，厕纸准备充足，放在可自由取用的位置。 2. 保育人员创设宽松的生活环境，有便意时婴幼儿能主动表达或如厕，保证及时排便，允许婴幼儿随时如厕，提醒婴幼儿不憋尿、不尿湿裤子。
小便照护	1. 保育人员分工帮助或指导不同性别的婴幼儿半独立、独立使用小便器具，尝试自己脱、穿裤子。 女：脱裤子到膝盖下，再蹲下解便； 男：脱裤子到膝盖下，扶手、顶腰、提龟头。 2. 观察婴幼儿小便颜色和多少：如婴幼儿尿量少、尿色深，则适度增加饮水量；如婴幼儿小便颜色异常，则需将小便留样并及时与家长联系。 3. 尊重婴幼儿的如厕习惯，除固定的如厕时间（进餐前、集体活动前、入睡前），保育人员能根据婴幼儿的年龄特点、小便间隔规律，以及当日婴幼儿的情绪、饮食及气候等多种因素，随时关注婴幼儿发出的如厕信号或需要，及时提醒婴幼儿如厕，及时对易尿湿裤子的婴幼儿重点照顾并回应。 4. 保育人员在组织婴幼儿如厕时应分组、分批进行，从而减少等待时间，维持如厕时的良好秩序，避免因拥挤而产生安全问题。 5. 保育人员鼓励婴幼儿主动表达自己在如厕时遇到的困难、问题，及时给予回应与帮助。
便后清洁	1. 保育人员用图示或语言提醒婴幼儿便后冲水，整理衣裤。 2. 保育人员帮助和指导婴幼儿便后洗手。

4. 注意事项。

1) 合理分工，保障盥洗间、卫生间干净、安全，要求地面干爽、空气清新、便池洁净。严格按照《托育机构环境和物品预防性消毒方法》对盥洗间、卫生间器具等进行消毒。

2) 合理站位，保证每名婴幼儿都在视线范围内，观察人数，合理安排进入。

3) 提醒婴幼儿不在盥洗间、卫生间逗留玩耍；不憋尿、不尿湿；提醒男孩根据大小便需要使用便器。

（二）大便

婴幼儿大便的次数和质地常常反映其消化功能的状况，重视对婴幼儿大便的质地、颜色和次数的观察，正确识别正常和异常的大便，有助于早期发现婴幼儿消化道的异常，为健康养育婴幼儿提供依据。

1. 目标。

1) 能合理组织婴幼儿有序如厕。

2) 掌握大便照护的主要内容及指导要点。

2. 准备：盥洗间、卫生间，坐便器，痰盂，厕纸、厕纸筐，热水器、毛巾，换洗衣裤。

3. 主要内容及指导要点（表 12-18）。

表 12-18 大便照护主要内容及指导要点

主要内容	指导要点
环境准备	1. 保育人员随时保持盥洗间、卫生间环境洁净、安全、干燥。 2. 保育人员创设宽松的生活环境，有便意时婴幼儿能主动表达或如厕，保证及时排便，允许婴幼儿随时如厕，逐步养成定时大便的时间规律，提醒婴幼儿不憋便、不遗便在身上。
大便照护	1. 保育人员分工，帮助或指导婴幼儿半独立、独立使用坐便器具；尝试自己脱、穿裤子。 2. 保育人员观察婴幼儿大便形状、颜色和气味，判断婴幼儿胃肠道健康情况。 形状：香蕉状、块状、泥状、水状、硬邦邦状。 颜色：黄色、黑色或褐色，黏血。 气味：断奶前不臭；断奶后同成人的一样臭；恶臭、酸味、烧焦味。 3. 保育人员鼓励婴幼儿主动表达自己在如厕时遇到的困难、问题，及时给予回应及帮助。对于年龄较小的婴幼儿，保育人员要学着去揣测婴幼儿想要表达的内容，如当婴幼儿注视保育人员、对其笑或哭，或小脸憋红，或发出声音做手势时，保育人员要揣测婴幼儿想表达的意思，是否需要解便或者已经将大便拉在了裤子上。 4. 如果婴幼儿将大便拉在了裤子上，保育人员要平静地带婴幼儿去清洗间清洗并为婴幼儿换上干净舒适的衣裤，随时安抚婴幼儿的情绪。
便后清洁	1. 保育人员帮助婴幼儿便后擦屁股；提醒使用厕纸的婴幼儿从前往后擦，厕纸用后要入筐。 2. 保育人员运用图示或语言指导婴幼儿便后冲水、整理衣裤、洗手。

4. 注意事项。

1）合理分工，保障盥洗间、卫生间干净、安全，要求地面干爽、空气清新、便池洁净。严格按照《托育机构环境和物品预防性消毒方法》对盥洗间、卫生间器具等进行消毒。

2）合理站位，保证每名婴幼儿都在视线范围内，观察人数，合理安排进入。

3）提醒婴幼儿不在盥洗间、卫生间逗留玩耍；不憋便、不遗便在身上。提醒男孩根据大小便需要使用便器。不嫌弃婴幼儿遗便在身上，善意地及时清洁处理，特别在冬季时避免其受凉。

4）遵循婴幼儿的年龄特点和个体差异，通过多样的途径和方法培养婴幼儿良好的如厕习惯和自理能力。

（三）更换尿布

从出生到能够大小便自理，尿布一直陪伴着婴儿，几乎就是他的第二层肌肤。尿布的种类就材质而言，可分为布尿布与纸尿布。

1. 目标。

1）能按照要求完成更换尿布的工作。

2）掌握更换尿布的主要内容及指导要点。

2. 准备：纸尿布或布尿布、尿布台，干净毛巾，一次性手套。

3. 主要内容及指导要点（表 12-19）。

表 12-19　更换尿布主要内容及指导要点

主要内容	指导要点
环境准备	1. 保育人员洗手，戴上一次性手套。 2. 保育人员创设舒适环境，准备好更换的尿布、垫上一条干净毛巾。 3. 保育人员应提前准备好为婴幼儿换尿布用的卫生纸、尿布垫、干净尿布等，并且将所需物品摆放在方便拿取的固定位置，能根据需要及时补充。
更换尿布	1. 保育人员分工更换尿布。婴幼儿平躺、取出旧尿布、清洗干净屁股、风干皮肤、穿上新尿布、穿好衣裤、将婴幼儿放在安全地方；定时为年龄尚小的婴幼儿换尿布（约 2 小时更换 1 次）。 2. 换尿布时保育人员面带微笑，可以适当抚触、交谈，留意观察婴幼儿的信号、表情和肢体动作，做出恰当的回应。
清洁整理	1. 保育人员折叠旧尿布，如是一次性尿布则随即丢弃于垃圾桶中。 2. 保育人员丢弃一次性手套，用肥皂或洗手液清洗。

4. 注意事项。

1）合理分工，充分准备，彻底清洁，防止婴幼儿尿布疹。

2）更换动作因性别略有不同，要快、轻柔，防止因动作粗暴造成意外伤害。

案例 12-2 思考：东东为什么不尿尿了？

解析：1. 东东可能进入了肛欲期（analstage），又称肛门期，一般在 2~4 岁。婴幼儿过了口欲期，到了 18~36 月龄，感受到刺激肛门时带来的新奇感觉。

2. 保育人员如果强行让东东尿尿，东东反而会产生心理阴影，在东东进入肛欲期这个阶段后，不强制性地让东东尿尿，如果东东打湿了裤子，保育人员要平静而善意地带东东去换打湿的裤子。

3. 及时同东东的家长做好交流，了解东东在家尿尿的情况，帮助东东顺利地渡过肛欲期。

六、盥洗

案例 12-3　盥洗间里摔伤的小米

小米，女孩，1 岁 8 个月。在保育人员组织小朋友们去盥洗间洗手的途中，小米跑着进入后踩到地面的水渍摔倒了，额头碰到了洗手台，小米大哭。保育人员立即上前安抚并查看，发现小米的额头出血了。保育人员立刻联系保健室，保健人员在处理后发现小米的额头上有一道小口子，可能需要缝针，于是同托育机构管理人员一起将小米送往医院进一步检查并通知家长，医生检查后为小米缝了 3 针。

案例 12-3 思考：小米为什么会在盥洗间摔伤？

盥洗贯穿在婴幼儿一日生活的各个环节，养成良好的盥洗习惯是婴幼儿健康成长的基础。因此，托育机构应重视盥洗环节，并做好相应的盥洗照护服务，具体包括盥洗环境准备、盥洗照护。

（一）洗手

清洗双手，使手部保持清洁卫生。勤洗手可预防疾病。掌握科学的洗手方法和步骤，如用七步洗手法清洁自己的双手，清除手部污物和细菌，预防接触感染，减少传染病的传播。

1. 目标。

1）能按照要求完成盥洗环境准备、洗手照护、整理清洁的工作。

2）掌握婴幼儿盥洗照护的主要内容及指导要点。

2. 准备：水龙头、齐腰高的洗手台，肥皂或洗手液，毛巾架或挂钩、擦手巾。

3. 主要内容及指导要点（表12-20）。

表12-20 洗手照护主要内容及指导要点

主要内容	指导要点
环境准备	1. 盥洗间内有流动水洗手装置，水龙头数量和间距设置合理，肥皂（保持干燥）和洗手液足量，一人一巾，每日消毒。 2. 保育人员随时保持盥洗间环境洁净、安全、干燥。 3. 保育人员创设宽松的盥洗环境，运用图示引导示范，培养婴幼儿主动洗手的习惯，不玩水。
洗手照护	1. 保育人员在盥洗前帮助或鼓励婴幼儿尝试自己卷起衣袖。 2. 保育人员用图示或儿歌的方式，引导婴幼儿学习七步洗手法。 第一步（内）：洗手掌，流动水湿润双手，涂抹洗手液（或肥皂），掌心相对，手指并拢相互揉搓； 第二步（外）：洗背侧指缝，手心对手背沿指缝相互揉搓，双手交换进行； 第三步（夹）：洗掌侧指缝，掌心相对，双手交叉沿指缝相互揉搓； 第四步（弓）：洗指背，弯曲各手指关节，半握拳把指背放在另一手掌心旋转揉搓，双手交换进行； 第五步（大）：洗拇指，一手握另一手大拇指旋转揉搓，双手交换进行； 第六步（立）：洗指尖，弯曲各手指关节，把指尖合拢在另一手掌心旋转揉搓，双手交换进行； 第七步（腕）：洗手腕、手臂，揉搓手腕、手臂，双手交换进行。 3. 盥洗时，保育人员随时观察并为婴幼儿提供合理照护，帮助不能独立盥洗的婴幼儿。
整理清洁	1. 保育人员帮助和指导婴幼儿使用自己的毛巾正确擦手：将毛巾打开，将手心、手背擦干，再将衣袖拉下来。 2. 保育人员对婴幼儿针对性护理，整理清洁婴幼儿盥洗时溅湿的衣物等。

4. 注意事项。

1）合理分工，保障盥洗间干净、安全，要求地面干爽、空气清新，毛巾悬挂、干燥保存。严格按照《托育机构环境和物品预防性消毒方法》对盥洗间器具等进行消毒。

2）合理站位，保证每名婴幼儿都在视线范围内，观察人数，合理安排进入。

3）提醒婴幼儿不在盥洗间逗留玩耍；不玩水，防止滑倒。

4）除固定的盥洗时间外（如入托后、进餐前、如厕后、外出活动后、美工活动后、玩沙后等），托育机构应允许婴幼儿根据需要随时盥洗（如手脏、脸脏时）。

5）保育人员根据婴幼儿的年龄特征和个体差异培养婴幼儿自主盥洗的能力，如12～

24月龄时一对一引导婴幼儿洗手；24～36月龄时鼓励婴幼儿学习正确使用肥皂或洗手液洗手的方法，能够识别自己的毛巾并自主擦手等。

（二）漱口

婴幼儿从开始喝奶后就有口腔清洁需求，正确的口腔护理不仅可以帮助婴幼儿预防龋齿、口腔黏膜病等口腔问题，还能帮助婴幼儿从小养成良好的口腔护理习惯。因此，托育机构应做好相应的漱口照护服务，具体包括漱口准备、漱口照护、擦嘴照护。

1. 目标。
1）能按照要求完成婴幼儿漱口准备、漱口照护、擦嘴照护工作。
2）掌握婴幼儿漱口照护的主要内容及指导要点。
2. 准备：水杯，直饮水机或保温桶、温开水，擦嘴巾。
3. 主要内容及指导要点（表12-21）。

表12-21 漱口主要内容及指导要点

主要内容	指导要点
漱口准备	1. 保育人员检查直饮水机或保温桶，水温适宜；一人一杯一擦嘴巾，每日消毒。 2. 保育人员创设愉快的漱口情境，运用图示引导示范，使婴幼儿养成饭后漱口的好习惯。
漱口照护	1. 保育人员鼓励和指导婴幼儿饭后用温水漱口。漱口时将少量温水含入口内，紧闭嘴唇，上下牙稍张开，使其通过牙间隙区，然后鼓动两颊及唇部，使水在口腔内充分运动，反复几次冲洗滞留在口腔各处的碎屑和食物残渣，然后将漱口水吐出或吞咽。 2. 保育人员要以游戏化的情景指导婴幼儿练习漱口，这些游戏的情景为婴幼儿的互动与回应提供了契机。
擦嘴照护	保育人员帮助和指导婴幼儿使用自己的毛巾正确擦嘴。

4. 注意事项。
1）合理分工，合理站位，保证每名婴幼儿都在视线范围内，观察人数，合理安排进入。
2）提醒婴幼儿吞完最后一口饭菜再漱口。

案例12-3思考：小米为什么会在盥洗间摔伤？
解析：1. 婴幼儿洗手环节中地面容易出现水渍导致婴幼儿滑倒、撞伤，造成婴幼儿碰伤、出血甚至骨折。
2. 保育人员没有及时拖干盥洗间地面并随时保持干燥。
3. 小米是个活泼的小女孩，平时在室内活动喜欢奔跑。

本节小结

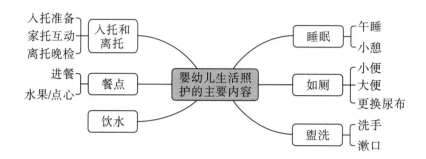

参考文献

国务院办公厅. 国务院办公厅关于促进 3 岁以下婴幼儿照护服务发展的指导意见（国办发〔2019〕15 号）[Z]. 2019.

第二节　婴幼儿常见健康问题的照护与指导

托育机构是解决婴幼儿父母照护困难，为婴幼儿提供安全、科学、专业的照护服务，以保障其健康成长的场所。对于入托期间出现一些常见的健康问题的婴幼儿，或者因为身体原因需要特殊照护的婴幼儿，在托育机构应该怎样照护呢?

一、婴幼儿常见健康问题管理要求

（一）随时跟进政策，及时更新标准

严格依据国家及本地区关于托育机构工作的政策法规，按照国家最新婴幼儿生长发育、身体健康的评价标准，利用相关的医学专业知识，熟练掌握婴幼儿常见健康问题的具体照护方法和措施。

（二）建立健全机制，明确职责分工

建立科学严谨的管理机制，针对不同健康问题成立相应的管理领导小组，构建科学管理模式。明确托育机构内不同岗位人员的职责，如机构负责人、保健人员、保育人员，从发现、管理、实施、效果评价等角度，各司其职，职责分明。制定托育机构婴幼儿常见健康问题管理工作制度、方案等。

（三）加强家托联系，保障管理效果

密切加强与婴幼儿家长的沟通联系，共同探讨婴幼儿常见健康问题的发生原因、目前面临的困难及解决办法。托育机构和家长一起制订、实施婴幼儿健康问题管理方案，只有家托联动、一致坚持，管理方案的效果才能得到保障。

二、婴幼儿常见健康问题管理方法

（一）制订计划和目标

精准评价婴幼儿健康状况，及时发现婴幼儿常见健康问题，制订个性化管理方案和预达成目标。

（二）确保过程性管理

托育机构人员根据不同分工，严格按照管理方案执行，并详细记录好过程性资料。

（三）回顾评价管理效果

定期针对管理过程中的数据进行分析，重新评价婴幼儿目前健康状况。

（四）调整完善管理方案

根据阶段性管理效果分析，确定下一步管理方案是否需调整。

三、婴幼儿常见健康问题照护要点

（一）婴幼儿生长偏离照护要点

案例 12-4　"圆乎乎"的圆圆

圆圆今年2岁，人如其名，圆乎乎的小脸、圆乎乎的身材，看上去非常可爱。可是，入托体检时圆圆的体格发育评价为体重/身长$\geqslant \overline{X}+2SD$，为单纯性肥胖。托育机构保健人员发现，圆圆两条腿都并在一起了，走路也比较慢，在户外活动时，圆圆也不太愿意去大型玩具上玩攀爬、跳跃等游戏。

案例 12-4 思考："圆乎乎"的圆圆是胖得可爱还是需要健康管理？

婴幼儿生长偏离一般包括单纯性肥胖（体重/身长$\geqslant \overline{X}+2SD$）、消瘦（体重/身长$\leqslant \overline{X}-2SD$）、低体重（体重/年龄$\leqslant \overline{X}-2SD$）、生长发育迟缓（身长/年龄$\leqslant \overline{X}-2SD$）。

1. 入托检查和定期监测。每名婴幼儿入托都要按照国家相关要求进行体检。托育机构婴幼儿健康检查登记表见表 12-22。

表 12-22　托育机构婴幼儿健康检查登记表

年　　　　月

班级	姓名	性别	出生时间	入托时间	入托检查日期	检查机构	结果	是否开具接种审核报告	是否完成免疫接种	离开机构时间	是否出具转托健康证明

注：此表由保健人员填写。

入托后，原则上每 3 个月为婴幼儿测量身长、体重，测量过程中注意测量工具需要符合婴幼儿年龄特点，3 岁以下婴幼儿用测量床卧位测量身长，3 岁以上儿童用身高计立位测量身高。测量工具需定期校正，保证精度。测量人员的操作要规范，测量时还要注意婴幼儿的安全，最好安排保育人员在一旁护好婴幼儿，避免摔下或者碰到测量仪器引起外伤。冬季还要注意婴幼儿衣服的穿脱，既要尽量准确，又要避免测量时由于保暖没有做好，造成婴幼儿受凉生病。

2. 专案管理。保健人员根据不同问题类型建立详细档案，"一人一策"，根据不同的原因和个体差异开展精准、适宜的照护。专案管理内容包括登记本、个案管理本、家托沟通记录、既往史记录、班级针对性措施、定期身长体重测量记录。

各类儿童专案管理记录见表 12-23、表 12-24。

表 12-23　托育机构超重/肥胖儿童专案管理记录

姓名：　　　出生日期：　　年　　月　　日　　开始管理日期：　　年　　月　　日

家庭成员有无类似情况： 既往史：　　　　出生情况、喂养（饮食）与患病情况：										
检查日期	年龄	体格检查					诊断	目前存在的主要问题	干预措施	措施执行情况	签字
		体重（kg）	身高（cm）	评价							
				W/A	H/A	W/H					
转归：痊愈　　好转　　未愈　　离托　　　　　结案日期：											

注：W，体重；A，年龄；H，身高（长）。

表 12-24　托育机构营养不良儿童专案管理记录

姓名：　　　出生日期：　　年　　月　　日　　开始管理日期：　　年　　月　　日

既往史和喂养情况：										
检查日期	年龄	体格检查					诊断	目前存在的主要问题	干预措施	措施执行情况	签字
		体重（kg）	身高（cm）	评价							
				W/A	H/A	W/H					
转归：痊愈　　好转　　未愈　　离托　　　　　结案日期：											

注：W，体重；A，年龄；H，身高（长）。

托育机构常见病儿童登记表见表 12－25。

表 12－25　托育机构常见病儿童登记表

班级	姓名	年龄	性别	疾病名称	确诊日期	确诊机构	干预与治疗	转归	结案日期	收托类型

注：1. 登记范围包括营养不良、营养性缺铁性贫血、超重/肥胖、心理行为发育异常、听力异常、视力异常、龋齿等。

2. 收托类型包括全日托、半日托、计时托、临时托。

3. 转归包括痊愈、好转、未愈、离托。

4. 此表由保健人员填写。

3. 照护要点。

1）家托协作：取得家长认同，制订切实可行的个性化管理方案，协同管理。方案可分解目标，分阶段达成。

2）均衡饮食：根据《中国居民膳食指南》中婴幼儿每日膳食营养素摄取量推荐标准制定食谱，提供科学、安全、营养均衡的膳食，关注饮食结构、饮食习惯及进食量。对于低体重、消瘦、发育迟缓者增强食欲，适当增加蛋白质丰富食物，增加进食量。

3）生活护理：在一日生活中加强生活护理，制订体格锻炼计划。超重/肥胖者可根据不同情况在一日生活中合理增加活动量；低体重、消瘦、发育迟缓者需加强生活护理。减少婴幼儿生病频次，促进婴幼儿体格发育。

相关工作表格举例见表 12－26、表 12－27。

表 12－26　一周食谱营养素分析表（2.5 岁左右）

营养素		全日标准	在托标准	在托实给	在托实给占比	评价
热量	热量	1175kcal	1175kcal	1069.3kcal	91.0%	OK!
	碳水化合物供能	50%～65%	50%～65%	582.7kcal	54.5%	OK!
	脂肪供能	20%～35%	20%～35%	335.4kcal	31.4%	OK!
	蛋白质供能	12%～15%	12%～15%	151.2kcal	14.1%	OK!
蛋白质	总量	27.5g	27.5g	37.8g	137.5%	OK!
	动物蛋白	50%	50%	20.3g	53.7%	OK!
	优质蛋白（动物蛋白＋大豆蛋白）	50%～60%	50%～60%	21.9g	57.9%	OK!
钙	总量	600mg	600mg	396.7mg	66.1%	少!
维生素 A		310μg	310μg	331.3μg	106.9%	OK!
维生素 B$_1$		0.62mg	0.62mg	0.60mg	96.8%	OK!
维生素 B$_2$		0.58mg	0.58mg	0.70mg	120.7%	OK!
维生素 C		38.00mg	38.00mg	37.30mg	98.2%	OK!
维生素 E		5.50mg	5.50mg	5.10mg	92.7%	OK!
维生素 PP		5.25mg	5.25mg	5.50mg	104.8%	OK!

续表

营养素	全日标准	在托标准	在托实给	在托实给占比	评价
钾	950mg	950mg	1084mg	114.1%	OK!
镁	140mg	140mg	132.6mg	94.7%	OK!
铁	9.0mg	9.0mg	10.7mg	118.9%	OK!
锌	4.0mg	4.0mg	4.7mg	117.5%	OK!
磷	280mg	280mg	423.6mg	151.3%	OK!
硒	20.0μg	20.0μg	27.3μg	136.5%	OK!
钙/磷比例	0.47	0.47	1/1.07	—	—
β胡萝卜素	—	—	643.7μg	—	—
纤维素	—	—	6.2g	—	—
胆固醇	—	—	494.8mg	—	—

注：符号"—"表示省略或不评价。"OK!"表示合格。

表 12-27　托育机构日常照护记录表

班级：　　　　姓名：

日期	进食			睡眠		户外活动		大便		小便		饮水		体温		其他
	时间	餐次	情况	时间	时长	时间	时长	时间	性状	时间	颜色	时间	量	时间	数值	
日合计																

注：1. "进食餐次"一栏填写"早餐、早点、午餐、午点、晚餐"。

2. "进食情况""大便性状"及"小便颜色"一栏填写"正常""不正常"，若"不正常"，请具体描述。

3. "其他"是指精神、身体、行为、意外伤害等异常。

4. 本表由保育人员填写。

5. 若本机构有类似记录表，可不重复填写。

4. 动态监测管理。定期测量生长偏离的婴幼儿身长、体重，并记录评价每次测量及评价结果，横向、纵向观察比较生长发育曲线，根据每次评价结果回顾调整管理方案。

如果经过连续 2 次评价结果达到正常，此名婴幼儿即可认为已经转归正常，解除专案管理，纳入常态化管理。

管理过程不能急于求成，通过帮助婴幼儿建立健康的饮食和生活习惯，使生长偏离婴幼儿的体格发育指标在管理下偏离慢慢缩小或逐步趋于正常。

案例 12-4 思考："圆乎乎"的圆圆是胖得可爱还是需要健康管理？

解析：1. 圆圆体检时体重/身长≥$\overline{X}+2SD$，就是说圆圆的体重相对她的身长来说偏重，同时，询问家长，圆圆没有其他基础疾病，故属于单纯性肥胖。

2. 圆圆父母工作忙，圆圆主要由祖父母照顾，老人溺爱圆圆，舍不得圆圆走路，也很少让圆圆和其他小朋友一起在户外玩耍。饮食上圆圆特别爱吃甜食，胃口也不错。老人总觉得孩子胖点没关系，是身体好，是可爱。渐渐地圆圆就真的成了"圆圆"。

3. 保健人员联系圆圆的父母，经过多次沟通，圆圆父母也意识到肥胖对婴幼儿身体发育及成年后心血管方面的危害。家托合作，为圆圆制订了饮食、睡眠、活动等详细的管理方案和观察记录表。

1）由于圆圆家距离托育机构只有几百米距离，建议家长以后可以每日陪圆圆走路过来。

2）每日下午回家后，可以和小区小朋友在户外玩耍半小时。

3）减少圆圆晚上睡觉前加餐，以及调整圆圆的零食结构。

4）白天在托育机构期间，保育人员关注圆圆的活动量，尽量带动她参与有一定运动量的游戏活动。

5）进餐时，保育人员鼓励圆圆减慢进食速度，增加一些饱腹感好、能量不高的食物，并每日记录执行情况。对圆圆每次的进步给予鼓励。

6）保健人员坚持每月为圆圆测量身高、体重，并利用软件分析评价。

（二）婴幼儿有食物过敏史或特殊既往史照护要点

案例12-5 文文虾过敏，今天她吃啥？

今天午餐是小朋友们最喜欢的白灼虾，可是，文文不能吃，因为文文入托时家长就告知托育机构，文文对海产品过敏，那么，文文今天吃啥呢？

案例12-5思考：文文虾过敏，今天她吃啥？

案例12-6 月月突然不动了

某日，在进食午餐前，小朋友们洗完手后正坐在餐桌旁小椅子上等待保育人员开餐。突然保育人员发现月月面无表情，眼神凝视，靠在椅背上。她赶紧抱住月月，一边为月月测体温，一边请另一名保育人员叫来保健人员。经保健人员检查，月月是因为体温升高，发生了热性惊厥。由于及时发现和处理，月月很快恢复正常。

案例12-6思考：月月为什么突然不动了？

案例12-7 小小的手抬不起来了

小朋友们正在保育人员的帮助下洗手，突然，小小哭起来了。保育人员怎么也无法安抚她。保健人员过来检查，只见小小右手耷拉在身旁不动，他拿出一颗糖，递给小小，但是小小只会伸出左手接糖，无论如何也不愿意抬起右手。这时，保健人员确定小小的右手出现了问题。经过询问，刚刚在洗手前挽袖子时，由于冬天衣服穿得多，衣袖也偏紧，保育人员一只手握住小小的手腕，另一只手用力抓住衣袖往上推。就是这一拉一推，小小的肘关节脱位了。最后经过医生的手法复位，小小的手马上恢复了，小小又高高兴兴地和小朋友们一起游戏了。

案例12-7思考：小小的右手怎么抬不起来了？

在每名婴幼儿入托时都要详细了解婴幼儿有无过敏史、既往史。每学期请家长更新过敏史，并告知家长如果婴幼儿的过敏史有变化，一定随时反馈给托育机构。机构要对有过敏史的婴幼儿建立表格，保健人员、保育人员都要掌握名单。

相关工作表格见表 12-28、表 12-29。

表 12-28　托育机构过敏食物/既往史确认单

日期	班级	姓名	过敏食物/既往史	家长签字

表 12-29　托育机构特殊既往史婴幼儿管理登记表

班级	姓名	性别	年龄	特殊既往史	管理日期	管理方法	转归	结案日期

注：1. 特殊既往史婴幼儿管理登记是各种特殊情况下需要进行保健管理追踪的记录，包括热性惊厥史、食物过敏史、药物过敏史、先心病、哮喘、癫痫等。

2. 转归包括痊愈、好转、未愈、离托。

3. 此表由保健人员填写。

1. 食物过敏史婴幼儿照护要点。

1）制定特定食谱：营养师或保健人员在制定婴幼儿营养食谱时，要考虑到食物过敏婴幼儿的特殊情况，制定食物过敏婴幼儿食谱，要基本做到营养素、能量相当。营养师指导厨师根据食谱为食物过敏史婴幼儿专门制作餐点。

2）进餐护理：保育人员和保健人员提前了解每周食谱，在进餐时，特别注意避免食物过敏史婴幼儿摄入可能引起过敏的食物。

3）密切观察：保育人员和保健人员在婴幼儿一日生活中密切观察婴幼儿有无异常情况出现，防止由于婴幼儿第一次出现过敏而未被发现造成不良后果。

2. 热性惊厥史婴幼儿照护要点。

1）提前掌握：要提前把既往有热性惊厥史婴幼儿名单告知保育人员，做到心中有数。

2）防患未然：热性惊厥史婴幼儿如果出现流涕、咳嗽等上呼吸道症状，一定要及时就医。在一日生活中密切观察，一旦出现凝视、抽搐等情况要立即告知保健室，及时处置。

3）关注全体：没有热性惊厥史的婴幼儿也不排除有发生热性惊厥的可能，需要全面关注。

3. 习惯性桡骨小头脱位史婴幼儿照护要点。

1）在一日生活观察中，如果发现婴幼儿突然哭泣、手臂不愿意动、不能抬手等异常，一定要警惕是否出现桡骨小头脱位。

2）穿脱衣服时保育人员一定不能伸进衣袖抓着婴幼儿小手往外用力拉。挽袖子也是，不能一只手牵着婴幼儿的手，一只手把婴幼儿的衣袖往上推。这些行为都很容易造成桡骨小头脱位。在游戏时、牵小朋友时，都要注意，婴幼儿试图摆脱牵拉时不要逆向婴幼儿用力的方向拉拽。

案例12-5思考：文文虾过敏，今天她吃啥？

解析：有些小朋友因为对一些食物过敏，在托育机构进餐时需要避开致敏食物。托育机构应该为过敏婴幼儿提供营养素相近、能量相当的食物。所以，厨师在送来的午餐里增加了好吃的烧鸡、肉丸，这个是专门为文文准备的。这样文文虽然没有吃虾，但今天午餐食物的种类及营养都足够。

案例12-6思考：月月为什么突然不动了？

解析：1. 热性惊厥发作时常表现为身体或手脚抽动，但有部分孩子也可表现为突然眼神凝视、身体僵硬。

2. 在入托登记时月月家长告知托育机构月月没有热性惊厥史，刚发作时表现也并不典型，保育人员通过细致的观察还是第一时间发现了。

3. 事后，经过了解，月月在很小的时候是出现过热性惊厥的，只是那一次过后再也没有出现过，家长也疏忽了，就忘记了，没有告知托育机构。幸亏保育人员有经验，才没有造成不好的后果。

4. 有的婴幼儿因为年龄小，也可能以前没有出现过热性惊厥，入托后才发现，所以，要密切关注每名婴幼儿有无相关表现。

案例12-7思考：小小的右手怎么抬不起来了？

解析：1. 小小由于年龄小，肘部韧带发育不完全，稍一牵拉，容易出现桡骨小头脱位。

2. 桡骨小头脱位后，一般会出现疼痛、肿胀、活动受限等。

3. 发生桡骨小头脱位并复位后，有的小朋友会在外力作用下再次出现脱位，需要更加小心预防。

（三）婴幼儿患病但不需居家治疗照护要点

案例12-8 甜甜生病了需要吃药，能到托育机构吗？

前两日甜甜有点小感冒，现在已经基本痊愈了，但还有一点流鼻涕，医生开的药也还没有吃完，要上班的妈妈还是把甜甜送到了托育机构。早上入托时，妈妈把情况告诉门口晨检的保健人员，并详细填写《用药委托书》《带药服药登记表》后将需要在托育机构服用的药物交给保健人员。保健人员经过认真检查确认，收下药品，妥善保管好，交给甜甜一枚红色的晨检卡。班级保育人员看到甜甜拿着这枚红色晨检卡就知道甜甜有点不太舒服，需要在白天加强观察并服药。

到了下午甜甜需要服药的时间，保健人员带着药物到了班级，通过确认甜甜今天没有其他不适状况后，在保育人员配合下，保健人员为甜甜喂下了需要服用的药物，并将情况如实登记好，和保育人员共同签字确认。

案例12-8思考：甜甜生病要吃药，托育机构需要注意些什么？

如果婴幼儿有些不具有传染性的小病，可以正常入托。在晨检时，如果家长交代婴幼儿近日生病，保健人员需要详细记录在晨检及全日健康观察表（表12-30）上，并给予生病婴幼儿黄色或红色晨检卡（健康婴幼儿为绿色晨检卡，身体不适仅需要观察的为黄色晨检卡，需要在托育机构服药的为红色晨检卡）。

表12-30　托育机构晨检及全日健康观察表

日期	姓名	班级	晨检情况		全日健康观察		是否就诊、就诊情况	检查者
			家长主诉与检查	处理	症状与体检	处理		

注：1. 记录晨检和全日健康观察中发现的婴幼儿异常情况。

2. 此表格由保健人员填写。

对于晨检后持黄色或红色晨检卡入托的婴幼儿，班级保育人员应全面关注其体温、面色、呼吸、饮食、睡眠、大小便情况，特别是针对入托时家长主诉症状，有无加重或减轻都要记录在当日交班本上。一旦发现异常，及时通知保健人员。

如果婴幼儿患病需要在托育机构代喂药，必须有正规医疗机构病历或处方、完整的药品包装，无包装的散装药或中药汤剂及碾成粉末的药品均不能代喂。另需签订《用药委托书》及登记《带药服药登记表》（表12-31），登记表内容包括诊断、用药剂量、用药时间、用药方式、家长签字、接收者签字、实际用药剂量及时间、用药者签字等。

表12-31　托育机构带药服药登记表

日期	班级	姓名	性别	年龄	诊断	药物名称	用药剂量	用药时间	用药方式	家长签字	接收者签字	实际用药剂量及时间	实际用药方式	用药者签字	核查者签字
						①									
						②									
						③									

注：喂药时，需班级保育人员配合喂药，用药者及核查者不能为同一人。

案例12-8思考：甜甜生病需要吃药，托育机构需要注意些什么？

解析：1. 甜甜虽然生病了，但只是有点流鼻涕，甜甜妈妈要上班，可以送甜甜到托育机构，并委托托育机构为甜甜喂药。

2. 保健人员晨检时要和甜甜妈妈沟通，充分了解甜甜的病情和医院的诊断，以及需要在托育机构服用的药物情况，所有情况做好记录，同时需要家长出具《用药委托书》。

3. 在托期间，保健人员和保育人员都要对甜甜多观察，查看甜甜的身体状况，服药前后观察有无症状加重或新增其他症状。

4. 喂药时一定要保健人员和保育人员同时在场，严格按照药物使用方法使用。

（四）婴幼儿患传染病照护要点

案例 12-9　**美美得了传染病，应该怎么办？**

昨天美美午睡后，保健人员午检发现美美脸色有点潮红，一测体温38.0℃，再一检查美美的口腔和手掌，发现了几个疱疹。保育人员赶紧通知美美妈妈把美美送到医院就诊。经过医院诊断，美美患了手足口病。

案例 12-9 **思考**：美美得了传染病，应该怎么办？

1. 患传染病婴幼儿管理。婴幼儿一旦经正规医疗机构确诊传染病，须居家隔离治疗，班级指定专人每日联系患病婴幼儿家长，了解患病情况和恢复情况，直至症状完全消失且隔离期满，并做好详细记录。痊愈且隔离期满后，需持初诊病历到托育机构所在地社区卫生服务中心开具《复课证明》，《复课证明》经保健人员查验无误后方能入托。

2. 发生传染病班级的检疫。班级有婴幼儿患传染病后，本班婴幼儿在托育机构内部相对隔离检疫，检疫时间和所患传染病需要检疫时间一致。

隔离检疫期间，班级婴幼儿不升班、不转班，本班全体保育人员不换班；不参加机构内聚集活动，错时错峰入托、离托。

3. 发生传染病班级的消毒。托幼机构应当配合当地疾病预防控制机构对被传染病病原体污染（或可疑污染）的物品和环境实施随时性消毒与终末消毒。

每日坚持对班内婴幼儿因病缺勤进行追踪，掌握有无出现类似症状婴幼儿；密切关注入托婴幼儿身体健康状况；保健人员到班指导；保育人员加强班级物品清洁、消毒等传染病防控工作。

相关工作表格见表 12-32 至表 12-35。

案例 12-9 **思考**：美美得了传染病，应该怎么办？

解析：1. 托育机构有婴幼儿确诊传染病后，患病婴幼儿需要在家里隔离治疗至痊愈且隔离期满。

2. 托育机构要向患病婴幼儿及其他婴幼儿家长宣传相关传染病的防治常识。

3. 每日与患病婴幼儿家长保持联系，了解恢复情况，记录《传染病患儿居家隔离治疗追踪观察记录表》，直到隔离期满。隔离期满且症状完全消失后，家长带着婴幼儿到托育机构所属社区卫生服务中心开具《复课证明》，托育机构查验无误后方可复课。

4. 保健人员每日到班级指导保育人员做好班级物品消毒，了解班级其他婴幼儿的健康状况，班级中的婴幼儿不和其他班级婴幼儿接触，保育人员也不去其他班级串班。

表 12-32 托育机构班级卫生消毒检查记录表

日期	班级	开窗通风	消毒物体											检查人员签字
			餐桌	餐饮具	毛巾等织物类	地面	床围栏	门把手	水龙头	图书	玩具	被褥	卫生间	教室、睡眠室	
		每日2次，每次15~30分钟	擦拭（有效氯浓度100~250mg/L，消毒10~30分钟）	煮沸消毒、蒸汽消毒（10~15分钟）	煮沸消毒、蒸汽消毒（10~15分钟）	擦拭（有效氯浓度100~250mg/L，消毒10~30分钟）	擦拭（有效氯浓度100~250mg/L，消毒10~30分钟）	擦拭（有效氯浓度100~250mg/L，消毒10~30分钟）	擦拭（有效氯浓度100~250mg/L，消毒10~30分钟）	每2周翻晒1次	擦拭（有效氯浓度100~250mg/L，消毒10~30分钟）	每月曝晒1~2次；每月清洗1~2次	采取湿式清扫方式清洁地面	紫外线灯（照射时间≥30分钟）	

注：1. 以"√"的方式完成此表，并在下一栏中记录消毒方式、浓度及时间。
2. 此表由保健人员填写。

表 12-33 托育机构因病缺勤追踪表

日期	班级	姓名	性别	年龄	发病时间	主要症状	处理	就诊医院	追踪结果	追踪联系人	备注

注：1. 对于因病缺勤者应详细记录治疗情况。
2. 此表由保健人员填写。

表 12-34 托育机构传染病管理登记表

序号	班级	患儿姓名	家长姓名	性别	年龄	现住址	诊断	诊断医院	应隔离天数	发病时间	离托时间	复课时间	已隔离天数	复课时有无相关症状体征	是否开具《复课证明》	保健人员	
																签字	签字日期

注：1. 发病时间应精确到小时。
2. 此表由保健人员填写。

表12-35 托育机构传染病患儿居家隔离治疗追踪观察登记表

序号	患儿姓名	医生诊断/症状	应隔离天数	追踪观察记录								
				日期	第1天 症状体征	日期	第2天 症状体征	日期	第3天 症状体征	日期	第4天 症状体征
				日期	第5天 症状体征	日期	第6天 症状体征	日期	第7天 症状体征	日期	第8天 症状体征
				日期	第9天 症状体征	日期	第10天 症状体征	日期	第11天 症状体征	日期	第12天 症状体征

注：标记随访结束打"√"。

1. 随访对象：医院诊断的传染病患儿，以及晨检中发现的有传染病可疑早期症状的患儿。

2. 症状体征仅填写"有发热、皮疹、呕吐"等阳性症状体征，或者"无症状""痊愈"等核心信息。

3. 患儿居家隔离治疗开始，前3日要每日定时电话随访，或家长主动上报特殊情况，直到隔离期满。

4. 随访的内容主要灵关心患儿病情进展，尤其发热情况，同时告知相关防控知识。

（五）婴幼儿意外伤害照护要点

案例 12-10　好奇的心心把黏土塞进了鼻孔

1 岁 3 个月的心心刚刚会走路，对周围的一切都非常好奇。一日，心心和小朋友在保育人员的带领下，用黏土做手工。突然，保育人员发现心心把一小块黄色的黏土放进了自己的鼻孔，保育人员立即抱着心心来到保健室。保健人员检查发现，黏土被塞入心心鼻孔后，由于鼻腔的分泌物浸泡，黏土已经变成了糊状，充满心心的鼻腔。最后，心心被送进了医院，耳鼻喉科医生用专业的吸鼻器慢慢把黄色的黏液全部吸出，大家才松了一口气。

案例 12-10 思考：好奇的心心把黏土塞进鼻孔了，怎么办？

1. 安全检查。对托育机构内部婴幼儿生活环境的设备设施、家具、玩具、婴幼儿衣着、餐点等一切可能对婴幼儿安全造成危害的因素进行检查。可建立"日检查""周检查""月检查"记录本。

2. 加强照护。规范婴幼儿一日生活的照护流程，保证婴幼儿随时在保育人员视线范围内，一切可能会对婴幼儿造成危害的如火、水、烫的食物和饮水，锋利的工具，过小的玩具，化学物品都要远离婴幼儿。

3. 应急处置。托育机构工作人员要学习婴幼儿意外伤害的判断和简单的急救处置方法。一旦发生婴幼儿意外伤害，立即让婴幼儿脱离危险环境，正确处置，避免二次伤害。

4. 分析原因。婴幼儿在托育机构内发生意外伤害后，一定要详细了解伤害发生的经过，分析伤害发生的原因，找到改进措施和办法，杜绝类似情况再次发生。若为责任事故，必须严格追究当事人的责任。

托育机构婴幼儿伤害登记表见表 12-36。

表 12-36　托育机构婴幼儿伤害登记表

年　　月　　日

班级：　　婴幼儿姓名：　　　性别：　　　年龄：	
伤害的地点：	发生时的活动：
损伤的部位：	损伤恢复时间：
转归：	当班责任人：
简述伤害发生经过（对损伤过程做综合描述）：	
医疗处理（医院的最后诊断和治疗意见）：	

伤害原因分析：
领导意见：

注：1. 登记范围包括交通事故、跌伤（跌、摔、滑、绊）、被下落物击中（高处下落物）、锐器伤（割、扎、划）、钝器伤（碰、砸）、烧烫伤（火焰、高温固/液体、化学物质、锅炉、烟火、爆竹）、溺水、动物伤害（狗、猫、蛇等咬伤，蜜蜂、黄蜂等蜇伤）、窒息（异物，压、闷、捂窒息，鱼刺/骨头卡喉）、中毒（药品、化学物质、一氧化碳等有毒气体，农药、鼠药、杀虫剂，腐败变质食物除外）、电击伤（触电、雷电）、他伤/攻击伤等。

2. 伤害发生地点包括户外活动场所、活动室、盥洗间、其他（请说明）。

3. 转归按痊愈、好转、残疾、死亡分别填写。

4. 此表由保健人员填写。

案例 12—10 思考： 好奇的心心把黏土塞进鼻孔了，怎么办？

解析： 1. 婴幼儿由于年龄小，好奇心重，喜欢把一些细小的东西塞进鼻孔、耳朵等五官。要检查婴幼儿的玩具和能接触到的东西的安全性，不要让婴幼儿接触到过于细小、光滑的小东西。常见五官异物有纸团、珠子、玩具零件、纽扣等，还有一些植物如花生、豆子、树木果实种子之类。

2. 在为婴幼儿提供游戏材料时，更加关注游戏材料的安全性，在操作时也更注意提前给婴幼儿讲清楚要求，婴幼儿操作过程中更加关注他们的动作，随时清点游戏材料，避免一切可能的危害发生。

3. 加强健康教育，告知婴幼儿爱护身体，不能将东西放进自己的五官。

（六）婴幼儿心理行为问题照护要点

案例 12—11　2 岁的辰辰不会语言表达

2 岁的辰辰今年入托，入托不久，保育人员发现辰辰的语言非常少，除了会叫"爸爸""妈妈"，其他的什么也不会说。但是，辰辰能够听懂保育人员的要求，理解能力完全没有问题。对照 2 岁儿童心理行为发育预警征象中的语言维度，辰辰没有通过。保健人员、保育人员一起与辰辰爸爸妈妈沟通了解到，辰辰出生时，爸爸妈妈已经 40 多岁了，两个人非常溺爱辰辰。特别是爸爸，简直"爱不释手"，随时抱在怀里，辰辰有什么需求根本不用说话，爸爸总能从他的眼神甚至哭声准确判断并立即予以满足。加上辰辰爸爸是河南人，妈妈是四川人，家里还有爷爷奶奶、外公外婆，"河南话""河南普通话""四川话""四川普通话"都有，语言环境非常复杂。所以，辰辰 2 岁了，什么都不会表达。

案例 12—11 思考： 2 岁的辰辰不会语言表达是正常的吗？

1. 学会识别。托育机构应定期开展婴幼儿心理健康相关知识宣教，提高家长和保育人员相关知识水平和识别能力。

2. 开展活动。根据不同年龄婴幼儿心理发育特点，有意识地开展可促进婴幼儿粗大运动、精细运动、语言发育、社会性行为等方面发育的活动。为婴幼儿提供生理、心理安全且适宜的环境，均衡营养的膳食，做好婴幼儿进餐、午睡等一日生活照护，促进婴幼儿健康发展。

3. 发现途径。通过"儿童心理行为发育预警征象"等工具的应用、与家长的沟通及对在托期间婴幼儿行为、情绪等的观察，及时发现有心理行为问题的婴幼儿。

4. 医托联动。利用一系列方法发现有心理行为问题婴幼儿后，建立转诊机制。在专业心理医疗机构介入下，一般心理行为问题可以通过开展一些有针对性的游戏活动得到改进。

5. 持续关注。建立婴幼儿心理行为问题个案追踪记录表（表12-37），定期评价，开展有效管理。

表12-37 婴幼儿心理行为问题个案追踪记录表

婴幼儿姓名：	性别：		年龄：		班级：
父亲姓名：	父亲职业：		母亲姓名：		母亲职业：
主要带养者：			家庭带养类型：		
婴幼儿性格特点：					
目前存在的主要行为表现：					
心理行为问题：					
拟达到的目的：					
准备采取的措施：					
婴幼儿行为的变化：					
			记录人：		记录时间：

续表

分析与下一步的措施：
婴幼儿行为的变化： 记录人： 记录时间：
分析与下一步的措施：

案例 12-11 思考：2 岁的辰辰不会语言表达是正常的吗？

解析：不正常，解决措施如下：

1. 家托联系，找到辰辰不会说话的原因。
2. 针对原因，保健人员和保育人员制订观察矫治方案。
3. 家托联动，协力开展矫治。
4. 定期回顾评价，检查矫治效果。
5. 根据效果调整下一步矫治方案。

本节小结

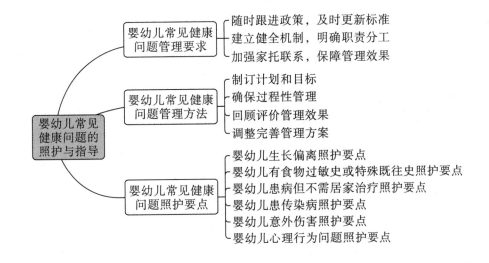

参考文献

成都市婴幼儿照护服务指导中心. 成都市托育机构卫生保健表册（试行）[Z]. 2021.

（单雪婷）

第十三章　婴幼儿游戏活动与亲子游戏

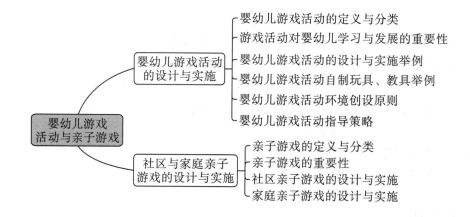
第一节　婴幼儿游戏活动的设计与实施

一、婴幼儿游戏活动的定义与分类

（一）婴幼儿游戏活动的定义

婴幼儿游戏活动是指能够满足 0～3 岁婴幼儿发展需要，促进其身心健康发展，具有整体性、生活性、便捷性及情感性等特点的活动。根据婴幼儿自身的发展要求，游戏活动是动态变化且层级递增的，而游戏活动的不断深化又反过来促进了婴幼儿身心的发展。

（二）婴幼儿游戏活动的分类

《3 岁以下婴幼儿健康养育照护指南（试行）》提出，婴幼儿的玩耍运动主要包括自由玩耍、亲子游戏及运动锻炼三类。

基于认知角度，可以将婴幼儿游戏活动分为感知动作类游戏、象征游戏、智力游戏与语言游戏四类。

基于社会性发展角度，可以将婴幼儿游戏活动分为亲子游戏与伙伴游戏两类。

基于情感及个性发展角度，可以将婴幼儿游戏活动分为娱乐游戏与追逐游戏两类。

依据婴幼儿社会性参与，可以将婴幼儿游戏活动分为偶然游戏、旁观游戏、独自游戏、平行游戏、协同游戏与合作游戏六类。

依据游戏交往对象，可以将婴幼儿游戏活动分为亲子游戏、玩物游戏与伙伴游戏三类。

依据游戏形式，可以将婴幼儿游戏活动分为运动游戏、智力游戏、装扮游戏、操作游戏与接受游戏五类。

二、游戏活动对婴幼儿学习与发展的重要性

（一）游戏活动是婴幼儿认识和理解客观世界最自然、最快乐的方式

从游戏活动的性质看，游戏活动是个体放松愉悦的活动，游戏活动服从愉悦的法则，被无目的的快感支配。所以，游戏活动是快乐的。从游戏活动的特征看，游戏活动是以生活经验为基础，通过想象进行的一种假想活动，婴幼儿在游戏活动中认识世界、理解世界。从游戏活动的意义看，游戏活动是最符合婴幼儿心理需要和特点的活动，所以，游戏活动也是婴幼儿认识、理解世界的一种自然方式。

（二）游戏活动是婴幼儿学习的主要途径

游戏活动是婴幼儿的基本活动。相较于 3～6 岁的儿童而言，0～3 岁的婴幼儿更应以游戏活动作为日常学习与发展的手段。婴幼儿通过在游戏活动中感知世界、建立自尊，进行情感、社会性、成就感、自由感等各方面的学习与发展。

（三）游戏活动能够促进婴幼儿的动作发展

促进婴幼儿动作发展的游戏活动主要分为两类：一类是促进婴幼儿身体大肌肉控制的粗大运动发展的游戏活动，以 7～8 月龄的婴幼儿为例，踢一踢小游戏锻炼了婴幼儿的四肢力量，并发展了其空间知觉；另一类是促进婴幼儿小肌肉群所控制的精细运动发展的游戏活动，主要包括握、捏、托、撕、抓、挖等精细运动的发展。

（四）游戏活动能够促进婴幼儿的认知发展

游戏活动通过视觉、听觉、触觉等方式促进婴幼儿的感知能力、注意力、想象力等认知发展。如通过跳床的游戏，刺激婴幼儿前庭感觉和本体感觉，提高婴幼儿中枢统合能力。

（五）游戏活动能够促进婴幼儿的语言发展

0～3 岁是学习语言的最佳时期，游戏活动为婴幼儿学习语言技能提供了有效途径，为其与外界进行语言互动创造了良好机会。婴幼儿在自然的生活场景中游戏活动，游戏活动环境也潜移默化地促进其言语表达能力、言语理解能力等语言能力的发展。

（六）游戏活动能够促进婴幼儿的情绪情感及社会心理行为发展

游戏活动是婴幼儿调节情绪的主要工具。在游戏活动中，婴幼儿能保持良好积极的情绪，一定程度上促进了其情绪情感的发展。如亲子游戏，婴幼儿和家长双方在游戏过程中形成了良好的依恋关系。在游戏活动中，婴幼儿的自我意识和性别角色观念等也在悄然萌生并稳步发展。

三、婴幼儿游戏活动的设计与实施举例

依据不同的分类标准，婴幼儿游戏活动的具体分类有所不同，结合实践需要，本节重点介绍婴幼儿感官游戏、运动游戏、语言游戏及认知游戏的设计与实施。

（一）感官游戏

感官是感受外界事物刺激的器官，包括视觉器官、听觉器官、味觉器官、嗅觉器官与触觉器官等。婴幼儿感官游戏是发展婴幼儿视觉、听觉、味觉、嗅觉与触觉等的重要工具。0～3岁婴幼儿通过感官游戏认识世界、探索世界，并将通过游戏所获得的各种感觉信息留存于大脑中，同时利用这些信息构建一个自己对周围世界的认知概貌。

1. 视觉。

1）0～3岁婴幼儿视觉发展特点：婴幼儿刚出生时，视力未完全发育好，仅仅只有光感，没有中心视力。7周龄左右开始出现双眼转动和平面固视。平面固视是指眼睛在一个相对固定的视线距离内，观看二维平面的内容，如看书、看电视、看手机等，都属于平面固视。从3月龄开始，婴幼儿能够准确追随眼前运动的物体，此时可以在婴幼儿的床头摆放或是悬挂能够上下移动的玩具，以提高婴幼儿的视力集中能力。5～7月龄时，婴幼儿视力逐渐发展，双眼能通过注视不同的物品，形成条件反射，此时可以多带婴幼儿外出接触大自然，并购买一些颜色、形状丰富的玩具，通过游戏刺激婴幼儿的视觉发育。6～12月龄婴幼儿的视力发展逐渐平稳，此时是婴幼儿视敏度发展的关键期。11月龄婴幼儿能准确分辨红、绿、黄、蓝四色，此时通过颜色鲜艳的图案刺激，能够加速婴幼儿脑部视觉区的成长。1～3岁是婴幼儿视觉发展的立体期，开始对远近、前后、左右等立体空间有了更多的认识。总的来说，0～3岁是婴幼儿视觉发育的关键时期，对婴幼儿进行视觉功能训练是十分必要的。

2）0～3岁婴幼儿视觉游戏示例。

（1）游戏名称：追追追。

（2）游戏年龄：0～3月龄。

（3）游戏目的：给婴儿提供适当的视觉和听觉刺激，培养婴儿的视觉追踪能力。

（4）游戏准备：红色有响声的圆球1个，宽度为2cm的彩色丝带1条。

（5）游戏方法：让婴儿俯卧位趴在地垫上，成人将圆球放在婴儿眼前，当婴儿注意到圆球后，让圆球缓慢滚动，鼓励婴儿观察圆球的滚动，锻炼婴儿的视觉追踪能力。或让婴儿仰卧位躺在地垫上，成人在婴儿眼前晃动彩色丝带，晃动的速度一定要慢。该游戏同样可以锻炼婴儿的视觉追踪能力。

（6）注意事项：成人可以通过晃动圆球发出声响，引起婴儿的注意；婴儿具有追踪圆球的能力后，再进行追彩色丝带的游戏。

2. 听觉。

1）0～3岁婴幼儿听觉发展特点：一般来说，0～3岁婴幼儿的听觉发展可以分为四个阶段。

（1）0～4月龄为婴儿听觉发展的第一阶段，听觉正常的婴儿出生后几日就会对响声或突如其来的声音做出反应；出生1周后，就能分辨出人声与物声；到了4月龄，就会转头寻找说话者。

（2）5～8月龄为婴儿听觉发展的第二阶段，此阶段的婴儿能寻找侧面、下面的声源，开始把语言与具体的说话者联系起来，对不同的声音能够做出不同的反应。5月龄时，能感知熟悉的声音与习惯的言语声；6月龄时，出现听觉的定向能力；7月龄时，开始注意说话者的口型，有了言语听觉；8月龄时，开始对声音进行自我调节。

（3）9～12月龄为婴儿听觉发展的第三阶段，也是全面理解语言的阶段。9月龄时，开始理解话语；10月龄时，可以利用听觉模仿语音，学习说话；11月龄时，可以随着音乐摆手，出现对音乐的欣赏能力；12月龄时，能寻找视野以外的声音。

（4）1～2岁时，幼儿的听力已经逐渐发育成熟，能寻找侧面、上下、前后等视野以外的声源，听力水平接近成人，此阶段其语言能力发展较快。

2）0～3岁婴幼儿听觉游戏示例。

（1）游戏名称：听音辨向。

（2）游戏年龄：1～2岁。

（3）游戏目的：提高幼儿对声音空间方向的辨别能力，以及对声音的空间敏感性和反应速度。

（4）游戏准备：较为宽阔的室内空间，空间周围准备便于敲击的桌子、铃铛挂饰、小闹钟等能发出声响的物品。

（5）游戏方法：让幼儿闭上眼睛，成人分别从不同的方向，利用不同的物品拍击、摆弄、调试等发出不同的声音。例如，在幼儿身后拍打桌面、摆弄铃铛挂饰、调试小闹钟发出闹铃声，或在幼儿左侧、右侧鼓掌等，让幼儿判断声音的来源。

（6）注意事项：声响不宜过大，以免对幼儿的听觉系统造成伤害；游戏时间不宜过长，以免幼儿产生听觉疲劳。

3. 味觉。

1）0～3岁婴幼儿味觉发展特点：味觉是新生儿出生时最发达的感觉。宝宝出生后就有味觉，新生儿期即能辨别香、甜、柠檬汁等不同味道，且对不同的味觉刺激有不同反应。3月龄的婴儿能精确分辨各种味道的溶液；4～5月龄婴儿对食物的微小改变很敏感；1岁以内的婴儿还能精确分辨同一味道的不同浓度。

2）0～3岁婴幼儿味觉游戏示例。

（1）游戏名称：舔舔乐。

（2）游戏年龄：1～2岁。

（3）游戏目的：提高幼儿味觉能力，以及对各种食物味道的识别和记忆能力。

（4）游戏准备：水果糖、苦瓜、柠檬。

（5）游戏方法：把水果糖、苦瓜、柠檬整齐摆放，依次将这些食物拿给幼儿品尝，同时引导幼儿认识该食物的味道特征，如"宝宝现在吃的是苦瓜，苦瓜的味道没有水果糖甜，它的味道苦苦的……"所选择的食物，其味道要有一定的浓度，才能被幼儿识别并记忆。在游戏过程中，只讨论食物的味道，不谈论颜色，让幼儿能全神贯注辨别味道。每换一种食物，需要让幼儿漱 1 次口。

（6）注意事项：建议选择易握取的水果糖，避免幼儿品尝时因糖果小卡住喉咙或滑落而造成安全隐患。

4. 嗅觉。

1）0～3 岁婴幼儿嗅觉发展特点：新生儿能对有气味的物质产生各种反应，如出现面部表情、不规则的呼吸、脉搏加强、打喷嚏、头躲开、四肢和全身不安地扭动等。1～2 月龄婴儿已经发展出对嗅觉的记忆能力，在 2 月龄左右就已经能分辨出各种浓度不同的气味，尤其对香味与酸味最为敏感；2～3 月龄婴儿可以明显区分气味的好坏；3～6 月龄婴儿会开始寻找气味的来源，且会转向气味的来源处；7～9 月龄婴儿的嗅觉能力加速发展，不同的气味和记忆会在大脑形成复杂的神经通路，婴儿会将闻到的气味与大脑中的印象做对比，并产生丰富的表情；10～12 月龄婴儿已有相当发达的气味分辨能力，嗅觉的发展已经趋于成熟，渐渐与成人相近。

2）0～3 岁婴幼儿嗅觉游戏示例。

（1）游戏名称：干玫瑰花与孜然粒。

（2）游戏年龄：7～9 月龄。

（3）游戏目的：提供促进婴儿嗅觉发育的机会，全方位提升婴儿大脑的各项潜能。

（4）游戏准备：嗅觉瓶 2 个，嗅觉原料干玫瑰花、孜然粒，把两个嗅觉原料分别放入 2 个嗅觉瓶中。

（5）游戏方法：成人把干玫瑰花嗅觉瓶打开放到婴儿的鼻子下，成人在嗅觉瓶口用手扇动，让嗅觉瓶里的气味弥散在空气中，让婴儿闻 5 秒后，成人盖住瓶口让婴儿的鼻子休息 5 秒，并告诉婴儿"这是玫瑰花的味道"。按照闻味 5 秒、休息 5 秒和告知"这是玫瑰花的味道"的流程，再操作 2 遍。同一味道闻 3 遍。接着，按照同样的方法让婴儿闻孜然粒的味道。两个味道为 1 组，每组每日操作 3 次，早、中、晚各 1 次，这样的效果最好。

（6）注意事项：操作过程中，不要让婴儿看到或误食嗅觉原料，以避免其他因素的干扰，要让婴儿通过单一嗅觉通道认知事物。

5. 触觉。

1）0～3 岁婴幼儿触觉发展特点：婴幼儿从出生时就有了触觉。对物体的触觉探索最早是通过口腔活动进行的。1 岁之前，口腔探索是婴儿最重要的学习方式。婴儿能够积极主动地进行探索是在 7 月龄左右。0～3 月龄婴儿的手只有本能的触觉反应，4 月龄出现无意识触摸，5～6 月龄手的触觉向有意识发展，7～12 月龄随着手眼协调能力的加强，手的触觉探索作用逐渐加强。2 岁以前，触觉在婴幼儿的认知交往过程中起着不可忽视的作用。随着个体的发育，1～3 岁婴幼儿的主要触觉手段逐渐发展为以手为主的触摸。

2）0～3 岁婴幼儿触觉游戏示例。

（1）游戏名称：触觉袋。

（2）游戏年龄：13～15 月龄。

（3）游戏目的：感知物体表面的光滑、粗糙；感知物体的长短、大小与形状；强化皮肤、大小肌肉、关节、神经感应；辨识感觉层次，调整大脑感觉神经的灵敏度。

（4）游戏准备：手摇铃1个，木球1个，触觉袋1个，海绵1块。

（5）游戏方法：①感知物体，成人拿起手摇铃，告诉幼儿"这是手摇铃"，然后用潮湿的海绵把幼儿的双手手掌擦拭一遍，擦掉幼儿双手的触觉记忆，然后把手摇铃放到其手里，让其双手充分抚摸感知手摇铃的特性，幼儿感知完后，成人将手摇铃放入触觉袋，再次用潮湿的海绵擦掉其双手的触觉记忆；接着拿起木球，告诉幼儿"这是木球"，成人把木球放到幼儿手里，让幼儿双手充分抚摸感知木球的特性，感知完后，成人把木球放入触觉袋中，再用潮湿的海绵擦掉幼儿双手的触觉记忆。②辨别物体，成人将幼儿的双手放进触觉袋里，让幼儿充分感知手摇铃和木球各自的特性，注意不要让幼儿看到触觉袋里的内容，然后让幼儿自由地拿出触觉袋里的一个物品，拿出后，成人告诉幼儿"这是×××"，也可以加深游戏难度，由成人发出指令"请帮妈妈/爸爸/老师把×××从触觉袋里拿出来"，由此观察幼儿触觉感知能力的准确性。

（6）注意事项：每次幼儿拿出一个物品，触觉感知完后，要用潮湿的海绵把幼儿双手上的触觉记忆擦掉，然后再感知下一个物品。

（二）运动游戏

1. 0~3岁婴幼儿动作发展特点：0~3岁婴幼儿的运动，是指他们力图尝试自由地控制自己的身体以便达到某种目的的行为。运动的发展具有一定的时间顺序和客观规律（表13-1）。0~3岁婴幼儿的基本动作发展主要包括先天性反射动作发展、粗大运动发展与精细运动发展，其中先天性反射动作主要包括抓握反射、吮吸反射、强制性动作反射与踏步反射等；粗大运动主要包括抬头、翻身、坐、爬、站、走等；精细运动主要包括抓握、绘画、书写等。婴幼儿运动游戏的设计要基于婴幼儿的动作发展水平，如果婴幼儿没有进入准备状态就开始对其进行动作训练，往往会产生适得其反的效果。

表13-1 0~3岁婴幼儿行为特点

月龄	行为特点
1~3	可以将腿伸展，俯卧或仰卧时可以踢腿，俯卧时可以抬起头部等
4~6	翻身、扶立时跳跃、摇动手里的拨浪鼓等
7~9	能一只手拿东西、咬玩具、爬行、捏东西等
10~12	能用拇指或示指拿东西、从蹲姿中站起来、将一个玩具放入另一个玩具中、弯腰捡东西、用杯子喝水等
13~15	能模仿做操、走路、拿笔画画、用积木叠塔、把棒状物插入小孔等
16~18	能抬脚踢球、抛球、把小物件放进小瓶中并取出等
19~21	能倒退走、侧向走、绕开障碍物，跑步时可控制速度，搭积木技巧提高等
22~24	能跳跃、倒退走、双脚跳等
25~28	能稳定地上楼梯、用足尖走路、在窄道上行走、穿鞋、扣纽扣等
29~36	能双脚交替上下楼梯、单脚站立几秒钟、跳远30~50cm等

2. 0~3岁婴幼儿运动游戏示例。

1）粗大运动游戏一。

（1）游戏名称：上上下下。

（2）游戏年龄：0~3 月龄。

（3）游戏目的：加强婴儿上肢与下肢的肌肉力量，给婴儿上肢与下肢的皮肤进行触觉训练。

（4）游戏准备：宽敞安全的地垫，轻音乐。

（5）游戏方法：①上肢。成人播放轻音乐，让婴儿仰卧位躺在地垫上，拉住婴儿手臂，沿着从上到下或从下到上的方向，慢慢移动婴儿的双臂。操作中确保婴儿的双臂紧贴着地垫缓慢移动，通过与地垫的摩擦给婴儿的手臂做触觉训练。②下肢。让婴儿仰卧位躺在地垫上，拉住婴儿小腿，沿着从内到外或从外到内的方向，慢慢移动婴儿的双腿。操作中确保婴儿的双腿紧贴着地垫缓慢移动，通过与地垫的摩擦给婴儿的双腿做触觉训练。

（6）注意事项：游戏操作中，成人一定要拉住婴儿的手臂，千万不能拉婴儿的小手，避免手腕关节脱臼。此外，要确保婴儿手臂和双腿与地垫接触，并发生摩擦，确保触觉训练的效果。

2）粗大运动游戏二。

（1）游戏名称：爬行捉彩带。

（2）游戏年龄：7~9 月龄。

（3）游戏目的：锻炼婴儿的爬行能力和爬行中的手眼协调能力。

（4）游戏准备：彩带 1 条，轻音乐（如巴赫的《E 大调前奏曲》），一块安全的活动区域。

（5）游戏方法：成人播放轻音乐，然后拿起彩带缓缓移动，鼓励并引导婴儿在爬行中用单手抓握彩带。

（6）注意事项：此项操作要在婴儿吃完奶 30 分钟后进行，避免吐奶。

3）精细运动游戏一。

（1）游戏名称：套小环。

（2）游戏年龄：10~12 月龄。

（3）游戏目的：锻炼婴儿的手眼协调能力和双手配合能力。

（4）游戏准备：塑料小棍 1 根，大小不一的小圆环若干。

（5）游戏方法：①小棍垂直放置，成人垂直拿着小棍，让婴儿把小环依次套在小棍上，然后让婴儿自己一只手垂直拿着小棍，另一只手用大拇指、示指和中指 3 个手指捏住小环，套在小棍上。②小棍水平放置，成人水平拿着小棍，让婴儿把小环依次套在小棍上，然后让婴儿自己一只手水平拿着小棍，另一只手用大拇指、示指和中指 3 个手指捏住小环，套在小棍上。

（6）注意事项：操作过程中，不要让小棍伤到婴儿。

4）精细运动游戏二。

（1）游戏名称：串珠。

（2）游戏年龄：25~27 月龄。

（3）游戏目的：提升幼儿的手眼协调能力与双手配合能力，增强幼儿手的灵巧性。

（4）游戏准备：带小孔的串珠若干，木棍或毛线 1 根。

（5）游戏方法：成人引导幼儿将串珠串到木棍或毛线上。

（6）注意事项：游戏过程中，成人不要"帮助"幼儿完成串珠游戏，但要在一旁观察，以防幼儿误食串珠。

（三）语言游戏

1. 0~3岁婴幼儿语言发展特点：3岁前婴幼儿语言的发展是一个连续的、有次序的、有规律的过程，也是一个不断由量变到质变的过程。婴幼儿的语言学习主要包括口头语言与书面语言两方面。0~1岁是婴幼儿语言发展的初始阶段，此时婴儿对语音有了初步的感知，6月龄婴儿能够利用喉头等发声器官，通过单音节词汇与周围人交流。2岁左右是婴幼儿语言发展的提高阶段，此时幼儿的词汇量大大增加、词汇运用能力增强、语言结构越来越完整，开始主动学习表达，在此之前其对语言是机械模仿，并未理解语言的真正含义。3岁左右是婴幼儿书面语言学习的最佳起步时间。

2. 0~3岁婴幼儿语言游戏示例。

（1）游戏名称：交通工具大集合。

（2）游戏年龄：19~21月龄。

（3）游戏目的：锻炼幼儿的记忆力和听觉理解能力，延长幼儿注意时间，提高幼儿对语言的理解力。

（4）游戏准备：儿歌《交通工具大集合》音频。

儿歌歌词：

嘀嘀嘀，嘀嘀嘀，汽车跑。
轰隆隆，轰隆隆，火车叫。
大轮船，海上漂，海上漂。
空中飞机像大鸟，交通工具大集合，外出旅行真奇妙。

（5）游戏方法：一位成人和幼儿找一个最舒服的姿势，面对面地看着对方。成人面带微笑给幼儿背诵儿歌《交通工具大集合》，把儿歌中美好的含义通过语言、声调和表情，温柔地传递给幼儿。每日最好选择早、中、晚3个时间段，在幼儿状态最佳的时候，给幼儿背诵1~3遍儿歌《交通工具大集合》。另一位成人播放儿歌给幼儿听，可以增加幼儿听觉输入的方式和次数，能够让幼儿尽快熟悉儿歌内容，为以后顺利接说儿歌做准备。

（6）游戏延伸：成人表演儿歌逗引时，可用较为夸张的动作和表情、温柔的语调来吸引幼儿，待幼儿熟悉内容后可以以儿歌接龙、问答等方式与他们进行互动。

（四）认知游戏

1. 0~3岁婴幼儿认知发展特点：婴幼儿认知能力的发展具有明显的顺序性与阶段性（感知觉能力—注意能力—记忆能力—言语能力—想象能力和思维能力）。一般来说，0~3岁婴幼儿的认知发展主要包括三个阶段，即初步认知阶段（6~12月龄）、逐步认知阶段（1~2岁）及深化认知阶段（2~3岁）。6~12月龄婴儿可以理解很多词语的含义，能理解事物大小、形状等概念，拥有具象思维能力；1~2岁幼儿有自我意识；2~3岁幼儿的思维记忆能力的发展接近成人水平，能用思维解决问题，并理解事物之间的联系，与成人不同的是，其认知具有概括性和随意性等特点。

2. 0~3岁婴幼儿认知游戏示例。

1) 认知游戏一。

(1) 游戏名称：谁的尾巴？

(2) 游戏年龄：28~30月龄。

(3) 游戏目的：让幼儿在帮小动物找尾巴的过程中，进一步感受动物尾巴的明显特征；在配对游戏过程中发展幼儿的观察能力、分析能力和比较能力。

(4) 游戏准备：常见动物图片（动物的尾巴和身体分离）。

(5) 游戏方法：①看一看，说一说。成人展示完整的动物图片，引导幼儿说出动物名称，并模仿小动物的叫声或动作。然后引导幼儿观察这些动物的尾巴，并告诉幼儿该动物尾巴的特点，如"兔子的尾巴短短的、松鼠的尾巴大大的……"②找一找，拼一拼。成人把所有的动物尾巴与动物身体分离，引导幼儿帮各个动物找尾巴，进行配对。游戏过程中，如果幼儿配对错误，成人可以引导幼儿说一说、比一比，通过比较分析，进行正确配对。

(6) 游戏延伸：观察幼儿的游戏兴趣，在幼儿保持兴趣的情况下，增加游戏难度，引导他们深入游戏，比如"我说你找"，由成人说："兔子的尾巴短短的……"幼儿听到指令便寻找短短的兔子尾巴图片。

2) 认知游戏二。

(1) 游戏名称：绳子变变变。

(2) 游戏年龄：31~33月龄。

(3) 游戏目的：让幼儿在玩绳的过程中发展走、跑、跳等粗大运动，促进动作的协调性，增强幼儿对颜色和长短的认知。

(4) 游戏准备：3根长短不一、颜色不同的绳子。

(5) 游戏方法：①认认说说。成人出示3根绳子并问幼儿："宝宝，妈妈/爸爸/老师手里有几根绳子？绳子是什么颜色的？"引导幼儿说出绳子的数量和颜色。成人和幼儿各拿一根绳子，指导幼儿和成人碰一碰手中的绳子，比较绳子的长短。②绳子变变变。绳子变火车——成人和幼儿一前一后站好，两手分别握住两根绳子的两端，让幼儿进行向前走、后退走的练习；绳子变尾巴——成人和幼儿把绳子塞在腰后做"尾巴"，引导幼儿抓成人的"尾巴"；绳子变小河——成人指导幼儿把绳子放在地上，鼓励幼儿双脚离地跳过绳子。

(6) 游戏延伸：成人还可以准备一根长绳，引导幼儿踩着绳子走一走，训练幼儿的平衡能力；练习跳绳子时，还可以根据幼儿的跳跃能力，让幼儿跳过两根绳子，两根绳子之间的距离随机调整。

四、婴幼儿游戏活动自制玩具、教具举例

1. 拼图。准备一组圆环，在圆环上画图，几个圆环共同组成一幅完整的图。婴幼儿将圆环套在饮料瓶上，可以通过旋转形成一幅完整的图。

2. 手指树。在毛线手套的中间贴一个数字，魔术贴做成叶子的形状。婴幼儿根据手套中间的数字，在成人引导下往手套上贴相应数量的树叶。

3. 看图说话。绘制一组图画，请婴幼儿根据图片内容"编故事"。

4. 分类垃圾桶。利用 4 个大小一致的矿泉水瓶，去掉 1/3 瓶口，用透明胶将 4 个矿泉水瓶固定在一起，于瓶身绘制垃圾分类标志，将白色 A4 卡纸裁成 3cm 左右的正方形小纸片，绘制不同的"垃圾"，引导婴幼儿将"垃圾"放入正确的垃圾桶中。

5. 彩色泡沫瓶。利用矿泉水瓶，装入泡泡水后，取红、黄、蓝、绿四色少量儿童水洗颜料，分别加入瓶盖中，拧紧瓶盖，并用胶棒或透明封口胶粘牢瓶口，婴幼儿在摆弄和摇晃瓶身过程中，泡泡水与颜料融合在一起变成彩色泡泡。彩色泡沫瓶可悬挂于婴幼儿游戏区域，挂绳选择松紧带为宜，挂绳长短根据婴幼儿身高而定，婴幼儿能伸手拉住瓶身为宜。此自制游戏材料不仅能促进婴幼儿粗大运动发展，还可以提升婴幼儿对颜色的视觉辨认度以及游戏中泡泡变化的观察能力。

6. 彩带帘。选择不同颜色的彩带，长度不一，将它们依次粘贴或钉扣在婴幼儿床、游戏区域或玩具车的顶棚上。彩带帘自由垂下，婴幼儿可观察彩色帘随风飘动，也可抓握、拉扯帘子，提升抓握能力。

五、婴幼儿游戏活动环境创设原则

（一）舒适性原则

营造温馨舒适的游戏环境是婴幼儿游戏活动环境创设的重要组成部分，柔软的地垫、舒适的游戏区域、温馨的摆设……都能给婴幼儿充足的安全感，能够有效激发婴幼儿的游戏主动性，让婴幼儿乐意接受游戏。环境色彩应简单协调，合理的色彩搭配不仅能拓展婴幼儿的创造性思维。同时，色彩创设本身也是婴幼儿思考、尝试与想象的过程。例如，装饰墙壁可以设计为能够触摸和取拿物品的"半挂式"活动墙体，形态各异的桌子上放着简单的玩具，玩具摆放下有实物标记一一对应等。温馨舒适的环境布置，能充分引导婴幼儿自由探索。整洁而美观的环境布置不仅有利于培养婴幼儿的秩序感，更有利于婴幼儿初期审美能力的培养。

（二）安全性原则

安全性是红线也是底线，是要遵守的重要原则，也是婴幼儿开展各项游戏活动的前提。婴幼儿在安全自由的氛围下很容易对周围环境产生强烈的探索欲望。成人在了解婴幼儿已有经验的基础上，可以创设"宝贝筐"供婴幼儿自己选择物品，为婴幼儿提供丰富的游戏材料。创设能让婴幼儿自由获取信息的游戏空间。环境创设中尽量为婴幼儿创造操作和发现的机会，如 0~6 月龄婴儿处于躺、坐阶段，其游戏空间主要是床，我们可以在床的上方添加摇铃、彩带等；针对 12 月龄能行走的婴儿，可以在墙角设置有趣的游戏区角，如阅读区、玩具区、积木建构区等。除此之外，婴幼儿游戏室里可以粘贴各类自制的扣扣墙、粘粘墙、捏捏墙、敲敲墙等，让婴幼儿在实际操作中感知不同游戏活动带来的不同体验。

六、婴幼儿游戏活动指导策略

（一）以玩伴身份介入游戏

婴幼儿游戏活动介入策略包括平行式介入和交叉式介入。平行式介入是指成人在婴幼儿附近和婴幼儿玩相同或近似的游戏材料和游戏情节，引导婴幼儿模仿其行为。在这个过程中，成人是玩伴也是观察者，成人的行为起着暗示引导作用。当婴幼儿不会操作游戏材料或游戏情节过于单一缺乏创新时，成人可投放新的游戏材料，激发婴幼儿兴趣。

对于0~1岁婴儿来说，成人通常是边说边做，或辅助婴儿共同游戏，一是吸引婴儿兴趣，二是教给婴儿简单的操作方法。

交叉式介入就是成人通过扮演一个角色进入婴幼儿游戏中，通过成人与婴幼儿的角色互动，起到指导婴幼儿游戏的作用，达到游戏预设的效果。

（二）采用有效的引导方式

在婴幼儿游戏活动中，通常是通过有效的引导方式促进游戏的开展，如设疑切入，激发思考，以启发性的提问深入游戏。给予婴幼儿探索和试错的机会，激发婴幼儿的创造性思维。如成人的话语、眼神、表情及夸张的肢体动作引导，帮助婴幼儿理解游戏内容。它是游戏指导中非常重要、使用频率较高的一种策略。通过语言和动作的引导，抓住时机，有效促进婴幼儿游戏的开展。

（三）游戏中突出互动性

在0~1岁婴儿游戏活动中，突出与成人的互动性是非常重要的，决定着婴儿游戏参与度和积极性。夸张、频繁的互动能有效提升婴幼儿游戏的兴趣，达到游戏目的。增加有效互动、交流，能激发起婴幼儿更大的游戏兴趣。对于婴幼儿游戏活动的观察和指导要注意用心和用行。用心观察，用行指导，这样才能发现他们的闪光点，让婴幼儿真正在玩耍中学知识，在不断探索中促发展，真正成为游戏活动的主人。

（四）及时关注游戏动态

在婴幼儿游戏过程中，成人应及时关注婴幼儿的行为、语言、情绪变化及游戏材料的使用，在充分观察的基础上进行有效的指导，通过提问和回应给予婴幼儿有效的支持。

本节小结

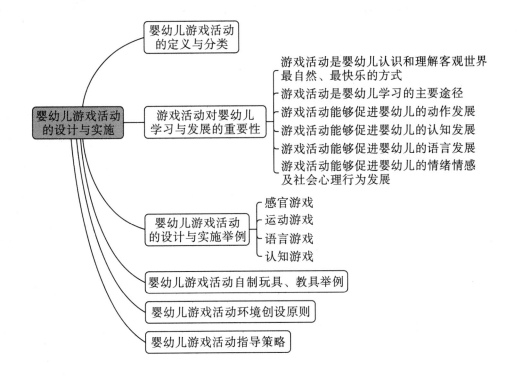

参考文献

[1] 李菅. 0～3岁婴幼儿潜能开发与游戏指导 [M]. 北京：人民邮电出版社，2018.

[2] 史月杰，张莉. 婴幼儿游戏活动实施 [M]. 北京：中国人口出版社，2022.

[3] 王书荃，罗静，思悟. 0－3岁婴幼儿早期教育指南 [M]. 北京：中国妇女出版社，2020.

[4] 田腾. 0～3岁婴幼儿游戏及其有效性指导 [D]. 济南：山东师范大学，2014.

[5] 陈小隐. 基于婴幼儿感官特征的玩具安全性设计研究 [D]. 广州：广州大学，2017.

[6] 郁波. 婴幼儿感官教具设计研究 [D]. 无锡：江南大学，2008.

[7] 薛文娟. 基于材料感觉特性的婴幼儿产品研究 [D]. 北京：北京理工大学，2015.

[8] 刘芳. 家庭和社会对婴幼儿语言学习的影响 [D]. 哈尔滨：黑龙江大学，2019.

[9] 李靖. 基于认知发展的婴幼儿书籍设计研究 [D]. 徐州：中国矿业大学，2014.

[10] 黄丹丹. 基于婴幼儿认知发展理论的玩具书籍设计研究 [D]. 福州：福州大学，2014.

[11] 续润笑. 幼儿园自制玩教具研究 [D]. 南京：南京师范大学，2014.

[12] 李淑贤. 婴幼儿游戏的发展 [J]. 学前教育研究，1996（2）：10－11.

[13] 高鹏. 父母教养方式对幼儿社会性发展的影响及改善策略 [J]. 智力，2022（20）：191－194.

第二节 社区与家庭亲子游戏的设计与实施

一、亲子游戏的定义与分类

（一）定义

亲子游戏指家长与孩子之间的游戏活动。亲子游戏是以婴幼儿为主体，父母为主导进行的，是亲子教育中的核心内容和主要元素，同时也是实施亲子教育的重要手段和方法。

（二）分类

从不同维度可以对亲子游戏进行不同分类。

1. 按照活动范围，可以将亲子游戏划分为社区亲子游戏和家庭亲子游戏。

2. 按照内容和性质，可以将亲子游戏划分为音乐游戏、手指游戏、生活游戏、益智游戏、语言游戏、运动游戏等。

3. 按照亲子双方活动的方式，可以将亲子游戏划分为父母与子女单独进行游戏的一对一式亲子游戏以及多个家庭共同参与的群体式亲子游戏两种。

以下将从社区和家庭两个活动范围来对亲子游戏活动的创设与实施进行阐述。

二、亲子游戏的重要性

交流和玩耍是亲子陪伴的重要内容，也是养育照护中促进婴幼儿早期发展的核心措施，有利于构建良好的亲子依恋关系和伙伴关系，提升婴幼儿体格生长和运动发育水平，促进心理行为和社会能力的发展。亲子游戏以其独特的方式，在促进婴幼儿成长、丰富家庭生活、增进社会和谐等方面都有着特殊意义。

三、社区亲子游戏的设计与实施

（一）社区亲子游戏设计与实施举例

1. 社区亲子游戏的作用。社区是婴幼儿成长的生活环境，亲子游戏能够为亲子互动提供更加广阔的发展空间。社区蕴含着丰富的教育资源，以社区为平台的亲子游戏能够为婴幼儿提供更多与他人交往的机会，丰富婴幼儿的社交经历。以社区为依托，开展丰富多样的亲子游戏，将社区内的家长、婴幼儿聚集在一起进行多向互动游戏，能够有效促进婴幼儿的全面发展。

2. 社区亲子游戏活动方案示例。

1）活动方案一：《大手牵小手，你我共成长——快乐家庭日》。

（1）婴幼儿月龄：24～36月龄。

（2）活动目标：①通过幼儿和家长的亲子游戏，增加幼儿的体质，发展幼儿动作的协调性和灵活性。②加强亲子互动，促进良好亲子关系的建立。③促进幼儿的社会性发展，便于社区间友好关系的建立。

（3）活动准备：①确定活动时间、场地，提前根据活动内容和相关游戏布置活动场地。②准备邀请函，也可以邀请家长和幼儿自制邀请函并及时分发。③通过张贴海报或微信等形式宣传活动。④提前准备奖品。⑤活动前确定好相关工作人员。

（4）活动主要流程：①主持人介绍活动主题并分别介绍各游戏项目。②各家庭自我介绍，鼓励尽可能多的家庭成员参与该环节。③分场地开展游戏，游戏内容包括踩气球、两人三足、拼图、涂色、奇思妙妙圈、开心独木桥、贴鼻子等。④颁奖环节。

2）活动方案二：《亲子约"绘"，把爱"袋"回家》。

（1）婴幼儿月龄：24～36月龄。

（2）活动目标：①增进亲子间的交流与合作，鼓励幼儿积极表达自己的想法。②激发幼儿的创造性。③培养幼儿的耐心等品质，也有助于家长更了解幼儿对世界的看法。④制作属于自己的帆布袋，环保的同时增进亲子间的连接。

（3）活动准备：①确定活动时间、场地，布置好活动场地，在现场摆放绘画作品，以不同形式营造现场的绘画气氛。②准备活动的原材料，如各种类型的画笔、颜料及足量空白帆布袋等。③设置副场小游戏，提供丰富的游戏材料，如套圈和不倒翁等低成本材料。④准备小奖品。

（4）活动主要流程：①社区工作人员为家长和幼儿介绍完基本材料后，就把时间和场地完全交给家长和幼儿，鼓励他们积极创作，同时也提供一些借鉴和参考，便于其更好地完成帆布袋的创作。②同期可因地制宜地开展套圈、跳格子等副场游戏，可供绘画完毕的家庭参与。③活动结束，鼓励亲子展示自己创作的帆布袋，最后将帆布袋烘干后赠予家长和幼儿，同时给幼儿颁发小奖品。

（二）社区亲子游戏自制玩具、教具设计原则

1. 教育性原则。可以通过自制玩具、教具，结合教育目标，吸引婴幼儿投入游戏中，使其能够"玩中学，学中玩"，不仅有利于婴幼儿身心健康发展，同时可以激发婴幼儿的想象力、创造力及问题解决能力。

2. 经济适用原则。在制作适用于社区亲子游戏活动的玩具、教具时，应坚持因地制宜、就地取材、废物利用等原则，充分利用身边的自然材料和废旧环保材料，结合丰富的乡土文化知识，制作出具有实用性、创新性、科学性及趣味性的玩具、教具，既省时省力，又有良好的游戏效果。

（三）社区亲子游戏指导策略

1. 以婴幼儿的安全为首要前提。安全的活动场地是社区亲子游戏的必要前提，社区亲子游戏活动环境主要包括场地、建筑器材、设施设备等。社区亲子游戏场所应设立在远

离车道、污染源、下水道且宽敞空旷的地方，必要时可以用围栏设防；游戏器材的设计与投放，要考虑其本身的安全性与耐用性，对于动态性游戏器材（秋千等），应在其进出活动方向保留适当的安全距离，对于静态性游戏器材（滑梯等），应在其下铺设沙坑或塑胶软垫。同时，由于婴幼儿自我保护意识较弱，设计社区亲子游戏活动环境时还应关注户外空间的场地安全与社交安全。场地安全需综合考虑内部的交通动线组织、空间边界的平稳过渡及游戏活动区内部的安全，注意区分并处理好私密空间和公共空间的层次关系，尽量避免模糊空间的存在，防止婴幼儿进入危险区域，并加强出入口的安检和场地内的巡查。

2. 为婴幼儿提供创造性游戏材料。沙堆、木桩、鹅卵石等既是社区常见的自然元素，又是婴幼儿十分喜爱的游戏材料，婴幼儿在沙堆中可以产生挖洞、搬运、收集、填充、造型等创造性行为；木桩可以充分调动婴幼儿敢于探索与不怕困难的冒险精神，在踩踏、跳跃、攀爬等行为中可以提升婴幼儿的平衡感与协调性；鹅卵石可以垒叠、抛掷，石头的纹理可以用于观察，能够提升婴幼儿的观察力和敏锐力等。这些创造性游戏材料经过设计与投放后，便可以最大限度地发挥其游戏作用。

3. 环境创设要体现整体性原则。社区游戏活动场地的环境创设应结合社区内的整体环境及住宅建筑的布局综合考虑，形成一个动线循环的游戏效果。循环式游戏场地的设计，最重要的就是循环功能的体现，如在建筑上利用廊道将主要的建筑空间串联起来，形成一个二维或三维的游戏空间。除此之外，游戏作为一种"动力"，具有一定的方向性与力量性，当某个"动力"发生改变时，如婴幼儿与家长同时向一个方向奔跑时，应该有一个缓冲区或边界的停顿区，从而让整个亲子游戏的动线不受阻并能持续进行，也让婴幼儿在各种不同的游戏动线中，可随时中止活动并迅速离开。

4. 引导婴幼儿与游戏环境互动。交互式婴幼儿游戏设施就是让婴幼儿在玩的过程中充分体会到与游戏设施之间互动的愉悦感。蒙特梭利感官教育认为，充分利用婴幼儿的触觉、视觉、听觉等不同感官，可以加强他们各方面的体验能力。例如，对于声音传播的认识，可以借助社区建筑的管道传音，根据地势组成传音管道，供婴幼儿探索，同时，弯曲交错的管道又能使婴幼儿有不同的玩法。同时，在互动中还应时刻关注婴幼儿的行为反应和情绪变化，适当给予其言语或行动上的鼓励，引导婴幼儿更好地与游戏环境产生交流与互动。

5. 游戏活动环境要适宜婴幼儿的身心发展特点。社区亲子游戏活动环境创设的适宜性包括绿化景观与建筑空间的搭配、游戏设施与建筑布局的设立、色彩设计等。以色彩为例，色彩是婴幼儿大脑中最先接收到的环境信息，能够有效地调动空间氛围，营造特殊的游戏视觉效果，不同的色调也能给婴幼儿及家长带来不同的心理适应与心理变化。例如，红色、黄色、橙色等暖色调能使人联想到热情与温暖；蓝色、绿色、灰色等冷色调能使人联想到悲伤与孤独；色彩的距离感给人带来的视觉上的偏差，可以扩大或缩小游戏空间。

四、家庭亲子游戏的设计与实施

（一）家庭亲子游戏设计与实施举例

1. 家庭亲子游戏的作用。家庭是婴幼儿最早接触的教育环境，父母对婴幼儿的成长起着不可忽视的作用，家庭亲子游戏是亲子教育中的核心内容及主要元素，也是实施亲子教育的重要手段与方法，具有启发性、合作性、平等性及趣味性等特点。家庭亲子游戏不仅可以满足家长跟婴幼儿之间娱乐与互动的需要，同时可以促使婴幼儿在自由、和谐、快乐的氛围中获得身心发展。

2. 家庭亲子游戏活动方案示例。

1）活动方案一：《你画我猜》。

（1）活动准备：选择一个主题，如动物、植物、水果等，并确保家长和婴幼儿对这个主题有一定的了解。

（2）活动主要流程：由家长描述主题相关的特点，如颜色、形状、功能等，同时做出相应的动作，让婴幼儿猜出答案。例如，如果主题是动物，家长可以描述"有四条腿，会发出'汪汪'的声音"，同时模仿狗的动作，让婴幼儿猜出答案是"狗"。如果婴幼儿猜对了，则互换角色，由婴幼儿描述主题相关的特点，家长来猜答案。

2）活动方案二：《小小侦探》。

（1）活动准备：选择一个安静、明亮的场地，在桌面上摆放一些婴幼儿熟悉的常用物品，如书本、笔、玩具等。

（2）活动主要流程：①让婴幼儿仔细观察桌上的物品，并记住它们的数量和位置；②婴幼儿闭上眼睛，家长随机拿走一个物品；③婴幼儿睁开眼睛，家长询问他们哪个物品被拿走了；④如果婴幼儿没有回答正确，家长可以给出一些提示，描述被拿走物品的特征和功能，引导婴幼儿找到正确的答案；⑤重复游戏，逐渐增加被拿走物品的数量和游戏难度。

（二）家庭亲子游戏自制玩具、教具设计原则

1. 半成品原则。不使用精致的、已成型的玩具、教具，而是选择一些能够让婴幼儿自由想象的物品，最大限度地让他们自主发展，大自然中随处可见的树叶、果子、石头、五颜六色的布条，都可以用来制作玩具、教具。家庭亲子游戏的玩具、教具设计与制作也应该遵循半成品原则，这样才能更大限度地激发婴幼儿的探索欲望与创造潜能。

2. 安全性原则。自制玩具、教具的安全性主要从以下三阶段进行考虑：首先，在准备阶段，婴幼儿需在家长的配合和帮助下进行手工材料收集，过程中家长应尽量选择安全、自然的材料，如面粉、筷子、纸片、树叶、纸盒、木棍、木棒、毛线细绳、棉花等。其次，在制作过程中，家长要注意工具的使用安全，如剪刀、木棍、筷子等尖锐工具的使用。最后，制作完成后，及时检查玩具、教具的使用安全，排查使用时的安全隐患。

3. 创新性原则。自制玩具、教具的创新可以贯彻各个过程，包括选择题材上的创新，如满足婴幼儿当下的一个兴趣或发展婴幼儿的某个习惯；设计构想上的创新，如同材异构或玩具、教具结构上的创新等；选材或制作方法上的创新，选择特别的材料或寻求别具一格的制作方法；玩法上的创新，一物多玩，调动婴幼儿多感官发展，充分激发婴幼儿的感知觉发展。

4. 趣味性原则。玩具、教具的设计要遵循趣味性原则，充分引起婴幼儿好奇和玩的

动机，从婴幼儿的角度出发，考虑其年龄特点及审美需求，保证玩具、教具在操作过程中的生动有趣。操作时兼具挑战性，鼓励婴幼儿积极探索，激发其创造性发展的同时培养其耐心等品质，满足婴幼儿的成就感。例如，长短小鱼游戏，一张硬纸板上画上小鱼形状，鱼骨部分镂空，并将鱼骨涂上颜色。同时根据鱼骨的长短和颜色，将扭扭棒剪成小段，引导婴幼儿将扭扭棒插入对应的位置。该游戏以丰富的色彩吸引婴幼儿的注意，帮助婴幼儿认知长短和颜色，培养手部精细运动能力。小鸡吃米游戏，一个纸盒上面贴出小鸡的图案，小鸡嘴巴处抠出小洞，塑料瓶取上半部分粘在纸盒背面接米，将大米放到纸盒里，婴幼儿通过摇晃纸盒帮助小鸡吃米。该游戏贴近婴幼儿的生活，小鸡憨态可掬，吸引了婴幼儿的游戏兴趣，让婴幼儿在动手操作中锻炼耐心和专注力。

（三）家庭亲子游戏指导策略

1. 以婴幼儿的兴趣为导向。家长在与婴幼儿进行亲子游戏时，应以婴幼儿的兴趣为导向，创设以婴幼儿兴趣为基础、符合其年龄特征与发展规律的亲子游戏环境，以激发婴幼儿的好奇心与探索欲，吸引其积极参与游戏，成为游戏的主人。只有这样，才能让婴幼儿在游戏中充分发挥自己的想象力与创造力。

2. 营造愉快轻松的游戏氛围。婴幼儿只有在愉快轻松的氛围下，才能积极参与游戏，才能更好地投入游戏活动。家长可以创设游戏角色，配备多样化的玩具、教具，随着婴幼儿年龄的增长，实时更新与之年龄特点相匹配的游戏环境，以提高婴幼儿的游戏兴趣。丰富多彩的游戏形式和活动设施能使婴幼儿感受到来自外界环境的多种刺激。婴幼儿好模仿、活泼好动，家长应为婴幼儿创造和提供安全有趣的游戏环境和游戏材料，提供能够满足婴幼儿不同需求的游戏形式。愉快的游戏包括游戏元素的趣味性与游戏形式的趣味性，有趣的游戏背景和玩法能够维持婴幼儿游戏的参与动机，满足其心理上的需求。

3. 实现家长与婴幼儿的双向互动。家庭亲子游戏不是婴幼儿或家长的独立游戏，而是婴幼儿与家长双方共同进行、交流互动的双向游戏。婴幼儿在完成一定的亲子游戏任务时，家长应及时且正确地给予婴幼儿语言或行动上的鼓励，促进与婴幼儿的情感交流，为婴幼儿的游戏树立安全感。亲子游戏不是"新瓶装旧酒"的答题训练，游戏双方的情感交流同样重要，生态系统理论要求应确保亲子间交流互动的双向性。因此，家长在设计游戏时应充分考虑亲子双方的游戏互动贯穿每一个环节，使婴幼儿与家长在游戏过程中逐渐建立并形成良性的互动模式，从而不断优化亲子关系。

4. 游戏难度要适宜婴幼儿的发展规律。完成任务所需的各种知识和技能的储备要与婴幼儿的认知水平和进度保持同步，一系列子任务的安排要符合知识的逻辑，前一任务要给后一任务打基础，随着婴幼儿能力的增长不断延伸和拓展。同时，心流理论启示我们，只有知识技能水平与任务难度水平达到平衡状态，才能够促使婴幼儿产生心流体验，从而专注于游戏化学习活动。因此，游戏难度要根据婴幼儿的身心发展水平和认知特点来决定，难度过高会使婴幼儿因为无法完成任务而产生挫败感，难度过低对婴幼儿的发展没有太大帮助，只有适宜的游戏难度才能使亲子互动达到最好的游戏效果。

本节小结

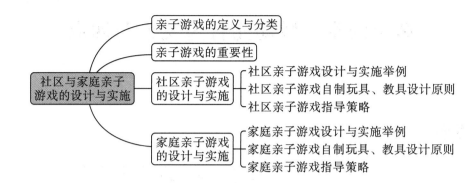

参考文献

[1] 梁婕. 居住区中儿童户外游戏环境设计探讨 [D]. 武汉：华中农业大学，2007.

[2] 王一茜. 基于行为心理学的户外亲子互动空间设计研究 [D]. 南京：南京林业大学，2018.

[3] 朱冰曲. 格式塔在高校校园景观设计中的应用研究 [D]. 长沙：湖南大学，2013.

[4] 侯静怡. 面向亲子互动的教育游戏设计研究 [D]. 昆明：云南师范大学，2022.

[5] 律茵. 锦州市早教机构0—3岁婴幼儿亲子活动课堂组织现状研究 [D]. 呼和浩特：内蒙古师范大学，2013.

[6] 王筱烨. 共育"成长社区"，培养幼儿健康个性 [J]. 学苑教育，2019（13）：82—83.

[7] 刁佳玺，杨雪. 亲子游戏对0—6岁儿童智力发展的影响 [J]. 教育教学论坛，2019（37）：58—59.

[8] 杨晓帆. 浸润式儿童户外游戏空间的设计与研究——以"口袋空间"为例 [J]. 设计艺术研究，2021，11（1）：49—51.

[9] 杨亚萍，金海明，董晓玮. 居住区儿童户外游戏设施设计 [J]. 工业设计，2021（8）：91—93.

[10] 吕天娥. 基于幼教理论的大型儿童玩具设计研究 [J]. 装饰，2016（11）：132—133.

[11] 丁连明. 自制玩教具的设计原则与利用 [J]. 小学科学（教师版），2021（2）：165.

[12] 徐常颖. 利用废旧环保材料自制幼儿玩具和教具的实践和体会 [J]. 职业技术，2015，15（7）：41—43.

[13] 牛晓冰，刘超. 提高亲子游戏质量的策略探索 [J]. 济源职业技术学院学报，2017，16（1）：106—109.

[14] 王玮琳. 关于如何进行亲子游戏 [J]. 中外企业家，2019（15）：153—154.

[15] 吕欣，屈艳峰. 亲子游戏与良好亲子关系的研究 [J]. 新丝路（下旬），2015（10）：72，75.

（黄曦）

第十四章　婴幼儿行为观察与回应

导读

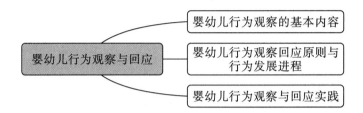

第一节　婴幼儿行为观察的基本内容

案例 14-1　进食行为观察

在乳儿班，8 月龄的大力开始尝试自己吃饭，大力吃饭的工具就是手，直接伸手抓向软软的蒸蛋，抓到后就开心地塞进自己嘴巴，弄得脸上、鼻子上都是，还会不小心将碗弄翻，然后就兴奋地反复抓捏餐桌上的蒸蛋，最后把蒸蛋弄得到处都是，大力反而露出了开心的笑容。

案例 14-1 思考：面对观察到的宝宝进食过程中的这一日常画面，观察后的记录分析有何意义？

一、婴幼儿行为观察的含义与意义

（一）婴幼儿行为观察的含义

观察是一种有目的、有计划、比较持久的知觉活动。由于在 0～3 岁阶段，婴幼儿语言表达能力有限，想要真正了解婴幼儿身心发展的秘密，就必须通过客观观察，而行为是观察过程中的主要外在线索，是可以被直接观察、描述、记录、分析的个体活动。

婴幼儿行为观察是通过观察、描述、记录婴幼儿的行为（如动作、言语、表情、神态等），推测出婴幼的心理过程、思维方式、记忆特点、想象水平、个性特点、社会性发展水平等。

（二）婴幼儿行为观察的意义

观察是了解婴幼儿的重要途径。在托育机构中，保育人员通过观察了解每名婴幼儿的兴趣和发展水平，发现他们之间的个体差异，从而创设适宜的养育环境，开展针对性的养育活动。最重要的是，观察和记录婴幼儿的行为活动，有助于保育人员与婴幼儿及其家长之间建立积极的关系，能更好地通过家托合作，支持婴幼儿身心健康发展。

所以，婴幼儿行为观察是保育人员必备的一项专业技能，也是保育人员的基本工作内容之一。

二、婴幼儿行为观察的准备

观察的准备是保育人员进入观察情境前必须做好的各项工作，有效准备是实施观察的必要前提。

（一）掌握专业知识

观察婴幼儿行为不仅是看的过程，而是需要透过他们的行为分析和推测背后的原因和需求，这是一个思考和分析的过程，保育人员的专业水平直接影响着行为观察效果和分析结果。所以保育人员在实施行为观察之前，应先储备与婴幼儿照护相关的专业知识。

1. 掌握婴幼儿发展相关的理论知识。掌握儿童发展心理学、婴幼儿教育心理学相关知识，能够帮助保育人员更加科学准确地进行婴幼儿行为分析。还要掌握婴幼儿心理（感知、记忆、想象、思维、情绪情感、个性与社会性）、行为（动作、语言）发展的趋势、特点以及规律，并掌握支持婴幼儿心理、行为发展的有效策略。对婴幼儿进行行为观察、分析与解读，是以保育人员的知识背景为基础的。

2. 掌握各年龄段婴幼儿的发展特点。帮助保育人员针对该年龄段婴幼儿的行为进行比对判断。

（二）制订观察计划

为有效开展婴幼儿行为观察，保育人员需要在观察前制订观察计划。首先是明确观察目的。观察目的决定观察对象。根据目的和对象设定观察情境，选择观察记录的类型和方法，如我们确定观察目的是针对"妈妈偷偷离开，对6~12月龄婴儿亲子依恋关系建立的影响"，那观察对象主要是6~12月龄婴儿以及他们的妈妈；观察内容就是妈妈偷偷离开以后，婴儿的行为反应；观察的情境可以选择托育机构晨接晚送时，通过一段时间的观察记录和分析，帮助成人选择适宜的方式处理该情况。

（三）准备观察物资

做好观察所需的物资准备，如本子、笔、辅助设备（摄像机、照相机或录音笔等）、观察记录表，以保证观察的实施。

三、婴幼儿行为观察常用的记录方法

针对不同情景、不同场合、不同观察重点，对婴幼儿行为进行观察记录有不同的记录方法，如叙述法、取样法、图表法和评价法。这里重点介绍一线保育人员最易掌握的叙述法，它包含日记叙述法和轶事叙述法。

（一）日记叙述法

这是一种以写日记的形式，对观察对象在不同情境中的行为进行频繁且规律的记录的方法。它是对某一个婴幼儿进行长期的跟踪观察，有选择性地记录婴幼儿成长中新奇重要的发展行为或事件，即"流水式"地记录婴幼儿成长行为。例如，第一次发声的时间、形式、肢体语言与非肢体语言，第一次尝试扶站等。我国著名教育家陈鹤琴先生就用日记叙述法对自己的第一个孩子进行出生之日起连续808日跟踪观察。下面列举其中一日作为示范（有改动）。

第一月，第一星期，第一日

1. 这个孩子是在1920年12月26日凌晨2点9分出生的。

2. 生后2秒钟就大哭，一直哭到2点19分，共持续地哭了10分钟，以后就是间断地哭了。

3. 生后45分钟就打哈欠。

4. 生后2小时44分钟，又打哈欠，以后再打哈欠6次。

5. 生后的12点钟，生殖器已能举起，这大概是膀胱盛满了尿液的缘故，随即就小便了。

6. 同时大便是一种灰黑色的流汁。

7. 用手扇他的脸，他的皱眉肌就皱缩起来。

8. 用手指触他的上唇，上唇就动。

9. 打喷嚏2次。

10. 眼睛闭着的时候，用灯光照他，他的眼皮就能皱缩。

11. 两腿向内弯曲如弓形。

12. 头颅是很软的，皮肤淡红色，四肢能活动。

13. 这一日除了哭之外，完全是在睡觉。

日记叙述法的优点是简单方便，观察者能较为系统地获得观察对象发展的连续变化；缺点是只观察个别婴幼儿，导致样本代表性不足、观察结论存在偏差。在托育机构中，常用此方法观察一些比较特别的婴幼儿，如2岁4个月的豆豆进入托育机构已3个多月，保育人员发现他几乎不与同伴交流，于是采用日记叙述法进行观察，促进豆豆的社交能力发展。

（二）轶事叙述法

轶事是指在一日生活中发生的一些特殊或典型的事。轶事叙述法是观察者将感兴趣并且认为有价值和意义的婴幼儿行为事件，以叙述性的描述方法进行记录。轶事叙述法常以一个事件主题为线索，不仅要观察幼儿的行为、言谈，还要记录婴幼儿行为发生时的情景，以及与之相联系的其他在场婴幼儿的活动，记录的词句要准确、客观，要如实反映当时情况。在记录过程中采用"5W法"，能够帮助观察者更加准确地进行情景描述。

5W法：

谁（who）：所观察的婴幼儿。

和谁（whom）：所观察婴幼儿和谁产生行为或语言的互动？

时间（when）：事件发生的日期以及具体时间段。

何地（where）：事件在什么地方或哪一个区域发生？

什么（what）：婴幼儿做了什么动作？说了什么话？表情、姿势如何？

轶事叙述法示例见表14-1。

表14-1 轶事叙述法示例

观察记录	
姓名：溜溜　　性别：男　　年龄：10月龄 人物：溜溜、爸爸、妈妈 观察时间：2022年12月10日上午8：30早餐时间 观察地点：家中餐厅 观察目的：10月龄婴儿精细运动发展 记录方法：轶事叙述法 观察者：妈妈	
事件描述	分析解释
早餐时，爸爸妈妈各自坐在餐桌旁边吃饭，溜溜则坐在自己的小餐椅上。妈妈在溜溜的小餐盘中放了几块小饼干，溜溜在用右手的示指和拇指拿小饼干。第一次没有捏住，小饼干跑了，溜溜接着又去拿另一块，这次顺利地捏在了拇指和示指之间，但是放到嘴唇边的时候，小饼干滑落了，正好掉在溜溜的手心里。溜溜看了看自己手心里的小饼干，然后攥着小饼干，用手心贴着嘴巴把小饼干送进了嘴里。这时候，妈妈看着溜溜，溜溜咀嚼着，冲妈妈边笑边用右手拍打着餐盘，之后又看着自己的左手，不断重复着握紧、张开的动作。	1.10月龄的婴儿溜溜抓握动作进一步发展，抓握东西越来越牢，手指动作也变得越来越灵活，并且还会经常玩握紧和张开手掌的游戏。 2. 10月龄的婴儿手眼协调能力也进一步发展，可以自己拿东西，自己吃饼干，初步使用示指和拇指捏起物体，但不是特别灵活。比如案例中的溜溜用拇指和示指捏起小饼干，之后又滑落了，但是手掌的抓握能力已经发展得很好了，可以一只手顺利地抓住小饼干并送到嘴里。

轶事叙述法优点是操作简单灵活，内容较详尽全面，有利于长期保存和成长对比，是一种最常用的观察记录方法。它的缺点是由于观察者个体差异，可能观察和记录的点存在主观偏见，对轶事评价标准有差距，因此内容可能带有个人情感，缺乏客观性。

例如，一个婴幼儿将玩具分享给没有玩具且哭哭啼啼的婴幼儿，观察者主观上可能会将其视为"轶事"，认为这是亲社会行为的发展，但可能忽视婴幼儿分享行为前的"攻击行为"，抑或是被迫服从成人的指令。

　　案例14-1思考：面对观察到的宝宝进食过程中的这一日常画面，观察后的记录分析有何意义？

　　解析：观察后的分析结果与观察者的知识储备有着直接的关系。如果观察者缺乏儿童发展心理学的专业知识，就会持有一种错误的态度——"这样抓就是在玩，能吃到什么，还弄得脏兮兮的"，并采用一种错误的做法，那就是：成人端着蒸蛋的碗，给婴幼儿手里塞上玩具，然后用勺子在婴幼儿不注意的时候把蒸蛋喂进他的嘴里。成人这样做，婴幼儿可以吃进去不少食物，也没有弄得到处都是，但根据皮亚杰的理论，8月龄左右的婴幼儿正处于感知运动阶段，婴幼儿非常喜欢用手去抓东西，反复抓捏之后，再放进嘴里品尝，婴幼儿在享受用手的愉悦感，在为独立性的发展做准备，也在用手探索事物和环境。这实际上是一种智力活动。

同样，8月龄左右的婴幼儿喜欢不断重复扔东西，如扔瓶盖子，那么这些动作对婴幼儿意味着什么？婴幼儿是在做坏事吗？需要干预吗？显然，想要成为合格的保育人员就需要具备相关专业知识。

1. 婴幼儿发展和教育方面的知识，包括心理发展、行为发展和生理发展方面。需要了解每名婴幼儿有其独特的发展特点，我们需要掌握不同阶段婴幼儿的心理发展特点、规律和支持其发展的策略。

2. 认识到科学观察的重要意义，了解不同的观察方法，分析每种观察方法的优缺点和适用范围。选择合适的观察方法观察婴幼儿行为，不仅能够了解婴幼儿行为变化、发展需要，还能促进自身的专业成长。

本节小结

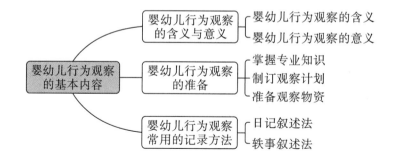

参考文献

[1] 徐冉，汪鸿. 婴幼儿行为观察与记录 [M]. 北京：中国人口出版社，2022.
[2] 韩映红. 婴幼儿行为观察与分析 [M]. 上海：上海科技教育出版社，2017.

第二节 婴幼儿行为观察回应原则与行为发展进程

一、婴幼儿行为观察回应原则

保育人员对婴幼儿进行细致入微的观察，正确分析判断其行为后，做出及时积极的回应，给予支持性成长环境，才能促进婴幼儿各方面发展。

（一）尊重个体的差异性

保育人员必须在充分理解、尊重婴幼儿能力和发展差异的基础上回应婴幼儿的需求。

1. 理解和尊重婴幼儿的发展特点。婴幼儿的发展是一个连续、渐进的过程，同时在不同阶段也表现出不同的特征。因此，在指导婴幼儿行为前，保育人员必须掌握不同年龄段婴幼儿特点。尊重婴幼儿发展的特点，才能采取科学的方法进行指导，让他们按照其自身的速度和节奏健康发展。

2. 理解和尊重婴幼儿的个体差异。婴幼儿在发展水平、能力倾向、学习方式和原有经验上都会有个体之间的差异。如在发展水平上，有的婴幼儿的发展速度会快一些，有的则慢一些；在能力倾向上，不同婴幼儿的能力结构，尤其是优势能力和潜能往往各不相同；在学习方式上，婴幼儿擅长的获取知识的方式可能不尽相同，有的婴幼儿喜欢观察模仿，有的喜欢与人交流，有的则喜欢动手操作；由于每名婴幼儿的生活环境不同，他们作用于环境的方式不同，使得每名婴幼儿在原有经验上也存在着个体差异。所以，保育人员必须针对每名婴幼儿在发展水平、能力倾向、学习方式、原有经验等多方面的个体差异给予适宜的指导，让每名婴幼儿都能获得充分的成长支持。

（二）立足发展的长远性

保育人员对婴幼儿行为的回应和指导不仅要满足婴幼儿当前的需要，更要着眼于婴幼儿发展的长远目标，注意那些对婴幼儿一生产生影响的品质培养，如积极的情感和态度、专注力、秩序感、乐于表达、善于思考、创造能力等。

（三）把握回应的及时性

日常回应婴幼儿的时机会影响行为指导的实际效果。回应的时机恰当，可以使婴幼儿形成良好的行为规范和行为习惯，反之，可能会抑制婴幼儿的发展。回应的时机取决于两个因素：一是成人的期待，主要指成人希望婴幼儿在活动中表现出的发展水平；二是婴幼儿的需求，主要指婴幼儿的活动是否自然顺畅，是否有需要帮助的需求。当我们还不确定是否需要回应时，不妨先对婴幼儿的行为进行细致的观察。

一般来说，以下情况可以作为保育人员回应婴幼儿行为的时机：

1. 当婴幼儿主动寻求帮助时。
2. 当婴幼儿主动向保育人员展示自己的作品或发现时。
3. 当婴幼儿遇到困难准备放弃时。
4. 当婴幼儿一再重复自己原有的行为，而活动延伸拓展存在困难时。
5. 当婴幼儿表现出无所事事的状态时。
6. 当婴幼儿之间的冲突升级而无法自行解决时。
7. 当婴幼儿表现出伤害自己或他人的行为时。
8. 当婴幼儿的活动行为和游戏材料存在安全隐患时。
9. 当婴幼儿有哭泣、大发脾气等负面情绪表现时。
10. 当婴幼儿破坏环境或物品时。

11. 当在不影响婴幼儿活动意愿的前提下，保育人员发现可以提升婴幼儿经验或能力的关键点时。

回应婴幼儿的时机不仅指婴幼儿活动的客观状态，还包括保育人员当时的主观心态。一方面是婴幼儿确实需要成人的介入和指导，另一方面是保育人员确实具备回应婴幼儿行为的热情与能力，两者都是直接影响回应效果的重要因素。当然，过度的回应指导往往也会适得其反，阻碍婴幼儿自主的活动。所以，适时介入和适时退出都是把握回应婴幼儿时机的重要影响因素。

（四）家托合作的重要性

托育服务是支持家庭养育而非替代家庭的。父母是孩子的第一任老师，家庭是婴幼儿学习、生活的主要场所之一。家长的指导对婴幼儿良好行为的养成和问题行为的改善起着至关重要的作用。因此，保育人员在回应婴幼儿行为时如想要达到理想的效果，离不开家托合作。

保育人员可以通过记录表、影像资料、家长开放日、家长会、家长沙龙、交流工具或一对一面谈等形式和家长进行交流。和家长讨论婴幼儿的行为时，要注意不能仅围绕婴幼儿的问题行为与家长进行讨论，而是同时要对家长概括性地提出婴幼儿成长中的亮点。婴幼儿的问题行为只是诸多行为中的一部分，而不是主要的或仅有的行为。同时，保育人员应该客观叙述，避免下定义或过度解释婴幼儿的行为。

保育人员需要和家长建立相互信任和尊重的关系，只有在信任和尊重的关系下，围绕婴幼儿的某一行为发展问题开展合作时，双方才可以有效地针对观察发现的行为问题进行合作引导。

二、婴幼儿行为发展进程

保育人员要具备客观叙述和分析婴幼儿行为的能力，不仅要在日常的照护过程中了解婴幼儿的天生气质（通常是遗传的）及性格、行为特点（环境能够影响），更需要学习婴幼儿的行为发展进程（通过研究发现的）。

婴幼儿的行为发展有一定规律性，既有连续性，也有阶段性，在不同年龄阶段，有着不同的发展标志。保育人员只有了解 0~3 岁婴幼儿的行为发展进程，掌握共性的发展特点，才能客观地通过观察对其进行有效的分析与回应。

由于受多种因素，包括遗传、环境、教育等影响，婴幼儿的行为发展是有明显的个体差异的。所以需要注意的是，所有的儿童发展指南、里程碑等都只能作为参考。但是如果婴幼儿在某些方面与同龄的婴幼儿相差太远，则需要引起足够重视。

（一）0~3 岁婴幼儿行为发展里程碑

0~3 岁婴幼儿行为发展里程碑见表 14-2。

表 14-2 0~3 岁婴幼儿行为发展里程碑

年龄	里程碑
0~1 月龄	• 头可以从一边转向另一边 • 醒着时，目光能追随眼睛周围 20cm 左右内的物体 • 在新生儿身边摇响铃铛，新生儿的手脚会向中间抱紧 • 与陌生人的声音相比，新生儿更喜欢听妈妈的声音 • 能分辨味道，喜欢甜味 • 对气味有感觉，当闻到难闻的气味时会转开头 • 当听到轻音乐、人的说话声时会安静下来 • 会微笑，会模仿人的表情
2~3 月龄	• 俯卧时能抬头，抱坐时头稳定 • 能把小手放进嘴里，能手握手 • 喜欢看妈妈的脸，看到妈妈就高兴 • 眼睛盯着东西看 • 会笑出声，会叫，能应答性发声 • 能以不同的哭声表达不同的需要 • 喜欢让熟悉的人抱，吃奶时发出高兴的声音
4~6 月龄	• 能翻身，靠着东西能坐或能独坐 • 会紧握铃铛，主动拿玩具，拿着东西就放嘴里咬 • 玩具能在两只手间交换 • 喜欢玩脚和脚趾头 • 喜欢看颜色鲜艳的东西，会盯着移动的物体看 • 会大声笑，会自己发出"o""a"等声音，喜欢别人跟他说话 • 开始认生，认识亲近的人，见陌生人就哭 • 会故意扔摔东西 • 喜欢与大人玩"藏猫猫"游戏 • 对周围各种东西都感兴趣 • 能区别人说话的口气，受到批评会哭 • 有明显的害怕、焦虑、哭闹等反应
7~9 月龄	• 能自己坐，扶着大人或床沿能站立，扶着大人的手能走几步 • 会爬 • 能用一个玩具敲打另一个玩具 • 能用手抓东西吃，能用拇指、示指捏起细小物品 • 能发出"baba"等音 • 能听懂大人的一些话，如听到"爸爸"这个词时能把头转向爸爸 • 喜欢要人抱，会对着镜子中的自己笑 • 学拍手，能按大人的指令用手指出灯、门等常见物品等 • 大人表扬自己时有高兴的表示 • 喜欢与大人玩"藏猫猫"的游戏
10~12 月龄	• 长出 6~8 颗乳牙 • 能熟练地爬 • 扶着家具或别的东西能走 • 能滚皮球 • 喜欢反复拾起东西再扔掉 • 会找到藏起来的东西，喜欢玩藏东西的游戏 • 理解一些简单的指令，如拍手和再见 • 会用面部表情、手势、单词与大人交流，如微笑、拍手、伸出一个手指表示 1 岁等，会随着音乐做动作

年龄	里程碑
10~12 月龄	• 能配合大人穿脱衣物 • 会搭 1~2 块积木 • 能模仿叫"爸爸""妈妈" • 喜欢跟小朋友一起玩
13~18 月龄	• 有 8~14 颗乳牙 • 能独站、独走、蹲下再起来，会抬一只脚做踢的动作 • 走路时能推、拉或者搬运玩具 • 能玩简单的打鼓、敲瓶等乐器 • 能重复一些简单的声音或动作 • 能听懂和理解一些话，能说出自己的名字 • 喜欢听儿歌、故事，听大人的指令能指出书上相应的东西 • 能用一两个字表达自己的意愿 • 能从杯子中取出或放进小玩具 • 能有意识地叫"爸爸""妈妈" • 能辨别家人的称谓和家中熟悉的东西 • 能认出镜子中的自己 • 能搭 2~3 块积木 • 能自己用杯子喝水、用勺子吃饭 • 能指出身体的各个部位 • 能短时间和小朋友一起玩
19~23 月龄	• 能向后退着走 • 能扶栏杆上下楼梯 • 在大人照顾下，能在宽的平衡木上走 • 在大人帮助下，能自己用勺吃饭 • 能踢球、扔球 • 喜爱歌曲、短故事和手指游戏 • 模仿大人，试图拉开和闭合普通拉链 • 模仿做家务（如给干活的大人拿个小凳子，大人做面食时跟着捏） • 能手口一致说出身体各部位的名称 • 能主动表示想大小便 • 知道并运用自己的名字，如"宝宝要" • 能自己洗手 • 会说 3 个字的短句 • 喜欢看书，学着大人的样子翻书 • 模仿折纸，能试图搭 4~6 块积木 • 能识别 2 种颜色，能识别简单形状，如圆形、方形、三角形等 • 喜欢玩沙、玩水 • 能认出照片上的自己，笑或用手指 • 表现出多种情感（同情、爱、不喜欢等）
2~3 岁	• 乳牙出齐 20 颗 • 会骑三轮车，能两脚并跳，能爬攀登架，能独自绕过障碍物（如门槛） • 能用手指捏细小的物体，能解开和扣上衣服上的大纽扣，会折纸，洗手会擦干 • 能走较宽的平衡木 • 能自己上下楼梯 • 会拧开或拧紧盖子 • 能握住大的蜡笔在大纸上涂鸦

续表

年龄	里程碑
2～3 岁	• 喜欢倒东西和装东西的活动，如玩沙、玩水 • 开始有目的地运用东西，如把一块积木当作一艘船到处推 • 能把物体进行简单的分类，如把衣服和鞋子分开 • 熟悉主要交通工具及常见动物 • 能说出图画书上东西的名称 • 喜欢有人给他念书，能一页一页地翻书，并假装"读书" • 能说出 6～10 个词的句子，能比较准确地使用"你""我""他" • 脾气不稳定，没有耐心，爱模仿生活中的活动，如喂玩具娃娃吃饭 • 喜欢和别的孩子一起玩，相互模仿言行

（二）0～3 岁婴幼儿行为发展异常预警

0～3 岁婴幼儿行为发展异常预警见表 14-3。

表 14-3 0～3 岁婴幼儿行为发展异常预警

年龄	异常预警
0～1 月龄	• 对响亮的声音没有反应 • 对强烈的光线没有反应 • 不能轻松地吸吮或吞咽 • 身高、体重不增加
2～3 月龄	• 身高、体重和头围不能逐渐增加 • 不能对别人微笑 • 两只眼睛不能同时跟随移动的物体 • 不能转头找到发出声音的来源 • 抱坐时，头不能稳定
4～6 月龄	• 不会用手抓东西 • 体重、身高不能逐渐增加 • 不会翻身 • 不会笑
7～9 月龄	• 不能用拇指和示指捏取东西 • 对新奇的声音或不同寻常的声音不感兴趣 • 不能独坐 • 不会吞咽菜泥、饼干等食物
10～11 月龄	• 当快速移动的物体靠近眼睛时，不会眨眼 • 还没有开始长牙 • 不会模仿简单的声音 • 不能根据简单的口令做动作，如"再见"等 • 不能和父母等家人友好地玩
1～2 岁	• 不会独立走路 • 不试着讲话或者重复词语 • 对一些常用词不理解 • 对简单的问题，不能用"是"或"不是"回答

续表

年龄	异常预警
2~3 岁	• 不能自如地走，经常会摔倒，不能在成人的帮助下爬台阶 • 不能提问题 • 不能指着熟悉的物品并说出它的名称，不能说 2~3 个字的句子 • 不能根据一个特征把熟悉的物品分类，如把吃的东西和玩具分开 • 不喜欢和小朋友玩

本节小结

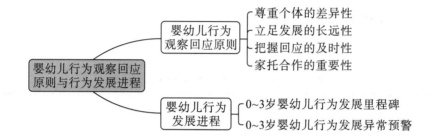

参考文献

[1] 李季湄，冯晓霞.《3~6岁儿童学习与发展指南》解读［M］. 北京：人民教育出版社，2013.

[2] 教育部基础教育司.《幼儿园教育指导纲要（试行）》解读［M］. 南京：江苏教育出版社，2017.

[3] 应彩云. 孩子是天　我是云［M］. 上海：上海社会科学院出版社，2011.

[4] 教育部，联合国儿童基金会. 0~6岁儿童发展里程碑［Z］. 2005.

第三节　婴幼儿行为观察与回应实践

一、婴幼儿能力发展的观察分析与指导

（一）婴幼儿动作发展的观察分析与指导

0~3 岁是动作迅速发展的阶段。0~3 岁婴幼儿的动作产生和发展主要有三大规律：第一是头尾规律，即婴幼儿动作发展遵循从头到脚的发展方向；第二是近远规律，即从身体的中心部位向周围部位发展；第三是大小规律，即从大肌肉、大幅度的粗大运动向小肌

肉的精细运动发展。婴幼儿动作的发展与其今后动作技能的发展水平密切相关，是观察、检测婴幼儿身心发展的窗口，对认知协调发展、自我意识产生和发展、情感和社会性发展等心理活动、心理功能发展具有较深远的影响。

1. 婴幼儿精细运动发展的观察分析与指导。精细运动主要是指手的动作，也称小肌肉动作，是在感知觉、注意等心理活动的配合下完成特定任务的能力，这种能力的本质就是手－眼－脑的协调能力。对处于发展早期的婴幼儿来说，精细运动是评价婴幼儿发展状况的重要指标。

婴幼儿精细运动发展的观察案例见表14－4。

表14－4　婴幼儿精细运动发展的观察案例

观察时间	2021年6月15日	观察对象	泡泡（9月龄，男）
观察主题	了解婴幼儿抓握能力发展情况	记录方法	轶事叙述法
观察地点	班级餐桌边	观察记录人	刘老师

活动过程记录：
中午，泡泡坐在儿童座椅上，和小朋友们一起吃饭。泡泡在模仿哥哥姐姐吃饭的样子，右手抓住勺头，用勺柄从碗里舀食物，舀不到食物时，泡泡前后左右地转动手腕控制勺子，但还是舀不到。于是，泡泡就把勺子换到了左手，想继续尝试。老师看到后，把勺柄放到了泡泡的右手，让他握住。老师握着泡泡的手，用勺头舀碗里的食物，送到泡泡嘴巴里。2～3次后泡泡开始自己尝试，逐渐可以用手抓住勺柄，并用勺头舀碗里的食物。

观察分析：
1. 随着月龄的增长，婴幼儿的模仿能力越来越强，如模仿成人的动作、表情等。
佐证记录：泡泡坐在儿童座椅上，和小朋友们一起在餐厅吃饭。泡泡看到其他哥哥姐姐吃饭的样子，也进行模仿。泡泡右手抓住勺头，用勺柄从碗里舀食物。
2. 1岁以内的婴儿，使用工具的时候还不会提前计划使用过程，而是在操作过程中不断调整。
佐证记录：泡泡右手抓住勺头，用勺柄从碗里舀食物，舀不到食物时，泡泡前后左右地转动手腕控制勺子，但还是舀不到。于是，泡泡就把勺子换到了左手，想继续尝试。

养育指导建议：
通过亲子游戏，促进精细运动发展。
准备一些面包块、香蕉丁等大小、软硬适中的食物，让婴幼儿进行"舀"的动作练习，并尝试用勺子舀着吃；引导婴幼儿抓握一些大小、形状、种类不同的玩具或者糖果，放进"百宝箱"中。

2. 婴幼儿粗大运动发展的观察分析与指导。粗大运动又称大运动，是全身大肌肉群作用下完成的大幅度动作，包括抬头、坐、翻身、爬、站、走、跳等，是人类基本的姿势和移动能力。粗大运动的发展被称为婴幼儿生长发育的"里程碑"。

粗大运动发展是婴幼儿生长发育的重要标志，动作的发展和身体、神经系统的发育密切相关。粗大运动的发展可以促进大脑的发育，使大脑有关部位的神经联系更加丰富，更加精准；可以促进骨骼生长；可以增强消化系统功能，使人体对食物的消化和吸收更加完善；在运动中使肺功能和免疫功能得到提高；能够很好地诱导和促进婴幼儿的智能发展；有利于平衡感的建立；对婴幼儿自信心的培养和独立性的形成具有促进作用。

婴幼儿粗大运动发展的观察案例见表14－5。

表 14-5　婴幼儿粗大运动发展的观察案例

观察时间	2022 年 6 月 9 日	观察对象	元宝（26 月龄，男）
观察主题	了解 26 月龄幼儿大运动发展情况	记录方法	检核表
观察地点	户外	观察记录人	李老师

活动过程记录：

元宝活动中粗大运动发展情况

观察目标	观察内容	是否做到
45°斜坡上攀爬轮胎	手脚并用攀爬	√
	站立行走	×
滑 8m 长的滑梯	需他人陪同或协助	×
	独立滑滑梯	√
	头朝上趴着滑下	√
	头朝下趴着滑下	√
45°斜坡上爬下轮胎	手脚并用倒退爬下	√
	站立行走	×
双脚跳离地面	双脚同时起跳	√

观察分析：

1. 元宝整体的四肢协调及平衡能力发展较好。2 岁的幼儿在进行攀爬时，身体灵活性有很大提高，但是在斜坡上保持身体稳定性稍有难度。

佐证记录：元宝可以在 45°斜坡上手脚并用攀爬轮胎。因为斜坡较陡，在轮胎上还无法平衡地站立行走，尝试站立后，在跨越轮胎时会前倾俯身扶着轮胎跨越。

2. 在 45°斜坡上站立行走还不太稳，但能保持平衡，并迅速调整姿势。愿意主动尝试和创新动作，独立性较好。在常规动作完成基础上，大胆体验，身体控制力较好。

佐证记录：元宝可以独立滑滑梯，用不同的姿势从滑梯上滑下，体验不同的乐趣。

3. 跳跃能力发展良好，2 岁的幼儿可以双脚同时起跳、落地。

佐证记录：元宝在达到滑梯顶端或滑下滑梯后，会兴奋地双脚跳起。

养育指导建议：

1. 通过游戏形式，有针对性地锻炼婴幼儿粗大运动能力。婴幼儿学习以游戏为主，成人用游戏的形式锻炼婴幼儿粗大运动能力时，要注意增加游戏的趣味性。比如锻炼婴幼儿快速奔跑能力，可以玩"捉迷藏""老狼几点了"等游戏；锻炼腿部肌肉力量和跳跃能力，可以玩"青蛙跳""袋鼠跳"等游戏。在完成游戏后，及时给予婴幼儿鼓励，增加婴幼儿的自信心和成就感。

2. 创设环境，及时鼓励。婴幼儿只要遵循"不伤害他人，不伤害自己，不伤害环境"的原则，成人就应尽量不干预婴幼儿的活动，同时保护好婴幼儿安全，让婴幼儿充分感知自己的身体动作。

3. 做力所能及的事情。在日常生活中，成人可以引导婴幼儿做自己力所能及的事情，如擦桌子、扫地、摆碗筷等，不催促、不指责，给婴幼儿充分的时间尝试。

（二）婴幼儿言语发展的观察分析与指导

婴幼儿如何学说话、如何与人交谈、如何表达自己的意愿，指的就是婴幼儿的言语发展，言语发展包含言语感知、言语理解、言语表达几个方面。言语可以分为外部言语和内部言语。

外部言语包括口头言语和书面言语；内部言语指的就是思考、理解、分析和自我调节的过程，内部言语与人的思维密不可分。

婴幼儿言语的发展大致可分为前言语阶段（从出生至 1 岁）和言语发展阶段（1～3 岁）。婴幼儿从不会说话，到说话很少，再到说话很多，体现了婴幼儿言语发展的过程，也是言语发展的关键期和飞跃期。

1. 婴幼儿言语感知、倾听与理解的观察分析与指导。人从出生开始就有了言语，婴幼儿出生的第一种言语就是哭，哭是婴幼儿交流和表达自己的方式。在婴幼儿开口说第一个有意义的词前有一段很长的言语发展准备时期，称为前言语阶段。这个阶段对婴幼儿真正意义上的开口讲话有着至关重要的作用。这个阶段是婴幼儿的言语知觉、发音能力和对语言的理解能力初步发展的时期。言语知觉可分为听觉阶段、语音阶段和音位阶段。

听觉阶段，听觉器官接收听觉信号，并对其进行初步的听觉分析，如某些音素、发音方式等，把这些信息储存在听觉记忆中。这些记忆持续的时间很短，最多只有几秒钟。

语音阶段，是把前一阶段提供的声学特征结合起来，从而学会辨认各个音素，然后再把它们放在语音记忆里，如 "ba" "da" 等。

音位阶段，认识到这些音是某一种语言的有意义的语音，能判断某一个语言连续是否符合某一种语言的音位规则，这个阶段的婴幼儿能够经常模仿和学习新的语音。

在前言语阶段，婴幼儿主要是以言语感知、倾听和理解为主，如果在这个阶段给其应有的语言环境，他就能自然习得任何语言的语音，这也为婴幼儿进入积极言语阶段做了充分、必要的准备。

婴幼儿言语感知、倾听与理解的观察案例见表 14-6。

表 14-6 婴幼儿言语感知、倾听与理解的观察案例

观察时间	2020 年 4 月 23 日	观察对象	安安（5 月龄，女）
观察主题	对 5 月龄婴儿言语感知、倾听与理解的观察	记录方法	轶事叙述法
观察地点	班级活动室	观察记录人	张老师

活动过程记录：
安安躺在床上手脚上下挥动，眼睛四处乱看，还时不时地把手放进嘴里。老师正在打电话，当老师说话时，安安就会安静地看着老师，老师说完话后，安安会发出"咦、啊、嗯"的声音。老师打完电话，对安安继续发出"咦、哦"的声音，安安也发出了"哦、呀、嗯"的声音来回应。

观察分析：
1. 言语知觉。这个阶段的婴儿正处于言语知觉发育的阶段。婴儿往往已经可以分辨人声和其他声音，已经学会辨别和理解言语活动中的某些交往信息，能鉴别言语的节奏和语调，从而产生连续发音的现象。
佐证记录：老师说完话后，安安会发出"咦、啊、嗯"的声音。
2. 前言语交际。婴幼儿在前言语阶段会出现前言语交际，会对成人的语音、表情等做出简单回应，比如注视着成人、微笑或者发出音节等，而且会对不同的刺激做出不同的反应。
佐证记录：老师正在打电话，当老师说话时，安安就会安静地看着老师，老师说完话后，安安会发出"咦、啊、嗯"的声音。老师打完电话，对安安继续发出"咦、哦"的声音，安安也发出了"哦、呀、嗯"的声音来回应。

养育指导建议：

1. 用不同的声音和语音刺激婴幼儿。当成人给予频繁的、不同的声音和语音刺激时，可以增加婴幼儿的发音率，特别是长时间的连续发音，往往都是在成人的刺激和逗弄下发生的。

2. 多与婴幼儿进行面对面的交流和身体抚摸、拥抱。身体接触可以增进婴幼儿和家长的情感，增加安全感；面对面的交流可以帮助婴幼儿建立语音和动作的同步反应，用语音、表情或动作代替语言进行交际。

3. 开展言语游戏，比如拿一些简单的图片、图画书、小镜子，让婴幼儿指认、模仿和互动，让婴幼儿接触更多的语音，并把语音和实物联系起来。

2. 婴幼儿言语理解的观察分析与指导。在婴幼儿的言语发展中，言语理解是先于言语表达的。婴幼儿在 7~8 月龄时，就可以表现出对成人某些言语的理解，并能做出相应的反应。比如，当问"灯在哪里"时他会抬头望向天花板；当问"爸爸在哪里"时，他会扭头看向爸爸。而这个时候婴幼儿对某些话语的理解还离不开具体的情境、离不开成人的教导和示范，比如，问"灯在哪里"，他只能在这个情境中才能做出反应。在前言语阶段，婴幼儿对言语的理解、言语的发生做好了必要的准备。

10~18 月龄时，婴幼儿出现言语交际现象，还不太会用言语清楚地表达自己的意见，但是他能通过对言语的理解去执行成人的简单指令。到 12 月龄时，婴幼儿的言语理解和言语表达开始相互联系，言语表达的内容和实物联系起来。比如婴幼儿看到一个汽车，会说"嘀嘀"。到 18 月龄左右时，幼儿的言语理解和言语表达才真正达到同步发展。

婴幼儿言语理解的观察案例见表 14-7。

表 14-7　婴幼儿言语理解的观察案例

观察时间	2020 年 6 月 6 日	观察对象	钰钰（18 月龄，男）
观察主题	对幼儿言语理解的观察与分析	记录方法	轶事叙述法
观察地点	班级活动室	观察记录人	刘老师

活动过程记录：

老师带着宝宝们在活动室玩，钰钰指着玩具汽车说："嘀嘀。"老师对钰钰说："宝贝，你看到小汽车了呀，这是小汽车，小汽车会发出'嘀嘀'的声音。"接着，钰钰指着小狗玩偶说："汪汪。"老师说："是的，这是小狗，小狗汪汪叫。"钰钰又指着小猫咪玩偶说："汪汪。"老师说："宝贝，这是小猫咪，喵喵。"钰钰指着玩具架上的玩具说："要，要。"老师边问边将小狗玩偶递给钰钰："宝贝，你是要小狗吗？"钰钰将小狗玩偶推开后，依然指着玩具架上的玩具说："要，要。"老师边问边将小猫咪玩偶递给钰钰："宝贝，你是想要小猫咪吗？"钰钰接过小猫咪玩偶，笑着说："喵喵。"

观察分析:
1. 12月龄至18月龄的幼儿处于言语理解阶段,理解言语的能力发展很快,能听懂很多,但是还不太会说。18月龄以后,开始结合自己的理解,主动说出一些词。这个阶段的幼儿喜欢说重叠的字音,还喜欢用象声词代表物体的名称。
佐证记录:钰钰指着玩具汽车说"嘀嘀";钰钰指着小狗玩偶说"汪汪";钰钰接过小猫咪玩偶,笑着说"喵喵"。
2. 由于这个阶段的幼儿对词的理解还不准确,说出的词往往代表多种意义,见到狗叫"汪汪",见到和狗一样有毛有腿的动物也叫"汪汪"。
佐证记录:钰钰指着小狗玩偶:"汪汪。"老师说:"是的,这是小狗,小狗汪汪叫。"钰钰又指着小猫咪玩偶说:"汪汪。"老师说:"宝贝,这是小猫咪,喵喵。"
3. 这个阶段的幼儿能说出的词汇量有限,会用一个词代表一个句子。钰钰说"要"表示"我想要小猫咪"。
佐证记录:钰钰指着玩具架上的玩具说:"要,要。"老师边问边将小狗玩偶递给钰钰:"宝贝,你是要小狗吗?"钰钰将小狗玩偶推开后,依然指着玩具架上的玩具说:"要,要。"老师边问边将小猫咪玩偶递给钰钰:"宝贝,你是想要小猫咪吗?"钰钰接过小猫咪玩偶,笑着说:"喵喵。"

养育指导建议:
1. 创设丰富的语言环境。成人多与婴幼儿交流,使其积累词汇量,并且能在生活情境中理解语言所代表的含义,促进婴幼儿言语理解与表达能力的发展。
2. 成人为婴幼儿提供正确的语言示范。成人在对婴幼儿说话时,句子尽量说完整,当婴幼儿用单词或短语表达时,成人应补充成完整的句子,给予正确的语言示范。

3. 婴幼儿言语表达的观察分析与指导。言语表达是指在一定范围内人们运用语言与他人进行交流的活动过程。婴幼儿言语表达活动是培养其运用语言和他人交流的活动。口语表达能力是婴幼儿学习的基本能力,是指运用口头语言表达思想和情感的能力。

0~1岁是言语准备阶段,又称为前言语阶段,在这个阶段,婴儿的感知觉、注意、记忆、发音能力和理解能力逐步发生发展起来,出现了牙牙学语等非语言性声音和表情、手势等姿态交流现象。

1~2岁是言语发展阶段,也称为言语发展突发期。大多数婴幼儿在1岁左右都能说出一个字,如"爸""妈""吃""要"等,有的还能说"回家""娃娃""抱抱"等,1岁半左右就可以说出2~4个字的短语,把眼前的实物通过语言表达出来。

2~3岁是基本口语发展阶段,2岁半以后绝大多数幼儿基本能理解成人所说的句子,理解的词汇数量可达900多个,能够运用多种简单句型,也逐步会运用复合句。

婴幼儿言语表达的观察案例见表14-8。

表14-8 婴幼儿言语表达的观察案例

观察时间	2022年3月31日	观察对象	晗晗(28月龄,男)
观察主题	对28月龄幼儿言语表达能力进行观察与分析	记录方法	轶事叙述法
观察地点	班级活动室	观察记录人	王老师

活动过程记录:
老师带着孩子们一起学习儿歌,大家都很积极地练习,轮到晗晗的时候,他只能说出"跳"或者"兔兔"等单个字或者叠音词。老师引导他进行更多的尝试,他试了2~3次,但是依然无法表达清楚,于是他扭过头拒绝练习。

续表

观察分析：
28月龄的幼儿会说8~10个字的句子，晗晗在语言表达上明显未达标，但是他的认知能力在正常的范围内，所以晗晗属于语言发育迟缓。 佐证记录：老师带着孩子们一起学习儿歌，大家都很积极地练习，轮到晗晗的时候，他只能说出"跳"或者"兔兔"等单个字或者叠音词。
养育指导建议： 0~1岁：①加强婴儿听力与发音能力的训练，多给婴儿听优美的音乐，选择声音悦耳的玩具；②使语言与认知活动相结合，把对话融入日常生活当中，向婴儿展示讲述的物品或内容。 1~2岁：①帮助幼儿增加词汇量，通过户外的活动，如小区散步、公园游玩等，拓展幼儿的认知；②运用游戏进行语言训练，可以做看图说话、我问你答、打电话等游戏；③选择与幼儿年龄相匹配的故事和儿歌进行训练。 2~3岁：①丰富幼儿的生活，扩大认知和交往的范围，适时地教会幼儿相应的词语；②满足幼儿的求知欲，多讲故事、放儿歌，引导幼儿看图画、听音乐等。

（三）婴幼儿认知发展的观察分析与指导

认知是指通过思维、经验和感知获得知识和理解的心理活动或过程。例如，出生不久的婴儿，在他面前摆放一只玩具小象，婴儿对它很感兴趣，用手触碰它，说明婴儿感知到了玩具小象的存在；能用手触碰到它，也说明婴儿达到了一定的认知水平。婴幼儿认知包括感知觉、注意、记忆、想象等过程。

1. 婴幼儿感知觉发展的观察分析与指导。感知觉是人的一生中最早出现的认知过程。在婴幼儿早期的认知活动中，感知觉占主导地位，是婴幼儿探索世界、认识自我的第一步，是以后各种心理活动产生和发展的基础，记忆、思维、想象等心理活动都是直接或间接在感知觉的基础上产生和发展起来的。感知觉主要包括视觉、听觉、嗅觉、味觉、触觉、平衡觉，以及空间知觉、时间知觉和运动知觉等。

婴幼儿感知觉发展的观察案例见表14-9。

表14-9 婴幼儿感知觉发展的观察案例

观察时间	2023年4月18日	观察对象	墩墩（9月龄，男）
观察主题	对9月龄婴儿感知觉发展情况进行观察与分析	记录方法	轶事叙述法
观察地点	班级活动室	观察记录人	陈老师
活动过程记录： 下午吃完点心后，墩墩就开始在班级区域内进行自由探索，区域内提供了很多不同颜色、形状、材质的玩具、材料。墩墩先是左右推动了几次带响声的叠叠乐，停下后，拿着布质的绘本来回拉扯了几下，放下后拿起手摇铃来回晃动，身体也跟着左右摇动，又把手摇铃放到嘴巴里咬。当墩墩听到老师在背后摇晃小沙锤的声音，立刻转过身去拿老师手中晃动的小沙锤。			

观察分析：
1. 随着月龄的增长，9月龄婴儿的各项能力都逐渐提高，特别是感知觉更加成熟，喜欢探索不同质地和功能的玩具。 佐证记录：墩墩先是左右推动了几次带响声的叠叠乐，停下后，拿着布质的绘本来回拉扯了几下，放下后拿起手摇铃来回晃动，身体也跟着左右摇动。 2. 1岁左右的婴幼儿正处于口腔敏感期，用嘴巴感受、探索物体，拿到什么东西都喜欢先通过嘴进行感受和探索。 佐证记录：把手摇铃放到嘴巴里咬。 3. 9月龄的婴儿逐渐对周围环境感兴趣，喜欢探索新鲜的事物，听觉也更加灵敏，可以听到声音并迅速进行声源定位，然后寻找声源。 佐证记录：当墩墩听到老师在背后摇晃小沙锤的声音，立刻转过身去拿老师手中晃动的小沙锤。
养育指导建议： 1. 提供丰富且适宜探索的机会帮助婴幼儿探索。6月龄后的婴幼儿逐渐对探索事物的因果关系感兴趣，因此可以为婴幼儿提供各种不同材质、形状、颜色的玩具，以及安静且适宜的空间，以满足婴幼儿的探索欲，帮助其探索因果关系。 2. 婴幼儿最先是用嘴巴来探索世界的，拿到什么东西都要先用嘴尝一尝。成人不要过多阻止，只要满足婴幼儿的探索欲即可，但是要注意对婴幼儿接触到的玩具、物品及时清洁消毒。

2. 婴幼儿注意发展的观察分析与指导。注意并不是一种独立的心理过程，而是在各种认知活动过程中表现出来的一种状态。0~6岁婴幼儿的注意是从完全的被动注意，逐渐发展到主动注意占主导的状态，在这个过程中，他们保持注意的时长也会不断增加。

0~3岁婴幼儿注意发展的具体表现见表14-10。

表 14-10 **0~3岁婴幼儿注意发展的具体表现**

年龄	具体表现
新生儿	不能保持注意，容易被新鲜的事物吸引
3~12月龄	可以盯着一个物品看一会儿，或者自己玩一会儿玩具
13~18月龄	1. 可以跟着大人的指引做出反应，如顺着大人的手指看向某一处。 2. 能自己独立玩一会儿玩具，但容易被周边环境干扰
19~36月龄	可以完成大人制定的简单任务，如帮妈妈拿拖鞋、自己吃饭等。

婴幼儿注意发展的观察案例见表14-11。

表 14-11 **婴幼儿注意发展的观察案例**

观察时间	2021年9月6日上午	观察对象	乐乐（34月龄，男）
观察主题	了解34月龄幼儿注意力分散的情况	记录方法	轶事叙述法
观察地点	班级活动室	观察记录人	张老师

活动过程记录：

今天手工活动中，老师组织孩子做粘贴活动，班级里其他孩子都在给桃树粘贴桃花，或选花朵，或粘贴，忙得不亦乐乎，然而乐乐动作潦草地贴了两朵桃花，然后抬头环绕活动室左看看、右看看，目光聚焦在绘本区，然后立刻站起来跑到绘本区，拿到一本绘本翻两页，随手丢在地上，又抽出另一本，看了会儿封面又随手丢在地上，反复几次将绘本散落一地后跑开，接着拿起拉线小狗在班级里面绕圈跑……老师看到后，走过去引导乐乐一起整理好绘本，带着乐乐坐在座位上后，乐乐一会儿咬手，一会儿抠鼻子，一会儿拿着桃花贴在其他的作品上，一会儿又将操作材料揉成团。

观察分析：

3岁以内婴幼儿注意的稳定性比较差，主要特征之一就是"多动"，虽注意力不集中，但能够以他自己的兴趣集中注意进行活动，而且活动中婴幼儿的注意也相对稳定。"多动"与多动症是不同的概念。多动即爱动，是婴幼儿的一个特点；多动症是儿童的一种行为问题。研究表明，多动症既有病理上的原因，又有心理上的原因。因此，对婴幼儿的多动现象不要轻易下结论，更不能随意称作多动症。乐乐在生活中"多动"的主要原因有以下几点：

1. 缺乏严格的作息制度及常规习惯的培养。乐乐因为新入托一周左右，前期有分离焦虑，老师以安抚乐乐情绪为主，忽略了对乐乐的常规习惯培养，造成乐乐不熟悉日常规则，没有遵守规则的概念和意识。而且乐乐在家和在机构的生活作息时间不一致，导致他不能很好地适应机构的作息时间。

2. 活动形式单一，无法调动婴幼儿兴趣。3岁以内的婴幼儿持续注意时间很短，稳定性差，很容易转移注意的对象。只有活动足够吸引人，才容易吸引婴幼儿的注意。在手工活动中，乐乐表现出对手工活动无兴趣，保育人员需及时察觉并有效引导。

3. 无关刺激的干扰过多。3岁以内的婴幼儿很容易受到无关事物的干扰，致使原来的任务不能完成。

养育指导建议：

1. 保育人员在组织活动的时候，需要明确婴幼儿活动的任务。
2. 同一活动中玩具、教具材料数量不要过多。
3. 考虑注意对象的特点（趣味性、直观性）。
4. 提供的活动需在婴幼儿已有经验范围以内。
5. 专注于婴幼儿当下的活动，不随意打断、不催促。
6. 对婴幼儿进行言语指导和示范。

游戏一：妈妈在这里（1岁以内）。成人在婴儿前方30cm处，对其说："宝宝，妈妈在这里。"也可在婴儿左边或右边说话，让婴儿的眼睛盯着妈妈的脸进行移动，也可以经常和婴儿"对话"，父母自问自答，这样可以训练婴儿的听觉注意，并能根据声音辨别方向，从而培养语言能力。

游戏二：拼图游戏、配对游戏（1~2岁）。可购买或制作一些蔬菜、水果、动物等常见物品的拼图玩具，和幼儿互动游戏，以此促进幼儿的有意注意。

游戏三：一心两用（2~3岁）。有意识地让幼儿一边听音乐一边学做动作，一边讲故事一边分发物品，以此锻炼幼儿的注意分配能力。

3. 婴幼儿记忆发展的观察分析与指导。记忆是大脑对过去经历和体验的保留与恢复过程。完整的记忆过程包括识记、保持再认和回忆。婴幼儿记忆的发展主要有以下三个特点。

1）从无意记忆向有意记忆发展。婴儿出生不久后就有一定的记忆现象，1~3岁幼儿是以无意记忆为主，有意记忆在1岁以后开始萌芽，3岁以后才开始发展，4岁以后幼儿的无意记忆和有意记忆都会随着年龄的增长而提高，但有意记忆的效果会明显好于无意记忆，有意记忆提高的速度也高于无意记忆提高的速度。

2）从机械记忆向理解记忆发展。机械记忆是根据事物外部的特点，运用重复的方法进行记忆。3岁前，婴幼儿的记忆带有很大的直观性和形象性，主要用简单重复的方法进行记忆。3岁以后，幼儿的理解记忆开始发展。例如，让幼儿复述故事时，他绝不会一字一句地照背，而是或多或少地进行逻辑加工，更换一些词、省略或添加某些情节等。4岁以后的幼儿就开始很自然地将机械记忆和理解记忆结合。

3）从直观形象记忆向抽象记忆发展（表14-12）。3岁之前，婴幼儿的直观形象记忆比抽象记忆好，对于形象、鲜明的事物，婴幼儿更容易记住。4~5岁儿童的抽象记忆能力开始发展。

婴幼儿记忆发展的观察案例见表14-13。

表14-12　婴幼儿记忆发展的具体表现

年龄	具体表现
0~7月龄	从出生起，婴儿就具有了形成记忆的能力，并通过各种感官对自己周边常见的事物产生记忆。例如，通过气味记住妈妈，通过手感记住自己的玩具，通过声音记住发出声音的物品等
8~9月龄	7月龄的婴儿，随着客体永存能力的发展，能想起不在眼前的物品或者人，如爸爸妈妈离开后，也不用具体的提示就能想起他们
10~11月龄	9月龄的婴儿，活动记忆能力开始发育，能够准确地捕捉到发生在他面前的事情
1~3岁	随着幼儿脑容量的增加，1岁后（尤其是2岁以后）幼儿的记忆开始迅速增强，已经能够长久地记忆其经历的一些事情以及接触到的事物

表14-13　婴幼儿记忆发展的观察案例

观察时间	2021年5月21日	观察对象	豆豆（9月龄，男）
观察主题	了解9月龄婴儿记忆发展情况	记录方法	轶事叙述法
观察地点	班级活动室	观察记录人	王老师

活动过程记录：
静态活动时，豆豆正在双手拍鼓，老师对豆豆说："豆豆，请帮我把小猫玩偶拿过来。"豆豆听到后，身体转向小猫玩偶的方向，并爬了过去，准确地把小猫玩偶拿了出来，爬回到老师身边，把小猫玩偶给了老师。

观察分析：
直观形象记忆出现在6~12月龄，9月龄的婴儿能分辨出妈妈和其他人，能认识熟悉的玩具等，并且可以准确地记住物品的形状和位置。
佐证记录：老师对豆豆说："豆豆，请帮我把小猫玩偶拿过来。"豆豆听到后，身体转向小猫玩偶的方向，并爬了过去。

养育指导建议：
婴幼儿逐渐有了记忆能力，"客体永久性"的意识已经产生，成人可以设置障碍，让婴幼儿寻找玩具，如在婴幼儿的注视下，将半透明的纱巾盖在玩具上，逐渐将纱巾换成不透明的小毛巾。再增加难度，在婴幼儿看不到的情况下进行游戏，也可以在成人的指令下找玩具。
根据婴幼儿记忆发展的特点，成人教其学习一些事物的时候，应该尽量选择形象、直观、具体、生动，能引发兴趣、吸引注意力的对象，借助婴幼儿能够理解的语言或肢体动作使其进行记忆。例如，创设婴幼儿感兴趣的环境，用手偶、绘本、儿歌、游戏等形式，增强婴幼儿对事物的理解和记忆。

4. 婴幼儿想象发展的观察分析与指导。想象是对头脑中已有的表象进行加工改造，重新组合成新形象的过程。表象是指出现的相关事物的形象，如想起苹果的颜色、想起小狗的叫声、想起妈妈的容貌等。想象是智力的重要组成部分，对于0~3岁的婴幼儿来说，想象的作用尤为突出，从某种角度说，想象几乎成了他们表现创造性的主要手段。想象的基础是客观现实，想象的结果可以超越现实。

0~3岁婴幼儿想象的发展可分为四个阶段：0~1.5岁不具备想象的阶段、1.5~2岁表象迁移阶段、2~2.5岁表象替代阶段及2.5~3岁想象游戏阶段。

表象迁移阶段也可称为想象的萌芽阶段，这是幼儿开始出现想象的第一阶段。在此阶段，想象主要表现为简单的表象迁移，也就是说幼儿只是把大脑中的表象迁移到新的情景中，并没有进行非常明显的加工改造。这时的想象和记忆非常接近，二者之间没有比较明显的区别。

在2岁左右，幼儿的想象进入了表象替代阶段，会把没有的东西想象成有的；将同样的东西在不同的场合赋予不同的功能，还会将没有生命的东西赋予生命。

2.5岁后幼儿的想象力将进入想象游戏阶段，主要表现是象征性游戏。例如，想象不再局限于具体事物的形象，还开始具有情景性和创造性。此时，婴幼儿的创造性想象开始出现。

婴幼儿想象发展的观察案例见表14-14。

表14-14 婴幼儿想象发展的观察案例

观察时间	2021年11月19日	观察对象	天天（30月龄，男）
观察主题	对30月龄幼儿想象发展的情况进行观察	观察方法	日记叙述法
观察地点	班级教室	观察记录人	李老师

活动过程记录：

8：40晨间活动环节。

吃完早餐的天天很开心，兴高采烈地走到磁力墙面前，开始捣鼓着墙面上的磁力片。天天右手扣下来一块拿在手上，开始去轻轻击打其他磁力片，将所有的磁力片击打后，天天蹲了下来，手上的磁力片停在了墙面下方聚集的一排磁力片的位置。只见天天将手里的磁力片顺着墙面上那一排磁力片贴在了最后，然后两只手一起轻轻地将中间一块不太整齐的磁力片摆放整齐，然后开心地看向了旁边的老师，用手指着磁力片说："你看，地铁。"老师看向了天天，并回应道："哇哦，真的耶，是老师每日都要坐的地铁。那我们一起去坐地铁吧！"天天开心地点了点头。老师问天天："天天要坐哪一节车厢？"天天指了指最后他放上去的那块磁力片说："坐这个。"老师又继续问："那天天可以帮老师选一个吗？"天天一边点头一边用手指向倒数第二块磁力片，说："莉莉坐这个。""太好了，那我们就上车吧！"于是老师就开始了和天天坐地铁的游戏。

15：30自由探索活动。

天天依旧选择了喜爱的购物小推车，每次当老师说到"可以玩了"，天天都会玩购物小推车，把里面的东西装得满满的。

老师很好奇，这一次天天又要挑选些什么东西放在小推车里呢？只见天天推着车，这逛逛那逛逛，拿起了小石头觉得不满意又放了回去，别的小朋友把小水瓶放在他的小推车里，天天也不喜欢，拿了出来。老师心想："也许天天又在模拟和爸爸妈妈逛超市的场景呢，不知道哪件商品是他心仪的。"

天天逛了很久，小推车里始终空空如也，这时他在磁力墙前停留了下来，拿起吸在墙上的磁力片，左看看右看看，自言自语道："买饼干吃。"天天认真挑选了几块磁力片放到小推车里。这时，路过的依依被天天的行为吸引了，天天看到依依对她说："给你饼干。"依依一笑，马上了解到了天天的想法，和他一起站在磁力墙前挑起"饼干"来。"要草莓的""要圆圆的"，两个人你一言我一语，交流起来。

观察分析：
25月龄以后的幼儿可以对大脑中已知的事物进行关联，但他们的想象还需要依赖动作和语言提示，属于简单联想。受思维发展特点影响，幼儿的想象更多依赖于感知形象，特别是视觉形象。动作提示可以帮助幼儿去感知眼前的事物，语言提示也能在一定程度上促进幼儿的想象发展。 通过案例中的描述可以看出，天天通过回忆日常和家人坐地铁和逛超市的情形，结合实际的生活经验，唤醒了他大脑中对地铁还有饼干的相关影像，把一排磁力片当作长长的地铁，将颜色丰富的磁力片当作饼干，从而促进想象发展。
佐证记录：
只见天天将手里的磁力片顺着墙面上那一排磁力片贴在了最后，然后两只手一起轻轻地将中间一块不太整齐的磁力片摆放整齐，然后开心地看向了旁边的老师，用手指着磁力片说："你看，地铁。" 这时他在磁力墙前停留了下来，拿起吸在墙上的磁力片，左看看右看看，自言自语道："买饼干吃。"天天认真挑选了几块磁力片放到小推车里。天天看到依依对她说："给你饼干。"
养育指导建议：
1. 通过丰富多彩的游戏活动促进婴幼儿的想象发展。比如在游戏中让婴幼儿想象自己是一个"勇猛无敌的超人""可爱的小兔子""被风吹倒的大树"。这种假想和替代的游戏形式，既可以满足他们的愿望，也能让他们自由自在地畅游在想象的王国中。 2. 通过音乐活动促进婴幼儿的想象发展。例如，保育人员可以通过让婴幼儿自己创编舞蹈动作、根据不同乐器创设不同环境、根据歌词给歌曲配图等形式，培养婴幼儿丰富的想象力。 3. 通过美术活动促进婴幼儿的想象发展。美术活动是培养婴幼儿想象的主要途径，我们可以通过引导婴幼儿观察、自主选择材料、设计主题、动手操作、分享点评等来培养婴幼儿想象力。 4. 通过语言活动促进婴幼儿想象发展。例如，进行亲子阅读、欣赏各种文学作品、参与角色扮演游戏等，都是发展婴幼儿想象的重要途径。 5. 在日常生活中多观察，丰富婴幼儿的认知，促进其想象发展。

（四）婴幼儿情绪情感发展的观察分析与指导

婴幼儿时期的情绪情感体验会极大地影响其今后对人、事、物的体验和感受。积极的情绪情感体验使婴幼儿形成活泼开朗、自信进取的性格，而长期消极的情绪情感体验容易使婴幼儿形成孤僻、消极、胆小、自卑的性格。

情绪情感是基于客观事物是否符合自身需要而产生的主观体验。例如，婴幼儿饿了会难过，吃饱了会满足，离开妈妈会难过，看见妈妈会开心等。

在0~3岁婴幼儿情绪的发展过程中，也逐渐迎来了情感的初步发展。情感的产生是晚于情绪的。情绪是情感的外在表现，情感是情绪的本质内容。

情感是人因社会性需求是否得到满足而采取的不同态度反应，是人类所独有的，它具有稳定性和深刻性，多与事物的意义相关。婴幼儿的情感发展具有以下三个特征。

1. 易变性。这和婴幼儿个性不成熟有关，婴幼儿需求的不断变化引起情感易变性；也和婴幼儿的认知水平不高有关，对客观事物的认识相对较浅，常以自己的需要为主。

2. 易感性。婴幼儿的情感容易受到别人的暗示和感染，比如会跟随着身边的人去做同样的动作或反应，而对自己为什么做，却不一定很清楚。

3. 依恋性。依恋是一种重要的情感，一种特殊的持久的情感联结，婴幼儿通过与依恋对象（父母及身边成人）的接触及交流，逐步形成自己的情感意识和认知，产生依恋和安全感，而这些也会影响婴幼儿对外界社会乃至人生态度的形成，如婴幼儿是否会有同理心、是否有责任感等。婴幼儿的情感发展是一个复杂且重要的过程。

婴幼儿情绪情感发展的观察案例见表 14-15。

表 14-15　婴幼儿情绪情感发展的观察案例

观察时间	2020 年 4 月 14 日	观察对象	小宝（20 月龄，女）
观察主题	观察 20 月龄幼儿的情绪情感变化	记录方法	日记叙述法
观察地点	托育中心室内	观察记录人	张老师

活动过程记录：

1. 午睡起床。

小宝从午睡中醒来，情绪平静，无哭闹表现。当我走近小宝的床靠近她时，她露出微笑，表现出高兴的情绪，并伸出双手要求拥抱。我抱起小宝后，她睡眼惺忪地将头靠在我的肩膀上，情绪很平静。

2. 自主游戏。

在玩积木的过程中，小宝双眼一直盯着手里的积木，成功堆砌两块积木时，她显得特别兴奋，拍手并发出笑声。

当积木意外倒塌时，小宝的情绪突然转变，脸上的笑容消失，小嘴往上噘起。我靠近小宝，递给她一块积木，并鼓励她："自己搭起的积木倒了小宝很难过吧，没关系，我们再试一次。"在我鼓励后，小宝恢复平静并再次尝试。再次搭好积木后，小宝这次主动用手把积木推倒，并且说出"又倒了"，然后脸上露出了微笑。

3. 自主阅读。

在阅读绘本时，小宝选了绘本《动物捉迷藏》。她坐在地板上开始翻阅绘本，小宝看到绘本的动物画面时会说出部分动物的名称，尤其是当翻到小狗那一页的时候，小宝指着画面，还发出"汪汪"的声音。当翻到小蛇那一页的时候，小宝重复了两遍"虫虫，咬"，眉头开始紧皱，然后快速翻走。

观察分析：

20 月龄的小宝展现出丰富多样的情绪反应，包括积极的喜悦、好奇和满足，以及消极的挫败。她能较好地通过面部表情、肢体语言及声音表达自身情绪，同时，在成人的引导和支持下，能够逐步学会调节和处理自己的情绪反应。这一阶段正是婴幼儿情绪认知和社会性发展的关键时期，持续关注和适时引导对其情绪情感的发展具有重要意义。

佐证记录：当我走近小宝的床靠近她时，她露出微笑，表现出高兴的情绪，并伸出双手要求拥抱。

成功堆砌两块积木时，她显得特别兴奋，拍手并发出笑声。

当积木意外倒塌时，小宝的情绪突然转变，脸上的笑容消失，小嘴往上噘起。

再次搭好积木后，小宝这次主动用手把积木推倒，并且说出"又倒了"，然后脸上露出了微笑。

当翻到小蛇那一页的时候，小宝重复了两遍"虫虫，咬"，眉头开始紧皱，然后快速翻走。

养育指导建议：

1. 情绪识别与命名。成人应主动识别并指出婴幼儿所表现出的各种情绪，如："你现在看上去很开心/难过/生气"，帮助婴幼儿建立情绪词汇的基础，促进其情绪理解能力的发展。

2. 情绪示范与反馈。父母自身要作为良好的情绪模型，适当表露并合理处理自己的情绪，让婴幼儿学习如何健康应对不同情境下的情绪变化。对于婴幼儿的正面情绪如快乐、好奇等，给予肯定和回应，强化这些积极情绪体验；对负面情绪则应给予接纳与理解，让婴幼儿知道所有的情绪都是正常的，都有被理解和接纳的空间。

3. 情绪调节训练。当幼儿遇到挫折时，家长可引导他们通过转移注意力（如转向另一个玩具或活动）或者简单的自我安慰技巧（如抱抱自己喜爱的布偶）等方式缓解负面情绪。

4. 游戏中的情绪教育。利用游戏来模拟日常生活场景，通过角色扮演等形式教幼儿如何处理不同的情绪问题，如分享玩具时感到开心、面对困难时不轻易放弃等。

5. 规律生活与稳定环境。建立规律的生活作息和生活习惯有助于减少幼儿因不确定性和变化而产生的不安情绪。尽量保持每天的起床、吃饭、玩耍和睡觉时间相对固定，创造一个安全舒适的环境。

6. 耐心倾听与共情。即使幼儿还不能完全用言语表达，也要耐心"倾听"他们的非言语信号，并通过触摸、拥抱等方式传递爱意和关怀，让幼儿感受到被理解和关爱。

总之，对 20 月龄幼儿的情绪教育重在营造一个充满爱与尊重的成长环境，培养他们认识、表达和调控情绪的能力，为他们的情感社交发展奠定坚实基础。

二、婴幼儿个性发展的观察分析与指导

（一）婴幼儿气质与性格发展的观察分析与指导

气质即平时所说的"性情""脾气"，是个体心理活动的较稳定的动力特征。动力特征主要表现在心理活动的速度、强度、稳定性、灵活性、指向性等方面的特点，如情感体验的强弱、知觉的快慢、注意集中时间的长短、思维灵活或迟钝、心理活动倾向于外部事物还是内心世界等。气质使人的全部心理活动都带有一种个人的、独特的特点，并在日常生活中表现出来。

那如何对婴幼儿气质与性格的发展进行观察分析与指导呢？

婴幼儿气质与性格发展的观察案例见表 14-16。

表 14-16　婴幼儿气质与性格发展的观察案例

观察时间	2022 年 9 月 30 日	观察对象	月月（36 月龄，女）
观察主题	了解 36 月龄婴幼儿气质与性格发展情况	记录方法	轶事叙述法
观察地点	班级活动室	观察记录人	王老师

活动过程记录：

老师发现月月最近很喜欢模仿一些动作，在班上会时不时来一段"广告秀"，每次月月模仿的时候都会扭动屁股，大方自信地讲出广告词，逗得老师们笑个不停。老师们也会给月月拍手叫好，表扬月月的精彩展示。有一日，已经快 4 岁的牛牛哥哥回来看望老师，老师们都很开心，问牛牛哥哥："牛牛，在幼儿园开不开心呀？幼儿园老师有没有教你们唱新的儿歌呀？"牛牛很大方地回答："嗯，有的，老师教我们唱了《我上幼儿园》。""真的呀，那你可以唱给老师听吗？"说着牛牛就唱了起来，唱完后，老师们都给牛牛拍手，并且还让班上的小朋友们一起给牛牛哥哥鼓掌。这时候老师发现月月没有鼓掌，有些不开心。随后，老师准备去抱牛牛哥哥的时候，月月走过来想要钻进老师的怀抱，一边钻还一边哼哼唧唧地说："这是我的老师，不是你的老师。"

观察分析：

1. 随着婴幼儿社会经验的积累和社交能力的不断提升，3岁左右的幼儿已经逐渐能够预知到自己的行为会对别人的情绪产生影响。他们会发现在顺从的时候，对方会展示出积极的情绪；反之，则会出现消极的情绪。与此同时，他们会对成人的语言更加敏感，渴望得到成人的称赞和夸奖，这种称赞有时候也会成为婴幼儿的行为动机。

佐证记录：每次月月模仿的时候都会扭动屁股，大方自信地讲出广告词，逗得老师们笑个不停。老师们也会给月月拍手叫好，表扬月月的精彩展示。

2. 对婴幼儿来讲，嫉妒是一种正常却不健康的心理状态。出现早期的嫉妒情绪是婴幼儿自我保护和自尊心意识增强的一种表现，更多的是在寻求周围成人的关注，嫉妒也有积极的一面，可以使周围人加强对婴幼儿的关注。4月龄左右的婴儿已经产生了嫉妒情绪，在妈妈抱别的婴幼儿时会发生哭闹、蹬腿等行为，以表达不满情绪。2岁左右的幼儿自我意识已经逐渐发育完善，嫉妒的情绪会变得更为复杂。

佐证记录：说着牛牛就唱了起来，唱完后，老师们都给牛牛拍手，并且还让班上的小朋友们一起给牛牛哥哥鼓掌。这时候老师发现月月没有鼓掌，有些不开心。随后，老师准备去抱牛牛哥哥的时候，月月走过来想要钻进老师的怀抱，一边钻还一边哼哼唧唧地说："这是我的老师，不是你的老师。"

养育指导建议：

1. 让婴幼儿良好的表现欲得到充分发挥。婴幼儿渴望得到周围成人的称赞和表扬，他们通过周围人的夸奖来获得对自己行为的肯定和认同。在婴幼儿有良好表现的时候，对婴幼儿采取适当的表扬有助于增强他们的自信心、上进心，使其获得愉快的情绪体验。

2. 掌握正确称赞婴幼儿的方法，让婴幼儿适度展示自我。婴幼儿喜欢通过表现自己来获取周围人的关注和称赞，但过度的表现欲也会对婴幼儿今后的同伴交往和个性发展产生不利影响。对于表现欲过强的婴幼儿，可以用布置任务的方式来代替婴幼儿在他人面前表现自己，让完成任务时获得的喜悦感和成就感代替得到简单表扬的满足感。在表扬婴幼儿时也要注意方式和方法，表扬孩子付出的努力而不是结果，这样让婴幼儿在得到情绪上的满足的同时，既培养了开阔的心胸，也学会了替他人着想。

（二）婴幼儿自我意识发展的观察分析与指导

学者哈特总结了各种有关研究，提出了婴儿主体我和客体我的发展过程。

1. "主体我"的自我意识。8月龄前的婴儿还没有萌发自我意识。在1岁左右，婴幼儿开始逐步显示出主体我的自我意识，主要表现在以下两个方面。

第一，婴幼儿把自己作为活动主体的认知。表现为主动地使自身的动作与镜像动作相匹配，用自己的动作引发出镜像的动作，这显示婴幼儿能够把自己作为活动的主体来认知。例如，当成人在镜子面前抱起婴幼儿时，他会一直注视着镜子中的自己，并手舞足蹈地摆动双手。

第二，婴幼儿能把自己与他人分开。对自我镜像与自己动作之间的关联有了清楚的觉知，表明婴幼儿已经能够区分自己做出的动作和他人做出的动作。例如，婴幼儿热衷于扔玩具，当成人拾起，他们会再扔，如此反反复复。这表明婴幼儿开始把自己视为活动主体，并能把自己与他人分开。

2. "客体我"的自我意识。2岁左右的幼儿自我意识进入飞跃发展阶段，表现为客体自我意识的出现。婴幼儿客体我的自我认知主要表现在如下两个方面。

1）婴幼儿开始把自己作为客体来认知。2岁左右的幼儿已经能够意识到自己的独特特征，能从客体（如照片、录像）中认出自己，这表明幼儿已经具有明确的客体我的自我认知。

2）语言表达上，能运用人称代词"你、我、他"称呼自己和他人，开始用"我"表示自己，从过去说"妞妞的"变为说"我的"。

婴幼儿自我意识发展的观察案例见表 14-17。

表 14-17 婴幼儿自我意识发展的观察案例

观察时间	2022 年 7 月 1 日		观察对象	晨晨（13 月龄，男）
观察主题	观察 13 月龄幼儿遇到陌生人时的行为表现		记录方法	轶事叙述法
观察地点	班级教室		观察记录人	张老师

活动过程记录：

晨晨平时是个爱笑的孩子，外出活动其他班的老师遇到他时都喜欢逗他，他也会表现出很开心的样子。

今天，班上来了一位实习老师，当实习老师想靠近晨晨时，晨晨把头偏向了主班老师的一侧，小手攥紧了主班老师的工作服，表现出紧张害怕的样子。实习老师拿给晨晨一个红色的感官瓶，里面装了闪闪的亮片，刚一递到晨晨面前，他就用手把瓶子打到了地上。玩具"咚"的一声砸到地板上，晨晨也大哭了起来。晨晨对实习老师的亲近友好行为表现出非常反感的态度，怎么逗他也不笑，一直抓着主班老师不放。随后，主班老师把晨晨带到角落，把实习老师拿的感官瓶给晨晨，他推了推瓶子，转身玩起了其他玩具。

观察分析：

1. 12 月龄左右的婴幼儿已经能开始分辨熟悉的面孔和陌生的面孔，他们开始对不同的人产生不同的情绪。在熟悉的人面前更愿意互动、微笑，而在陌生人面前开始紧张、警惕起来，对陌生的人、陌生的环境，甚至陌生的物品都产生了恐惧的情绪，这也是婴幼儿在刚入托与家人分离时表现出分离焦虑的原因之一。除此之外，有时候，怪异的、巨大的声响也会引发婴幼儿的恐惧心理，从而导致哭闹行为的发生。婴幼儿恐惧情绪的产生可以帮助他们预见周围存在的风险，是婴幼儿成长中必要的、正常的反应。然而，恐惧情绪过于激烈或持续时间过长，则会对婴幼儿性格的发展与形成产生不利影响。

佐证记录：今天，班上来了一位实习老师，当实习老师想靠近晨晨时，晨晨把头偏向了主班老师的一侧，小手攥紧了主班老师的工作服，表现出紧张害怕的样子。实习老师拿给晨晨一个红色的感官瓶，里面装了闪闪的亮片，刚一递到晨晨面前，他就用手把瓶子打到了地上。玩具"咚"的一声砸到地板上，晨晨也大哭了起来。

2. 愤怒的情绪往往是由不愉快的情绪引发的，不愉快的情绪得不到及时的解决就会进一步升级，转化为愤怒的情绪。由于婴幼儿情绪发展存在个体差异，每名婴幼儿愤怒情绪的表达也各不相同，有的会哭闹，有的则会不理会他人。

佐证记录：晨晨对实习老师的亲近友好行为表现出非常反感的态度，怎么逗他也不笑，一直抓着主班老师不放。随后，主班老师把晨晨带到角落，把实习老师拿的感官瓶给晨晨，他推了推瓶子，转身玩起了其他玩具。

养育指导建议：应对婴幼儿的恐惧表示出理解，用事实向婴幼儿证明有些事情并没有他们想象中的可怕。尤其需要注意，平时不要用恐吓、惊吓的方式教育孩子，要给婴幼儿做出良好的示范，培养其积极向上的乐观情绪。

（三）婴幼儿自理能力发展的观察分析与指导

婴幼儿生活自理能力的形成，有助于培养婴幼儿的责任感、自信心，以及自己处理问题的能力，对婴幼儿今后的生活也会产生深远的意义。

托育机构保育人员在保证安全的前提下，可根据婴幼儿发育水平，引导其建立良好的自理能力和行为习惯。3~6 月龄，培养规律进食和良好睡眠习惯（按时睡、不奶睡、不抱睡、自主入睡）；7~9 月龄，学习咀嚼、吞咽技能；10~12 月龄，练习用手抓食、用杯喝奶；18 月龄左右，锻炼用勺进食、示意大小便、学习脱鞋；24 月龄以上，鼓励幼儿帮助完成简单集体活动，如帮忙拿东西、扫地、收拾玩具等。

婴幼儿自理能力发展的观察案例见表 14-18。

表 14-18 婴幼儿自理能力发展的观察案例

观察时间	2019 年 5 月 6 日	观察对象	米粒（29 月龄，女）
观察主题	29 月龄幼儿穿衣情况观察	记录方法	轶事叙述法
观察地点	班级教室	观察记录人	牟老师

活动过程记录：

午睡起床时，米粒醒来了，老师走到米粒床边，引导她自己穿衣服。老师把衣服摆正位置，理清正反面，把米粒的一只手塞进袖子，然后问米粒："咦，米粒的手呢？不见了！"米粒一边笑一边把手伸出来，说："在这呢！"老师又用同样的方法将米粒的另外一只手放进袖子，然后说："米粒的手又不见了，去哪里了呢？"这时听到米粒"咯咯咯"笑着说："在这，在这里。"一边说一边将手伸了出来。老师紧接着对米粒说："米粒，你看穿衣服是不是很简单呀，先把脑袋钻进大洞洞，再把两只手伸进袖子里就好了。"

第二日午睡的时候，老师看到米粒醒来了，就把衣服给米粒准备好，对米粒说："米粒，还记得怎么穿衣服吗？今天愿意自己试一试吗？"只见米粒点了点头，就拿着衣服往头上套。在穿的过程中，老师帮助米粒拉了一下衣服，最后米粒完成了穿衣操作。老师给了米粒一个大大的拥抱，并夸奖米粒："米粒做得真棒！居然能够自己穿衣服了，真是大姐姐了。"米粒听到老师的表扬，更是开心极了。

观察分析：2 岁多的幼儿需要成人的指导和鼓励，这个时期也正是培养幼儿自主性的关键时期。

佐证记录：老师把衣服摆正位置，理清正反面，把米粒的一只手塞进袖子，然后问米粒："咦，米粒的手呢？不见了！"米粒一边笑一边把手伸出来，说："在这呢！"老师又用同样的方法将米粒的另外一只手放进袖子，然后说："米粒的手又不见了，去哪里了呢？"这时听到米粒"咯咯咯"笑着说："在这，在这里。"一边说一边将手伸了出来。

养育指导建议：成人以游戏化形式让婴幼儿学习，常常都会有事半功倍的效果；还可以利用抱一抱、点赞、拍手等具象性的表扬赞美行为，让婴幼儿感知到成人的肯定，增强他们的自信心，促进其各项能力的发展。

本节小结

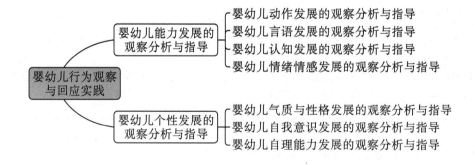

参考文献

[1] 徐冉，汪鸿. 婴幼儿行为观察与记录 [M]. 北京：中国人口出版社，2022.
[2] 黎海芪. 实用儿童保健学 [M]. 6 版. 北京：人民卫生出版社，2016.

（江熠楠 刘德莉 杨海宁）

第十五章 婴幼儿家、托、社、医多元共育

导读

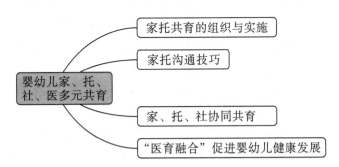

婴幼儿照护服务涉及政府部门、家庭、托育机构、社区等多个主体，目前已逐步形成"政府引导、家庭为主、托育补充、多方参与"的照护体系。作为婴幼儿生活的直接场所和周边环境，家庭、托育机构、社区都蕴含着各自的养育照护资源，而医疗保健机构在婴幼儿营养、保健、安全保障等方面有着无法替代的专业优势，四者协同共育，在促进婴幼儿发展的同时，也提升了各自的婴幼儿养育照护能力。充分利用互联网、大数据、人工智能等技术手段发展起来的智慧托育，不仅为政府部门、家庭、托育机构、社区和医疗保健机构之间的联通和互动提供了现实路径，还为婴幼儿科学照护提供了技术支持，从而实现了多元共育，助力婴幼儿照护服务的高质量发展。

第一节 家托共育的组织与实施

《国务院办公厅关于促进3岁以下婴幼儿照护服务发展的指导意见》提出"家庭为主，托育补充"的基本原则，明确了3岁以下婴幼儿照护家托共育建设主次有别，但又需要相互合作的重要关系。家托共育简单来讲就是家庭和托育机构通过沟通交流、支持合作、资源共享等共同开展婴幼儿照护工作。两者之间既相互关联又相对独立，既有共同的目标，又有不同的任务。在3岁以下婴幼儿照护工作中，家托共育建设就是促进家庭与托育机构照护双主体的有机融合，旨在实现婴幼儿的全面发展。

家托共育工作一直是托育机构常规工作之一。《托育机构管理规范（试行）》第十三条规定："托育机构应当建立与家长联系的制度，定期召开家长会议，接待来访和咨询，帮助家长了解保育照护内容和方法。"同时《托育机构保育指导大纲（试行）》第三部分实施

与评价中，也明确指出："托育机构应与家庭、社区密切合作，充分整合各方资源参与托育机构保育工作，向家庭、社区宣传科学的育儿理念和方法，提供照护支持和指导服务，帮助家庭增强科学育儿能力"。由此可见，托育机构不仅要注重在托婴幼儿的早期科学照护，也要贯彻家托共育照护理念，促进家托共育，提升托育服务质量。

一、家托共育的原则

（一）平等参与

平等参与是指家托共育中，家庭与托育机构处在平等的地位，保育人员与家长彼此对话、倾听与合作，共同参与婴幼儿照护。目前普遍存在一些现象：一方面托育机构主导并组织家托合作活动，通知家长参与，家长根据保育人员的要求完成任务；另一方面，很多家长也认为家托合作主要由托育机构发起，家长只要参加就行。这就陷入了一个误区：在家托合作中，托育机构是领导者，家长是被动参与者。事实上，托育机构和家庭是平等的关系，托育机构需要改变以托育机构和保育人员为主的家托合作局面，以先进的平等参与的理念构建家托共育。同时，保育人员也要将平等参与的理念输送给家长，调动家长构建家托共育的积极性，让家长从"被动"到"主动"，从"要我参与"到"我要参与"。家庭和托育机构要以平等的地位，共同呵护婴幼儿的快乐成长。

（二）责任共担

责任共担是指家庭和托育机构共同承担婴幼儿的照护责任。家庭和托育机构目标一致，两者联合的根本目的是促进婴幼儿的全面发展。忽略婴幼儿的发展，不遵循婴幼儿发展规律，会导致家托共育在建设中偏离方向。

很多家长认为婴幼儿进入托育机构后，照护婴幼儿的事交给保育人员就可以了。同时，托育机构在与家庭的沟通中往往聚焦婴幼儿在托的情况，而很少询问其在家的表现，对婴幼儿的观察了解不够全面。托育机构与家庭是责任共担的照护主体，托育机构需明确双方的主体性，并指导家长达成共识。托育机构和保育人员要主动与家长沟通，同时鼓励家长说出婴幼儿在家的表现，商量合作，协调托育机构照护和家庭照护的一致性，共同承担婴幼儿照护的责任。

（三）优势互补

优势互补是指家庭和托育机构作为不同的照护主体，拥有不同的照护资源、优势和方法，双方可以充分发挥各自的优势，实现互补。家庭是我国婴幼儿照护的主体，家庭中的养育照护对婴幼儿潜能发展具有重要意义，家庭照护注重日常生活中的照护，强调的是品德教育和生活教育，家庭照护在婴幼儿健康和营养两方面质量相对更高，并能给予婴幼儿及时的回应。但家庭照护缺乏科学养育指导，婴幼儿的主要带养者、家庭结构、家庭住址、家庭月均收入都会影响家庭对婴幼儿的养育照护质量。而托育机构注重集体生活下的保育并重，强调的是重视婴幼儿早期全面发展，培养自主和自我调节能力。定期的托育机构照护经历，会让婴幼儿收获不一样的体验：充满发展契机的环境、丰富多样的操作材料、集体活动和归属感、保育人员和同龄的伙伴们，无一不刺激着婴幼儿原有的认知经验，充盈着他们的内心世界。因此，在照护婴幼儿的过程中，家庭和托育机构要架起沟通与合作的桥梁，让不同的照护资源和照护环境发挥不同的优势。

托育机构作为照护的主体之一，提供婴幼儿照护服务，为家长提供照护指导，承担起托育机构的社会责任。家庭作为婴幼儿照护的另一大主体，要认识到家庭成员参与照护对婴幼儿发展的重要价值。托育机构需要指导家长并通过多种途径，科学、有效地参与婴幼儿照护，保证双方同频共振。

（四）成果共享

成果共享有两层含义：一方面，在婴幼儿照护中，家庭和托育机构形成的优质经验是家托共育、共享、共建的成果。婴幼儿成长过程中，离不开家庭和托育机构的共同培养，这期间所形成的有效照护方法、成功的照护案例、优秀的文字和视频资料，应该是双方共同享有的成果。托育机构应该积极主动地将这些成果分享给家长，也要动员和鼓励家长将他们的优秀经验分享给更多的家长。另一方面，婴幼儿的成长和进步是家庭和托育机构携手努力、共同促成的，是共有的成果。家庭和托育机构都是照护主体，虽然任务和方法不尽相同，但都有共同的培养目标，双方共同合作，相互协调，合力促进婴幼儿的全面健康成长。

在家托共育的构建中，上述四项核心原则是相辅相成的。托育机构需建立有效的管理机制，以体现家庭和托育机构相互平等参与的地位，共同承担婴幼儿照护的责任。在合作的过程中，发挥双方的长处，异质互补，同质共进，让家托共育不再流于表面形式，真正做到家庭照护和托育机构照护的融合，一起促进婴幼儿的发展和成长。

二、家托共育的组织要求

（一）家托共育的制度建设

家托共育管理要做到制度化、格式化、程序化，强调执行力。形成规范的管理制度是整个家托共育建设工作的重中之重。通过制定有关制度，保证家庭和托育机构之间的有效沟通，形成信任关系，使保育人员工作获得家长的理解和支持，家长获得保育人员个性化的帮助，促进双方协作，保证家托共育的良性建设。

1. 日常家托联系制度。日常家托联系制度是托育机构保育人员和家长进行日常沟通联系的规范。日常家托联系有助于家长及时、准确、全面地了解托育机构对婴幼儿的照护情况，同时让托育机构了解家庭在照护婴幼儿过程中遇到的实际问题和困难，基于每名婴幼儿身心发展的需要，给予家长针对性的指导与帮助，让家长和保育人员互相了解，一起为婴幼儿提供自然、安全、熟悉的环境和日常安排。

日常家托联系的形式提倡多样化，线上线下相结合。线上交流如微信、电话等，线下交流如婴幼儿作品、婴幼儿成长档案等；集体联系和个别联系相结合，集体联系如全员家长会，个别联系如个别家访、个别谈话等；定期沟通和当下沟通相结合，如定期召开家长座谈会，讨论婴幼儿长远发展问题，还可随时接待来访及咨询，沟通婴幼儿日常情况，解决当下问题等。

2. 家长委员会制度。家长委员会是托育机构发起、由家长代表组成的组织，是托育机构管理者与婴幼儿家长之间、家长与家长之间沟通的桥梁。家长委员会制度的内容应包含家长委员会成员要求、组织架构、工作职责、进入退出机制等。家长委员会要在托育机构的办托进程中发挥独特的参事议事、监督等功能，广泛聆听家长对托育机构管理、保育、职业道德、活动与服务建设等方面的意见，如涉及婴幼儿保育问题、照护理念的研讨，确定家庭在照护资源、人力资源、物力资源等方面的支持与组织安排，了解托育机构工作计划、日常活动、重大活动或临时紧急事项的分工安排等。

3. 家长开放日制度。家长开放日制度是由班级发起、家长参与托育机构相关活动的规范。家长开放日能让家长学习保育人员的照护态度、方法、技能，同时也便于托育机构收集家长意见。家长开放日可以帮助家长和保育人员不断积累婴幼儿照护经验，提升家长与婴幼儿高质量互动的能力，提高保育人员开展家托共育活动的质量，促进家托共育的良好建设。家长开放日的内容可包括婴幼儿在托活动观摩、婴幼儿能力展示、亲子活动等，目的是让家长能亲身参与和实践感受婴幼儿照护，而不仅仅停留在远远观看上。

4. 家庭照护指导制度。家庭照护指导是向家长普及科学养育知识和方法的系列活动。家庭照护指导制度的内容应包含指导内容、指导方式、指导活动方案和活动总结记录等，既应包括婴幼儿日常照护、生理和心理保健、生长发育问题的识别与干预等系统科学的照护知识，又应包含基于家长需求、兴趣的问题交流或专题讲座。

家庭照护指导需注意家长学习形式的多样性，综合采用亲子活动、入户指导、家庭照护培训、专家讲座等多种形式；充分发挥互联网的优势，搭建线上交流学习平台，并考虑不同家长的职业特点，满足不同家庭随时随地学习的需求；考虑指导的针对性，可按照婴幼儿年龄段、家庭需求或家长类型（如父母班、隔代家长班）分别进行指导。

（二）家托共育的经验储备

1. 专业指导，让家长信任。托育机构应当尊重婴幼儿的发展规律、月龄要点和学习特点，实施养育照护和早期发展促进。托育机构的保育人员在养育照护和发展指导方面较家长更为专业，婴幼儿在托育机构感受生活、玩游戏、探索未知，不断地养成习惯、增进经验、增强能力。同时，较之家长在育儿过程中容易"当局者迷"，保育人员扮演的是"旁观者清"和相对理智的角色，能客观评价婴幼儿的成长变化，客观观察发现家长育儿过程中的误区和问题。家长相信保育人员能用自己的专业知识和科学方法去了解婴幼儿、帮助婴幼儿，这是托育机构与家长合作共育的基础前提。

2. 理解需求，与家长共情。每个家庭把孩子送到托育机构的原因不尽相同，相关调查显示"让孩子有玩伴""减轻老人负担""托育机构比较专业"等是主要原因，入托后的期望包括"健康安全""培养自理能力""能够学到东西"等。托育机构开展家托共育的前提就是要理解不同家长的入托需求、养育期望和个别化诉求，理解不同角色（父母、祖辈）、不同类型（工作忙碌型、漠不关心型、宠溺型、挑剔型等）、不同文化背景、不同职业家长的共育策略及方法措施。保育人员需要在理解家长的基础上获得信任，家长只有在信任的基础上才愿意分享交流、接受帮助与指导。

三、家托共育的实施路径

（一）展示

托育机构兼具早期发展促进和服务的属性，展示意味着主动把自己呈现、传播给目标对象，其意义在于能让家长看到机构的专业保育和安心服务。展示的内容一般如下：

1. 托所的环境设施与教室配置，要点是安全温馨、明亮整洁、功能齐备。
2. 保育人员团队介绍，包括资质证书、专业技能、团队风貌等。
3. 托所理念与婴幼儿照护服务活动照片。
4. 婴幼儿在托表现与成长变化。
5. 其他运营管理方面的内容，如家长口碑、获得荣誉等。

（二）沟通

如果展示是单向的，沟通则是双向的，既包括托育机构保育人员主动和家长沟通交流、实施合作共育，又包括家长发起沟通，寻求帮助。在实践中，沟通一般分为日常沟通、深度沟通及因特殊事项的定向沟通。通过沟通交流，积极传递信息，交换育儿意见，及时发现问题和解决问题。

沟通的途径有面对面沟通，以及通过电话、短信、微信或 App 等现代化、互联网技术手段进行的沟通。沟通分为一对一沟通、集体座谈会或沙龙式的沟通等。

（三）家长参与

家托共育中的家长参与，是指托育机构邀请家长参与机构运营管理过程中的具体工作。例如，成立家长委员会、膳食委员会，让家长参与婴幼儿相关工作事项的决策制定与日常监督；邀请家长直接参与婴幼儿照护活动，丰富托育机构原有的照护活动内容；由家长参与对托育机构及保育人员的满意度评价与意见反馈，助力机构保育与运营管理质量提升。

（四）家长指导

家托共育中的家长指导，是指对家长开展科学育儿指导，包括婴幼儿生理发育、心理发展、亲子互动等内容的指导，达到提升家长科学育儿水平与能力的目的。家长指导既包括指导家庭科学育儿的共性问题，又要能够根据家庭养育环境、家长育儿实际和婴幼儿自身发展特点，进行针对性分析、连续性跟踪，从而进行协商式、有效的指导。因此，较之展示、沟通与家长参与，家长指导的工作对托育机构和保育人员的专业性要求更高。家长指导的形式包括专家讲座、评估指导、入户指导等。

本节小结

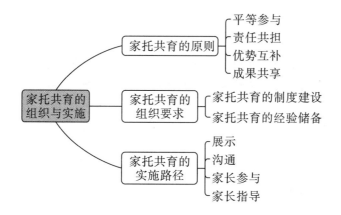

参考文献

[1] 刘金华. 托育机构家园共育工作的研究与思考 [J]. 早期教育，2021 (1)：9-11.

[2] 黄曦，曾莉. 家园共育新思路的实践研究 [M]. 成都：四川科学技术出版社，2022.

第二节　家托沟通技巧

> **案例 15-1　难以沟通的爷爷奶奶**
>
> 某托育机构，一名 14 月龄送托的幼儿，因为家庭中父母和爷爷奶奶关于送托意见不统一，每次爷爷奶奶来接婴幼儿总是喜欢"挑剔"，给保育人员出一些难题，托育机构给的一些科学育儿建议，爷爷奶奶也是不屑一顾，难以沟通。
>
> **案例 15-1 思考：** 爷爷奶奶为何难以沟通？保育人员应如何处理？

所谓沟通，是指双方主动参与思想、观念及信息的交流，并借助一定的媒介和技能，让思想或观念变得对方易于理解和接受。沟通不是一方强制性地说服另一方，沟通双方应处于一种平等的、相互尊重的关系，最后达到相互交流、双方能连通的目的。

一、家托沟通的意义

我国著名儿童教育学家、儿童心理学家陈鹤琴先生曾指出："幼儿教育是一件很复杂的事情，不是家庭单方面可以胜任的，也不是学校一方面可以单独胜任的，必须通过两方面结合才能取得充分的成效"。因此，婴幼儿的家庭照护和托育机构照护是需要结合和连通的，家托进行有效沟通和合作，建立长期的、持续的沟通关系，才能为婴幼儿提供更加适宜、更加个性化的保育与教育，从而实现婴幼儿全面发展。

（一）建立积极的合作关系

在家托沟通中，托育机构保育人员在思想意识层面本着共情的理念与家长建立良好的沟通关系，一方面可以增进保育人员对家长的理解，构建保育人员与家长之间积极的情感关系，如包容、理解、尊重、信任等；另一方面可以帮助家长和保育人员更好地关注婴幼儿，在早期发展阶段更好地理解婴幼儿身心发展状况。

（二）提升科学育儿理念

良好的家托沟通能创建家托共同的养育理念与培养目标，形成家托一致的养育方式。特别是针对缺乏科学育儿理念的家长来说，家托沟通是提高其育儿水平及能力的有效途径。家托沟通不仅是促进保育人员自主学习、不断提升专业育儿知识与技能的手段之一，同时也是赋能家庭，为家庭提供科学养育指导，增强家庭科学育儿能力的手段之一。

（三）推动托育机构工作开展

家托沟通能有效帮助家长理解托育机构保育人员，进而自觉地、积极地配合托育机构各项工作，使其成为托育机构制度的遵守者、各项活动的支持者、教育影响的宣传者。以上价值与意义能够为婴幼儿的健康成长营造良好的环境，让他们在充满包容、理解、尊重与爱的环境里获得更加科学的养育。

二、家托沟通的方式

（一）面对面沟通

这类沟通需要沟通双方面对面进行，如新生入托家长访谈、保育人员与家长在每日接送时的交流、家长会等。这类沟通针对性强，能及时解决问题，但有时在时间上不够充足，无法照顾到所有婴幼儿家庭的沟通需求。在面对面沟通中，需要运用较多的技巧，比如肢体语言、神态表情、语音语速、即时倾听与反馈等，这些对保育人员和家长提出了更大的挑战。

在什么时候进行家托日常沟通是一个值得讨论的话题，如果在接送婴幼儿的高峰期进行沟通，其沟通的时间是受限的，且此时保育人员身兼数职，不可能全身心投入交流，势必影响沟通的效果。

（二）网络媒介沟通

在新时代背景下，家托通、微博、微信、QQ等一系列网络应用的出现，为家托日常沟通注入了新的能量，沟通方式日趋信息技术化。网络媒介沟通相较于面对面沟通，其功能更全面，但也带来新的问题：在一对一沟通中，由于缺乏面对面的现场感，不便于联络感情；在一对多的沟通中，出现在互联网的任何信息（文字、图像、视频等）都需要谨慎传播，以免出现暴露隐私等问题。

（三）电话媒介沟通

当发生突发紧急情况或者需要了解婴幼儿情况，又不方便与对方见面或者使用网络媒介沟通时，托育机构保育人员和家长可以通过电话媒介沟通。这类沟通的特点是时间短、针对性强，适用于沟通简单的问题及内容，多数电话媒介沟通都是家长代婴幼儿向班级保育人员请假、婴幼儿在托出现紧急情况、家长询问常规管理信息（报名流程、退费标准、放假通知等）。这种沟通方式往往不便双方将话题深入下去，也不能实现情感的良好表达与互动。

三、家托沟通的策略

（一）沟通前的准备

在沟通时，托育机构和家庭希望达成的状态是彼此信任、尊重、平等、理解、包容、合作、依赖，共同参与婴幼儿的养育。

1. 建立"自己人"的信任。信任是家托有效沟通的基础，有了信任，家托沟通才能顺利地进行，班级工作才能更好地开展。因此，尽快与家长建立信任是每位托育机构保育人员，尤其是新来的或者插班的保育人员的首要任务。家长和保育人员之间建立起"自己人"的信任后，在沟通中就会呈现双方都是"为了宝宝好"而进行交流，目标相同，利益一致，这样双方更容易建立信任关系。

2. 关注家长的情感需求。关注家长的情感需求是指托育机构保育人员理解并能够表达家长语言和非语言行为中所透露出来的明显的或隐含的感情与感受，从而不仅引导家长注意和探索自己的感受和情绪情感体验，更让家长感受到自己被保育人员理解与接纳。通常保育人员习惯站在教育者的专业角度看待家长的养育行为，总能发现一些问题的端倪，但是只关注到问题本身，而忽略这些问题和行为背后家长的情感需求，就会出现"沟通时，让家长感受到被批评或者指责"。

家长们的需求是多种多样的，有些家长在跟保育人员反馈问题时是带有情绪的，无论是哪种情绪类型的表达，背后都有一个内在的价值认同。在沟通中保育人员要学会暂时放空自己的价值观，放开自己原有的认知，去听听家长的表达，想想家长的感受，再多追问一点，越来越接近那个"真实的家长"。

（二）沟通中的技巧

1. 选择正确的沟通时机。当保育人员或家长要发起沟通的时候，在选择时机上需要把握以下几点。

1）对方赶时间或者正忙时不沟通。例如，早上家长送婴幼儿后赶时间去上班，保育人员不宜发起沟通。知道家长在上班，没有紧急情况，保育人员不宜给家长打电话沟通。如果家长主动发起沟通，保育人员正在照顾婴幼儿或组织活动，可以说明情况，请家长稍等一会儿，或者稍后回电话，或者征求家长的意见另外约时间。

2）婴幼儿在场和人多时不沟通。这种情况的不沟通，不是说当着婴幼儿或者别人的面，家长和保育人员之间不打招呼，而是说不当着他们的面沟通一些有负面信息或者负面情绪的事情。例如，不当着婴幼儿的面说他白天在托育机构尿裤子了，或者关于婴幼儿的一些不足之处，再或者是一些比较隐私的问题。

在家托群里也需要注意这一点。如果有家长在群里问："老师，今天我家宝宝脸怎么被抓了？"保育人员看到后最好回应说："家长，我这边马上跟您电话沟通一下（或者私聊）。"尽量减小家长所提问题在家托群里的影响。需要注意的是，有的保育人员看到群里问题后会直接跟家长打电话或者私聊，而忘了在群里说一声。可能这边问题很快就沟通好了，而那边群里的其他家长们还在眼巴巴地等着看保育人员的回应，看不到保育人员在群里回应，会以为保育人员不负责或者在逃避。

3）情绪激动时不沟通。不论是家长还是保育人员，在情绪激动时都容易口不择言，或者做出会后悔的事情。因此，在情绪激动时，保育人员不要主动发起与家长的沟通。当家长情绪激动时，当事保育人员应尽量避免与家长正面接触，换成其他工作人员来接待家长。等双方情绪都比较稳定之后再进行沟通是比较明智的选择。

2. 识别和管理表情。讲话结巴、脸红、皱眉和流汗，这些非语言行为代表着不同的意义，被沟通者也会依据这些行为形成相应的解读，因此保育人员应学会识别和管理表情。

1）识别家长的情绪。保育人员在与家长沟通时，先要通过家长的语言与行为来识别家长的情绪，如高兴的、生气的、烦恼的、焦虑的、惊奇的、悲伤的等，以下是一些表情或情绪表现分析。

开放温暖：咧嘴而笑，掌心打开，双眼平视。

合作支持：谈话时，身体前倾，坐在椅子边缘，全身放松，双手打开，解开外套纽扣，手托着脸等。

有压力：呼吸急促，紧握双手不放，拨头发，抚摸后颈，握拳，绞扭双手，用示指点物等。

防卫：双臂交叉于胸前，偷瞄、侧视，摸鼻子，揉眼睛，笑时紧闭双唇，说话时眼睛看地上，瞪视，说话时手指着对方，双手交握放在后脑勺，整个人向后靠在椅背上等。

想离开：不停看手机或者手表，四处张望，很少接话题，交流语言比较单一，回应总是"嗯，哦，啊"。

当保育人员与家长在沟通时，尝试去了解家长的某些表情或者情绪，再去做家托沟通，这样才可能与家长在相同或相近的层面沟通，沟通才可能有交汇点、有切入点、有着力点，并逐步形成沟通合力，推进问题的解决。

2）沟通的艺术。保育人员在与家长沟通时同样也会出现表情和眼神等非语言行为，有时候我们能够意识到表情管理的重要性，但在面对面的家托沟通中，却往往忽略了这个问题。和家长面对面沟通时，眼神飘忽不定会让家长觉得这位保育人员心不在焉，不重视和自己的沟通；眼睛不敢和家长对视，会让家长看出保育人员的胆怯和不自信；直勾勾地看着家长，会让家长觉得有压力；面无表情会让家长觉得保育人员很冷淡，不热情；牵强僵硬的笑容又会让家长觉得保育人员不真诚……

因此，当觉得与家长沟通有困难时，保育人员可以在日常生活中进行一些练习。例如，眼神和表情练习，即每日早上洗漱的时候，可以和镜子里的自己对视 3 分钟。通过一段时间的练习，当我们可以坦然地和自己对视的时候，可以尝试用眼神表现不同的情绪，平静的、温和的、高兴的、赞同的、疑惑的、生气的、担忧的等，找到自己最自然的表情。保育人员还可以主动邀请同事拍摄自己在和婴幼儿、同事、家长进行沟通时的视频，通过反复观看，找到自己表情管理中的不足，针对性地加以调整和纠正。

3. 注意声音的表现力。人的声音是最有表现力的。不同的声音表现方式可以让相同的字词表达出完全不同的意思。同样的一句话，相信大家可以轻松地表现出以下情绪：冷漠的、平和的、悠闲的、高兴的、兴奋的、生气的、郁闷的、暴怒的、疑惑的、着急的、讥讽的……

在家托沟通中，无论是面对面沟通，还是电话媒介沟通、网络媒介沟通，保育人员都需要注意自己声音的表现力。因此，加强声音表现力的练习是非常有必要的。保育人员可以利用手机配音软件来练习电视剧的台词，训练自己声音的表现力，还可以在家托沟通时进行录音，事后反复聆听，找出问题再调整。

4. 适宜的回复。当家长主动找保育人员反馈问题时，家托沟通常见的问题表达及共情表达的范例如下。

1）初次见面或第一次家长会时：①选择我们托育机构是您对我们的信任，谢谢您。②他是您的宝贝，同样也是我们的，我们会和您一样爱他。③这是我们的联系方式，请您记下。有需要，您可以随时联系我们。④宝宝刚入托，会有一些分离焦虑和不适应的情况，希望我们家托一起努力，帮助宝宝渡过这段特殊时期。

2）家长反映问题或者表达建议时：①谢谢您的建议，这对于我们的工作非常有意义。②您说的这个问题，我们原来没有注意到，谢谢您，我们抓紧时间详细了解一下，稍后给您反馈。③我知道，您这么说，是为了我们更好地改进工作。④在这个问题上，您好像有更好的建议，如果可以，还请您跟我们多多分享。⑤对于这个问题，我们想听听您的建议。⑥我们一起来想想有什么好的办法。⑦您说的这个情况，我们非常关注，我们保持联系，有消息我们第一时间回复您。⑧您说的没错，这个问题确实应该引起重视。⑨您说的这个事情，是我们工作的疏忽，非常抱歉。

3）邀请家长参与托育机构活动时：①我们知道，许多家长都是克服了很多困难，在百忙之中来的，谢谢你们的支持。②您那么支持我们的工作，我们心里特别温暖。③虽然您没能参加这次活动，但是我们的老师一直陪伴着他，还给他拍了很多照片和视频，您不用担心。④家长们都准时来开家长会，我们感到了被支持的幸福。⑤再次接到您请假的消息，感到非常遗憾，我们将在会后把这次家长会的重点以信息的形式发给您，您可以做一个了解，有问题请及时跟我们联系。⑥我们特别希望家长能够抽出时间参与亲子活动，在我们的亲子活动中，宝宝和家长都能获得陪伴的幸福感。

4）婴幼儿生病或受伤时：①我们会好好照顾他，若宝宝在托出现特殊情况，我们会及时和您联系。②今天上午宝宝打了预防针，我们会持续关注他的体温和精神状态，如果有什么特殊禁忌，请您及时告诉我们。③真是不好意思，宝宝刚刚不小心摔了一跤，您别着急，我们已经及时给他处理了伤口，现在他情绪不错，我们会持续观察他的情况。④您的心情我们特别理解，很抱歉，宝宝受伤了，老师也很心疼，以后我会更关注他，避免类似的情况发生。

5）家长求助询问时：①我能理解您的难处，听得出来，您为此感到很着急，我们能为您做……②对于改变他这个习惯，您做出了很多的努力，我们可以……③对于宝宝的发展，我们理解您的担心，我们来具体事情具体分析一下，您看可以吗？

6) 与家长沟通婴幼儿在托表现时：①宝宝在进餐时表现出很强烈的自我服务意愿，但是握勺子的精细运动能力还需要发展，我们可以鼓励他不断尝试。②宝宝近来在晨间入托时情绪好像不是很好，白天在托时情绪会好一些，请问他在家里的情况如何？③您本周有空吗？关于您上次问到宝宝在托的社交情况，如果您有时间我们可以深入交流一下。

7) 遇到隔代教育难题时：①爷爷，宝宝今天在托都是自己吃的，而且吃得很好。您看，在家里可以鼓励他多自己尝试。②小宝奶奶，以后这个不重的小书包可以让小宝背，小宝可能干了，他自己可以的。

8) 家长有为难要求时：①您提出这样的要求，我能够理解。不过，您看看我们是否可以先这样去调整。②您希望我们这样做，我知道您的出发点是为了宝宝，只是我们再看看还有没有更好的方法。③非常抱歉，您这个要求我们需要再了解一下情况，再来看看能否达成共识。

（三）沟通后的总结

沟通之后的总结能够让我们在短期内获得有效的成长和进步，我们可以具体从沟通的内容进行总结。

1. 交谈完了要跟班级其他保育人员分享谈话内容，让班级所有保育人员了解家长的诉求或者了解婴幼儿当下的一些情况，尤其是家长交代的注意事项，否则在班级其他保育人员不知道的情况下，很容易引起家长再一次的误解。

2. 双方肯定沟通后的收获，保育人员要指出谈话对家托双方都有益，强调对自己的工作有帮助，如进一步了解了婴幼儿，更有利于今后婴幼儿的照护工作。

3. 家托沟通后，问题性沟通需要进行相关的沟通小结，如家长在沟通中提出了哪些问题、我们解决的方案和措施是什么。

4. 如果有危机事件，应及时向上级反馈，寻求处理和解决危机事件的办法，避免事态扩散。

> **案例 15-1 思考：爷爷奶奶为何难以沟通？保育人员应如何处理？**
> **解析：** 因为婴幼儿送托月龄较小，对于爷爷奶奶来说，首先他们会表现出对机构照护中的诸多问题的担心，其次他们希望亲自带养孙子的愿望不能达成，所以呈现出难以沟通现象。
> 尊重沟通双方的性格、文化素养等个性特征。与爷爷奶奶沟通时，托育机构保育人员的心态需要调整，充分理解爷爷奶奶，取得爷爷奶奶的信任，利用一些婴幼儿日常小事拉近家托沟通的距离，在赞许婴幼儿的一些行为时，顺带赞许这是爷爷奶奶的功劳。关注到爷爷奶奶的情感需求，有时就会起到事半功倍的沟通效果。

本节小结

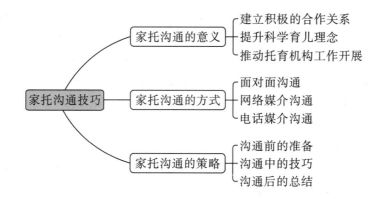

参考文献

［1］刘金华. 托育机构家园共育工作的研究与思考［J］. 早期教育，2021（1）：9—11.

［2］周红. 家园沟通中幼儿教师共情研究［D］. 南京：南京师范大学，2014.

［3］黄曦，曾莉. 家园共育新思路的实践研究［M］. 成都：四川科学技术出版社，2022.

第三节　家、托、社协同共育

　　人是在与环境的交互中不断发展的。对婴幼儿而言，家庭与婴幼儿本身形成的小系统，家庭与托育机构形成的中间系统，家庭与社区、社会形成的大系统，共同形成影响婴幼儿发展的外部环境。因此，家、托、社共同承担着促进婴幼儿健康发展的责任。家、托、社三方的协同共育，有不同的合作要求。首先，家托合作是基于婴幼儿生活的连续性和养育照护理念的一致性，家长和保育人员对婴幼儿生活习惯的培养、行为举止的要求要一致。其次，社区是婴幼儿行为的社会实践场所，家社合作有助于婴幼儿社交能力的培养。最后，托社合作可创设友好、广阔的养育照护环境，通过充分利用社区的文化资源等将早期学习的机会延续化、生活化。

一、开展家、托、社协同共育的意义

　　父母作为婴幼儿养育照护和健康管理的第一责任人，存在养育照护知识及经验缺乏的情况。社区是家庭所处的社会区域，有更加丰富的文化资源、人力资源和财力资源等，可以系统地为婴幼儿养育照护提供服务。托育机构可以和社区合作，丰富健康教育的形式和内容。家、托、社协同共育可帮助广大婴幼儿家庭树立正确的养育理念，掌握科学的家庭养育方法，能在极大程度上促进婴幼儿全面发展、家庭幸福及社会和谐。

二、家、托、社协同共育的具体实施

长期以来，我国0～3岁婴幼儿的养育照护指导多由儿童保健人员来完成，而婴幼儿家长几乎都是被动接受服务。近年来，随着人们健康意识的提高、健康需求的增长，越来越多的家长开始重视婴幼儿的早期发展和养育照护，部分父母更是主动寻求科学的养育照护指导。婴幼儿健康服务工作逐渐下沉到社区，社区不仅对婴幼儿家庭，还对辖区内托育机构实施营养指导、生活护理、儿童保健、疾病预防等相关工作，与家、托开展协同共育。

（一）健康教育赋能家庭科学养育

1. 为确保科学育儿服务指导工作的长效、有序开展，提高家庭养育照护水平，社区应定期邀请托育机构及医疗保健机构专家开展公益科学育儿讲座，发放婴幼儿健康指导手册，尽可能把科学育儿知识传递到家庭养育实践中。通过社区健康教育，丰富家长的科学养育知识，提高家长的婴幼儿照护水平。

2. 为建立科学育儿常态化机制，社区将承担部分托育机构安全、健康、卫生等方面的指导和监督管理责任。社区上下联动形成合力发挥其枢纽作用，促进共同协作，通过多种方式和渠道定期为辖区托育机构提供全程、科学、常态化的育儿指导服务。设"健康管理员"岗定期对托育机构保育人员进行培训、督导，从卫生保健、营养管理、一日生活流程、照护服务等多个方面提升辖区托育机构服务的整体质量。

（二）健康管理保障身心全面发展

社区主要牵头开展辖区内婴幼儿健康管理工作，依据预防为主、防治结合的原则，以生长发育监测、计划免疫、预防保健指导等工作为主。根据婴幼儿不同时期的生理特点，社区卫生服务中心对其进行系统的健康管理，及时发现和干预出现异常的婴幼儿，降低其患病率和死亡率，帮助家庭了解婴幼儿常见病防治和护理常识、掌握常见意外事故预防方法和急救措施，促进婴幼儿身心健康发展。

（三）资源共享搭建家托共育平台

充分挖掘社区资源，共享教育空间。托育机构应加强与社区卫生服务中心及社区卫生、文化、体育设施的功能衔接，充分发挥各行业优势，共享教育空间，进行跨行业联动，有效利用教育资源，提高服务质量。例如，托育机构与图书馆联合，开设图书借阅室、多媒体区及活动场所；托育机构与创意园结合，定期组织演艺、戏剧、读书、插画等活动，为婴幼儿提供艺术学习场所。

本节小结

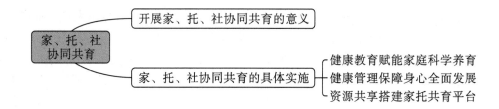

参考文献

[1] 国家卫生健康委. 关于印发 3 岁以下婴幼儿健康养育照护指南（试行）的通知（国卫办妇幼函〔2022〕409 号）[Z]. 2022.

[2] 佚名. 园所、家庭、社区，共建幼儿成长文化生态圈与教育共同体 [J]. 幼儿教育（教育教学），2013（25）：50—51.

[3] 黄曦，曾莉. 家园共育新思路的实践研究 [M]. 成都：四川科学技术出版社，2022.

[4] 徐涵. 日本社区学校"三位一体"共育模式研究 [D]. 上海：上海师范大学，2017.

（刘瀚旻　毛艳燕　张亚果）

第四节　　"医育融合" 促进婴幼儿健康发展

　　0~3 岁是人一生中重要的阶段，这一阶段既是儿童早期发展的关键时期，又是容易遭受各种疾病和不利环境因素侵害的时期，在这一时期提供高质量的养育照护是保证婴幼儿健康成长，发挥其未来潜能的重要保障。高质量的养育照护包括良好的健康、充足的营养、安全保障、回应性照护和早期学习机会五大核心内容，需要医疗保健机构、托育机构、家庭的共同参与。"医育融合"就是以婴幼儿身心健康发展为核心，将医疗保健与养育照护相结合，强调医疗保健机构与托育机构的协同合作，发挥各自专业优势，为婴幼儿家庭提供科学、全面的养育照护支持。政府、家庭、托育机构、医疗保健机构及社区在探索"医育融合"的养育照护模式中都发挥了各自的重要作用。

一、政策支持

　　政府在我国婴幼儿照护服务体系的建立和发展中起到了主导作用。政府不仅向所有婴幼儿家庭提供基本的公共卫生服务和妇幼保健服务，出台了产假、育儿假及加强家庭育儿指导等家庭养育照护的支持政策，还逐步建立健全医育融合的婴幼儿照护服务的标准规范体系和服务供给体系，加速医育融合模式在婴幼儿照护服务中的推广和应用。

二、家庭支持

在家庭养育照护的场景下，父母或其他带养者应充分认识到家庭环境和养育关系对婴幼儿健康成长的重要性，要加强学习，树立科学的育儿观，掌握养育照护和健康管理的技能和方法，包括在养育照护过程中遵循婴幼儿生长发育规律和特点，不盲目攀比；观察并理解婴幼儿发出的信号，及时给予恰当、积极的回应；逐步培养婴幼儿的自理能力和良好的行为习惯；提供高质量的亲子陪伴，建立融洽的亲子关系；将早期学习融入婴幼儿养育照护的每个环节，充分利用家庭、医疗保健机构、社区等多方资源，为婴幼儿提供丰富的早期学习机会。

三、医疗保健机构支持

通过医疗保健机构帮助父母或其他带养者提升科学养育的能力，是保障婴幼儿健康最有效的方法。

医疗保健机构利用孕妇学校、父母课堂、咨询服务、亲子活动、科普读物或视频等为父母或其他带养者提供孕产期、婴幼儿期的营养、心理保健知识，育儿技能培训等，提高他们的养育照护技能。

医疗保健机构还应对婴幼儿定期进行健康检查和生长发育监测、营养及喂养指导等，动态观察婴幼儿生长发育水平，及时发现和干预出现生长发育偏离的婴幼儿。

医疗保健机构定期组织儿童保健、儿童营养、儿童心理等专业医护人员到托育机构对在托婴幼儿进行健康检查及发育筛查，对托育机构的工作人员进行培训指导，对在托婴幼儿父母或其他带养者进行养育照护知识的健康宣教，建立托育机构－社区卫生服务中心－三级医疗保健机构绿色转诊通道，为托育服务提供专业的医疗保健支持。

四、托育机构支持

托育机构作为家庭照护能力的重要补充，也是为婴幼儿提供照护服务的重要场所。在"医育融合"的养育照护模式中，托育机构的总体规划和游戏活动设置不仅要符合婴幼儿的发育规律，还应结合儿童保健内容，为婴幼儿提供科学的早期发展支持和促进。

托育机构应定期接受各级妇幼保健机构、疾病预防控制机构、卫生监督机构的业务指导和监督检查；同时为婴幼儿家庭提供科学养育照护知识和技能指导。

托育机构还应立足数字化健康管理，以数字技术为抓手，从婴幼儿入托开始即用信息化手段为其建立健康档案，并实现和医疗保健机构的预防接种、儿童保健及诊疗信息共享，联合专业医疗保健机构，开展计划免疫、营养膳食分析、心理发育评估、中医保健等，促进医疗保健服务与托育服务融合发展。

五、社区支持

将社区儿童健康管理和儿童早期发展服务等与婴幼儿养育照护相融合，向托幼机构主动提供个体保健和群体保健，包括开展健康指导和宣教，对发育偏离和异常儿童进行早期筛查、干预和指导。基于社区卫生服务中心的家庭医生签约和儿童健康服务包项目，提供家庭养育上门指导服务，可使儿童保健服务从医疗机构服务场景下的供给模式，转变为社区－家庭－托育机构的多场景供给模式。

本节小结

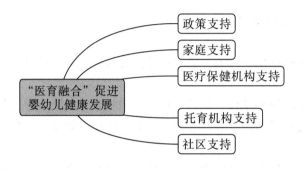

参考文献

[1] 侯文瑾. 成都探索"医育结合"新模式 [N]. 大众健康报，2022－04－27（001）.

[2] 周绮，薛红燕. 婴幼儿托育服务与管理专业医育结合人才培养模式研究 [J]. 青岛职业技术学院学报，2021，34（6）：25－28.

[3] 王晶，童梅玲. 婴幼儿养育照护的框架和策略 [J]. 中国儿童保健杂志，2022，28（9）：993－996，1004.

[4] 胡艳，梁晶晶，宋燕燕，等. 医育结合模式下3岁以下婴幼儿照护服务的现状及展望 [J]. 中国妇幼卫生杂志，2024，15（3）：1－4.

（刘瀚旻　张亚果　毛艳燕）

练习题

一、选择题

（一）单选题

1. 以下说法正确的是（　　）。
   A. 托育机构一日生活流程应遵循婴幼儿的身心发展特点
   B. 托育机构一日生活流程可沿用幼儿园一日生活流程
   C. 托育机构一日生活流程可针对婴幼儿个性化定制
   D. 托育机构婴幼儿年龄小，一日生活流程应灵活随机安排

2. 托育机构保健人员进行晨检时，下列描述不正确的是（　　）。
   A. 检查婴幼儿，如婴幼儿的身体与精神状况、有无发热和皮肤异常
   B. 检查婴幼儿有无携带不安全物品
   C. 将婴幼儿携带药品随意放置在桌子上
   D. 及时做好晨检记录

3. 在睡眠照护中，下列属于托育机构保育人员的正确行为的是（　　）。
   A. 保育人员未按照托育机构要求为每名婴幼儿进行午检
   B. 保育人员要求婴幼儿起床后先整理床铺再穿衣服
   C. 保育人员粗暴对待入睡困难的婴幼儿
   D. 保育人员巡回关注午睡中婴幼儿的安全和健康，不离岗、不做与午睡照护无关的事

4. 托育机构保育人员在晨间准备时，下列行为错误的是（　　）。
   A. 保育人员按照《托育机构环境和物品预防性消毒方法》的规定来执行，开窗通风，保持空气流通，室内外清洁做到"六净"
   B. 保育人员检查室内环境，如门口、地面、物品、玩具等是否存在不安全因素
   C. 保育人员做好安全检查、卫生消毒记录
   D. 消毒桌面时保育人员未清洁桌面

5. 托育机构保育人员在进餐照护中，下列行为正确的是（　　）。
   A. 进餐后组织婴幼儿进行体育锻炼
   B. 一对一的科学喂养或鼓励、帮助婴幼儿半独立或独立进食，不催食
   C. 餐前未组织婴幼儿洗手
   D. 婴幼儿哭泣时保育人员继续喂饭

6. 托育机构保育人员在为婴幼儿更换尿布时，下列行为正确的是（　　）。

　　A. 保育人员洗手，戴上一次性手套

　　B. 保育人员提前准备好为婴幼儿换尿布用的卫生纸、尿布垫、干净尿布

　　C. 保育人员定时为年龄尚小的婴幼儿换尿布（约 2 小时更换 1 次）

　　D. 在为婴幼儿换尿布时，保育人员可以同婴幼儿适当抚触、交谈

　　E. 以上都对

7. 托育机构保育人员在组织婴幼儿饮水环节中，下列行为错误的是（　　）。

　　A. 组织婴幼儿有序取杯子、接水，喝水时正确使用杯子

　　B. 巡视观察婴幼儿的饮水量

　　C. 除固定的饮水时间外，其他时段不允许婴幼儿饮水

　　D. 饮水后逐一检查衣物是否干爽，如有弄湿及时更换

8. 托育机构保育人员在组织婴幼儿吃水果或点心时，下列行为正确的是（　　）。

　　A. 保育人员双手清洁，戴上一次性手套、口罩、围裙；准备餐盘、餐点、带盖托盘、餐夹

　　B. 保育人员运用形象有趣的语言、多种方式介绍点心或水果，激发婴幼儿食欲；巡回观察进食情况，及时指导，不催食

　　C. 针对刚开始添加辅食的婴儿，避免小颗粒或者比较硬的水果，以软烂的水果为主

　　D. 保育人员指导婴幼儿自主收拾整理餐盘及桌面清洁

　　E. 以上都对

9. 《3 岁以下婴幼儿健康养育照护指南》对婴幼儿游戏活动的分类不包括（　　）。

　　A. 自由玩耍　　　　　　　　　　B. 亲子游戏

　　C. 运动锻炼　　　　　　　　　　D. 思维训练

10. 以下描述中不正确的是（　　）。

　　A. 6～12 月龄婴儿的视力发展逐渐平稳，是婴幼儿视敏度发展的关键期

　　B. 9～12 月龄婴儿已有相当发达的气味分辨能力，嗅觉的发展已经趋于成熟，渐渐与成人相接近

　　C. 10～12 月龄婴儿能用拇指或示指拿东西，可以从蹲姿中站起来，能将一个玩具放入另一个玩具中

　　D. 在 6～12 个月时，婴儿的触觉发展最灵敏

11. 以下描述中正确的是（　　）。

　　A. 嗅觉是婴幼儿出生时最发达的感觉，在胎儿时期已初步成熟

　　B. 婴幼儿刚出生就有中心视力，7 周左右开始出现双眼转动和固视，能追随在同视情况下物品的水平移动

　　C. 1 岁前婴儿的主要触觉手段为口腔触摸

　　D. 2 岁左右是婴幼儿书面语言学习的最佳起步时间

12. 以下描述中正确的是（　　）。

　　A. 婴幼儿认知能力的发展不具有明显的顺序性与阶段性

　　B. 3～6 月龄婴儿可以明显区分气味的好坏

C. 2~3 月龄婴儿会开始寻找气味的来源，且会转向气味的来源处

D. 29~36 月龄婴幼儿能跳 30~50cm 远

13. 以下描述中不正确的是（　　）。

A. 婴幼儿游戏活动介入策略包括平行式介入法和交叉式介入法

B. 0~6 月龄婴儿处于躺、坐阶段，其游戏空间主要是床，我们可以在床的上方添加摇铃、彩色条带等

C. 婴幼儿认知能力的发展顺序：感知觉—注意—言语—记忆—想象和思维

D. 婴幼儿的语言学习主要包括口头语言与书面语言两方面

14. 以下描述中不正确的是（　　）。

A. 红色、黄色、橙色等暖色调能使人联想到热情与温暖

B. 蓝色、绿色、灰色等冷色调能使人联想到悲伤与孤独

C. 色彩是婴幼儿大脑中最迟接收到的环境信息，能够有效地调动空间氛围，营造特殊的游戏视觉效果

D. 色彩的距离感给人带来的视觉上的偏差，可以扩大或缩小游戏空间

15. 以下对于自制玩具、教具创新性的描述中，不正确的是（　　）。

A. 材料的使用应让人耳目一新

B. 材料结构新颖，别具一格

C. 材料的使用方法需要推陈出新

D. 材料具有多功能和不可变性，利于幼儿多种感官整体发展

16. 在制订观察计划的时候，（　　）不是必需的。

A. 确定观察对象、观察目标、观察重点、观察范围、观察时间、观察地点

B. 知晓观察中的注意事项

C. 梳理观察步骤、观察工具、观察记录的表格及填写要求等

D. 假设好婴幼儿可能出现的行为原因

17. 《国务院办公厅关于促进 3 岁以下婴幼儿照护服务发展的指导意见》提出（　　）的基本原则，标志着 3 岁以下婴幼儿照护家托共育建设的重要关系。

A. 政策引导，普惠优先

B. 安全健康，科学规范

C. 家庭为主，托育补充

D. 属地管理，分类指导

18. 社区牵头开展辖区内婴幼儿（　　），依据促进健康、预防为主、防治结合的原则，主要以健康监测、计划免疫、预防保健指导等工作为主。

A. 健康管理工作　　　　　　　　　B. 保健工作

C. 免疫接种工作　　　　　　　　　D. 疾病筛查工作

19. 《国务院办公厅关于促进 3 岁以下婴幼儿照护服务发展的指导意见》中首先提出：要加强信息支撑。研发应用婴幼儿照护服务信息管理系统，实现线上线下结合，在（　　）等方面发挥积极作用。

A. 优化服务　　　　　　　　　　　B. 加强管理

C. 统计监测　　　　　　　　　　　D. 以上都是

20. 通过智慧托育可以实现对辖区托育机构的（　　）、保健工作的监督、卫生评价管理，包括新办、在办自评及区市级评价工作。

    A. 健康　　　　　　B. 保育　　　　　　C. 营养　　　　　　D. 安全

（二）多选题

1. 关于患病婴幼儿在托育机构的管理，以下描述正确的是（　　）。

    A. 婴幼儿患传染病治疗期间不能到托育机构

    B. 婴幼儿患传染病痊愈后就可以入托了，不一定要等隔离期满

    C. 班级有婴幼儿患传染病居家隔离治疗，其他婴幼儿在托育机构内需要相对隔离检疫

    D. 班级有婴幼儿患传染病后，班级需要增加清洁消毒频率

2. 保育人员在对婴幼儿行为进行观察与回应时，应注意（　　）原则。

    A. 家托合作的重要性

    B. 尊重个体的差异性

    C. 立足发展的长远性

    D. 把握回应的及时性

3. 家托共育的原则分别有（　　）。

    A. 平等参与

    B. 责任共担

    C. 优势互补

    D. 成果共享

4. 养育照护主要包含（　　）。

    A. 充足的营养

    B. 良好的健康

    C. 安全保障

    D. 回应性照护

    E. 早期学习机会

5. 婴幼儿托育服务与管理专业与学前教育或早期教育专业最大的不同，是在婴幼儿养育照护及早期教养中（　　）。

    A. 融入了儿童保健的理念

    B. 渗透健康管理的理念

    C. 融入了早期潜能开发的理念

    D. 融入了营养支持的理念

6. 智慧托育平台的开发，可以以更多信息化手段赋能托育机构，优化婴幼儿照护服务工作，分别有（　　）。

    A. 婴幼儿照护的空间场景

    B. 婴幼儿早期发展

    C. 婴幼儿养育分析

    D. 管理运营

二、简答题

1. 托育机构婴幼儿常见健康问题管理包括哪些要求和方法?
2. 生长偏离婴幼儿在托育机构的照护要点主要有哪些?
3. 既往有热性惊厥史的婴幼儿在托期间,机构工作人员应关注哪些重点内容?
4. 为什么说婴幼儿行为观察是保育人员必备的业务技能之一?
5. 保育人员进行婴幼儿行为观察前需要做好哪些准备?
6. 当你对一名 9 月龄婴幼儿进行阶段性观察后,发现他不会笑,你会怎么办?
7. 请结合 0~3 岁婴幼儿感知觉发展的特点简述观察要点。
8. 请简述家托共育制度建设的相关内容。
9. 请简述家、托、社协同共育中健康教育的具体内容。
10. 尝试写出一些你了解的家托沟通方式。

三、实操练习题

1. 请结合婴幼儿发展特点,根据机构实际情况,选择一个年龄段,制定所属机构各年龄段一日生活流程表。(乳儿班:6~12 月龄;托小班:12~24 月龄;托大班:24~36 月龄)

托育机构一日生活流程表	
年龄段:	
时间	活动内容

2. 录制一段婴幼儿的某个动作行为发生的视频,根据视频的内容进行分析记录,并填写以下观察记录表。

婴幼儿行为观察记录表			
观察时间		观察对象	
观察主题		记录方法	
观察地点		观察记录人	

活动过程记录：
观察分析：
养育指导建议：

3. 在镜子前用不同情绪、表情、声音，尝试说："宝宝妈妈，您有时间吗？我们可以聊聊吗？"找到自己表情管理中的不足，针对性地加以调整和纠正。

4. 与班级其他保育人员进行家托沟通情景模仿，并进行分析和总结。

扫码查看参考答案

第四篇

托育发展

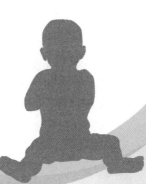

第十六章 中国托育产业发展

导读

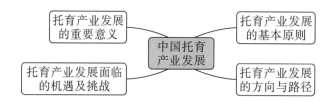

案例 16−1　美国日托中心集团光明地平线（Bright Horizons）案例简介

美国日托中心集团光明地平线（Bright Horizons）创办于 1986 年，是一个以"家"为核心，为企业客户提供工作家庭整体解决方案的集团，业务从以儿童中心为载体的托育和早教出发，延伸至家庭照护、教育咨询等板块，拥有 1000 余家儿童中心，为 1300 多家企业提供服务，被称为"美国托育巨头"。

纵观美国托育发展历程，光明地平线可谓"在政策引导中诞生，在需求期盼中成长"，其快速发展得益于三大驱动力：一是劳动力结构变化引起工作家庭对婴幼儿托育服务的需求剧增，家庭结构转变，单亲妈妈家庭数量翻倍，而彼时社会托育服务供给严重不足；二是缺席的竞争对手，光明地平线并不是美国托育服务市场最早的先行者，但行业先行者在战略决策上的失误，留给了光明地平线充足的成长空间；三是精准的市场定位，一方面企业重视员工福利，认为完善的员工家庭福利能给企业带来效益，另一方面美国税收抵免政策支持企业提供员工福利。

光明地平线的发展模式亮点在于其与众不同的理念与经营方式，即打破托育行业直接 To C① 的传统，通过个性化定制，把日托中心设立在企业内部，通过 B 端企业雇主锁定 C 端工作家庭，一方面通过托育服务本身盈利，另一方面低成本获取优质流量，售卖增值服务。光明地平线 To B② 发展模式见表 16−1。

---

① To C，即 To Consumer，企业创业直接面向终端客户，直接为客户提供产品或服务。

② To B，即 To Business，企业创业面向企业，为企业提供服务（如设备制造商）。

表16-1 光明地平线 To B 发展模式

	企业雇主	光明地平线
委托管理模式	• 承担经营风险 • 为园所发展负责 • 负责前期投入和运营维护 • 支付管理服务费用	• 受托运营园所，承担运营的所有责任（包括人员招聘、薪资发放、持续培训、课程、与供应商签订合同、采购用品和收取费用等）
企业赞助模式	• 负责前期投入和运营维护 • 为园所发展负责 • 提供运营补贴（当园所的运营成本超过父母支付的学费收入时，企业通常会给予补贴）	• 承担经营风险 • 运营园所，承担运营的所有责任（同上）
租赁模式	• 支付园所保育相关支出	• 在多个企业雇主的办公场所附近开办园所，承担前期投入和运营、维护责任 • 承担经营风险 • 承担运营的所有责任（同上） • 面向多个企业雇主及社区家庭招生

　　全球范围内，托育行业均存在诸如准入门槛低、行业利润率低、规模化程度低、品牌竞争力不强、知识产权意识淡薄、监管机制不健全等痛点。光明地平线依靠专注为企业雇主服务的定位，在稳步扩张的同时实现高质量运作，巧妙地将托育行业痛点转化为自己独有的优势，其标准化、专业化及长期合约的经营模式值得国内托育企业借鉴。与知名企业合作，借助其品牌背书，借助企业雇主自有场地及设施投入降低运营成本，天然获取家长客户群体和低成本的营销渠道，高质量服务塑造良好口碑，整合资源增加家庭支持服务和教育咨询业务，实现多元化的增长，都是我们可以学习和探索的地方。

　　案例16-1思考：近年来，中国女性劳动率以70%左右在全世界排名前列，相对美国而言，中国妈妈对托育的需求更大。中国的"光明地平线"之路可行吗？

　　产业发展的实质是产业自诞生之后的成长演变史，可以分为两类：一类是个体产业的成长历程，另一类是全部产业，即国民经济的整体成长历程。在实际的成长过程中，不仅仅涉及具体产业内的企业数量、企业生产的成品及服务在数值上的变更，也包括产业结构的优化变更、产品及服务在质量上的提升，并且后者的变化应当视作产业结构发展和升级的主要目标和方向。总而言之，产业发展既包括数量的扩张也包括质量的提升，既涵盖相对增长也包括绝对增长。依照产业的周期理论，某一产业的具体生命周期可以分成诞生期、发展期、成熟期及衰败期。在各个阶段，产业发展表现出不同的特点。

　　托育产业发展是托育行业高质量发展的重中之重，健全托育行业产业链，是实现"幼有所育"的重要支撑。近年来，托育服务发展环境不断改善，我国许多城市正在逐渐加强托育服务方面的布局，并且都取得了突破性进展。托育机构大量涌现并规范备案，托育服务从业人员的职业资格认证进一步完善，各级各类院校积极申请开设相关专业，与托育相关的上下游产品、企业迅速加入，使得托育行业的发展取得积极成效，托育行业产业链正逐步形成。当前托育行业产业链上游由产品内容提供商、社区交流平台提供商和企业管理系统技术提供商组成，主要为托育机构和家长、0～3岁婴幼儿提供对应的产品；中游为托育机构，其中托育服务供给模式可分为政府主导模式和市场主导模式，即公办托育机构和民办托育机构；下游为家长及0～3岁婴幼儿（图16-1）。

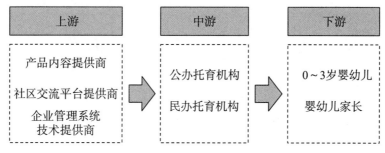

图16-1　中国托育行业产业链示意图

托育行业发展的困难在于一切从零开始，从政策扶持到标准制定、从行业服务到行业监管、从基础人才培养到管理模式摸索……托育行业发展还有较长的一段路要走，需要加强引导、加快发展。托育行业发展，需要我们以行业共建者的身份，站在行业的视角，借助政策、资金、资源等优势，协同上下游，形成产业链闭环，才有可能实现真正的产业化发展。

第一节　托育产业发展的重要意义

托育服务关系到婴幼儿的健康成长，关系到千家万户的幸福，关系到国家和民族未来的可持续发展。近年来，我国家庭结构趋向"小型化""核心化"，城市"双薪家庭"的普及，让家庭内部婴幼儿照护资源日益捉襟见肘，"缺乏婴幼儿照料的社会支持"已经成为影响家庭生育和再生育的重要因素。为了应对生育率降低的问题，托育服务已经提升到国家基本方略高度，党的十九大报告明确提出"幼有所育"并将其纳入保障和改善民生的重要内容。在《中华人民共和国国民经济和社会发展第十四个五年规划和2035年远景目标纲要》中，"每千人口拥有3岁以下婴幼儿托位数"已经作为经济发展的重要衡量指标。各地和相关部门也在围绕既定目标，同向发力，共同推进托育服务事业的发展。托育服务作为托育产业的重要构成，迎来了前所未有的重大机遇期，进而对托育产业的整体发展也提出了全新的要求。

一、托育产业发展是中国式现代化的必然要求

中国式现代化是全体人民共同富裕的现代化，强调坚持在发展中保障和改善民生，将人们对美好生活的向往视为当前现代化建设的着眼点和目标所在。但当前，托育供给能力与人民群众需求之间的矛盾突出。从供给侧看，托育产业尚处于起步阶段，发展基础薄弱，抗风险能力低；从需求侧看，托育产业供给存在结构性矛盾，"家庭入托难"与"机

构收托不足"并存，与群众期盼存在很大差距。近年的调查数据显示，在有 3 岁以下婴幼儿的家庭中，至少 1/3 对托育服务有需求，但实际上只有不到 6% 的家庭享受到相关服务。

抓住人民最关心、最现实的利益问题，着力解决好人民群众托育服务这一"急难愁盼"的问题，适时、适宜、增速发展托育产业迫在眉睫。发展普惠托育服务，促进托育产业发展，是有效缓解供需矛盾的重要措施。同时，托育产业也易成为友好型产业，边际带动作用强。国内外经验证明，托育产业具有显著的就业友好性，有助于促进就业，带动诸如家政、人才培训等行业发展，发挥更多的间接带动效应；有助于促进经济发展，拉动消费增长；有助于转变增长动力，为经济发展提供有力支撑。根据中国宏观经济研究院学者预测，托育产业每 8 万元产值将创造一个就业岗位，相比全国平均每 12 万元产值创造一个就业岗位，托育产业的效率更高、效益更好。

二、托育产业发展是促进人口长期均衡发展的必然选择

当前，中国人口发展呈现规模大、增速慢、人口老龄化、生育意愿降低的特点，低生育率已成为中国人口发展面临的主要风险，人口负增长和超低生育率将对我国经济社会发展产生长期深远的影响。据我国第七次人口普查的数据，我国的家庭平均大小是 2.62 人，以往的育儿方式的弊端正逐渐显现。"照料难"在某种程度上成为"不敢生"的主要原因。

世界上发达国家的生育水平都经历过由高转低，又由低回升的过程。目前生育率相对较高的发达国家，均在做强托育产业上下功夫，普及的托育服务在提高生育意愿、支持多孩家庭、提升妇女产后返岗率等方面发挥积极作用。

2021 年 8 月，我国将三胎政策纳入法律准则，其设定原因是我国的婴幼儿数量持续走低。在 2018 年、2019 年和 2020 年，中国新增人口分别为 1523 万人、1465 万人和 1200 万人。2021 年的前半段，我国有 13 个省（自治区、直辖市）的新生儿出生率降幅低于 17%。而我国第七次人口普查数据也表明，我国的生育率仅为 1.3，已经低于 1.5 的警戒水平。目前，修订后的《中华人民共和国人口与计划生育法》中增加了托育服务的规定，指出必须建立普惠性和公益性的托育服务项目，促进对婴幼儿家庭的帮助，增加社会公平度，建议汇聚社会力量设置托育组织和机构，以支撑幼儿园、政府机关、企事业单位、社区等开展托育服务。

现阶段，许多家庭的托育需求难以满足，这将直接影响相关生育政策的落地见效。促进托育产业发展，逐步满足婴幼儿家庭日益迫切的托育服务需求，一方面有助于降低家庭抚养的时间成本和经济压力，缓解公众对生育和抚养的焦虑，促进性别平等和女性就业；另一方面，有利于推进生育政策，适度提高生育水平，促进人口长期均衡发展。由此可见，促进托育产业发展、高质量实现"幼有所育"是人口发展的基础和关键，是提高人口质量、贯彻落实三胎政策及配套支持措施的内在要求，是新时代应对人口形势变化、促进人口长期均衡发展的必然选择。

三、托育产业发展是保障和改善民生的基础性工程

促进托育产业发展、构建普惠托育服务体系、增加托育服务有效供给、提升从业人员素质，是在中国式现代化发展中保障和改善民生的基础性工程，是贯彻落实全面建成社会主义现代化强国任务的具体体现，对促进生育政策落实和相关经济社会政策配套衔接，不断满足人民日益增长的对美好生活的需要都具有重要意义。

民之所盼，政之所向。当前中国0~3岁婴幼儿总数超过3700万，超过1/3的家庭有强烈的托育需求，北京、上海、广州、深圳等一线城市2/3以上的家庭有强烈的送托需求。与过去相比，现在越来越多的家庭不只满足于有地方送、有人带，而是期望得到高质量的保育服务，期望托育机构能够提供生活照料、安全看护、平衡膳食和婴幼儿早期发展机会，促进婴幼儿身体和心理的全面发展。2022年两会期间的一项调查显示，82%的受访者都期待国家大力发展普惠托育服务，但目前许多托育服务机构从硬件到软件均无法达到要求，服务质量参差不齐，急需多管齐下优化托育服务及托育产业品质。

坚持发展，改善民生。20世纪中后期以来，随着经济社会的不断发展，女性受教育水平与就业率持续提升，婚育年龄逐渐提高，生育率水平逐渐降低。在此背景下，各国普遍重视提供普惠托育服务，服务对象涵盖所有社会阶层的婴幼儿，为所有家庭创造一个适宜照料婴幼儿的社会环境，充分满足婴幼儿成长过程中的种种需求。坚持在发展中保障和改善民生、促进托育产业发展、释放被抑制的托育需求，对于提升生育水平、改善女性就业、促进婴幼儿早期发展具有多重作用，是世界上主要发达国家普遍采取的政策，也是我国支持生育、保障民生的工作重点。

四、托育产业发展是行业健康持续发展的强力保障

2020—2022年，受到疫情暴发、成本高、招生难等因素影响，托育行业在"政策力推"之下，依然普遍亏损，广大投资者与从业者信心不足，对前途感到迷茫。《2022年北京市托育行业发展报告》就"托育机构经营压力最大的因素"等问题进行了调研，结果显示，被调研托育机构经营压力最大的因素排名前三的选项分别是房租（86.0%）、人力（81.4%）、停业（79.1%），再往后则是退费（51.2%）、借贷（18.6%）。可见在托育产业发展刚刚起步的阶段，托育行业的发展受到了较大影响。而推进托育产业发展，建立"以产业稳定行业，以产业促进行业，以产业服务行业"的产业生态系统，可保障托育行业的健康、可持续发展。

1. 以产业稳定行业。托育行业发展刚刚起步就受到较大冲击，不论是机构还是个人都受到一定影响，但我们需要将视野放宽，托育产业还有很大的空间和机遇值得探索。第一个机遇是产教融合，就是产业端和职业院校协作，培养高质量人才，解决行业难题。第二个机遇是服务输出，在政策刺激和社会需求的带动下，为有需求的园所、机构、企业提供课程、管理、品牌等服务输出。第三个机遇来自创新，技术创新、产品创新、服务创新、商业模式创新、运营模式创新等，比如婴幼儿家庭与托育机构的沟通平台建设，婴幼儿早期教育的家庭指导，"一老一小"智慧社区的建设与运营，国内外婴幼儿器具、玩具、

教具、图书研发等。将托育产业的上、下游做好，在引导家庭送托、家托沟通、社区合作和人才培养等方面均能稳定托育行业的发展。

2. 以产业促进行业。目前托育行业的服务内容较单一，基本为0～3岁婴幼儿家庭提供照护服务，形式和内容与幼儿园差不多。随着托育产业的丰富与发展，将会在很大程度上促进托育行业的内容更新，比如延时托管、寒暑假照料、上门服务、线上指导和企业定制等，这也将促进托育从业人员的专业素质与带养能力的提升，如提供孕妇怀孕时胎教的辅助、生产后哺乳期上门一对一指导等服务，使其能够成为专业、全面的家庭养育指导师与托育机构保育人员。

3. 以产业服务行业。目前，市场上社会力量参与提供婴幼儿照护服务的机构绝大多数规模比较小、服务不规范、运营不稳定。对于未来托育行业的发展趋势，有关人士认为，第一个趋势是"精细化"，"精细化"本身对应的就是专业化。例如，招生难这个问题，表面原因是需求不足或成本过高，再往下深挖，就是机构的专业性不够，家长不愿意为低品质的服务买单，不愿意为低品质的服务支付相对较高的价格。第二个趋势是"专业化"，专业的场地、专业的配置、专业的人才不仅是安全、规范的基础，更是高质量发展的核心。特别是专业的人才，托育机构面对的是0～3岁婴幼儿，是社会最柔软的群体，"面对面"的养育、照护对保育人员的专业要求高。第三个趋势是"规模化"，想要实现规模化，必须连锁化、产业化，最好是在一定区域内连锁化，也最好能够连动上下游企业，整合资源，合力发展。

以托育行业发展为核心，全面推动托育产业发展。在政府支持、服务体系协同、业态模式优化、人才要素培养等方面下功夫，稳定促进托育行业发展，激活市场主体韧性与潜力，才能让托育产业行稳致远。

本节小结

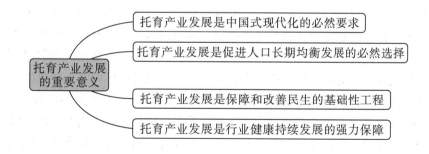

参考文献

［1］苏东水. 产业经济学［M］. 4版. 北京：高等教育出版社，2020.

［2］国务院办公厅. 国务院办公厅关于促进养老托育服务健康发展的意见（国办发〔2020〕52号）［Z］. 2020.

［3］杨文庄. 新时代背景下托育服务高质量发展的政策与展望［R］. 北京：第三届托育机构师资队伍专业能力提升研修班暨中国家庭教育学会儿童早期家庭教育专委会学术

会议，2022.

[4] 杨文庄. 托育服务供给要保质增量 [N]. 光明日报，2022-09-13（07）.

[5] 杨菊华. 为了生产与妇女解放：中国托育服务的百年历程 [J]. 开放时代，2022
（6）：54-71，6.

[6] 张雨. 0~3岁儿童早期发展政策以及托育服务发展趋势分析 [J]. 唐山师范学院学
报，2022，44（2）：148-152.

[7] 程杰，曲玥，李冰冰. 中国0~3岁托育服务需求与政策体系研究 [M]. 北京：中国
社会科学出版社，2021.

[8] 潘伟涛. 托幼行业洞察：托育的春天在哪里？托育媒体看托育行业 [R]. 成都：
2022年CPE中国幼教展暨中国托育服务力年会，2022.

第二节　托育产业发展面临的机遇及挑战

当前，托育产业发展面临难得机遇。2021年出台的《中华人民共和国国民经济和社会发展第十四个五年规划和2035年远景目标纲要》首次将婴幼儿托位数纳入规划目标，要求到2025年每千人口拥有3岁以下婴幼儿托位数从2020年的1.8跃升到4.5。因此可以肯定地说，发展0~3岁婴幼儿托育服务已提升到国家发展战略层面，构建符合中国国情的托育服务体系、促进托育产业发展迫在眉睫。

同时，也要看到托育产业发展面临着很多挑战。分析发展托育产业的政策描述，能够看出当前我国托育产业的重要导向是通过社会层面的服务促进国内市场的发展。而当前，各地托育行业处于起步阶段，托育服务普遍存在定价（成本）过高、质量欠佳、供给总量不足与部分托位闲置并存的矛盾，与群众需求存在较大差距。我国统计部门位于四川省的分部于2022年5月对分布在四川省内15个城市的200多家托育组织和2650名已经接受托育服务或者有托育意愿的家长进行走访调研。结果表明，四川省的托育体系不断健全和发展，其中私立的托育机构和组织是市场的主要力量。2~3岁婴幼儿的托育需求最大，科学养育婴幼儿及对婴幼儿进行早教是家庭将婴幼儿送至托育机构的主要目的。但是，从产生托管意愿到实际的送托行为仍然存在"瓶颈"。为匹配广大家庭的托育需求和愿望，必须进行精准设置，解决供给和需求不相匹配的冲突，缩短两者之间的差距，改进不足之处，减少托育的花费，在提升托育服务品质、丰富托育服务形式、提供专业化照护方面不断发力。

一、运营成本居高不下，急需补齐价格短板

我国托育产业处于起步阶段，七成以上托育机构运行时间不足3年，刚刚起步即面对出生率下降，且多数托育机构需自筹建设资金，绝大多数属于小微型企业。托育机构运营成本主要有"租场地"和"发工资"的刚性支出，并且呈逐年上升趋势。即使在停工停产没有营收期间，这些刚性支出仍然存在，依靠托育机构自身难以应对。

《托育机构生存现状报告，我们调查了疫情之下的 1000 家托育机构，得出这些结论》一文分析了来自广东、四川、江苏、上海、浙江、安徽、山东、湖北八个省（直辖市）的 1005 份有效问卷，得出的结论显示，当前，托育机构的分布呈现"高度分散"态势，超过六成的是单体机构，超过九成的机构规模不超过 5 家；服务学员数量在 50 人以内的占四成，100 人以内的占近六成；多数托育机构单店投入不超过 300 万，约 1/3 可以控制在 100 万以内，也有投资超过 500 万的，预估收回成本周期 3~5 年，因此大多数机构尚未收回投资；主要的经营压力为人力成本、物业成本、潜在的家长退费和偿还贷款。从调查结果来看，只有不到 10% 的托育机构租赁国有资产物业，少有托育机构可以享受到免租或优惠租金。

有调查显示，2021 年全日托的费用均值是每月 2700 元，大城市的费用一般每月都会超过 7000 元，大大高于家庭可负担能力。2019 年我国颁布促进托育服务和行业发展的有关试行方案，中央政府设置一定的专项服务范围，覆盖托育服务，同时提供一个普惠托位将获得额外一万元的补助，但应对市场托育机构商业房租、人力成本两大支出仍然显得不足。需要围绕场地、人员等托育机构成本支出"大头"，出台专门性减负措施，降低托育机构的运营成本，让有需要的家庭都能负担得起。

由此可以看出，未来中国的托育服务将是一个市场化、多主体、多形式、中央财政适度支持，社会投资、家庭出资、全民受益的体系。需要工商管理、民政、卫生健康、教育等多部门的协同监管与专业指导。

从托育机构自身来看，为了实现良性运转，托育机构需要通过运营手段"开源"和"节流"，也就是增加收入，最大化降低成本。

二、服务质量良莠不齐，优质机构增加缓慢

托育行业处于起步阶段，托位总量不足，示范性机构数量较少，服务质量良莠不齐，使得家长对托育机构的信任度不高。托育媒体《托幼瞭望》从调研数据的视角，研究了 1.3 万妈妈们的托育需求。结果显示，近八成妈妈因托育行业良莠不齐而不愿送 2 岁内的宝宝入托。

托育的开端是规范。目前，确实存在一部分提供托育服务的机构，为控制成本，在场地选择、设施建造、消防条件、人员配置、备案计划、培训监管等方面"偷工减料"，甚至无证经营、无证上岗、超注册范围经营，存在较大风险隐患。需要进一步加强行业指导、综合监管，引导托育机构依法备案，执证上岗、规范经营。

托育的尽头是专业。首先是选址设计，托育机构更重视教养融合，在环境规划上要重点考虑三个方面：一是物理环境，包括天、地、壁、器、物，空间内从上到下所有的东西；二是情绪环境，可以让婴幼儿产生良好的依恋关系；三是创意环境，要预留婴幼儿的创意区，环境创设能支持他们在空间中探索和创思。其次是理念和体系，以"医"为基，"教养"合一。"医、教、养"三者缺一不可，一方面是婴幼儿生长发育的需求，另一方面则是市场的需要。

三、托育人才供给不足，师资水平有待提升

调查发现，尽管存在行业利好，但托育行业痛点也很突出，其中一个就是专业化的师资严重不足，整个行业存在数以百万计的专业人才缺口，这将影响托育产业的健康有序发展。

增加人才数量供给。人才培养将成为托育服务发展的"突破口"，从现实情况看，目前托育专业人才供给基础薄弱，缺少职业技能培训提升平台。教育部明确规定，每个省份应当至少在一个本科学校内设置托育专业。但目前与婴幼儿照护和托育有关的专业建设刚刚拉开序幕，急需完整有效的专业培养方案和目录，推进托育机构与职业教育的产教融合，加强在职培训和继续教育，逐步完善托育人才培养体系，为托育产业发展提供人才数量支持。

提高人才要素供给。提升婴幼儿健康照护等学科的专业培训，同时视实际的行业发展进行专业设置动态优化，完善教学标准，加大培养力度。依照我国的职业素养准则以及行业指导规范，增强对托育服务从业者的素养培训，提升他们的工作技能及转岗和创业能力。此外，还应进一步促进高校和企业之间的合作，形成产教融合的行业，同时进行实训中心建设，推进托育服务的专业化和职业化，形成"工学一体"新优势。

突破人才模式供给。在"科班出身"人才还未毕业的情况下，目前参与托育行业的幼教、儿童保健和早教人才居多。行业人才的多元融合虽然有难度，但是对于行业的发展可以发挥优势互补的作用。托育是一个重实践的行业，但是应当怎样加强校园、行业及企业三者之间的联系，实现产教交融，形成集合优势，是大家应共同思索的问题。

四、托育产品供给单一，需优化产业链布局

托育机构早前的主要业态多为"小作坊"，或附属于幼儿园、早教机构。近年来，随着政策不断深入和资本扶持，托育市场开始向多元化、规范化的状态发展，专业托育机构大量出现，本土品牌与国际品牌均有发展。在需求较大的居民小区中，小微型"家庭作坊式"托育机构成为区域内家长们的刚性需求。2022年，山东省济南市卫生健康委制定印发《济南市家庭托育点管理办法（试行）》，这是全国首个家庭托育点管理办法。2023年，国家卫生健康委等5部门联合发布了《家庭托育点管理办法（试行）》（国卫人口发〔2023〕28号），从国家层面加强对家庭托育点的规范管理。

托育产业刚刚起步，沉下心来好好丰富产品线、拓展市场，正逐渐成为托育企业的共同选择。目前，托育服务仍处于发展起步阶段，有九成都是营利性机构。因此，短期来看，必须用好市场的力量，引导现有托育机构规范化、标准化发展，鼓励有条件的企业投资或直接参与办托，增加托育服务供给，优化托育市场。

数字化、信息化、智能化概念伴随着托育产业的发展正被不断提及。在托育产业端，提供智能化解决方案的商业模式比起传统的连锁加盟模式要求更高，但更被产业端投资者

看好。线上服务不需要大量人力，成本较低，机构可以实现轻量化运营，而成本降低，定价就可以降低，很多小园所就能用得起，机构的服务半径也因此扩大，有助于提升品牌实力。

目前托育行业与产业发展在模式上日趋丰富与多元。托育机构之间，行业协会之间，协会与机构之间，上下游企业之间，周边产业之间加强互动和联合，不仅为0~3岁婴幼儿家庭提供便捷、优质、安全、规范的托育照护，还能为广大婚龄、育龄、新生儿家庭提供宣教、指导、资讯等支持服务。与此同时，行业之间的赋能共生，产业之间的协同发展，让广大家庭能够深切地感受到国家在"幼有所育，育幼养老"方面的鼓励与支持，能够看到越来越多的行业、企业、个人正在参与到这项事关婴幼儿生命健康、家庭幸福与民族未来的行动中，以行业发展赋能产业壮大，福泽家庭，惠及育幼未来。

本节小结

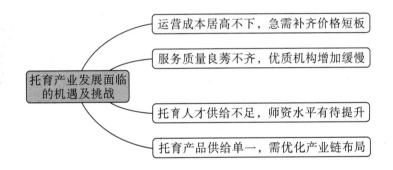

托育产业发展面临的机遇及挑战
- 运营成本居高不下，急需补齐价格短板
- 服务质量良莠不齐，优质机构增加缓慢
- 托育人才供给不足，师资水平有待提升
- 托育产品供给单一，需优化产业链布局

参考文献

[1] 杨文庄. 新时代背景下托育服务高质量发展的政策与展望 [R]. 北京：第三届托育机构师资队伍专业能力提升研修班暨中国家庭教育学会儿童早期家庭教育专委会学术会议，2022.

[2] 杨文庄. 托育服务供给要保质增量 [N]. 光明日报，2022-09-13 (07).

[3] 程杰，曲玥，李冰冰. 中国0~3岁托育服务需求与政策体系研究 [M]. 北京：中国社会科学出版社，2021.

[4] 张意未，蒋朝阳. 供需矛盾突出，托育行业亟待破局 [J]. 四川省情，2022 (8)：42-44.

[5] 张雨. 0~3岁儿童早期发展政策以及托育服务发展趋势分析 [J]. 唐山师范学院学报，2022，44 (2)：148-152.

[6] 陈大涛. 托育机构生存现状报告，我们调查了疫情之下的1000家托育机构，得出这些结论 [R]. 成都：2022年CPE中国幼教展暨中国托育服务力年会，2022.

[7] 米利. 托育园运营如何降本增效，保盈利？[R]. 成都：2022托育中国·慧见未来托育行业发展线上研讨会，2022.

[8] 潘伟涛. 爱多纷：智能化解决方案，重新定义托幼产业 [R]. 成都：2022 年 CPE 中国幼教展暨中国托育服务力年会，2022.

[9] 肖雪. 托育机构信息化与产业发展构想 [R]. 成都：四川省首期托育机构负责人培训班，2022.

[10] 陈大涛. 关于我国托育服务事业发展的思考 [J]. 人口与健康，2022 (3)：16-18.

[11] 洪秀敏，张明珠，朱文婷. 当前我国托育人员队伍建设的瓶颈与对策 [J]. 中国教师，2020 (2)：79-83.

第三节　托育产业发展的基本原则

近年来，国家卫生健康委深刻领会贯彻党中央、国务院决策部署，切实履行牵头职责，会同有关部门扎实有序推进托育行业及托育服务的发展。在优化托育服务建设时，鼓励首先借助已有的组织、设施或者闲置场所进行改建或者扩建，进而建成具有公益属性或者普惠性质的托育机构，发挥指导示范功能；其次扩大普惠性服务的范围，支持凝聚社会力量创办托育组织，发展托育服务，共同思考如何搭建育儿信息共享平台，形成以家庭为单位进行托育的新模式。"十四五"期间根据托育服务体系建设情况，相关部门制定了托育服务综合指导中心建设标准，安排中央预算内投资予以支持。

经过一系列的探索，国内托育服务政策法规体系、标准规范体系、产业供给体系和综合监管体系从无到有，逐步建立健全。

一、政策法规为指引

2019 年，中央政府出台与婴幼儿照护服务有关的指导性文件，提出了新时代婴幼儿照护的总体要求、基本原则、主要任务和保障措施，并提出阶段性发展方向和总目标，即截至 2025 年，应当建立健全与婴幼儿照护有关的法规和标准，同时将城镇和乡村涵盖其中，形成范围和层次基本覆盖城镇和乡村的婴幼儿照护和托育体系，显著提升婴幼儿照护服务水平，进而深入满足居民对于婴幼儿托育的需求和愿望。

国家卫生健康委牵头，相关部门协同工作。2020 年国务院再次提出针对养老托育服务的意见，明确了提升托育质量的重点任务及部门分工。明确 28 个部门共同参与，对 33 项重点任务进行分解，从健全政策体系、扩大服务供给、创新发展方式和完善监管服务等方面提出 149 条具体措施，各有关部门履职尽责、协同配合。

修订相关法律文件，新增托育服务规定。2021 年新修订的《中华人民共和国人口与计划生育法》《中华人民共和国未成年人保护法》，以及同年颁布的《中华人民共和国家庭教育促进法》都增加了关于托育服务的有关规定。《"十四五"公共服务规划》《"十四五"医疗卫生服务体系规划》《"十四五"国民健康规划》等专项规划，也对托育行业及托育产业发展做出具体安排。

产业发展是系统工程，需要全社会综合施策。2022 年，我国有关管理部门再次发布与扶持养老托育服务有关的政策意见，围绕增加普惠托育服务供给、降低托育机构运营成本、提升托育服务质量、优化托育产业链布局四个方面，提出许多具体的举措和要求。托育产业发展是一项多元、严谨、系统的工程，除政府指导外，还需要全社会的共同参与，在行业发展初期营造一个稳定、有序、包容的社会环境。

二、标准规范为准绳

2019年10月，国家卫生健康委出台托育机构设置要求及标准规范，制定了托育组织设置的场所、设施、人员、规模等相应标准，在机构设置、建筑标准、登记备案、收托管理、保育照护、营养喂养、健康管理、伤害预防、消防安全、人员培训、统计调查、监督管理等方面给出一系列明确规定。国家卫生健康委等联合制定托育机构登记和备案办法，指导各地建立托育机构备案登记、信息公示、等级评审、信用评价等制度，规范机构登记备案的管理、服务质量的监督。

颁布多部标准、规范，持续推进体系建设。国家卫生健康委联合各部委及相关职能部门相继印发与托育服务及托育机构的安全、危害预防、健康保障有关的指南、标准、办法等，并在其中提供纲领性和引导性意见，指导托育机构为婴幼儿提供科学规范的照护服务。例如，2021年出台《托育综合服务中心建设指南（试行）》，同年会同住建部编制《托育机构建设标准（征求意见稿）》；2022年会同国家统计局印发《全国托育服务统计调查制度》；2023年印发《托育机构质量评估标准》《家庭托育点管理办法（试行）》，托育服务标准及规范体系建设持续推进。

建立完善相关制度，行业发展有章可循。近年，相继出台的各项政策文件进一步明确了"十四五"期间托育服务的发展方向和具体实施路径，为当前和今后一个时期托育服务政策法规、标准、规范、服务供给等相关体系的建立和完善指明了基本方向，使托育行业及托育产业专业化、规范化、规模化发展有了基本的遵循。

三、产业供给为导向

据不完全统计，当前全国注册的各类托育机构约8.5万家，涵盖托育服务机构、社区托育服务设施、用人单位办托育、幼儿园托班、家庭托育点等不同类型。就现状来看，下一步，托育行业与托育产业的发展需要创新机制。

鼓励提出解决措施并允诺付诸实践。每个省份（自治区、直辖市）应当提出全面的解决措施解决"一老一小"问题，对区域内的托育服务进行统一规划，严格界定基本公共服务内容。如果属于基本公共服务的范畴，那么政府应当肩负职责；如果属于非公共服务范畴，那么应当统筹规划，对其加以引导和支持。设置公益性的项目，并且明确设置项目的属性、种类、筹资渠道、服务主体、项目开启时间，进而增加有效的供给；普惠托育参与城市要出台政策支持包，落实到城镇企业，联动具体项目，确保参与单位享受承诺的优惠政策，并明确其责任。

鼓励积极推进运行方案。各地加强对"一老一小"整体解决方案的组织实施，相关项目可集中申请政策、资金支持。实施过程中，"软""硬"结合，一体化考虑建设和运行，根据既定标准和程序开展建设。鼓励先期完成项目运转的规划，界定服务主体、服务手段、模式、内容、资金、涉及人员、设施等具体细节，确保项目建成后良好运行、良性发展。

鼓励培育并大力扶持龙头机构。在托育服务设施建设和运营方面，要采取各种形式，包括公建民营和民办公助，以便让更多的社会资本投入建设。利用运营能力评价等定性和定量标准，对实力雄厚、项目优质、诚实守信的龙头机构进行支持，促进其服务品质提高，促进托育全链产业布局。

鼓励完善并有效促进提质升级。加强标准制度修订，推动标准实施推广，逐步完善托育服务和相关用品标准体系。推动前沿科技，如互联网、大数据、人工智能、5G 等的深度应用，对标先进领域，促进相关用品制造向智能制造、柔性生产等数字手段转型。鼓励本土机构、企业"走出去"，多方共建托育产业合作园区，在市场、规则、标准等方面取长补短，创新发展路径。

四、综合监管为保障

当前，各级政府和相关部门在托育服务质量、安全、人员素质和管理运营等方面，强化托育行业的日常监管，积极承担起在顶层设计、发展规划、行政执法等方面的责任。托育从业人员应以此为契机，加强自身建设，在托育实践中自主、自律、自信，进而推动行业整体向前发展。

以安全健康为核心，促进托育服务高质量发展。托育机构需要立足家庭真实的需求，充分进行市场考察，规范办托，有序发展，找到立身行业的亮点。托育机构应以安全健康为核心，加强与卫生健康、发展改革、应急消防、市场监管等部门的沟通联系，廉洁自律，推进社会监督和行业自律。

以行业发展为动能，推动"幼有所育"顶层设计落地。托育产业的龙头机构和知名品牌可抓住托育行业发展试点工作，先行先试，利用托育服务发展要素支撑体系，思考如何多渠道解决用地用房问题，积极对接。政府可出台更多体现家庭养育关怀、扶持企业有序发展的税收政策。依托不断建立健全的托育行业监管体系和托育行业标准，各级托育协会可充分发挥效能与赋能作用。

以政策工具为保障，引进金融机构降低成本。普惠托育机构可以与银行、保险和基金等金融机构协作，通过投资、贷款、债券、租赁等多种形式的融资方式，降低投资和运作的费用。在适当的时候，主动与战略合作机构进行项目对接，针对性地进行金融产品的创新，做好风险兜底。

本节小结

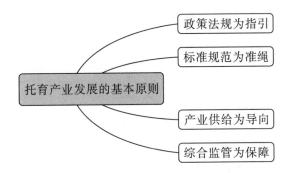

参考文献

[1] 国家发展改革委，民政部，国家卫生健康委. "十四五"积极应对人口老龄化工程和托育建设实施方案［Z］. 2021.

[2] 杨文庄. 新时代背景下托育服务高质量发展的政策与展望［R］. 北京：第三届托育机构师资队伍专业能力提升研修班暨中国家庭教育学会儿童早期家庭教育专委会学术会议，2022.

[3] 杨文庄. 托育服务供给要保质增量［N］. 光明日报，2022-09-13（07）.

[4] 张本波，魏义方，魏国学. 从新开端到新希望：新时代托育服务体系的构建和发展［M］. 北京：企业管理出版社，2021.

[5] 张治棠. 三部门发文鼓励各地制定一揽子解决方案 扩大养老托育服务有效供给提升服务质量［N］. 中国经济导报，2021-06-29（01）.

[6] 卢晶. 部分托育机构的生存现况与发展建议［J］. 人口与健康，2022（3）：19-21.

第四节 托育产业发展的方向与路径

与欧美发达国家相比，我国的托育服务发展历程较短，结合当前国家的政策、托育行业现状和群众的需求，未来托育产业将逐步建立起以市场运营为主、多种主体、多种形式，中央财政有限支持、社会投资、家庭出资、普惠为主的服务体系。在发展初期需要政府主导，包括出台政策、制定标准、专业建设、落实监督；到中后期产业发展成熟后再转型为以市场经济为引导，充分发挥市场经济的活力与韧性，产品形式多样，产业布局合理，能吸纳多方参与、行业联盟共生的模式，从而促使更多企业、单位和个人加入托育产业发展的浪潮中。

做好新时代托育服务工作，可以解决亿万家庭"育"的难题，减轻"养"的负担，激发"生"的意愿，维持适度的生育水平，促进人口长期均衡发展。这是继我国脱贫攻坚战取得全面胜利之后的又一重大民生工程。在此背景下，统筹规划托育产业发展，努力完善托育服务体系建设，加快提升托育服务能力，多措并举、多管齐下，让改革发展成果惠及更多群众势在必行。

一、整体统筹规划，鼓励示范引领

托育服务具有准基本公共服务①的性质，仅依靠商品化或市场化机制难以保证其精准而有效的供给，需要政府介入，整体统筹，制定专项发展规划，以确保质量有保障、价格可承受、获取更便捷的托育服务供给。

重视顶层设计，深化落实举措。四川省结合实际情况，将婴幼儿照料服务纳入经济社会发展的总体计划之中，将每千人口拥有托位数列入国民经济和社会发展的重要指标之中，进行整体统筹，并在此基础上进行系统推进。《四川省促进养老托育服务健康发展实施方案》提出，到2025年，全省每千人口拥有3岁以下婴幼儿托位数不低于4.5个，每个县（市、区）至少建成1个婴幼儿照护指导中心或普惠托育中心。与此同时，四川省加强科学规划布局，推进国土空间规划与托育专项规划统筹衔接，明确新建居住区按照每千人口不少于10个托位、老城区和已建成居住区每千人口不少于8个托位标准规划建设婴幼儿照护服务设施。

提供多元服务，满足多样需求。扩大托育服务有效供给，要建立在对家庭托育需求的精准把握上，研判3岁以下婴幼儿家庭在托育服务类型、月龄、内容、形式、价格、距离等方面的不同需求点，确保产业供给侧与家庭需求侧之间形成有效匹配。强调按需供给、精准供给、有效供给，满足不同区域、不同家庭、不同年龄父母在生育一孩、二孩、多孩时的多元化、个性化需求。

化解供求矛盾，优化资源配置。据四川省卫生健康委数据，2017—2021年，四川省内新生儿数量连续4年呈下降态势。托位紧张状况得到一定的改善，但同时也逐渐暴露出幼儿园学位过剩的问题。

综上，一方面要精准施策，确保"幼有所托"；另一方面要整合现有资源，避免过剩、浪费。

推进示范带动，引领健康发展。托育行业强调规范、安全、有序，也需要通过示范引领，带动行业高质量、可持续发展。2022年以来，中央政府出台一系列政策措施，大力发展普惠托育服务体系，四川省第一时间响应，开展婴幼儿照护服务示范活动，鼓励全省各地根据机构设置标准和机构质量评估结果，新建、改建、扩建、联建一批示范性婴幼儿照护服务机构，辐射带动省内相关行业实现婴幼儿照护服务机构管理专业化、服务优质化、运营规范化。

二、协同多方参与，巧借政策工具

2019年至今，一系列托育服务行业相关政策法规相继出台，政策法规体系逐步健全。

---

① 准基本公共服务指公共事业型公共服务，是政府为了保证社会成员的生活质量和生活水平，通常以资本运作、专项投入、经费补贴、政府购买服务、奖励、优惠政策、产业政策、经济杠杆等手段措施，并通过社会化、市场化、企业化方式提供的，具有一定营利性的公共服务。

一是明确优先支持普惠托育服务机构，推动建立普惠托育服务体系；二是针对房屋场地、运营补贴、人才培养等关键制约因素明确激励保障措施和责任部门；三是构建综合监管体系和法律责任体系，发挥备案制度的统合作用，明确社区托育、用人单位办托、家庭托育点参照托育机构进行备案。

依托政府引领，为托育服务、托育产业发展奠定良好基础。托育机构管理者、从业者应主动认真学习托育行业的国家、省市相关政策，充分利用政策"工具箱"为托育机构发展助力，同时助力托育产业驶入发展"快车道"。与此同时，托育服务、托育产业的发展历程及其特殊性质，又决定了相关管理和从业人员应避免"等、靠、要"思想，应该主动作为，为产业发展引入更多"源头活水"。

纵观发展历程，托育服务的供给来源一直是多元化的，托育产业的健康发展，仅凭单一渠道难以实现。完全依靠政府直接供给，在一定程度上会加重财政压力，不利于经济社会健康发展；而直接交给市场，一旦脱轨将造成不可预料的后果。从20世纪50年代开始，我国的托育服务发展历经起伏。当前，托育产业发展仍处于起步阶段，须在供需两端认真探索，在吸收国内外先进经验的基础上完善创新，逐渐走出一条适合国情的道路，形成政府引导监督、各界广泛参与的局面。

一方面，教育集团可与政府合作建立公办民营托育机构，除了承接托育产业园区的建设和运营管理，还可以涵盖托育行业的产学培训、托育行业的运营管理体系建设、托育行业的供应链管理、AI保育产品的研发、婴幼儿家庭的心理辅导等。可以通过加强对企业的管理，进一步细化有关的工作责任，完善工作体制，实现企业的最优配置；协调发展托育服务体系，促进托育服务有效供应。

另一方面，为弥补公办托育机构的不足，可以在公办幼儿园设置托儿所。支持社会团体、企业、个体等各类社会组织，发展公办民营、托幼一体化、政府普惠的托育机构；通过建立母婴健康托育园、企业托育园、社区产权托育园等多种方式，满足人民群众对托育的多种需要。

例如，某教育集团积极响应并落实政府托育政策，于2020年6月开办了一所为0～3岁婴幼儿提供专属照护服务的机构。依托集团0～6岁学前事业领域30年的专业积淀和优质资源，在该教育集团的顶层规划之下，构建起以婴幼儿发展为中心、家庭养育为基石、医养结合为核心、社区共进为辅助的儿童成长支持系统，为0～3岁婴幼儿及家庭提供全日托、半日托、亲职教育等服务，并以"5＋"服务（即社区家长服务、家托沟通、家长教养智慧课堂、家长开放日、一对一家长交流）连接每一个家庭，提供多样化的家庭支持服务，如周末临时托、寒暑假照料、家庭教育入户指导、"育婴师"家庭计划等，从社区到家庭，从家庭到婴幼儿，践行育幼的责任，将科学养育惠及更多家庭。

三、狠抓人才培养，提升服务水平

随着时代的发展，"90后"父母受工作节奏和育儿理念等的影响，在心态上往往对托育服务更为开放，与此同时也提出了更高的要求，不仅重视专业性和服务质量，也注重托育机构的安全性和早期学习的机会。

推动产业发展必须要有高素质人才，围绕产业抓人才，抓好人才促产业。《中华人民共和国职业分类大典（2022年版）》正式纳入"托育师"职业，维护托育从业人员的正当利益，提高职业竞争力。目前，托育行业人才队伍与正在快速发展的托育机构规模相比，在专业资格准入、待遇保障、培养规范、培训支持等方面存在"四缺"困境和瓶颈。以四川省为例，3岁以下家庭有送托意愿的有71.53万个，保育人员数量缺口达到61.91%且流失严重，"招工难、师资资质差、流动大"成为制约托育机构发展的重要因素。

在高校职业教育专业（大专）设置备案系统中，2020年四川省仅有9所大专招收早期教育专业，职前培养学校的数量和专业性不够。目前，学前教育专业毕业生是托育产业的师资主力，但学前教育专业主要培养从事3～6岁幼儿教育工作的教师，其对0～3岁婴幼儿教育学、心理学了解不足，职业技能欠缺，无法从根本上保证托育服务的专业性和科学性。与此同时，职后培训的规范和专业性也不够，缺学生，也缺教学生的老师。多数在职保育人员只参加短暂培训，且大多是商业机构组织的培训，其培训方式单一，培训内容的专业性无主管部门监管，是否符合保育人员从业基本要求无从考证。

人才队伍质量是托育机构服务质量的根本保证，是托育产业发展的重要支撑，也是婴幼儿健康成长的决定性因素。应加速打造一支道德高尚、富有爱心、敬业奉献、质量优良、相对稳定的专业化托育人才队伍。作为托育机构，要主动融入产业生态，积极参与托育人才孵化，实现本土化托育人才培养输出，并借此实现自我发展。托育机构管理者要积极开展自我教育，提升综合能力和专业素质，以点带面促进托育机构服务和管理提档升级，推动托育产业发展。以上述教育集团为例，面对产业发展初期的现状，集团依托自身深耕学前教育30年的优势，构建了以教师团队为核心的人才体系，将身心和谐、学术涵养、发展潜能作为团队化教师专业品质打造的三大支柱，已经形成0～6岁师资研训共同体，探索构建托幼一体化学前教育师资培养途径，在托育机构与幼儿园之间形成0～6岁师资共建、共培、共用，使0～3岁婴幼儿照护从业人员能够获得职业归属，提升专业能力，实现晋升发展。

四、突出服务管理，发挥平台效能

为了确保托育行业的有序规范发展，政府需要对托育进行监管和指导。与此同时，行业协会、产业联盟等平台组织也应起到推动与促进作用。后者作为联系政府与托育机构的纽带，为进一步强化和改进托育行业的经营和市场监管起到了重要作用。

平台组织应积极主动、协力而为，为成员提供多种服务。为已设立的托育机构或拟设立托育机构的公司提供智库服务、人才推荐、合作对接等；根据行业需求与发展水平，组织开展托育机构座谈会，就行业上的重大举措和困难进行沟通，并及时给予协助和指引；建立产业规范与管理制度以维持产业的公平竞争；搜集整理行业共性问题，提炼分析典型案例，协助机构向有关部门反馈并开展沟通。

平台组织有效利用专家资源，积极开展行业调查，为托育服务发展提供信息。充分利用智慧的力量，在托育行业中与企业进行"产、学、研"结合，在"行业标准""课程研发"和"模型示范"等方面进行基础理论的探索。组织开展行业调查，分析并及时掌握行业发展动态。整理和总结产业发展的关键节点，并发表产业发展报告，供实体机构和相关部门决策参考。

平台组织适时、适度开展评估指导，以信用建设为基石，用好信用评价等行业自律工具，让家长放心、社会满意。研究制定托育机构评价体系，对各项指标进行评估，帮助政府有关部门对机构进行行业监督、评估与管理，构建一套适合托育服务发展的良好准入与退出机制。配合国家对托育机构进行监督检查、指导，打造一批具有知名度、美誉度和典型示范意义的托育机构，为托育服务市场化、规范化、标准化发展提供助力。在信用评价领域，协助政府研究建立相关制度，建设信息共享平台，通过技术方式精准识别、全面覆盖，激励守信、惩戒失信，创新手段有效防控潜在风险，构建托育产业"信任之网"。

平台组织加强合作交流，为人才培养、就业、职业提升提供资源与机会。以职业资质培训、岗前培训、岗位能力提升培训等为抓手，强化职业道德和专业能力建设，对托育从业人员进行全方位素质能力提升。定期组织交流研讨与产业论坛，搭建机构之间的互动渠道。拓宽视野，针对海外托育服务产业开展研究，搭建国际交流合作桥梁，补齐托育服务产业短板，促进高质量发展。

简而言之，对于广大托育机构和托育从业人员而言，以公共服务平台为定位、以"服务＋管理"并行的行业协会、产业联盟等平台组织，未来将是托育产业可持续、高质量发展过程中不可或缺的力量。对于托育从业人员，这也是一块尚未被充分开垦的领域，相关机构可积极参与其中，利用平台优势，取长补短，加强自身建设，联合推动托育行业发展壮大。

五、明晰生存策略，锤炼多种技能

2019年起，在"幼儿园普惠""双减"等相关政策刺激下，托育产业形成"风口"，吸引了大量民间力量投入其中，也引来不少资本的关注。在激烈竞争的市场环境中，托育机构需要遵循婴幼儿生长发育规律和教育规律、市场规律，不断探究行业属性、提升业务能力、创新产品服务，从而明晰自身的"生存之道"。

（一）建立财务管理思维

托育机构是重资产运营，面临"租场地"和"发工资"的刚性支出，管理者须掌握必要的财务知识，懂得现金流和成本控制，尤其须从财务指标上进行商业模式的设计，提高财务风险防范意识。既不应"随大流"，机械模仿同行机构，也要避免在加盟过程中，照搬授权方模式运营。例如，对于是否开设相关课程、如何制定定价策略、如何进行空间设计、如何进行自我定位，都要根据机构特点、投资规模、财务状况、市场预期等确定。

（二）提升团队管理能力

团队管理是组织成功的基础，也是企业发展的主要工具。团队管理亦是托育机构离不开的话题。在托育行业，女性从业者占比高，平均年龄较小，工作时间较长，需要处理的事情比较复杂，而且有很大的安全职责。因此，托育机构的管理者即使背景各异，所面临的挑战却是相似的。一线教师出身的管理者通常拥有丰富的养育照护实践经验，但可能缺乏企业管理的经历和技能。而来自行政界的管理者往往具有较强的管理思想和管理技巧，但在对托育行业的实践观察和行业差异性思考上可能欠缺一些经验。有些托育机构的规模比较小，在机构的发展初期，团队管理可以完全由投资者或者经营者来承担，并且全程参与机构的管理、营销、招生、服务等，但随着企业的发展壮大，势必需要一支高素质且专业过硬的管理人才队伍。

（三）完善多维专业技能

托育机构的管理，不仅具有企业的一般管理属性，还因其行业特性，会涉及日常活动、服务、安全、卫生保健等多个领域的管理工作，获得育婴员、保育师、幼儿园教师资格等从业资格，仅仅是一个出发点。在全业务链中，投资者、经营者需要全方位提高业务水平。例如，一些投资者在选择和投资托育机构时，往往多凭借主观判断，缺少对机构选址、定位等方面的深度调研，因此不能对周围地区0~3岁婴幼儿的数量进行精准的掌握，并对后期运营的风险进行预测，从而给托育机构的后续经营带来诸多困难。

（四）创新市场营销模式

托育服务基本上都是在家庭附近3~5千米范围内。托育机构招生一直是关系机构生存的首要问题。一些托育机构为了达到预期的效果，负责人会亲自向家长进行宣传，向家长销售产品，甚至还会请来第三方招生服务团队，采用较为激进的方法，以在短时间内提高机构的经营效果，但是这并不能从根本上解决托育机构长期稳定发展的核心问题。

以上述教育集团的托育中心为例，受到美国光明地平线"带娃上班"的启发，结合本地实情，企业"进不去"，就换个思路把他们"请出来"，该托育中心与某商业综合体合作开设"企业定制托班"，为企业员工解决困扰，特别推出延时托服务，最晚可以延至19点。

目前，托育行业尚缺乏全面的战略思考，缺乏前期的市场调研或者市场调研不够深入，那么在托育服务中就很难建立起个性化的品牌特点。托育机构应该结合机构的特点，采取线上、线下整合营销的方式，改变营销策略，创新营销手段，通过互动活动和场景营销吸引年轻父母群体，构建并完善客户关系，制定有竞争优势的产品与服务战略，对托育机构的服务过程进行细致的设计与管理，充分体现机构的内涵价值。

（五）培育行业民族品牌

2021年，中共中央、国务院印发《关于优化生育政策促进人口长期均衡发展的决定》，提出"发展智慧托育等新业态，培育托育服务、乳粉奶业、动画设计和制作等行业民族品牌。"

深入推进托育服务等行业民族品牌培育工作，对托育产业成长和促进人口长期均衡发展均有重要意义。托育行业从业者应着力弘扬中华民族传统文化，借鉴国际儿童早期发展理论与实践经验，培育一批优质示范托育机构，打造一批有担当、有实力、有口碑的，具有中国特色、区域特点的托育行业民族品牌。

本节小结

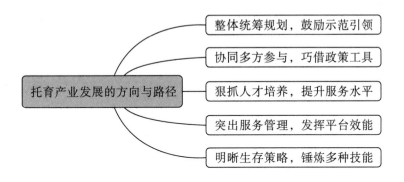

参考文献

[1] 纪维宠. 全面二孩背景下我国城市托育服务问题研究——以济南市为例 [D]. 济南：山东财经大学，2021.

[2] 李雨霏，马文舒，王玲艳. 1949年以来中国0-3岁托育机构发展变迁论析 [J]. 教育发展研究，2019，39（24）：68-74.

[3] 刘中一. 普惠托育服务的内涵、实现路径与保障机制 [J]. 中州学刊，2022（1）：99-105.

[4] 苏德中. 做好托育，关乎国之大计 [J]. 小康，2022（24）：68.

[5] 杨文庄. 新时代背景下托育服务高质量发展的政策与展望 [R]. 北京：第三届托育机构师资队伍专业能力提升研修班暨中国家庭教育学会儿童早期家庭教育专委会学术会议，2022.

[6] 杨文庄. 托育服务供给要保质增量 [N]. 光明日报，2022-09-13（07）.

[7] 刘中一. 公共服务民营化趋势与我国策略选择——以托育为例 [J]. 学术探索，2019（5）：34-40.

[8] 茅倬彦. 我国普惠托育服务供需匹配测量——基于七普数据的研究 [R]. 北京：第三届托育机构师资队伍专业能力提升研修班暨中国家庭教育学会儿童早期家庭教育专委会学术会议，2022.

[9] 尚子娟，张帆帆，石智雷. 我国公共托育服务中政府与市场的关系研究：合作与边界 [J]. 成都师范学院学报，2022，38（10）：101-110.

[10] 宋建华，陶然然. 四川成都市探索创新婴幼儿照护服务模式 [J]. 人口与健康，2022（7）：68.

[11] 杨菊华. 为了生产与妇女解放：中国托育服务的百年历程 [J]. 开放时代，2022（6）：54-71，6.

[12] 福建省人民政府发展研究中心课题组. 关于加快提升福建省托育服务能力的思考及

建议［J］. 发展研究，2021，38（S1）：58－62.

［13］刘金华. 托育服务如何走向规范多元——从行业协会视角谈上海托育服务机构的发展与促进［J］. 教育家，2019（35）：64－65.

［14］洪秀敏，张明珠，朱文婷. 当前我国托育人员队伍建设的瓶颈与对策［J］. 中国教师，2020（2）：79－83.

（周婷　夏晨伶　刘莹）

第十七章　托育机构公共关系构建

导读

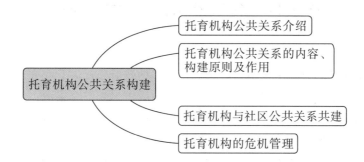

托育机构公共关系构建
- 托育机构公共关系介绍
- 托育机构公共关系的内容、构建原则及作用
- 托育机构与社区公共关系共建
- 托育机构的危机管理

案例17-1　华仔摔伤引发的公共关系危机

某托育机构托大班的华仔在上下台阶时不慎跌倒，嘴角处被牙磕破了一个口子，血顿时流了下来。保健人员给华仔做了基本处理，保育人员小杨当即联系了家长，家长很快来托，并在小杨陪同下去医院就诊，华仔的嘴角内侧缝了两针。之后两日由于其他保育人员请假，小杨工作较忙没有前去探望，仅通过每日电话询问了解华仔的情况。没想到的是，家长两日后将华仔伤口照片发到了网络社交软件上，内容中提到在家庭照护中孩子从小到大从未受过伤，刚上托育机构半年就磕伤还缝针，而且是伤在嘴部，并称孩子受伤后托育机构没有道歉，没有探望，自始至终没有人关心，家长认为机构非常不负责任，且质疑平时孩子在机构内是否得到有效照护，要求托育机构承担孩子今后可能发生的整容费用。家长发帖与朋友圈文案很快就引起了其他家长、网友包括社会媒体的关注。

园长知晓此事件后第一时间致电家长，尽可能平复家长的情绪，并表示无论是保育人员、保健人员，还是园长，都很关心和心疼孩子，对于家长提出的疑虑和要求，园方会在进一步了解和核实情况后，在最短的时间内给予答复。然后，园长通过与安保人员、保健人员、在场保育人员沟通并查看监控等方式了解事情始末。

案例17-1思考：托育机构该如何妥善处理这场从线下蔓延到线上的公共关系危机呢？托育机构应当如何进行公共关系管理？

案例17-2　一条纱巾引发的公共关系危机

某托育机构放学后正在准备六一儿童节的活动，但当时还有几个孩子未被家长接走，其中有一个孩子天天在没有经过保育人员允许的前提下就跑到角色扮演区，把一个特别长的纱巾围在了脖子上，纱巾的边缘已经到了地上。天天在班里和其他小朋友一起打闹，别的小朋友抓不到天天就去抓她脖子上的纱巾。这时，天天班里的保育人员正好进教室拿排练用的东西，看到天天正围着这个"危机四伏"纱巾，什么都没说，只笑了笑，然后又匆匆忙忙出去排练了。天天看到保育人员并没有什么反应，就高兴地围着纱巾去和别的小朋友接着玩了。

案例 17-2 思考：保育人员是否具有危机意识？托育机构应如何处理这类潜在危机？

第一节　托育机构公共关系概述

公共关系中涉及的公众不仅由人群构成，还包括政府、社区、媒介等。良好的托育机构公共关系，有利于改善托育机构的办托条件，争取更多的资金来源；有利于扩大托育机构的知名度和美名度，塑造良好的整体公众形象，增强公众对托育机构的信心，获得公众在养育上的配合和更好的生源，提高托育机构的整体竞争力；有利于创设良好的育幼环境，让社会、家庭理解和认识托育机构的养育照护模式，形成更好的家托合力，促进婴幼儿全面发展。

一、托育机构公共关系定义

托育机构公共关系是一种"公众"关系，是一种传播活动，也是一种管理职能。

二、托育机构公共关系的构成要素

托育机构公共关系构成的三个要素是社会组织、公众、传播。

（一）社会组织

社会组织是指各种政治组织、经济组织、社区组织、文化团体及民间组织等具体机构。社会组织可以发起和从事公共关系活动，它是实施公共关系的主体。托育机构公共关系中常见的社会组织有政府主管部门、社区街道、行业协会、人才培训机构、媒体组织等。

（二）公众

公众是指与公共关系主体发生相互作用的，面临着某种共同问题、共同利益的社会群体。社会组织的公共关系活动，就是要与这些有关公众搞好关系，他们是公共关系活动的对象，是公共关系的客体。托育机构公共关系中的公众有家长、供应商、员工等。

（三）传播

传播指社会组织为了达到某个目标而运用现代化大众传播媒介和传播工具与公众进行信息、思想和观念传递的过程。传播是公共关系主客体之间沟通联络的中介和桥梁。

三、托育机构公共关系的特点

（一）情感性

情感需求是托育机构婴幼儿、家长、员工等各种需求的核心。从托育机构环境的创设、婴幼儿照护服务的专业度到处理家长投诉、员工培训，都应从情感分享出发，制定相应的策略和措施。

情感性公共关系在托育机构管理中的作用主要在于增强托育机构和相关公众之间的相互理解和信任，建立起一种相互协调、共建合作的民主管理机制，从而提高托育机构的知名度和美名度。

（二）双向性

托育机构公共关系必须强调双向性，一方面要把机构的想法和信息向公众进行传播和解释，另一方面要把公众的想法和信息向机构进行传播和解释。其目的是使机构与公众结成一种双向沟通和对称和谐的关系。

双向沟通的结论或反馈是指导公共关系处理"下一步产出—反馈—调整"等各个环节相互作用的基础。公共关系的双向性能够发挥"参谋"或"顾问"作用，可以对决策过程施加影响并可以阻止潜在危机的发生。

（三）广泛性

托育机构的服务对象是0~3岁婴幼儿，同时涉及的还有家长、社区、政府主管部门、照护婴幼儿的员工等。因此，托育机构公共关系客体是具有广泛性的，体现在两个方面：第一，公共关系贯穿于主体的全部生存和发展过程中。第二，公共关系的对象可以是某个人、某个群体或某个组织，既可能是已经发生关系的某个对象，也可能是即将或有可能发生关系的某个对象。

（四）整体性

托育机构面对的公众不是单一的个体，而是与某一组织运行有关的整体。任何组织的生存和发展都离不开特定的公众。只要在某一共同问题上与某一组织产生相互联系、相互影响和相互作用，他就是这一组织的公众。托育机构的公众既受社会经济、政治、文化相关的环境因素的影响，又受社会公众舆论、社会关系、文化氛围形成的公众环境因素的影响，所以托育机构应该用整体的、系统的观点来分析公众的特点。

托育机构公共关系并不是独立的，它通过广泛的传播活动塑造托育机构的整体形象。

因此，托育机构公共关系不仅要做好招生宣传，也要全方位展现机构服务、员工面貌、园区环境、园所管理、历史与现状、设施设备与专业水平等各个方面。

（五）长期性

托育机构的公共关系不应是"救火队"，而应是"常备军"。托育机构的公共关系是一项长期性的工作。持续做好公共关系管理，即使遇到困难与险阻，也可以在公众的支持下渡过难关。

四、托育机构公共关系的目标

（一）认知度、美名度、和睦度

1. 认知度。认知度是托育机构被社会大众所认知、知晓的程度，包含被认知的深度、被知晓的广度两个方面。例如，社会大众对一个托育机构的名称、商标、行业归属、发展历程、主要产品、产品特质、经营情形、法人代表、企业文化等的认知度。

2. 美名度。美名度即一个托育机构获得大众称赞、认可的程度，是托育机构形象受大众赐予美丑、好坏评论的言论性指标，美名度与认知度的区别：认知度是中性的，不存在道德价值的判定，而美名度则是有批驳性、指向性的指标，是对托育机构道德价值的判定。例如，一个托育机构也许因为周边环境、场所大小等"天生不足"，其认知度一开始可能就限于2千米范围，但它能够经过奋斗和不断地提升服务质量、专业度，在家长中形成非常好的口碑，那这个托育机构就建立起了美名度，公众传播力也就相应增强。

3. 和睦度。和睦度也是属于道德价值判定的领域，它是美名度的外延，即托育机构在发展运营中，获得公众认可、情感亲和、口碑良好的程度，是托育机构从公众出发展开公共关系工作获得回报的指标。

（二）确定公共关系目标应遵循的原则

1. 与组织整体目标相一致。公共关系是托育机构在完成工作总目标过程中派生出来的工作内容，因此它必然服从和服务于整体目标。

2. 塑造组织的有效形象。确定托育机构公共关系目标时，选择托育机构利益与公众利益的相交点，是塑造托育机构有效形象、实现社会效益与经济效益最佳统一的关键。

3. 把抽象的目标概念具体化。托育机构公共关系应采用具体的、可测量的目标。这样既有利于实施，又便于检验，执行起来也不会使人无所适从。

五、托育机构公共关系的对象

（一）公众的概念

公众是指与机构发生直接或间接关系，对该组织的生存和发展具有现实或潜在影响力的个人、群体和社会团体，是托育机构公共关系的对象。

（二）托育机构公众的分类

1. 根据托育机构与公众的内外关系，托育机构公众分为内部公众和外部公众。

1）托育机构的内部公众是指托育机构内部人员，包括托育机构的全体员工，是托育机构公共关系的客体。托育机构要处理好内部关系，加强内部公众之间的沟通与交流，创设良好的工作、生活和学习环境，形成团结协作、积极向上的集体氛围，树立良好的形象，扩大影响力。

2）托育机构的外部公众包括家长、托育机构的上级领导、社区及附近居民等，是托育机构公共关系的客体。托育机构要加强与外部公众的联系，加强对自身优势的宣传，扩大知名度，重视与外部公众的协调，争取获得社会各界的支持与帮助，增强竞争力。

2. 根据公众对托育机构影响的程度，托育机构公众可分为首要公众和次要公众。

1）托育机构的首要公众即关系托育机构的生死存亡、决定机构成败的那部分公众，如婴幼儿、家长、政府直接管理部门等。

2）托育机构的次要公众指那些对托育机构的生存和发展有一定影响，但没有决定性意义的公众，如媒体、物业等。

3. 根据公众对托育机构的态度，托育机构公众可以划分为顺意公众、逆意公众和边缘公众三类。

1）顺意公众指对托育机构的政策、行为和服务持赞成意向和支持态度的公众。

2）逆意公众指对托育机构的政策、行为或产品持否定意向和反对态度的公众。

3）边缘公众则是指对托育机构持中间态度、观点和意向不明朗的公众。

本节小结

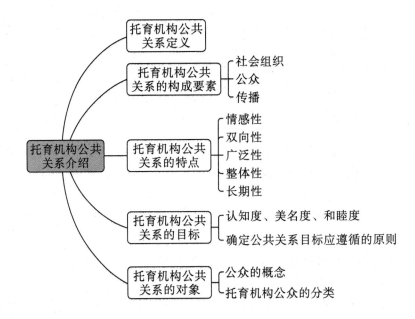

第二节 托育机构公共关系的内容、 构建原则及作用

一、托育机构公共关系的内容

(一) 对员工的公共关系

员工是托育机构的建设者，是保证托育机构高质量运转、协助做好托育机构公共关系和展示托育机构形象的关键。创造和谐融洽、正能量的工作关系，培养员工的归属感、集体荣誉感、团队意识，调动他们的工作积极性，是托育机构与员工建立良好公共关系的关键。

(二) 对婴幼儿的公共关系

婴幼儿是托育机构主要的、直接的服务对象。对婴幼儿的公共关系重点在于为婴幼儿创设安全的、温馨的环境，培养母子般的师生关系，尊重婴幼儿，让婴幼儿在托育机构中养成良好的生活习惯、受到早期启蒙教育和学会交往。

(三) 对家长的公共关系

家长是托育机构的客户，是托育机构对婴幼儿实施照护养育的合作者，是托育机构服务品质的评价者，是托育机构良好声誉的传播者，有时也是托育机构运营资源的提供者或中间人。

（四）对社区的公共关系

托育机构存在于社区之中，受到社区环境和社区文化的影响，同时托育机构也在影响着社区。托育机构既要充分利用社区的资源，丰富托育服务的内容和形式，也要向社区提供科学育儿、亲子活动等知识资源，为社区美好生活做出自己的贡献。

（五）对上级主管部门的公共关系

政府各职能部门是托育机构的上级主管部门，托育机构要积极沟通，如实汇报托育机构实际情况，获得上级主管部门的理解、支持和指导，也要实时了解国家、地方颁布的相关法律、法规和方针政策等，按要求执行上级部门的指令和命令，在允许的范围内开展工作，积极贯彻国家的育儿思想，实现婴幼儿养育照护目标。

（六）对新闻媒介的公共关系

在信息化社会，新闻媒介对于托育机构的宣传及品牌展示是非常重要的途径。托育机构要熟悉新闻媒介的特点，针对性地开展公共关系活动，也要保持与新闻媒介的顺畅沟通，建立广泛而密切的联系，并且正确对待媒介的批评报道，积极主动与新闻媒介建立联系，从而建立良好的媒介关系。

（七）对托育行业内同行的公共关系

把握正确的竞争目的，运用正当的竞争手段，既要竞争也要协作。市场不可能没有竞争，有竞争市场才能可持续发展。共创托育行业良好生态圈，才能为更多的婴幼儿提供高品质的托育服务。

二、托育机构公共关系的构建原则

公共关系的构建原则是指托育机构开展公共关系活动时，应当遵循的基本原则和基本要求。

（一）客观真实原则

1. 客观真实原则的内容：收集信息的真实性、传播信息的真实性。
2. 客观真实原则的贯彻：既真实客观，又全面深入，勇于承认错误和不足。例如在托育机构对某个公关事件的信息公开中，当机构确有过失时，要敢于承认错误和不足，这是一个机构自信心的表现，也是取得公众谅解的基础。如果机构不愿承认错误，而是企图把过失掩盖起来，或找借口推托，或是隐瞒真相以图蒙混，一旦真实情况通过其他方式曝光，可能会让机构公众形象蒙受巨大损失。所谓"千金买名，万金买誉，利润可创，信誉难得"，托育机构要自尊自爱，遵循真实的原则去赢得良好的声誉，在提供优质服务的基础上，辅以实事求是的公共关系。让人感到名实相符，托育机构的信誉才能树立起来。

（二）互惠平等原则

托育机构公共关系活动必须遵守互惠平等原则，不能只追求机构单方面的利益，在公众也受惠的前提下，才可能获得公众的支持和合作。托育机构在与公众交往沟通的过程中，应从公众利益出发，真诚地对待公众，设身处地为公众着想，以公正平等的态度做好公共关系管理。

（三）全员参与，整体一致原则

托育机构公关关系的维持不仅需要依靠托育机构和公共关系从业人员，而且有赖于社会组织各部门和全员。社会组织的全员应具有公共关系观念，把日常工作与社会组织形象的塑造联系起来。这项原则也体现在托育机构最高领导层的行为上，依靠全体社会组织成员的配合，强调和注意整体协调性，才能在托育机构内部形成浓厚的公共关系氛围。

（四）开拓创新原则

托育机构公共关系应坚持观念的创新、方法的创新、内容的创新。例如，公共关系活动策划需要打破传统、别出心裁，使公共关系活动生动有趣，既能达到目的，也能给公众留下美好的印象。

（五）婴幼儿利益优先原则

确保托育机构健康发展必须"坚持儿童优先，保障儿童权利"，保障婴幼儿生存、发展、受保护和参与的权利，也应"尊重婴幼儿成长特点和规律"。因此，托育机构公共关系以婴幼儿利益优先为原则是对公众和社会负责，也是有效调节托育机构和公众利益平衡、以公众需求为导向（物质需求、精神需求）的具体体现。

三、托育机构公共关系的作用

（一）收集信息，提供决策咨询

托育机构公共关系首先要发挥收集信息的作用，收集的信息包括公众需求信息、公众对婴幼儿的评估信息、外部公众对托育机构的意见和态度的信息、托育机构内部公众对托育机构的意见和态度的信息、托育机构同行竞争公众的信息和其他信息。

（二）协调关系，优化育幼环境

1. 协调内部关系，增强托育机构凝聚力。主要有园区领导与师生员工的关系，员工与托育机构的关系，各部门、各班级之间的关系。托育机构应该努力协调好各方的关系。

2. 开展社会沟通，建立托育机构和谐的社会环境。社会沟通即协调好托育机构的外部关系，如托育机构与党政机关、上级主管部门、婴幼儿家长、社区居民、新闻媒介、协作单位、赞助者、其他托育机构、科研机构及其学会之间的关系。

（三）争取支持，改善办托条件

托育机构争取外援和合作的对象包括上级主管部门、社区、家长、新闻单位、公司企业等。

（四）咨询建议，协助决策制定

咨询建议是收集信息职能的延伸，主要指托育机构可以向机构内决策领导和管理部门提供公共关系方面的情况和意见，使托育机构的管理决策科学化、系统化。公共关系工作可以为托育机构决策者提供全面的信息，让公众利益贯穿托育机构决策过程的始终，帮助决策者实施决策方案和评估决策方案。

（五）传播沟通，树立良好声誉

传播沟通是托育机构与公众之间的一种双向传播活动，既包括将公众的信息采集进来，用于托育机构的管理决策，又包括将托育机构的信息传播出去，在社会上形成有利于托育机构的舆论，从而达到树立形象的目的。主要包括以下几个方面的内容。

1. 人际传播沟通：人与人之间直接的信息交流活动。

2. 大众传播沟通：由职业传播者利用传播媒介通过语言、文字、图像等符号，广泛、迅速、连续地把信息传递给受传者，以期对传播对象产生影响的过程。

3. 开展教育，形成家、托、社会教育合力：

1）立足家长，开设家长课堂，提升父母的学习能力。

2）举办各种亲子活动，发现家庭的成长轨迹。

3）推动家托共育工作的建设。

4）发起敢于担当、奉献社会的公益活动。

5）立足家托合力，提升共育质量。

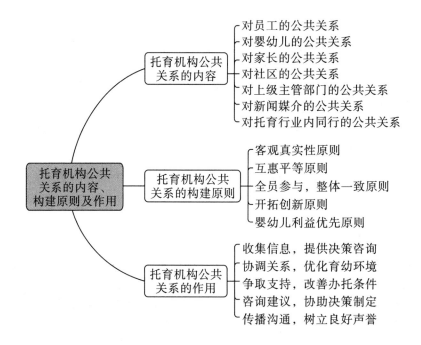

第三节　托育机构与社区公共关系共建

　　社区是托育机构照护养育的背景，也是托育机构取之不尽、用之不竭的教养资源。社区有婴幼儿最熟悉的生活环境，如医院、药店、超市、学校、公安机关、银行、书店、公园、居委会、文化中心等，社区内的方方面面都可能激起婴幼儿探索的兴趣，可用于托育机构课程开发的社区资源可谓五花八门、包罗万象。

　　与社区的公共关系是托育机构公关工作发展的一大核心，有利于社区科学育儿知识的普及，有利于托育机构在社区树立良好的形象，有利于促进婴幼儿全面和谐发展。因此，托育机构必须与社区紧密联系，充分利用和开发社区托育资源，促进婴幼儿全面发展。

一、托育机构与社区公共关系共建的概念和意义

（一）共建的概念

　　社区作为公共服务平台，是就近为居民提供便捷的养老和托育等公共服务的重要载体，是由居住在一定区域内的人们所结成的文化生活共同体。当前社区的功能越来越综合化，托育已成为社区重要的功能之一。社区和托育机构共建是社区为婴幼儿或全体居民提

供的文化教养设施和开展的共育活动，是多层次、多内容、多种类型的社会教育，它在婴幼儿发展过程中发挥着越来越重要的作用。

（二）共建的意义

托育机构的发展需要融合政府、社会、个人等多方力量，汇聚社区内外各种有形、无形的服务与资源，面向社区宣传科学育儿知识，开展灵活多样的公益性婴幼儿照护服务，争取社区对托育机构的多方面支持，实现共建共享。具体来说，托育机构与社区公共关系共建对婴幼儿成长的意义有以下几点：

1. 有利于提高社区居民生育意愿。社区是居民美好生活的共同体，社区的托育机构让婴幼儿在家门口就"有处可托"，可以大大提高托育服务的可及性，提升社区居民的获得感、幸福感、安全感，从而提高社区居民的生育意愿。

2. 有利于婴幼儿整体发展。婴幼儿需要全面的关怀，家庭是婴幼儿成长最初的也是基本的社会生态环境，对婴幼儿一生的发展有深远的影响；托育机构是婴幼儿获得健康成长的重要场所；社区对婴幼儿的作用和影响更为广泛，是婴幼儿情感认知、社会化最初的、直接的阵地。因此，托育机构、社区、家庭的融洽和合作有利于形成教养合力，促进婴幼儿的身心健康、整体发展。

3. 有利于促进婴幼儿科学教养的多样化。社区教育可以充分利用社区资源，将社区内潜在的各种人力、物力和财力资源，以及自然与人文资源有效地加以开发利用，建立健全社区婴幼儿照护服务的规划、组织、标准、机制等，形成全方位、开放的育儿系统，促进科学教养的多样化与社会化，惠及更多的家庭与婴幼儿。例如，社区中的公共场所如超市、小吃店、图书馆、社区医院等，可以丰富婴幼儿的角色游戏、职业认知经验；社区中的人力资源如消防员、警察、医生、服务员等，可作为婴幼儿主题亲子活动、游戏活动的协助者，参与到课堂中；社区中的花草树木、小河、健身器械等，可作为婴幼儿娱乐、积累生活经验的有效资源；社区中还蕴含着具有本土特色的、反映民族文化的内容，都可以渗透到托育机构中。

4. 有利于婴幼儿照护从封闭型向多元化、开放型发展。婴幼儿照护不等于单纯的早期照护，社区环境具有一定的开放性，能为广大婴幼儿提供多种接触社会、与人交往的机会，从而培养婴幼儿良好的社会适应能力。"大自然、大社会都是活教材"，整合社区的各类资源，让婴幼儿走出教室、走进社区，结合他们身边的人、事、物开展活动，既拓展了婴幼儿的视野，又丰富了育儿的内容，有利于婴幼儿的全面发展。

5. 有利于促进社区文明建设。托育机构作为社会专门的育儿机构，拥有丰富的早期教育和婴幼儿照护资源，托育机构可主动发挥自身优势，带动社区育儿和文化的传承发展，促进社区的文明建设。例如，托育机构中的娱乐设施、场地、科学育儿课程等资源可以以假日对外开放或公益活动等形式，满足社区中广大居民的育儿、亲子活动需求；托育机构保育人员具备专业的婴幼儿照护知识，可以为社区的待产女性、新生儿家庭、0～3岁婴幼儿家庭提供指导；社区中的各种文艺活动、节日活动，也可以作为托育机构相关资源的补充，发挥文化功能。

综上所述，托育机构社区化是托育机构发展的趋势。《托育机构保育指导大纲（试行）》中指出，托育机构应与家庭、社区密切合作配合，充分整合各方资源参与托育机构保育工作，向家庭、社区宣传科学的育儿理念和方法，提供照护支持和指导服务，帮助家庭增强科学育儿能力。可见，婴幼儿托育与社区托育联系密切，社区在婴幼儿托育中扮演着越来越重要的角色，依托社区、服务社区将是婴幼儿托育发展的一个趋势。

二、托育机构与社区公共关系共建的措施

（一）建立健全托育机构与社区公共关系管理体系

1. 明确托育机构与社区的公共关系内涵，包括公共关系目标、公共关系策略。
2. 确定托育机构与社区的公共关系管理的对象、内容与方式方法。
3. 托育机构与社区的公共关系管理体系包括外部关系日常维护、信息传播、舆情反馈、社区状况调查、危机公关预警机制等。
4. 明确托育机构与社区的公共关系管理中的核心职责。

（二）广泛收集社区信息，保障社区活动有序开展

1. 实地考察，建立社区资源信息库。社区资源、社区功能是综合且复杂的，实地考察、全面收集信息和分析信息是建立托育机构社区资源信息库的必要工作之一。通常，我们将社区资源分为五大类，即自然物质资源、社会物质资源、社会纪念性节日、社会人力资源和无形的社会文化资源，再根据这些类别进行信息收集调查。

2. 挖掘价值，科学建造资源信息库。社区资源有多元化的科学育儿、早期启蒙教育价值，而且各具特色。通常，我们对于挖掘的资源，可做以下分类。
1) 及时型：具有不可重复性和偶发性等特征。
2) 长期固定型：可长期循环利用。
3) 隐患型：可能存在较大的安全隐患，宜采用"请进托"的方式开展。
4) 隐形文化型：隐蔽性较强，不属于显性资源，如本地风俗习惯等。
托育机构须充分挖掘并分析各类资源的潜在价值，进行合理筛选与有效整合，才能发现科学实用的社区资源，从而支持托育机构在社区范围内深度合作。

3. 追随婴幼儿的兴趣，建设动态社区资源信息库。社会日新月异，科技不断发展，各种信息也呈多元化发展趋势，新的社会资源不断出现，随时吸引着婴幼儿。因此，托育机构应追随婴幼儿的兴趣，灵活运用新的资源，及时更新相关育儿、集教、亲子活动，以满足婴幼儿及家庭的需求。

通过各种手段广泛收集社区资源信息是保障社区情境体验活动开展的重要举措，也是保证机构活动安全的重要手段，更是托育机构组织婴幼儿及其家庭开展相关社区活动的有效途径。

（三）树立良好形象，重视自我形象的正面宣传

托育机构要树立良好形象。综合来讲，应端正办托思想，科学准确定位，提高服务公众的意识，加强自身建设，增强核心竞争力，优化师资队伍，培养优秀人才，重视婴幼儿照护服务质量，以"诚信""服务"为支柱，始终坚持婴幼儿利益优先的原则，塑造和传

播托育机构正面、积极的形象，提高公众和媒体的认可度。

托育机构与社区公共关系共建过程中，重视自我形象的正面宣传并非单纯指市场营销活动。存在于社区中的托育机构，应经常性开展公益性的社区亲子活动、宣传活动、公益帮扶活动等，以丰富社区文化生活。例如，与社区合作创建以"和谐美好育儿社区"为导向的活动，既能为社区良好环境提供配套服务，又能向社会和公众传播托育机构诚信为民、服务大众的形象和品牌。

举例：某社区一个残疾人家庭有一个 3 岁以下的孩子需要照护，托育机构在得知这个信息后主动联系社区，表示可为这个家庭提供免费托育服务。社区在收到这个信息后协调了托育机构与家庭双方，最后孩子得到了该托育机构的专业照护，社区将此公益帮扶做了宣传报道，托育机构收获了美誉。这个案例就是典型的托育机构与社区的公共关系互动。

（四）协调多方关系，积极宣传传播

1. "请进托"的方式。发挥社区资源在托育机构科学育儿中的作用，例如：
1）请社区里的工作人员为婴幼儿开展活动。
2）利用社区的物、景和设施展开育儿活动。
3）利用社区开展的活动和日常发生的事情开展启蒙育儿活动。
2. "走出去"的方式。开放托育机构资源和参与社区活动为社区服务，例如：
1）与社区建立可供婴幼儿活动的机构。
2）开展流动婴幼儿照护服务。
3）建立社区科学育儿指导站，线上线下开展科学育儿指导活动。
4）与社区联手，开展优化社区环境的活动，让婴幼儿家庭参与其中。

三、建立家、托、社共育体系

0~3 岁婴幼儿的成长既有连续的、线性的进步和确定性、一般性的特征，又有更多的不确定性、自然性、自发性、自主性、情境特异性、个体差异性等复杂特征，因此对这个群体的养育照护尤为重要。社区的保健措施是否完善，托育机构的养育照护是否规范、专业，服务质量是否有保障，婴幼儿家庭是否具备科学育儿的认知和照护能力都直接影响婴幼儿的身体发育和健康。促进婴幼儿身心健康发展也是托育机构、社区、家庭合作的共同目标。

2019 年 5 月，国务院办公厅出台《国务院办公厅关于促进 3 岁以下婴幼儿照护服务发展的指导意见》，其中第一条基本原则是"家庭为主，托育补充"，明确"家庭对婴幼儿照护负主体责任。发展婴幼儿照护服务的重点是为家庭提供科学养育指导"。在《托育机构保育指导大纲（试行）》第三部分实施与评价中，明确"托育机构应与家庭、社区密切合作，充分整合各方资源参与托育机构保育工作，向家庭、社区宣传科学的育儿理念和方法，提供照护支持和指导服务，帮助家庭增强科学育儿能力"。建立"家庭、托育机构、社区"三结合保育体系的措施如下。

（一）了解婴幼儿保育要点

0~3岁婴幼儿的保育要点包括营养与喂养、睡眠、生活与卫生习惯、动作、语言、认知、情感与社会性等。婴幼儿的成长也离不开家庭教育，让婴幼儿在良好的家庭教育环境中长大，更能促进婴幼儿各方面的发展。而充分利用社区资源开展育儿工作，可以开阔婴幼儿的视野，让婴幼儿接触的事物更直观、更生动形象。婴幼儿在保育人员的回应性照护和专业指导下，在托育机构感受生活、玩游戏、探索学习，不断地养成习惯、增进经验、增强身心健康发展。因此，只有将这三者有机结合，才能共同促进婴幼儿健康快乐成长。

（二）理解社区、家长的需求和特征

每个新生儿的诞生都是一个家庭最好的礼物。养育孩子的过程是痛并快乐的，充满着乐趣和挑战。爸爸妈妈的睡眠被迫减少、时间被剥夺，养育过程中容易焦虑、受到挫折，父母之间、隔代之间容易产生育儿矛盾，这些都给家长带来了极大的压力。但是家庭中的每个成员都是孩子最热情的支持者，目标都是孩子健康快乐成长。每个家庭把孩子送到托育机构的原因不尽相同，但入托后的期望都包括"健康安全""培养自理能力""能够受到启蒙教育"等。社区作为与家庭密切链接的公众平台，对科学育儿、专业托育相关知识的普及也承担着相应的责任，建立"家庭、托育机构、社区"三结合保育体系的前提就是理解社区的需求、理解不同家长的需求、养育期望和个别化诉求，调整面对不同角色、不同类型、不同文化背景、不同职业家长的沟通共育策略及方法措施。

（三）有效运用家长资源

1. 分析家长资源的现状，科学地选择和运用资源。各托育机构虽然处于不同的地区，但各有特色，挖掘家长资源，可以助力提高托育机构的育儿工作质量。例如，家长中有消防人员、警察、医生，让他们抽时间穿制服到机构来为孩子们讲讲他们的职业，让孩子们和他们一起体验、互动，让孩子们在参与活动的过程中，对爸爸妈妈的职业有初步的认知，理解爸爸妈妈工作的辛苦，让孩子们知道为什么爸爸妈妈不能每日都陪着自己，这是非常有意义的认知教育。

2. 明晰家长资源的优势，实现家托资源的共享。首先，家长、托育机构携手合作、双向沟通、相互促进的行为，不仅增强了家长和孩子的联系，家长对托育机构的教养目标也有了更深的了解，也理解保育人员工作的努力和辛苦，产生了由衷的理解和支持。其次，家长的职业、专业知识、爱好不同，开拓了保育人员的视野，提高了保育人员课外知识与教学技能，也为保育人员开展教研提供许多有重要价值的素材。

3. 亲子活动，拉近家长与孩子的关系。托育机构可通过"家托联系册""每日交流本"等，辅导家长与婴幼儿在家里进行游戏互动，增强亲子关系。

托育机构可利用"家长开放日""膳食品尝会""月度生日宝宝"等活动，让家长和婴幼儿在托育机构内一起完成游戏任务、分享快乐，家长也可通过活动进一步了解托育机构的育儿工作、服务质量、师资能力。

（四）合理运用社区资源

1. 充分挖掘利用社区资源。例如，在"春天来了"的主题活动中，有个"发芽啦、开花啦"的活动，为使活动真正发挥价值，托育机构提前与社区联系，告知托育机构将在社区公园利用场地做一些集体游戏。在社区支持下，托育机构将孩子们带到社区的公园中观察各种植物。活动组织还得到了社区提供的植物讲解工作人员和安保人员的支持。利用社区的资源，活动开展得很顺利，孩子们的安全也得到进一步的保障。

2. 带领孩子们走进社区参与各种活动。例如，某社区志愿者与某托育机构全体员工、托大班幼儿一起开展关于"创建全国文明城市"的主题培训与交流分享活动，引导孩子们积极参与文明典范城市创建工作，自觉遵守公民道德基本规范、维护公共场所秩序，深刻理解积极参与创建全国文明城市是每一个公民的责任与义务。在志愿者和老师的带领下，托育机构的孩子们学会了日常文明礼仪，从早上见面的问好，到游戏中的玩具归类、交往礼仪，再到生活中使用礼貌用语"请""谢谢""对不起"等，自己将"可回收物"和"不可回收物"投放到不同的垃圾箱，将文明之风浸润于一日生活点滴当中，根植于内心。

3. 传统节日，社区联动。中国的很多传统节日中蕴含着丰富的文化内容，如"重阳节"，托育机构可以寓教于乐，让婴幼儿体验尊敬老人、关爱老人，"中秋节""端午节""元宵节"等也是很有价值的。传统节日与社区组织联动，相互借力，既能让社区活动内容多样，又能让托育机构得到展示。

本节小结

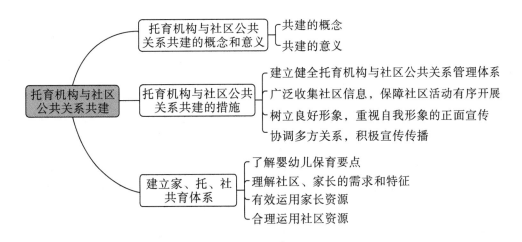

第四节　托育机构的危机管理

托育机构要秉持以人为本原则、预防为主原则、统一指挥与分层负责原则、有效沟通原则、制度化与法治化原则进行危机管理工作。在危机管理的每一个环节，都要扎实做好相关工作，提高危机管理能力，树立良好的机构形象。

一、托育机构危机的概念

托育机构危机是指因托育机构外部环境突然变化或内部管理出现问题而发生在托育机构内或者与托育机构成员有关的，严重威胁托育机构正常保育秩序或者成员利益的突发事件、意外事故。通常构成托育机构危机事件的三个条件如下：

1. 事件或者事故必须发生在托育机构内或者与托育机构成员有关。这限定了危机出现或者发生的范围。

2. 该事件或者事故一旦发生，会严重威胁托育机构的正常保育秩序或者成员利益。托育机构危机最终会造成什么样的影响，往往很难准确预估，但是一旦出现，就有可能威胁婴幼儿的生命和健康，进而给托育机构造成负面影响。往往一名婴幼儿身体健康受损，就会影响一个班级的常规活动，甚至会影响整个托育机构。

3. 危机事件具有突发性和不可预期性。这是危机事件的性质，也是危机事件之所以具有极大危害性的原因。婴幼儿年龄小，即使管理者事事周详，还是难以预料所有突发情况。

此外，处理托育机构危机还必须同时考虑到两种状况：危机事件可能已经在托育机构内或者托育机构外暴发，即"明显危机"；危机事件潜伏尚未暴发，即"隐蔽危机"。轻易排除其中任何一种，都不利于危机管理。

二、托育机构危机的分类

狭义的托育机构危机是指托育机构安全事件，如地震、洪水、火灾、车祸等严重危及托育机构婴幼儿和教职员工生命健康安全的大事件，具体如某托儿所孩子午睡时，一名3岁幼儿突发死亡。广义上的托育机构危机不仅指托育机构安全事件，也包括对托育机构声誉、形象造成经济损失或名誉损失的非安全性事件。

（一）从托育机构危机的内容进行分类

1. 师德危机，如保育人员有体罚、虐待、猥亵婴幼儿等行为。
2. 食品危机，如因食品过期导致婴幼儿出现呕吐、腹泻。
3. 照护危机，如保育人员工作失误，让婴幼儿食用了过敏食物导致身体不适。
4. 招生危机，如周边居民生育率下降，适龄婴幼儿数量严重下滑。
5. 资金危机，如亏损严重，资金无法维持机构正常运营。
6. 其他，如员工流失严重、机构某项制度不符合新政策要求等。

（二）从托育机构危机的安全角度进行分类

托育机构危机可分为安全性危机和非安全性危机两大类。
1. 安全性危机，指危及婴幼儿和员工生命健康安全的事件。
1）自然性安全危机事件，如地震、台风、洪水、泥石流、雷电等自然因素引发的危机。

2）社会性安全危机事件，如天然气事故、漏电事故、建筑事故、社会动乱等社会因素引发的危机。

3）人为性安全危机事件。这类事件通常存在托育机构内部员工或外来肇事者及婴幼儿三个方面的一方或者多方原因。例如，由于工作失误导致婴幼儿窒息死亡、扎伤、刺伤、摔伤、烫伤、走丢等，托育机构内部的员工负主要责任或全部责任；外来肇事者引发的危机主要指托育机构安保事件、外来人员对托育机构的婴幼儿和员工进行的暴力伤害事件；由婴幼儿引发的危机是指危机的来源主要是婴幼儿或家长，托育机构负次要责任或者完全没有责任，如家长故意隐瞒病情将患病婴幼儿送至托育机构导致婴幼儿猝死等。

2. 非安全性危机，对人的生命安全不产生直接的影响，但同样会对托育机构产生不同程度的负面影响，情节严重的甚至关系到托育机构的存亡。非安全性危机的范围较为广泛，如托育机构的膳食设计、营养搭配没有遵循不同月龄段婴幼儿生长发育需要、班级集体游戏的内容或方式涉及伪科学现象、保育人员采用简单粗暴的方法对待婴幼儿等。

三、托育机构危机管理的内容

托育机构危机管理的内容包括对危机事件和危机状态进行事前预防、事中控制、事后修复，为降低危机的危害性而采取一系列行为。危机管理是托育机构管理的一部分，主要包括以下几个方面。

1. 危机管理在过程上包括危机事前、事中及事后所有方面的管理，每个阶段的管理侧重点不同。事前充分认识危机管理的重要性，提高全体成员的危机意识，制订处理危机的计划；事中迅速应对危机，争取各方力量的配合，消除或者降低危机的危害性；事后及时进行善后处理，减轻危害，并注意及时总结经验教训，完善危机保障系统。

2. 危机管理的重中之重在于预防。有效的预防可以在危机发生之前就把危机的危害程度及危机发生的可能性降低，防患于未然是危机管理最明确的目标。

3. 危机管理的成效基于对危机信息的分析和了解。无论是危机前、危机中的管理，还是危机后的管理，都是建立在对危机事件或者危机状态分析了解的基础上，应深入分析危机产生的根源和表现形式，分析可能造成的危害，减少负面影响。

四、托育机构危机管理的重要性

（一）危机管理是婴幼儿健康成长的安全保障

托育机构是婴幼儿主要的活动场所，所以，托育机构必须实施安全管理才能确保婴幼儿安全、健康地成长。

婴幼儿的安全包括婴幼儿的健康不受侵害，心理和情感上获得安全感。如果婴幼儿的安全需要得不到满足，连最起码的安全都无法保障，那么托育机构的安全工作就是失败的。所以，为了保障婴幼儿的安全，为了婴幼儿有一个健康快乐的童年，托育机构必须做好安全管理工作。

（二）危机管理是托育机构获得长足发展的前提和保障

1. 危机管理是托育机构管理水平的重要体现。托育机构安全管理工作最能体现托育机构的管理水平。托育机构的安全管理涉及园长的领导能力、组织能力，涉及各个部门的配合能力。只有托育机构的各个环节、各个部门有效地组织起来，托育机构才能取得良好的成绩，才能得到家长和社会的赞誉，才能做好托育机构的安全工作。

2. 危机管理是托育机构生存的重要手段。托育机构工作属于照护服务，不属于义务教育机构的范畴，托育机构在生存和发展中难免遇到挫折或意外事件，必须进行危机管理，有效预防和制止安全事故的发生。既能获得家长认可、社会好评，也能节约因处理安全事故而支付的各项成本，托育机构就能获得长远的发展。

（三）托育机构的安全是社会稳定的重要因素

托育机构是社会的重要组成部分，而托育机构的日常工作里包含了很多方面，任一环节做得不够，任一细节上出了问题，都会使托育机构的正常运行受到影响，都有可能引发安全问题。托育机构的安全，不仅关系到婴幼儿的健康成长，也关系到家长是否能够全身心投入工作中，进而对社会稳定、有序发展产生影响。

五、托育机构危机管理中容易存在的问题

（一）托育机构危机管理意识淡薄

托育行业仍处在发展起步阶段，从业人员素质参差不齐，对危机管理的任务、对象、方法和目标，以及托育机构潜在危机等知之甚少甚至完全不知。由于危机管理意识淡薄，对危机的认识不足，因此缺乏对危机的判断能力。

（二）托育机构危机管理组织体系缺失

目前托育机构通常是在危机事件暴发或者危机事件出现后才组建临时危机处理小组，临时危机处理小组只能对危机发生过程中的事情进行处理或者对危机造成的后果进行一定的补救，其工作效率、协同配合程度远低于常规性组织，不能做到事前预防，而且对于危机的处理也难以取得预期的效果。

（三）托育机构危机管理重事后补救，轻事先预防

托育机构危机管理长期以来都是担任"消防员"的角色。"亡羊补牢"固然具有积极的意义，但托育机构安全事故一旦发生，就很可能威胁婴幼儿的生命，难以补救。许多托育机构都制定了危机处理的预案，但是这些预案多数可操作性不强，托育机构危机管理反馈机制缺乏。

（四）托育机构危机管理信息沟通不畅

这里的"信息"主要指危机发生之后的信息。很多托育机构并没有在危机管理上与各方面进行沟通，相互之间了解很少，缺乏协调配合。由于信息不能及时传递，往往会错失危机管理的有效时机，不能充分调动各方面的力量。组织力量微薄，容易扩大损失，托育机构和家长、婴幼儿、保育人员之间的相互信任也会受到影响，最终会让托育机构的声誉受损。

（五）托育机构的危机管理与安全管理未区分开来

托育机构危机管理是随着近年来托育机构危机事件频发而出现在人们视野之中的，而"托育机构安全管理"一词由来已久。一般情况下，危机管理可视为安全管理的一部分，但危机管理侧重危机事件或者危机状态，安全管理侧重说明管理的目标。

六、托育机构危机管理的特点

（一）突发性

突发性是托育机构在短时间内出乎意料地发生的，产生一定强度或广度的负面影响和损失的事件，如托育机构食物中毒事件、婴幼儿摔伤事件等。

（二）破坏性

由于托育机构危机的发生常具有"出其不意，攻其不备"的特点，不论什么性质和规模的危机，都必然不同程度地给托育机构造成影响，造成混乱和恐慌，而且由于决策的时间及信息有限，往往容易出现决策失误，从而带来不可估量的损失。

（三）潜伏性

托育机构危机从表面看是由突发事件引起的，但任何危机的发生都是因为日常危机管理中存在漏洞，才会从量变到质变。如果能将危机的苗头扼杀在萌芽状态，则会降低危机发生的可能性。例如，某托育机构，室内有两层，楼梯的边缘软包有几处已经损坏一个月，而托育机构并未引起重视，总是抱有侥幸心理。一日托小班幼儿欣欣在上楼梯时，保育人员在照顾更小的一个幼儿，欣欣自己抬脚不慎摔倒了，正好眉骨磕在楼梯边缘损坏处，造成眉骨处磕出一个伤口，流了很多血。由此案例可见，如果不能及时觉察潜伏的危机，或者觉察了危机，但视而不见，不能及时消除危机暴发的潜在因素，危机就有可能一触即发。

（四）连锁反应

危机一旦没有得到妥善解决，则会产生连锁反应，一个危机在前一个危机发生后接踵而至，造成更大损失，短时间内难以弥补，甚至导致托育机构陷入更加被动的发展局面。例如，某托育机构的孩子在托育机构内摔伤了，当时托育机构保育人员对孩子的伤做了妥善处理，对家长做了解释，但是家长仍然非常气愤。而托育机构保育人员认为已经做到了该做的工作，对家长的情绪并没有继续安抚。该家长在回家后越发不平静，把孩子的摔伤和平时她对保育人员不满之处全都在朋友圈进行了宣泄，导致托育机构的口碑受到了非常大的负面影响。

（五）传播性

所谓"好事不出门，坏事传千里"，托育机构服务的群体是家庭最宝贝的成员，危机事件很快会在机构内部、家长群体、社区居民区传播开来。随着互联网的发展，信息传播的速度更加迅速。公众也容易被信息时代的各种舆论所左右和影响，这也要求托育机构对危机事件的处理要更加及时、有效。

七、托育机构危机管理的应对措施

（一）预防是解决危机的最好办法

1. 全员树立强烈的危机意识。要将危机的预防作为日常工作的组成部分，对员工开展危机管理教育，与社会各界保持良好的关系，消除危机隐患；通过开展危机管理培训，让全员的危机意识有效提高，托育机构抵御危机的能力才能有效提升，防止危机发生。

2. 建立预防危机的预警系统。预防危机需要重点做好信息的收集与监测：一是随时收集公众对保育人员、托育机构各方面的反馈，对可能引起危机的各种因素和表象开展严密的监测；二是掌握行业信息，研究和调整机构的发展战略和经营方针；三是关注其他机构的现状，不断提升自我能力和服务品质；四是对监测到的信息开展鉴别、分类和分析，对未来可能发生的危机类型及其危害程度做出预测，并在必要时发出危机预警。

3. 建立危机管理小组，制定危机处理工作程序，明确主管领导和成员职责。这是托育机构危机管理有效开展的组织保证，不仅是处理危机时必不可少的环节，而且是顺利处理危机、协调各方面关系的组织保障。

（二）增强托育机构危机管理制度建设

有序开展各项工作制度建设是托育机构管理的重要方面，有了科学明确的规章制度，托育机构的管理才会良性循环。托育机构很多危机的发生往往是因为规章制度存在问题。很多托育机构的工作"无法可依，有法不依，执法不严，违法不究"，这里的"法"泛指托育机构的各项规章制度。建立完善的规章制度，并认真遵守，是做好危机预防工作的重要内容，如托育机构用规章制度规范和约束保育人员的言谈举止、穿着打扮、个人卫生等，就会在一定程度上控制传染病的传播，减少婴幼儿的健康安全隐患。

（三）危机来临时快速反应

危机的一个重要特点就是突发性和不确定性，很容易使人产生害怕或恐惧心理。因此，保证获取信息的及时性，第一时间了解事件情况，对处理危机公关至关重要。这要求托育机构在短暂的时间内快速做出反应，第一时间集中力量，避免危机的进一步恶化和扩大，利用最小的代价、最少的资源实现危机事件的妥善解决。尽可能地利用时间，缩短事件发生与应对之间的时间，才能够把危机发生带来的影响和损失降到最低。

危机处理的黄金时间是事情或舆论发生的 12～24 小时内。

危机处理流程与分工如下：

1. 建立处理该危机事件的管理小组并制订一个紧急行动计划，包括任务分工、时间表和关键步骤。管理小组由托育机构高层组成，其中包括机构对外发言人、事实调查人员、信息上报人员等。对外发言人一般为托育机构负责人。管理小组成立后，所有人员分工，调查小组、对外发言人、上报小组同时启动工作。

2. 核查事实：由管理小组调查人员询问当事工作人员具体情况，调取该时段的监控佐证，确切了解整个事情的原委。

3. 保留证据：将当日的监控全部拷贝下来，确保监控有效。

4. 信息上报：如果该事件情形严重或者舆论影响较大，园区应及时向主管行政部门、当地派出所上报该事件，必要时可由政府部门协助解决，更具公信力。

5. 安抚家长情绪：由托育机构负责人带领当事班级保育人员共同约谈家长，真诚沟通，舒缓家长情绪，认真倾听并记录家长的诉求。向家长明确回复诉求时间，1 小时内与小组成员确定方案并再次与家长沟通。

6. 律师介入：由律师根据整个事件给予专业意见，包括舆论应对、发言稿、家长诉求等方面。

7. 透明化还原事实。

1）召开托育机构家长委员会或家长代表会议：还原事实，得到家长支持，共同做好家长工作。

2）媒体、公共平台：如果该事件舆论散播到公共平台或媒体，由托育机构负责人统一发言。

3）托育机构所有员工：告知机构内部所有员工整个事情经过及处理方式，安抚大家情绪，维持正常工作开展。

（四）控制信息传播

危机处理的核心内容是信息传播管理。其中内部员工、家长、媒体是托育机构危机传播的主要渠道。当危机发生时，监控好舆论导向，并及时公布信息，有效引导舆论方向，防止危机事件升级。有效利用传播渠道，甚至必要时借助权威性、社会性的机构来帮助解决危机，也可使危机的负面影响降至最低。

（五）全员参与，全员防御

危急关头要想取得外部利益相关者对托育机构传达信息的认同，先要得到内部员工对这些信息的认同。内部不认同，再多的外部沟通都是无效的。与此同时，在危机出现的第一时间，管理小组要迅速根据事态的发展进行口径的统一，机构有统一的出口或者由对外发言人代表对外发布信息，其他员工不允许私自接受媒体的采访或其他的打听、探询。

（六）重视受众的想法

随着社会的不断发展，公众对话语权的诉求越来越强烈。当危机发生时，受众都有权参与与切身利益相关的决策活动。危机公关的目的不应该是转移受众的视线，而是应该告诉受众真相，表现出积极合作的态度，使他们能够参与危机管理工作。受众所关注的并不仅仅是危机所造成的破坏或是得到的补偿，他们更关心的是当事方是否在意他们的想法，并给予足够的重视。如果他们发现当事方不能做到这些，就很难给予当事方信任，化解危机也就变得更加困难。

（七）本着"以人为本"的原则，淡化危机

托育机构危机管理涉及的范围较为广泛，其产生的危害既可能涉及人员的健康安全，也可能涉及经济损失及精神伤害、名誉损失等。托育机构处理问题必须突出"人"的核心价值和首要地位。面对危机，托育机构要为婴幼儿着想、为家长着想、为员工着想。本着"以人为本"的原则处理问题，才能淡化危机，转危为安。反之，如果托育机构奉行经济利益至上的原则，则会因小失大，影响托育机构的名誉，丧失公众信任，加剧危机的发展。

（八）加强日常演练，提高危机应对能力

托育机构危机管理除了强化危机意识，还要提升内部实际应对危机的能力，行大于言。因此托育机构危机管理工作，尤其是安全性危机管理工作更加要求加强对员工及婴幼儿应对危机的各种实际技能的训练。"说一百遍，不如做一遍"，训练的最好方法就是模拟演练。很多人觉得模拟演练没有必要，而一旦事故发生，看似没有必要的演练却会挽救许多生命。在模拟的危急情境中员工各司其职，通过训练，能更好地提高应对危机的能力。例如，某托育机构在园长的指挥下，地震时400多名婴幼儿凭着以往的"逃生演习"经验迅速撤离，所有人安然无恙，创造了奇迹，这要归功于以往的日常演练。

本节小结

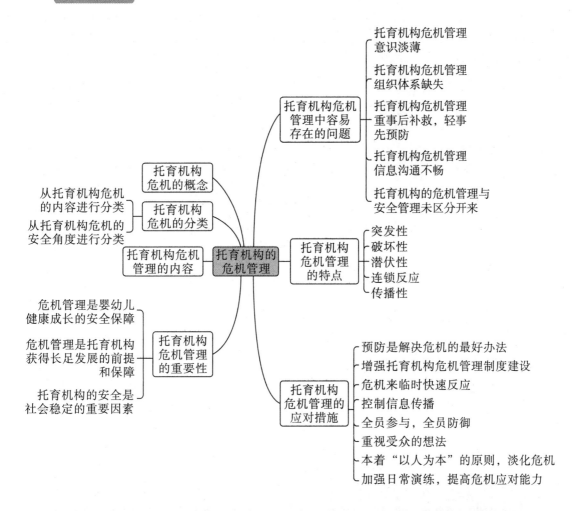

案例 17—1 思考：托育机构该如何妥善处理这场从线下蔓延到线上的公共关系危机呢？托育机构应当如何进行公共关系管理？

解析：园长致电家长当日安排保健人员到家中去探望孩子。一周后当家长再一次来托要求给出事故处理结果时，园长平心静气地与家长进行分析：几日过去孩子嘴角的肿胀已慢慢褪去，说明伤口在吸收、愈合，这是伤口恢复的一个必然过程；对于医生所说的可能，因为现在并没有成为现实，所以目前也不可能支付未发生的费用；即使有赔偿问题，也必须在有三甲医院诊断结果的基础之上，而不能只凭医生的口述；建议在随后的日子里，家长、保育人员及保健人员可共同观察孩子伤情的发展。

由于此时孩子嘴角的肿已经消下去了，另外医生说的可能性也不一定会出现，再加上保育人员和保健人员又到家中进行了探望，给孩子讲故事、做游戏，看到孩子渐渐恢复，并且和保育人员的互动也非常开心，家长的情绪慢慢平复下来。

在孩子回到托育机构的当日，班级保育人员给孩子准备了一个小小的欢迎回归的仪式，并且把孩子和小伙伴们开心互动的照片发给家长，言辞中再次向家长道歉，恳请家长的原谅。家长在看到一系列实际的关怀措施后，也主动将这些照片分享到了朋友圈里、网络上，并提到孩子已康复，其中有些误会也已经得到了解决。

当这个事件完全平息后，托育机构还将这个事件形成一个典型安全管理案例发到公众号中，主动将事件始末和自我反思公之于众，这不仅让家长看到了真实的事件，也让家长看到了托育机构的责任感和担当。

案例分析：

一个托育机构的管理者面对众多孩子及数倍于孩子总数的家长，责任重大，压力也很大。托育机构的危机种类繁多，且具有突发性、隐蔽性、关联性、规律性和不可估量性，确实不可掉以轻心。在当今"自媒体"发达的网络时代，任何一个个体、一个组织只要稍不留神，就有可能被一个突如其来的危机冲垮。这就要求托育机构管理者在进行日常管理的同时，树立危机防范意识，建立危机应对机制，防患于未然，力求将危机带来的负面影响减小到最低。因此在工作过程中注意以下几点，有助于化"危"为"机"。

一、借鉴海恩法则与墨菲定律应对危机

在危机管理的过程中，要坚持高度重视、重在预防、临危不乱、快速反应、及早处理、行胜于言的基本原则。

在安全工作领域，有个有名的"海恩法则"，它是由德国飞行员帕布斯·海恩对多起航空事故深入分析研究后得出的。海恩认为，任何严重事故都是有征兆的，每个事故征兆背后，还有三百次左右的事故苗头，以及上千个事故隐患，要消除一次严重事故，就必须敏锐而及时地发现这些事故征兆和隐患，并果断采取措施加以控制或消除。

海恩法则告诉我们，事故案件的发生看似偶然，其实是各种因素积累到一定程度的必然结果。任何重大事故都是有端倪可寻的，其发生都经过萌芽、发展、发生这样一个过程。如果每次事故的隐患或苗头都能受到重视，那么每次事故都可以避免。可见，只有平时精心，关键时才能放心；只有平时周全，关键时才能安全。所以，在日常管理工作中，应当消除问题和事故难免的消极思想，坚定可防的信心，做到平时有危机预案，危机来时有解决方案。危机来临，快速反应，及早处理，因为行胜于言是永远的真理。

在危机管理的过程中，要把握若干禁忌，不要存在侥幸心理，不要只是辩解，不要保持沉默，不要手足无措，不要逃避责任。

那么，如何在托育机构日常管理工作中有所作为呢？另一条安全规则"墨菲定律"能给我们一定的启示。墨菲定律源自一位名叫墨菲的美国上尉，他认为，"只要存在发生事故的原因，事故就一定会发生"，而且"不管其可能性多么小，总会发生，并造成最大可能的损失"。

这就告诉我们，对任何事故隐患都不能有丝毫大意，不能抱有侥幸心理，或对事故苗头和隐患遮遮掩掩，而是要注意将着力点和重心前移，在出现问题的源头上下功夫，见微知著，明察秋毫，及时发现事故征兆，消除事故隐患，防患于未然。在危机处理的过程中，托育机构管理者要注意措施得当，而且要勇于担当，不要只是辩解，更不要想尽办法为自己开脱责任。

在危机管理的过程中，要坚持兵贵神速、及时回应、稳健行事、避免模糊、及时澄清、不留遗憾的黄金法则。

危机管理的真谛在于不出现危机。但托育机构毕竟是一个婴幼儿聚集的地方，无论是孩子本身、员工群体，还是管理者自身，以及社会因素等，都可能造成危机。需要提醒的是，假如托育机构真的出了问题和危机，托育机构管理者要切记兵贵神速、及时回应，迅速拿出自己的办法，处置得越快，事件的"创伤面"就会越小。当然，在处置的过程中，要坚持深思熟虑，稳健行事，做到公开透明，并把真相告诉家长和员工，从而在危机处置的过程中争取主动。保持沉默只能加剧以讹传讹，让事情变得越发复杂。

二、树立终身学习理念，正确应对网络传播

每个人固有的知识是有限的，在知识、信息飞速发展的时代，不学则停，不学则退。科技为教育带来了更多的学习提升机会和质量提高方式，面对网络的挑战，托育机构管理者的传统思维也要转变，千万不要因忽视网络危机传播的趋势而不幸成为受害者。托育机构管理者要强化信息意识，提高信息能力，加强信息管理，认识到网络带给托育机构的不仅仅是现代化的管理，它既有利于结识合作伙伴、加强托育机构与社会的联系，它也能扩大负面信息。

（一）信息时代网络公关需正面回应

在现实社会，对于意外伤害事件或其他事件，可能在专案小组协助下，托育机构与家长达成谅解协议，事件似乎圆满解决。但在网络世界，上万条网络搜索、上万次微博转载、无法统计的朋友圈转发，这些托育机构应该如何去应对呢？首先应正面回应。

（二）坚持承担责任原则

严查事实真相，采取果断措施，控制事态发展，追究相关人员的责任。面对突发事件，作为托育机构的管理者首先想到的应该是如何及时处置问题，承担该承担的责任，而不是随意推卸责任。

（三）坚持真诚沟通原则

借助媒体与公众进行真诚沟通，最终获得广大公众的支持，还原事实真相。当突发事件发生时，在情况不明朗、信息不完整时，极易导致不同的主观猜测与种种传闻。面对网络危机，我们要恰当地选择传播渠道，进行信息公布，尽量及时、准确、全面、客观地发布有关信息。即使在危机发生初期，不能确切、全面地掌握情况，也应及时、客观地发布信息。这样做，一是保障家长的知情权，二是减少流言和谣言传播及其负面影响，避免出现不利的舆论导向。如果托育机构管理者面对媒体选择回避方式，那么托育机构的"失音"，必将导致有害信息的滋生与"发酵"。

（四）坚持速度第一原则

社会化媒体时代，危机传播是"秒速度"。所以在危机暴发时，千万"别让他人替你说话"，一旦出现信息真空，流言蜚语便会迅速堵塞各大信息渠道。第一发言便是真理，即时反馈才是网络危机公关之道。

（五）坚持权威证实原则

危机事件性质不明是谣言产生和传播的一个重要原因，必须组织权威机构给危机一个及时准确的定论。这既是做出正确决策，找到有效解决办法的根据，也有利于人们形成良好的心理接受基础，有效地抵制谣言的产生和传播。通过上级单位领导和托育专家等第三方权威机构和人员等，在台前发声，更容易获得家长和大众的信任。

案例 17-2 思考：该保育人员是否具有危机意识？托育机构应如何处理这类潜在危机？

解析：该保育人员危机意识不足。托育机构要进行一项大型活动的时候应该对于这项工作有一个早期的预案，如员工在排练的时候应该怎么做，如何分配自己的精力。托育机构应该在安排每个班的排练之前让每个班做好周密的安排，制订详细的危机管理方案，分工明确，责任到人。坚持"安全第一，预防为主"的方针。对于员工的危机意识，托育机构也应该进行及时的安全教育，每个员工都应该具备较强的危机意识，而不应该让员工怀有一种侥幸的心理。可以对每个班的保育人员进行不定期的安全意识检查，机构管理者可以不事先告诉保育人员，不定期制造一些潜在的危机，让保育人员自己去发现、自己去解决，以此来加强每个保育人员的危机意识，把危机隐患压到最低。

参考文献

[1] 李敏，区绮云，刘中勋. 托育机构组织管理导论 [M]. 北京：中国人口出版社，2022.

[2] 居延安. 公共关系学 [M]. 4 版. 上海：复旦大学出版社，2005.

[3] 莫斯. 公共关系实务 [M]. 郭惠民，陈向阳，胡敏，等译. 上海：复旦大学出版社，1996.

[4] 李普曼. 公众舆论 [M]. 阎克文，江红，译. 上海：上海人民出版社，2002.

[5] 凌晓俊，时松. 幼儿园危机的类型、特点及管理策略研究 [J]. 天津师范大学学报（基础教育版），2015，16（3）：64-67.

（李颖）

练习题

一、选择题

（一）单选题

1. 产业发展是指产业的产生、成长和进化过程，以（　　）为发展方向。

    A. 单个产业的进化过程　　　　　B. 国民经济的进化过程

    C. 产业结构变化　　　　　　　　D. 产业结构优化

2. 托育机构处于托育行业产业链的（　　）。

    A. 上游　　　　　　　　　　　　B. 中游

    C. 下游　　　　　　　　　　　　D. 其他

3. 党的十九大报告明确提出（　　），将其纳入保障和改善民生的重要内容。

    A. 幼有所托　　　　　　　　　　B. 幼有所育

    C. 老有所依　　　　　　　　　　D. 优化生育

4. 《中华人民共和国国民经济和社会发展第十四个五年规划和 2035 年远景目标纲要》首次将婴幼儿托位数纳入规划目标，要求到 2025 年每千人口拥有 3 岁以下婴幼儿托位数将从 2020 年的 1.8 个大幅提高到（　　）个。

    A. 3.5　　　　　　B. 4.5　　　　　　C. 4.8　　　　　　D. 5.4

5. 下面不属于托育产业发展面临的挑战的是（　　）。

    A. 政策支持不够　　　　　　　　B. 成本居高不下

    C. 人才供需不足　　　　　　　　D. 质量良莠不齐

6. 我国托育产业经过一系列探索，（　　）从无到有、逐步建立健全。

    A. 政策法规体系　　　　　　　　B. 标准规范体系

    C. 服务供给体系　　　　　　　　D. 以上皆是

7. 托育产业发展需要遵循的基本原则有（　　）。

    A. 政策法规为指引　　　　　　　B. 综合监管为保障

    C. 产业供给为导向　　　　　　　D. 以上皆是

8. 以下（　　）不属于托育机构公共关系的特点。

    A. 情感性　　　　　　　　　　　B. 双向性

    C. 独立性　　　　　　　　　　　D. 整体性

9. 根据托育机构与公众的内外关系，托育机构公众分为（　　）。

    A. 内部公众和外部公众　　　　　B. 塑造组织的有效形象

    C. 政府公众和媒体公众　　　　　D. 家长公众和社区公众

10. 传播沟通是托育机构与公众之间的一种双向传播活动，它不包括（　　）。
    A. 人际传播沟通
    B. 大众传播沟通
    C. 开展教育，形成家、托、社会教育合力
    D. 短视频传播

（二）多选题

1. 确定公共关系目标，应遵循的原则有（　　）。
    A. 以互惠为原则
    B. 与组织整体目标相一致
    C. 以长远为方针原则
    D. 把抽象的目标概念具体化
    E. 以创新为原则
2. 托育机构公共关系原则是（　　）。
    A. 主观性原则
    B. 客观真实原则
    C. 互利互惠原则
    D. 管理人员参与原则
    E. 开拓创新原则

二、简答题

1. 为什么托育产业发展既是家事，更是国事？
2. 怎样理解"托育的开端是规范，托育的尽头是专业"？
3. 托育服务需求持续释放，如何解决行业人才短缺问题？
4. 浅析政策法规对托育产业发展的意义。
5. 怎么理解托育产业发展需要以综合监管为保障，作为从业者应该怎样强化自律监管？
6. 托育机构公共关系的内容包含哪些？
7. 简述托育机构与社区公共关系共建的意义。
8. 简述托育机构危机管理的特点。
9. 简述托育机构应对危机的措施。
10. 作为托育机构的从业者，从自身发展的角度简述如何参与到托育产业发展，顺应时代与产业发展的需求。
11. 托育机构公共关系的目标是什么？各目标之间的区别是什么？
12. 结合实际，简述托育机构与社区共建可以展开的活动。（至少举例 5 种或以上）

扫码查看参考答案

第五篇

精选案例

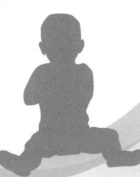

第十八章　托育服务法律、权利与义务

　　婴幼儿照护服务系国家、社会、市场主体为保障0～3岁婴幼儿健康成长而提供的一系列服务活动，关系到儿童福祉、家庭发展及人口素质等众多社会发展问题。国务院办公厅2019年颁布的《国务院办公厅关于促进3岁以下婴幼儿照护服务发展的指导意见》明确提出了构建政策法规体系、标准规范体系和服务供给体系的发展任务。党的十九届四中全会决定更是明确将"幼有所育"与健全国家基本公共服务制度体系结合起来，国家政策和制度的发展解决了"婴幼儿照护服务"长期以来面临的制度空白问题，也对"婴幼儿照护服务"提出了新要求，所以进行托育机构人员法律法规培训势在必行，也有助于实现婴幼儿照护服务的健康可持续发展。

一、托育服务的法律法规体系

　　托育服务法律法规体系是指为规范我国0～3岁婴幼儿照护服务事业发展，由全部现行法律、行政法规、各类规章、政策组成的统一整体。托育服务法律法规体系应包括《中华人民共和国宪法》（以下简称《宪法》）中有关托育服务的条款、《中华人民共和国人口与计划生育法》（以下简称《人口与计划生育法》）中有关托育服务的条款、现行的托育服务法律、国务院有关托育服务的行政法规或文件、地方政府发布的各类托育服务相关地方性法规及规范性文件等。托育服务法律法规体系应当是集法律法规实施体系、监督体系、保障体系等内容的多位一体的制度体系。我国托育服务的法律渊源按照中国特色社会主义法律体系的层次可分为以下几类。

　　（一）《宪法》

　　《宪法》是国家的根本法，在中国特色社会主义法律体系中具有最高的法律效力，一切法律、行政法规、地方性法规的制定都必须以《宪法》为依据，遵循《宪法》的基本原则，不得与《宪法》相抵触。

　　《宪法》规定的婴幼儿享有的合法权利包括生存权、受保护权、人身自由权、人格尊严权等，国家、社会、学校、托育机构和家庭都应当帮助未成年人，特别是婴幼儿维护其合法权益。比如《宪法》第四十六条规定："国家培养青年、少年、儿童在品德、智力、体质等方面全面发展。"第四十九条规定："婚姻、家庭、母亲和儿童受国家的保护。"

　　（二）法律

　　法律是中国特色社会主义法律体系的主干。法律分为基本法律和一般法律（非基本法律、专门法）两类。基本法律是由全国人民代表大会制定的调整国家和社会生活中带有普遍性的社会关系的规范性法律文件的统称，如《中华人民共和国刑法》及有关国家机构的组织法等法律。一般法律是由全国人民代表大会常务委员会制定的调整国家和社会生活中某种具体社会关系或其中某一方面内容的规范性文件的统称。其调整范围较基本法律小，内容较具体，如《中华人民共和国商标法》等。

婴幼儿的养育对家庭、民族乃至国家的未来都至关重要。我国婴幼儿权利保护在相关法律中得到了的高度关注，使婴幼儿的权利更好地受到保护。在托育服务行业中，目前我国还没有针对该行业设有专门的法律，在我国法律法规体系中，托育服务行业适用的法律主要有《中华人民共和国民法典》《中华人民共和国刑法》《中华人民共和国治安管理处罚法》《中华人民共和国未成年人保护法》《中华人民共和国预防未成年人犯罪法》《人口与计划生育法》等。比如在对托育服务发展的要求方面，2021 年 8 月 20 日施行的《人口与计划生育法》第二十八条规定："县级以上各级人民政府综合采取规划、土地、住房、财政、金融、人才等措施，推动建立普惠托育服务体系，提高婴幼儿家庭获得服务的可及性和公平性。"国家鼓励和引导社会力量兴办托育机构，支持幼儿园和机关、企业事业单位、社区提供托育服务。在规定托育机构应承担法律责任方面，2021 年 6 月 1 日起施行的《中华人民共和国未成年人保护法》做出了相关的规定，其中第三条指出："国家保障未成年人的生存权、发展权、受保护权、参与权等权利。"第四十一条指出："婴幼儿照护服务机构、早期教育服务机构、校外培训机构、校外托管机构等应当参照本章有关规定，根据不同年龄阶段未成年人的成长特点和规律，做好未成年人保护工作。"

（三）行政法规

行政法规是中国特色社会主义法律法规体系的一个重要组成部分。行政法规是指最高国家行政机关即国务院依据《宪法》和法律，在其职权范围内所制定和发布的规范性文件。其法律地位和效力仅次于《宪法》和法律，其内容较为广泛，数量居多，如《幼儿园管理条例》《幼儿园工作规程》《幼儿园教育指导纲要（试行）》。

（四）地方性法规

地方性法规是中国特色社会主义法律法规体系的又一重要组成部分。根据《宪法》和法律，省、自治区、直辖市和较大的市的人大及其常委会可以制定地方性法规。地方性法规在中国特色社会主义法律法规体系中同样具有重要地位，是对法律、行政法规的细化和补充，是国家立法的延伸和完善。如《黑龙江省养老托育服务业发展专项行动方案（2022—2026年）》提到："推动市级及以上政府建设承担指导功能的示范性、综合性托育服务综合指导中心，设置一定规模的托位，并提供托育从业人员培训、托育机构管理咨询、托育产品研发和创新设计、家庭养育指导及婴幼儿早期发展等服务，辐射带动区域内托育服务能力整体提升。"《四川省人民代表大会常务委员会关于加快推进普惠托育服务体系建设的决定》共二十条，主要包括健全工作机制、推进多元办托、提升服务质量、加强投入保障、强化监督管理等内容，重点聚焦质量有保障、价格可承受、方便可及的普惠托育服务体系建设。其中，在推进多元托育服务供给方面，《四川省人民代表大会常务委员会关于加快推进普惠托育服务体系建设的决定》明确，要统筹育幼服务资源配置，鼓励和支持有条件的幼儿园开设托育班；支持新建、改建、扩建一批社区普惠托育服务机构和设施；鼓励和支持社会力量提供普惠托育服务，鼓励和支持机关、企事业单位、产业园区等办托；科学规划、合理布局农村地区普惠托育服务体系。在投入保障方面，明确县级以上地方人民政府应当建立投入保障机制，鼓励和支持有条件的地区将普惠托育服务纳入基本公共服务；将采取建设补助、运营补助、专项奖补、购买服务、发放消费券等方式，对提供普惠托育服务的机构和婴幼儿家庭予以补助；落实社区托育服务税费优惠政策，托育服务机构使用水、电、燃气按照居民生活类价格执行；明确普惠托育的收费标准实行政府指导价并动态调整。

（五）规章

国务院各部、委员会、中国人民银行、审计署和具有行政管理职能的直属机构，以及省、自治区、直辖市人民政府和较大的市的人民政府所制定的规范性文件称规章。内容限于执行法律、行政法规、地方性法规的规定，以及相关的具体行政管理事项。

近年来，为了促进托育行业发展，我国颁布了多项关于支持、鼓励、规范托育行业的相关政策，2022年国务院办公厅发布的《国务院办公厅关于印发"十四五"国民健康规划的通知》提出加快发展医疗责任险、医疗意外保险，鼓励保险机构开发托育机构责任险和运营相关保险；《国家卫生健康委关于印发健康儿童行动提升计划（2021—2025年）的通知》指出："建立健全高危儿转诊服务网络和机制，规范高危儿管理。加强对幼儿园、托育机构卫生保健业务指导。"

我国重视保障特殊群体的权益，以上各项政策逐步填补了法律法规的空白，在保护特殊群体权益方面形成了较为完备的制度，对于保护特殊群体合法权益、维护社会公平正义，发挥了重要作用。

二、托育服务法律、权利与义务的内容及案例精选

托育服务法律法规体系学习及培训目的在于有效指导和促进托育管理人员在托育服务实践中依法规范管理，知悉并重视保障托育服务活动中不同主体的合法权益，严格履行法律义务，保障个人权利，促进托育服务事业的健康和可持续发展。

（一）婴幼儿受保护和教育权益

婴幼儿作为无行为能力的未成年人，《中华人民共和国民法典》和《中华人民共和国未成年人保护法》等均对保障其人身安全和精神健康做出了规定，即父母对未成年子女负有抚养、教育和保护的义务，未成年人的监护人应当依法履行监护职责，保护被监护人的人身权利和财产权利以及其他合法权益不受侵犯。监护人有严重损害被监护人身心健康行为的，人民法院可依法撤销其监护人资格。《中华人民共和国未成年人保护法》给予未成年人特殊、优先保护，要求未成年人的父母或者其他监护人依法对未成年人承担监护职责，不得虐待、遗弃、非法送养未成年人或者对其实施家庭暴力；同时明确了任何组织或个人对不利于未成年人身心健康或者侵犯其合法权益的情形进行劝阻、制止或向公安、民政、教育等有关部门进行检举、控告的权利。未成年人的父母或者其他监护人不能完全履行监护职责的，应当委托具有照护能力的完全民事行为能力人代为履行。曾实施性侵害、虐待、遗弃、拐卖、暴力伤害等违法犯罪行为或者有吸毒、酗酒、赌博等恶习的，不得作

为被委托人。

托育机构的从业人员对于被照护的婴幼儿实施暴力性行为的，我国法律采取"零容忍"态度，依法进行严厉打击，《中华人民共和国刑法修正案（九）》增设了虐待被监护、看护人罪，严厉惩处负有监护、看护职责者虐待所看护、监护对象情节恶劣的行为，进一步强化了对未成年人等弱势群体的立法保护。《中华人民共和国刑法修正案（九）》还新增了从业禁止的规定，对于违背职业要求的特定义务、虐待未成年被看护人的犯罪人，可以禁止其在一定期限内从事相关职业，这对于剥夺犯罪能力、有效预防再犯罪具有重要作用。这种行为还违反了照护机构与被照护人之间的服务合同约定，应依法承担民事责任；同时，对被照护的婴幼儿实施暴力，系殴打他人、故意伤害他人身体的行为，依据《中华人民共和国治安管理处罚法》第四十三条规定应处 10 日以上 15 日以下拘留，并处 500 元以上 1000 元以下罚款；《中华人民共和国反家庭暴力法》第三十七条规定，家庭成员以外共同生活的人之间实施的暴力行为，参照本法规定执行。如果情节严重，构成犯罪的，依法追究刑事责任。

婴幼儿健康成长关系到家庭的幸福和国家的未来，托育机构应加强对从业人员的日常监管和培训，对危害婴幼儿身心健康的行为"零容忍"，预防和杜绝危害婴幼儿行为的发生，为婴幼儿的成长提供良好的家庭和社会环境。

案例 18-1　虐待被看护人案

【案例基本情况】2020 年 9 月，不具备保育人员从业资格的马某应聘到某托育机构任保育人员。2021 年 4 月 18 日下午上课期间，马某在机构教室内，以婴幼儿不听话为由，对多名婴幼儿实施针扎手心、手背等部位的恶劣行为。经鉴定，多名婴幼儿的损伤虽均不构成刑法意义上的轻微伤，但造成婴幼儿不同程度的体表皮肤损伤，且确系由尖端物体扎刺所致。当日被害婴幼儿家长报警，公安机关次日对马某采取刑事拘留。

【处罚结果】法院认为，作为婴幼儿照护人员，被告人马某故意实施针刺行为虐待数名婴幼儿，情节恶劣，构成虐待被看护人罪。依法判处有期徒刑二年；禁止五年内从事未成年人教育工作。同时，法院对该县教育局发出司法建议。

【法律法规依据】《中华人民共和国刑法》第二百六十条之一："对未成年人、老年人、患病的人、残疾人等负有监护、看护职责的人虐待被监护、看护的人，情节恶劣的，处三年以下有期徒刑或者拘役。"

【社会意义】近年来，托育机构保育人员、幼儿园保育人员等看护、照护人员以各种手段、方式虐待被看护人，严重侵害其合法权益的事件时有发生，引起社会各界的高度关注。本案中，马某针扎数名婴幼儿的行为虽未达到故意伤害罪的法定标准，但其严重侵害了多名婴幼儿的身心健康，在社会上产生恶劣影响。

法院的严厉判决体现了国家司法机关对虐童行为"零容忍"的坚定态度，对托育机构及其员工起到了较好的警示作用，有利于敦促托育从业人员依法履行看护、照护职责，促进托育机构依法管理、规范管理，切实保障其服务的婴幼儿群体的合法权益。

案例 18-2　健康权纠纷案（一）

【案例基本情况】小强在某托育机构入托，在一日下午，因小强尿湿了裤子，保育人员张某某将小强裤子褪至膝盖处，用吹风机对着尿湿的内裤加热，导致小强下肢被热风烫伤。事故发生后，该托育机构将小强送往卫生院检查伤情，后转至上级医院住院治疗9日。出院诊断：双下肢热风烫伤6%（Ⅱ度）。经鉴定：小强的皮肤损伤。建议给予后期双下肢整形治疗费的大概支出；伤后护理期为60日，营养期为60日。小强家人索赔剩余损失未果，提起诉讼。

【处罚结果】某市中级人民法院判决：某托育机构赔付小强因本案事故遭受的全部损失。

【法律法规依据】《中华人民共和国民法典》第三条、第一千零四条、第一千一百六十五条、第一千一百七十九条、第一千一百八十三条、第一千一百九十一条，《最高人民法院关于审理人身损害赔偿案件适用法律若干问题的解释》第六条、第八条、第九条、第十条、第二十二条、第二十三条，《最高人民法院关于确定民事侵权精神损害赔偿责任若干问题的解释》第一条、第五条之规定。

【社会意义】小强系无民事行为能力人，在某托育机构送托期间，某托育机构对其负有照护、管理、保护义务，该托育机构管理缺位，未尽到保护义务，致使小强在托期间被保育人员烫伤，该托育机构应当承担侵权责任。

托育机构保育人员因操作不当导致婴幼儿被烫伤的后果，实在令人惋惜，托育机构应对保育人员的侵权行为对外承担赔偿责任。要想避免同类悲剧的发生，托育机构管理人员要切实担负起监督管理责任，加强机构内人员的责任心、行为准则教育与规范性培训。

（二）托育从业人员的权利与义务

在权利方面，托育机构从业人员享有获得工资报酬权、民主管理权和进修培训权等。而且，由于婴幼儿照护相关学科在我国的发展尚不充分，因此，有必要大力扶持该学科的建设、学术研究和教学实践，帮助托育从业人员丰富专业知识，提升专业技能。另外，托育从业人员同样有获得救济的权利。托育机构从业人员以女性为主，当合法权益受到侵害时，可寻求多种途径维护自身权利，如申请调解、申请仲裁、向妇女组织投诉、向教育部门申诉或直接提起诉讼等。在托育从业人员义务方面，因托育服务事关婴幼儿健康成长，事关千家万户，要严格按照《托育从业人员职业行为准则（试行）》中规定的相关义务执行，建设一支品德高尚、富有爱心、敬业奉献、素质优良的托育服务队伍，进一步增强托育从业人员的责任感、使命感和荣誉感，规范职业行为。

案例 18-3 托育机构意外伤害案

【案例基本情况】2020年4月19日，陈某某在托育机构玩耍时，被同学郁某某撞倒，陈某某面部磕在墙壁上，致门牙折断。陈某某被送至医院治疗，支出医疗费220.8元。随后，陈某某监护人将托育机构、郁某某及其父母告上法庭。

【处罚结果】法院经审理认为，原告陈某某及被告郁某某均系无民事行为能力人。原告牙齿损坏系被告郁某某撞倒所致，被告郁某某的父母作为监护人依法应对原告的损失承担赔偿责任。托育机构在对婴幼儿的安全教育方面尽到了一定职责，但在婴幼儿活动的管理上，未能完全尽到自己的职责，应当对原告的损失承担相应的民事责任。

【法律法规依据】《中华人民共和国民法典》第一千一百九十九条："无民事行为能力人在幼儿园、学校或者其他教育机构学习、生活期间受到人身损害的，幼儿园、学校或者其他教育机构应当承担侵权责任；但是，能够证明尽到教育、管理职责的，不承担侵权责任。"

《中华人民共和国民法典》第一千二百零一条："无民事行为能力人或者限制民事行为能力人在幼儿园、学校或者其他教育机构学习、生活期间，受到幼儿园、学校或者其他教育机构以外的第三人人身损害的，由第三人承担侵权责任；幼儿园、学校或者其他教育机构未尽到管理职责的，承担相应的补充责任。幼儿园、学校或者其他教育机构承担补充责任后，可以向第三人追偿。"

【社会意义】 预防和减少托育机构伤害案件的发生，需要托育机构、家长和婴幼儿三方面的共同努力。作为托育机构，应建立健全安保制度，加强对从业人员的规范管理，加大安全意识和行为的教育，定期对托育机构设备、设施和场地进行安全检查，组织大型活动要严密严谨，尽最大努力消除不安全因素，健全托育机构处理紧急情况的预案，在托育机构发生意外伤害时及时处理并第一时间联系家长。作为家长，一方面要主动地与托育机构经常地保持联系，沟通婴幼儿的日常行为；另一方面也要加大对婴幼儿的安全意识和行为教育。

案例 18-4 健康权纠纷案（二）

【案例基本情况】 王甲和王乙分别为 2 岁、2 岁半的婴幼儿，同时进入由本村人王丙经营的托育机构。该机构未经卫生健康行政部门审批，王丙亦无从事婴幼儿教育的资格。王甲和王乙在托育机构玩耍过程中，王乙用小板凳将王甲砸成重伤，王甲父母为此支出医疗费 14 万余元。经鉴定，王甲构成四级伤残。

【处罚结果】 法院判决王乙的监护人赔偿王甲损失 9 万余元，托育机构的经营者王丙赔偿 15 万余元。

【法律法规依据】《人口与计划生育法》第二十八条："托育机构的设置和服务应当符合托育服务相关标准和规范。托育机构应当向县级人民政府卫生健康主管部门备案。"第四十一条："托育机构违反托育服务相关标准和规范的，由卫生健康主管部门责令改正，给予警告；拒不改正的，处五千元以上五万元以下的罚款；情节严重的，责令停止托育服务，并处五万元以上十万元以下的罚款。"

【社会意义】 婴幼儿心智尚处在启蒙阶段，只有对其保育、照顾付出更多的精力，才能确保其身心健康发展。但个别私自设立的农村托育机构未经卫生健康行政部门审批，硬件不合规范要求，缺乏相关专业人员，未建立安全制度，粗放式的管理给婴幼儿安全带来很大隐患。本案中，王丙没有专业从业资格却开办托育机构，没有尽到管理职责，对婴幼儿在玩耍中受到损伤责任较大，法院责令其承担主要民事赔偿责任。王乙虽然直接造成王甲损害，但因其系无民事行为能力人，对自己的行为没有相应的认识和控制能力，不能独立承担民事赔偿责任，故法院判决其监护人承担次要民事赔偿责任。

案例 18-5 侵害著作权案

【案例基本情况】 某托育机构将其托管的婴幼儿创作的绘画作品出版并进行公开发售，其中 6 幅作品为该托育机构看护的幼儿甲所作。幼儿甲的妈妈认为该托育机构应支付稿酬。该托育机构园长认为幼儿甲仅 2 岁不享有著作权，且幼儿甲所创作作品是在保育人员辅导下完成，托育机构理应为著作权人。

【处罚结果】 法院认为不具备完全行为能力并非作者依法取得著作权的法定条件，该托育机构的行为显然已侵害了幼儿甲的著作权，要求该托育机构支付稿酬。

【法律法规依据】《中华人民共和国著作权法》第二条："中国公民、法人或者非法人组织的作品，不论是否发表，依照本法享有著作权。"

第十一条："著作权属于作者，本法另有规定的除外。创作作品的自然人是作者。"

第十四条："两人以上合作创作的作品，著作权由合作作者共同享有。没有参加创作的人，不能成为合作作者。

"合作作品的著作权由合作作者通过协商一致行使；不能协商一致，又无正当理由的，任何一方不得阻止他方行使除转让、许可他人专有使用、出质以外的其他权利，但是所得收益应当合理分配给所有合作作者。

"合作作品可以分割使用的，作者对各自创作的部分可以单独享有著作权，但行使著作权时不得侵犯合作作品整体的著作权。"

【社会意义】本案中某托育机构园长的说法没有任何法律依据，其行为显然已侵害了幼儿甲的著作权。著作权系指自然人、法人或其他组织对其创作的文学、艺术和科学作品享有的财产、精神权利之总称。精神权利或称人身权利，包括发表权、署名权、修改权及保护作品完整权等，财产权则包括复制权、发行权等。《中华人民共和国著作权法》明确规定创作作品的自然人系作者。不具备完全行为能力并非作者依法取得著作权的法定条件。另外，某托育机构对幼儿甲的辅导是在履行养育照护义务，其无权取得幼儿甲依法享有的著作权。需提示说明的是，若该机构保育人员参与了该6份作品的创作，则有权依据《中华人民共和国著作权法》第十四条"两人以上合作创作的作品，著作权由合作作者共同享有"的规定，作为合作作者与幼儿甲共同享有该作品的著作权。

案例18-6　侵害肖像权案

【案例基本情况】某托育机构将其拍摄的被看护人小花的照片销售给某儿童玩具生产商，该生产商将其作为形象照进行玩具形象宣传。小花监护人认为该托育机构侵害了小花的肖像权，但该托育机构则主张该照片为机构所创作，其使用自己创作作品的行为不构成侵权。

【处罚结果】法院认为该案构成肖像权侵权，要求该托育机构承担赔偿责任。

【法律法规依据】《中华人民共和国民法典》第一千零一十八条："自然人享有肖像权，有权依法制作、使用、公开或者许可他人使用自己的肖像。

肖像是通过影像、雕塑、绘画等方式在一定载体上所反映的特定自然人可以被识别的外部形象。"

《中华人民共和国民法典》第一千零一十九条："任何组织或者个人不得以丑化、污损，或者利用信息技术手段伪造等方式侵害他人的肖像权。未经肖像权人同意，不得制作、使用、公开肖像权人的肖像，但是法律另有规定的除外。

未经肖像权人同意，肖像作品权利人不得以发表、复制、发行、出租、展览等方式使用或者公开肖像权人的肖像。"

【社会意义】某托育机构将其拍摄的小花的照片销售给生产商的行为构成肖像权侵权。肖像权是公民人格权之重要内容，是自然人对其肖像在制作和使用上所享有的专属和排他的权利，包括制作专有权及使用专有权。

婴幼儿的肖像权由其监护人代为行使，该托育机构并非婴幼儿监护人，未经婴幼儿监护人同意不得使用婴幼儿肖像。其未经小花监护人同意而擅自销售小花的照片，主观上具有过错，客观上给小花造成了侵权损害，且其行为与侵权后果存在因果关系，因此，构成肖像权侵权。

案例 18-7　侵害隐私权案

【案例基本情况】幼儿小 A 因其父被捕入狱而性格偏执，为便于托育机构了解情况和加强教育，其母告知了保育人员小 A 父亲的情况。保育人员知悉情况后，非常讨厌常常打人的小 A，甚至进行冷嘲热讽，并将小 A 父亲之事告知小 A 同学，导致其被疏离、孤立，被认为是大坏蛋。小 A 因此变得更为孤僻，甚至罹患严重心理疾病。

【处罚结果】本案中，小 A 父亲入狱是其不愿被外界知道的隐私，而保育人员故意向其他同学披露小 A 隐私，主观上具有过错，正是其侵权行为导致小 A 受到严重心理损害，二者之间存在直接因果关系，故该保育人员行为构成对小 A 的隐私权的侵犯，应承担侵权责任。

【法律法规依据】《中华人民共和国民法典》第一千零三十二条："自然人享有隐私权。任何组织或者个人不得以刺探、侵扰、泄露、公开等方式侵害他人的隐私权。

隐私是自然人的私人生活安宁和不愿为他人知晓的私密空间、私密活动、私密信息。"

第一千零三十三条："除法律另有规定或者权利人明确同意外，任何组织或者个人不得实施下列行为：

（一）以电话、短信、即时通讯工具、电子邮件、传单等方式侵扰他人的私人生活安宁；

（二）进入、拍摄、窥视他人的住宅、宾馆房间等私密空间；

（三）拍摄、窥视、窃听、公开他人的私密活动；

（四）拍摄、窥视他人身体的私密部位；

（五）处理他人的私密信息；

（六）以其他方式侵害他人的隐私权。"

《中华人民共和国未成年人保护法》第四条："保护未成年人，应当坚持最有利于未成年人的原则。处理涉及未成年人事项，应当符合下列要求：

（一）给予未成年人特殊、优先保护；

（二）尊重未成年人人格尊严；

（三）保护未成年人隐私权和个人信息；

（四）适应未成年人身心健康发展的规律和特点；

（五）听取未成年人的意见；

（六）保护与教育相结合。"

【社会意义】该保育人员的行为严重侵害了小 A 的隐私权。隐私权是人格权的重要内容，《中华人民共和国民法典》明确规定"自然人享有隐私权"，这里的"自然人"当然不仅限于成年人，也包括婴幼儿等未成年主体。《中华人民共和国民法典》还规定"任何组织、个人均不能以公开、泄露或其他任何方式侵害自然人的隐私权"。《中华人民共和国未成年人保护法》亦规定"任何组织、个人不得披露未成年人个人隐私"。

案例 18-8　托育机构保育人员维权

【案例基本情况】某日 9 时许，某县公安局 A 分局接到报警称该县某托育机构员工小王被一婴幼儿监护人许某殴打，许某怀疑小王逼迫婴幼儿吃吐出的饭菜。民警依法询问许某，并向受害人小王了解事情原委后，协助小王进行检查治疗。

【处罚结果】A 分局查明案件事实后，认定许某无正当理由殴打托育机构员工小王构成行政违法行为，依法对其采取行政拘留措施。

【法律法规依据】《中华人民共和国治安管理处罚法》第四十三条："殴打他人的，或者故意伤害他人身体的，处五日以上十日以下拘留，并处二百元以上五百元以下罚款；情节较轻的，处五日以下拘留或者五百元以下罚款。

有下列情形之一的，处十日以上十五日以下拘留，并处五百元以上一千元以下罚款：

（一）结伙殴打、伤害他人的；

（二）殴打、伤害残疾人、孕妇、不满十四周岁的人或者六十周岁以上的人的；

（三）多次殴打、伤害他人或者一次殴打、伤害多人的。"

【社会意义】该案引起了社会各界对托育主体之间关系的高度关注，这一校园暴力事件暴露了当下托育机构员工与婴幼儿监护人关系的紧张与矛盾。究其原因，一方面，由于婴幼儿欠缺自我保护意识及能力，保育人员肩负着保护其生命安全的重大责任，同时还需兼顾协调其与监护人的关系，承受的压力较大；另一方面，部分婴幼儿监护人对保育人员及其工作存在错误认知，认为婴幼儿在托育机构出事或发生的问题就是保育人员所致，进而责难甚至殴打保育人员，通过暴力行径发泄或进行打击报复，托育机构往往不愿事态扩大，采取息事宁人的态度，在未查明事实真相的情形下要求保育人员赔礼道歉甚至对保育人员采取机构内部的惩罚措施，助长部分不理智婴幼儿监护人的错误认知和暴力行为的同时，也易导致保育人员与婴幼儿监护人原本紧张的关系雪上加霜。

保护托育从业人员合法权益，对于婴幼儿监护人殴打保育人员的行为，若经公安机关法医鉴定，保育人员所受伤害已达到轻伤或以上的，则婴幼儿监护人的行为已触犯《中华人民共和国刑法》规定，司法机关可追究其刑事责任。若对保育人员的伤害尚未造成轻伤，也应由公安机关根据《中华人民共和国治安管理处罚法》的规定对婴幼儿监护人处以行政处罚。同时，婴幼儿监护人对保育人员进行殴打致伤，实际上已侵犯了保育人员的生命健康权，保育人员也可根据《中华人民共和国民法典》的规定，要求婴幼儿监护人给予赔偿及赔礼道歉。

对于保育人员而言，应提高自身安全防范意识与防范能力，在面对不理智的监护人时，尤其是可能出现暴力行为时，应避免与其产生正面冲突，并在第一时间寻求托育机构帮助，或进行报警处理，由公安机关介入处理纠纷。保育人员应加强自身法律意识，应当明白其与监护人均为平等主体，享有同等法律权利，其人身权利不应受到非法侵害，保育人员也应注重证据保留，为采取法律途径维护自身合法权益提供证据支撑，进而通过向公安机关提出控告、提起诉讼等多种途径合法追究侵权人的法律责任。

（张少毅　胡怡苹）

第十九章 托育机构文档管理经验分享

托育机构管理是将婴幼儿的发展、家庭的需求、机构的运作和社会对托育机构的要求结合起来实施以保障机构可持续运营。托育机构的管理规范是保障婴幼儿享有安全温馨在托环境的重要前提，能够最大限度地确保婴幼儿的安全和健康，也是托育机构被家长和社会认可的关键所在。

托育机构文档是管理的重要载体，也是托育机构管理水平的体现。

案例 19-1　慌乱的突击检查

卫生健康部门突击检查某托育机构卫生保健制度执行情况。机构保健人员近期忙于培训，各岗位提交的报表尚未来得及整理，都散乱地摆在保健室办公桌上。保健人员按要求从桌上找出消毒记录表，但清点后发现表未收齐，厨房和部分班级消毒记录表未上交。保健人员立即赶往厨房、班级收集。

等候多时的检查人员提出先检查既往的消毒记录表，但陪同的员工不清楚消毒记录表存放位置，寻找无果后，只能等待保健人员返回。汗流浃背的保健人员一返回保健室，立即递交刚到手来不及检查的班级、厨房消毒记录表，又取出各部门档案盒抽取既往消毒记录表。

整个检查过程慌乱不堪，检查结果可想而知。望着乱七八糟的桌面和检查人员离开的背影，保健人员不敢松懈，她还要将所有消毒记录表逐一装盒以备下次检查，而此时预定的厨房巡查时间已到……

案例 19-1 思考：

1. 监管部门检查频次高、项目多，托育机构怎样做到随来随检、从容应对？

2. 制度报表繁多，为"上级"准备的文档无实战价值却加大工作量怎么办？

3. 档案管理思路不清，电子、纸质、填表人、存档人、存档位置、存档周期、单双面打印、保密兼顾查阅，如何面面俱到？

4. 事前制度文件不规范、事中报表缺失，事后工作质量如何把控？

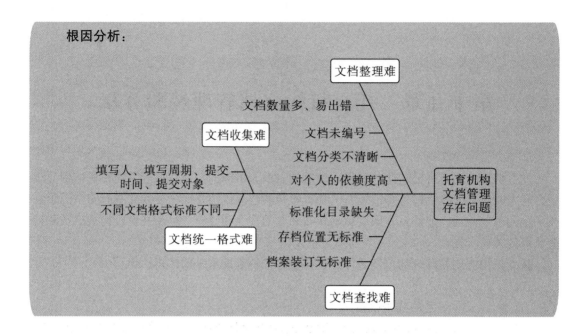

根因分析：

一、明确定义

文件：指规章、制度类的规范性文档，也包括表格类型的规范性文档。

报表：指需要定期填写、上交的以表格内容为主的文档。

文档：文件与报表的统称，所有文档存档时间应在 3 年及以上。

二、建立标准化目录

为了提高工作效率，方便文件的查找和管理，托育机构应对运行需要的所有文件都建立标准化目录。制定标准化目录应遵循以下原则。

（一）满足政策规范要求

应根据相关政策规范要求建立基本文件。这类文件在政策规范中会有方向性的标题，内容需根据机构的实际情况自行制定才能落地执行，盲目照抄就会演变成应付上级、无实战价值可言的摆设。同时，相关文件会随着机构的发展不断进行修订。

需要整理和填写的报表则可能会在政策规范中提供模板，虽然为了方便填写往往会根据填报周期、婴幼儿人数等进行报表内容的调整、设计，但报表项目必须涵盖模板中的项目。

（二）满足机构管理需求

应满足机构管理需求，建立内部文档。这类文档建立时应充分考虑相关政策规范要求、已建立的基本文件与报表内容，尽量将相同内容的文档合并，相近内容的文档归类，避免内容重复，加重文档管理的负担。

（三）纸质存档据需而定

所有文档均应有电子版存档，是否需要纸质存档根据管理使用中的具体情况及是否有迎检需要（迎检需要纸质文档）来确定。

（四）根据报表内容确定装订周期

纸质存档的报表根据内容是否需要跨年记录来确定学年装订（如会议记录）或不定期装订（如员工沟通记录）。两种装订封面用颜色区分，以减少装订失误并提高装订存档人员效率，封面上注明年、学期、分类编号、存档人、文档名等关键信息。

（五）重要信息需要备注

文档后备注该文档是否进入员工手册、内容确认人、表格填写人、填写时间、上交存档时间、纸质存档负责人、存档形式（纸质/电子）。

标准化目录例表（局部）见表 19-1。

表 19-1 标准化目录例表（局部）

一级分类	二级分类	三级分类	分类	序号	文档名称
园务	报表	营销	园务｜表 A－营销	1	家长意见调查表
园务	报表	营销	园务｜表 A－营销	2	月营销计划、总结表
园务	报表	园务管理	园务｜表 Ba－园务管理	1	每日园务值班巡查表
园务	报表	园务管理	园务｜表 Ba－园务管理	2	月员工绩效记录表
园务	报表	园务管理	园务｜表 Ba－园务管理	3	学期园务工作计划
园务	报表	园务管理	园务｜表 Ba－园务管理	4	学期园务工作总结
园务	报表	会议/员工沟通	园务｜表 Bb－会议/员工沟通	1	年终全员会、学期全员会、其他会议记录表
园务	报表	会议/员工沟通	园务｜表 Bb－会议/员工沟通	2	月安全卫生全员会会议记录表
园务	报表	会议/员工沟通	园务｜表 Bb－会议/员工沟通	3	园务周会会议记录表
园务	报表	会议/员工沟通	园务｜表 Bb－会议/员工沟通	4	教务周会会议记录表
园务	报表	会议/员工沟通	园务｜表 Bb－会议/员工沟通	5	班务周会会议记录表
园务	报表	会议/员工沟通	园务｜表 Bb－会议/员工沟通	6	总务周会会议记录表
园务	报表	会议/员工沟通	园务｜表 Bb－会议/员工沟通	7	园务部员工沟通记录表
园务	报表	会议/员工沟通	园务｜表 Bb－会议/员工沟通	8	教务部员工沟通记录表
园务	报表	会议/员工沟通	园务｜表 Bb－会议/员工沟通	9	总务部员工沟通记录表

一级分类	二级分类	三级分类	分类	序号	文档名称
园务	报表	教务管理	园务｜表C－教务管理	1	期末教学目标考核
园务	报表	教务管理	园务｜表C－教务管理	2	期末个人考核成绩汇总表
园务	报表	教务管理	园务｜表C－教务管理	3	一周生活
园务	报表	教务管理	园务｜表C－教务管理	4	学期教研计划
园务	报表	教务管理	园务｜表C－教务管理	5	学期教务工作计划＋学期教务行事历
园务	报表	教务管理	园务｜表C－教务管理	6	学期教务工作总结
园务	报表	教务管理	园务｜表C－教务管理	7	学期活动计划
园务	报表	总务管理	园务｜表D－总务管理	1	周园务安全检（抽）查记录表
园务	报表	总务管理	园务｜表D－总务管理	2	学期总务工作计划
园务	报表	总务管理	园务｜表D－总务管理	3	学期总务、保健工作总结
园务	文件	营销	园务｜文件A－营销	1	招生奖励政策
园务	文件	营销	园务｜文件A－营销	2	销售政策
园务	文件	奖惩	园务｜文件Ba－奖惩	1	考勤考核
园务	文件	奖惩	园务｜文件Ba－奖惩	2	行为规范
园务	文件	奖惩	园务｜文件Ba－奖惩	3	责任安全业务考核
园务	文件	奖惩	园务｜文件Ba－奖惩	4	保育人员考核
园务	文件	奖惩	园务｜文件Ba－奖惩	5	保健人员考核
园务	文件	奖惩	园务｜文件Ba－奖惩	6	保育师考核

注：浅灰色底：学年装订绿色封面；深灰色底：不定期装订粉色封面；白色底：电子文档，无需装订。

三、分类存档与编号

分类存档的目的是方便快速查询，可以按照检查的类别进行分类，如卫生消毒、园舍消防安全、膳食厨房管理、照护记录，类别名称应清晰无歧义，同时用大写字母区分类别、小写字母区分文件盒（册）。有条件的机构还可按照机构的部门设置使用不同颜色的文件盒（册）区分部门。

（一）同类别文件与报表采用相同分类编号

报表往往是文件的实施体现，可理解为文件的附件，所以同类别文件与报表可用相同的分类编号，直观显示文件与报表的对应关系。

（二）每个文档独立编号

编号不重复才能方便管理和查询。

文件编号表述示例：园务　　｜　　文　　B　　a　　　　1
含义：　　　　　部门（蓝）文件　类别　装册号（蓝）　文档序号

报表编号表述示例：总务　　｜　　表　　　D　　　c　　　　　6
含义：　　　　　　部门（粉）报表　类别　装盒号（粉）文档序号
文档存档编号规则例表见表 19-2。

表 19-2　文档存档编号规则例表

部门	分类	文件（表述示例：园务｜文 A1）			报表（表述示例：园务｜表 A1）		
		保存方式	编号	册名	保存方式	编号	盒名
园务		40 蓝册	A	营销	蓝盒	A	营销
		40 蓝册	Ba	奖惩	蓝盒	Ba	园务管理
		40 蓝册	Bb	员工管理制度	蓝盒	Bb	会议/员工沟通
		40 蓝册	Bc	保育人员管理制度			
					蓝盒	C	教务管理
					蓝盒	D	总务管理
	日常	40 蓝册	A	上级部门收发文件	蓝盒	A	营销
					蓝盒	B	招聘/培训记录
教务		30 绿册	Aa	家长服务 A 班	蓝盒	A	家长服务
		30 绿册	Ab	家长服务 B 班			
		30 绿册	Ac	家长服务 C 班			
		30 绿册	Ad	家长服务 D 班			
		30 绿册	Ae	家长服务 E 班			
		30 绿册	Af	家长服务 F 班			
		30 绿册	Ag	家长服务 G 班			
		30 绿册	B	保教	蓝盒	Ba	保教
					蓝盒	Bb	特色课程
					蓝盒	C	评比
	日常				蓝盒	A	招聘/培训教材
总务		60 粉册	Aa	消防、安全、园舍	蓝盒	Aa	消防、安全、园舍
		30 粉册	Ab	安全、卫生预案	蓝盒	Ab	应急演练
		30 粉册	B	膳食、厨房管理	蓝盒	Ba	膳食、厨房管理
					蓝盒	Bb	食品采购单据（出纳）
					蓝盒	Bc	食品采购单据（出纳）
		30 粉册	C	采购、财务管理	蓝盒	Ca	采购、财务管理
					蓝盒	Cb	财务（出纳）
					蓝盒	Cc	考勤（出纳）
		60 粉册	Da	突发传染病防控	蓝盒	Da	突发传染病防控
		60 粉册	Db	卫生保健	蓝盒	Db	照护记录
					蓝盒	Dc	健康管理
					蓝盒	Dd	卫生消毒

部门	分类	文件（表述示例：园务｜文 A1）			报表（表述示例：园务｜表 A1）		
		保存方式	编号	册名	保存方式	编号	盒名
总务					蓝盒	De	专案/筛查/缺勤
		30 粉册	Ea	婴幼儿健康管理台账 A 班			
		30 粉册	Eb	婴幼儿健康管理台账 B 班			
		30 粉册	Ec	婴幼儿健康管理台账 C 班			
		30 粉册	Ed	婴幼儿健康管理台账 D 班			
		30 粉册	Ee	婴幼儿健康管理台账 E 班			
		30 粉册	Ef	婴幼儿健康管理台账 F 班			
		60 粉册	F	员工健康管理台账			
		60 粉册	G	对外合同（出纳）			
		永得利活页	H	员工入职管理台账（出纳）			
		永得利活页	H	员工离职管理台账（出纳）			
		60 粉册	Ia	婴幼儿报名管理台账 A 班（出纳）			
		60 粉册	Ib	婴幼儿报名管理台账 B 班（出纳）			
		60 粉册	Ic	婴幼儿报名管理台账 C 班（出纳）			
		60 粉册	Id	婴幼儿报名管理台账 D 班（出纳）			
		60 粉册	Ie	婴幼儿报名管理台账 E 班（出纳）			
		60 粉册	If	婴幼儿报名管理台账 F 班（出纳）			
	日常	60 粉册	Aa	检验报告	蓝盒	Aa	说明书
		30 粉册	Ab	园舍资料			
		30 透明斜纹	B	公司资质（出纳）	蓝盒	B	招聘/培训教材

四、文档格式统一规范的原则

通过对文档字体、字号、页边距、标题层级、命名规则、全称、简称提出具体要求，统一电子存档、纸质存档及未归档文档规则，并明确密级定义及打印、文档变更等文档管理环节的处理细则，形成文档管理的各项规范，让文档的使用标准化，将个人办公习惯不同对文档的影响降到最低。

文档格式统一规范例表见表 19-3。

表 19-3　文档格式统一规范例表

（园务｜文 Bb7）

	文件	报表
建立	新文档建立前需仔细比对已有文件与报表，避免因文档内容重复导致内容冲突以及加重填写、存档负担	
格式	文头字体（若有）：小初、宋体、加粗、居中、字间符间距 1 磅、红色	—
	发文字号（若有）：小四号、宋体、居中、红色，例：XX〔2021〕1 号；下配红色横线	—
	标题字体：小三号、宋体、加粗、居中	标题字体：12 号、宋体、加粗、居中；标题后跟括号：10 号、宋体，填写人/填写周期/交表时间/接收者/存档位置
	正文字体：小四号、宋体、首行缩进 2 个字符、1.0 倍行距	正文字体：10 号、宋体
	页边距：上下各为 1.27cm、左右各为 1.27cm	页边距：上下各为 0.2cm、左右各为 0.5cm
	分级标题：一、1、（1）、①	
	学年、学期命名规则：2022 年秋季学期＋2023 年春季学期＝一学年；秋季学期是指 9 月开学的学期，春季学期是指 2 月开学的学期	
	1. 对外文档用公司全称，如四川 XX 托育服务有限责任公司，可带英文 LOGO。 2. 内部文档用公司简称，如 XX 托育，不带 LOGO	
电子存档	1. 文档名称后注明修改日期，如《文档建立、格式、存档规范 2021.10.17》，照片存档则日期在前，如《2021.10.17 亲子活动》。 2. 新增加或减少文档时需同步，内容包括内部文档目录、目录打印、对应标签；同时打印替换目录、对应标签	
未存档前报表管理	总务部存档的报表： 保健总务主管填写：①即时填写：白拉杆夹＋绿色装订封面（其中长期记录的用粉色装订封面）；②日、周、月、季、学期用夹板存放表格备用，填写后放入文件保护袋＋绿色装订封面；放保健人员桌面文件篮。 其余人员填写：填表人在要求时间放入保健室报表架对应位置，保健总务主管将文件放入文件保护袋＋绿色装订封面（其中长期记录的用粉色装订封面）后放保健室对应文件盒内。 园务部存档的报表：参照以上。 教务部存档的报表：参照以上	
纸质存档	1. 文件存入文件册，报表存入文件盒，存入文件册（盒）时如有纸质目录需按要求填写目录空白处。 2. 装订存档封面：浅绿色纸打印装订封面（长期记录为粉色装订封面），页眉页脚字体同正文；文件册（盒）名及文档名：小三号、宋体、居中；横线填写名称：小初号、宋体、加粗、字间符间距 1 磅。 3. 装订封面时应按要求填写封面页眉空白处，并签名。 4. 以首页日期最近、末页日期最远为序。 5. 秋季学期已归档表格加封面、别回形针放原处，待春季学期表格归档时春秋季学期装订为一册，所有单册按部门汇总后装入编号为当年的专用档案盒中并附目录，装盒人在目录右上签字并注明签字日期。遇当学期无填写内容的表格装订：空白表格＋装订封面	
打印	双面打印，内部文档尽可能单色打印	

	文件	报表
保密	1. 公开（非机构工作人员可看、可带走）：Sunny Garden 字头。 2. 秘密（非机构工作人员可看、不可带走）：S．G 字头。 3. 机密（非机构工作人员不可看、不可带走）：无字头。 4. 上述内容机构工作人员均可看、不可带走	
说明	1. 基础文档：能多园通用的报表（模板）、文件；报表（模板）：电子版为模板，实体装盒为已填写的报表，标签"报表"；文件：规章、制度类的规范性文件，也包括表格类型的规范性文件，标签"文件"。 2. 日常：本园专用的、不具通用性的日常文件，标签"日常"（红字）	
文档增加、减少、改名	1. 增加、减少：内部文档目录在对应分类里加入新文档名称，并编号；内部文档目录对应的文件盒（册）标签加入文档名称；将文件存入基础文档里的对应文件夹。减少也参照增加进行处理。新文档建立前需仔细比对已有文件与报表，避免因文档内容重复导致内容冲突以及加重填写、存档负担。 2. 改名（改编号）：内部文档目录在对应分类里变更文档名称（变更编号）；内部文档目录对应的文件盒（册）标签变更文档名称（变更编号）；基础文档的对应文件夹找到文档变更文档名称（变更编号）	

五、政策依据

《四川省托育机构设置标准细则（试行）》《四川省托育机构管理规范细则（试行）》。

（赵屹可）

第二十章　托育机构安全管理经验分享

为保证托育机构建筑设计质量，使建筑设计满足适用、安全、卫生、经济美观等方面的基本要求，国家出台了《托儿所、幼儿园建筑设计规范》（JGJ39—2016）（2019年版）。现根据婴幼儿身心发展特点及托育机构常见情况，分享以下经验，以促进大家对相关知识的理解和掌握。

一、防夹门的合理设计

案例 20-1　防夹门的合理设计

婴幼儿的生活学习环境隐藏着不同的安全隐患，近几年，我们常听到婴幼儿在家、托育机构或商场等不同场所发生"手被门夹"的情况，这样的环境安全问题值得关注。因此，使用具有防夹手功能的门（防夹门）对于婴幼儿的在托安全显得尤为重要。

案例 20-1 思考：如何设计出适用于托育机构的防夹门？

现有的防夹门多采用电磁感应技术或电机来控制门的开关及开关速度，使用 PVC 和皮革对门缝进行围合包裹。电磁感应器结构复杂，电机可能出现漏电、铆钉脱落等问题，停电时无法使用，损坏后维修更换麻烦，成本高、不耐用、存在安全隐患等原因决定了其不适合在托育机构中使用。要设计出适用于托育机构的防夹门需综合考虑婴幼儿身心发展特点及活动需求，

《托儿所、幼儿园建筑设计规范》（JGJ39—2016）（2019年版）4.1.8 条规定，幼儿出入的门应符合"平开门距离楼地面 1.2m 以下部分应设防止夹手设施"。根据该项要求，结合婴幼儿身心发展特点，对现有防夹门进行优化，设计适用于托育机构的防夹门。

（一）关注婴幼儿身心发展特点

0~3 岁的婴幼儿正处于触觉、前庭运动、本体感觉发育的黄金期，"抠洞洞"的行为是其探索和认知世界的过程。4 月龄至 3 岁也是婴幼儿手的敏感期，尤其是精细运动。

当婴幼儿"抠洞洞"的需求未能得到满足时，婴幼儿会将兴趣转向插座、门缝等更为危险的"洞洞"。所以在这个时期，满足婴幼儿"抠洞洞"的需求，同时进行正确的引导很重要。

婴幼儿喜欢伸手探索门缝的乐趣是成长发展的需求。什么样的门既能满足婴幼儿身心发展需求，又能避免安全隐患？下一步我们将从技术层面继续研究，优化设计。

（二）优化防夹门设计

1. 预留门缝。将门距离地面 1.2m 以下部分的门缝进行优化，采用预留门缝、调整合

页位置（图20-1）的方式，既能满足婴幼儿手的探索需求，又能保障婴幼儿的手部安全。

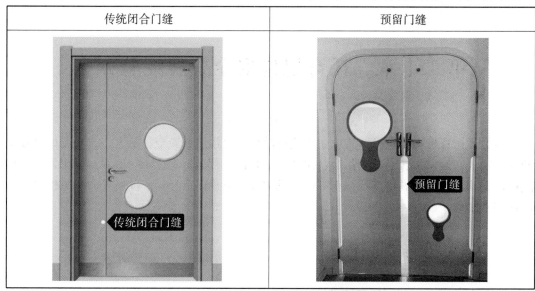

图 20-1 传统闭合门缝与预留门缝的对比

2. 气垫门缝。在设计出预留门缝的基础上进一步探索研究，尝试不同优化方法。扩大门缝且在门缝连接处增加泡沫，既能保障室内温度适宜、降低噪声，又能保障安全，起到防夹手作用（图20-2），满足婴幼儿探索周围环境的需求。

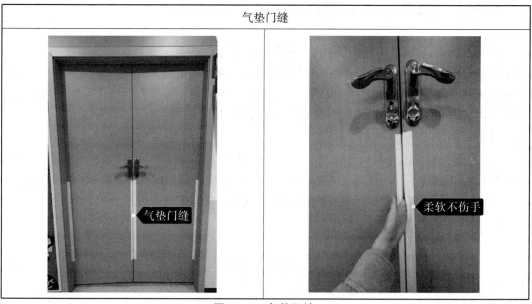

图 20-2 气垫门缝

（三）政策依据

《托儿所、幼儿园建筑设计规范》（JGJ 39—2016）（2019年版）。

【开放性思考】

托育机构在建设设计环节除上文中考虑到的安全问题的优化，还能在场所中使用哪些设施设备，优化婴幼儿的生活学习环境，提升托育机构安全保障能力？

二、动线设计

> **案例 20-2　托育机构的动线设计**
>
> 托育机构在面对家长时，被问到最多的内容是："孩子在这里健康安全吗？"在既往对托育机构的管理中，我们发现由于机构内部人员的构成、需求不同，会导致其在一定时间、空间内存在行为上的交叉，产生管理、安全、卫生防疫等方面的问题。因此，托育机构各场景下的动线设计与管理就显得格外重要。
>
> **案例 20-2 思考：**如何合理设计与管理托育机构各场景下的全方位动线？

大多数托育机构在设置内部动线时仅考虑了婴幼儿在机构内的活动动线，忽略了机构内各场景会涉及不同人员，故还需要针对不同人群使用特性进行分析。因此在设计托育机构内部动线时需从多维度考虑，从而体现动线设计的合理性，具体要求如下。

（一）合理的动线设计需考虑不同维度的相关问题

1. 考虑动线设计是否满足消防需求，这是安全保障的根本。
2. 全面理解每所托育机构自身场地的基础情况，因地制宜设计合理动线。
3. 根据预设，梳理托育机构未来面向不同人群开放时，会涉及的不同时间、空间和人群的使用场景。
4. 结合前三项需求维度，设计合理的空间功能规划。

（二）分析不同人群的使用特性

1. 托育机构内部场景主要存在工作人员和婴幼儿两大人群，其中保育人员、保健人员和后勤工作人员因为工作内容不同，相对来说使用的空间场景也不同。
2. 与幼儿园相比，托育机构婴幼儿的年龄较小，身体发育更不成熟、能力更弱，机构内的活动行为应结合婴幼儿的一日生活流程。托育机构婴幼儿入托时间跨度较大，而幼儿园的入托时间相对比较集中。
3. 托育机构会在特定时间面向家长、参访人员开放。

托育机构内不同人员使用特性分析见图 20-3。

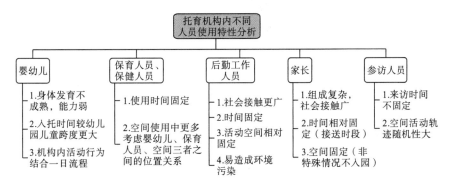

图 20-3　托育机构内不同人员使用特性分析

（三）消防动线梳理

1. 设置消防双通道。

2. 双侧为婴幼儿活动空间的过道，过道宽度应预留 2.4m 以上。

3. 面积超 50m^2 以上空间，均设置净空间距 5m 以上双通道。

4. 疏散门均向疏散方向开启，并不对疏散通道造成阻挡。

5. 疏散门开启后净宽不小于 1.2m。

消防动线见图 20-4，双通道见图 20-5。

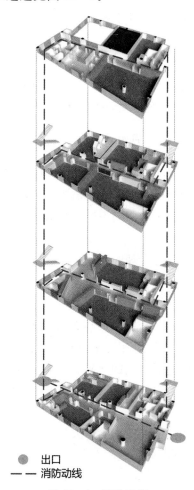

● 出口
--- 消防动线

图 20-4 消防动线

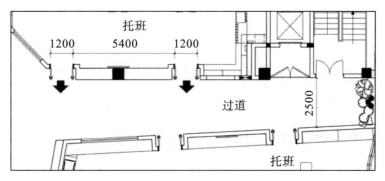

图 20-5　双通道

（四）托育机构入托动线梳理

1. 入托前大门处集中消杀。
2. 入大门后设置门禁，两园动线分流，独立入托。

托育机构入托动线见图 20-6。

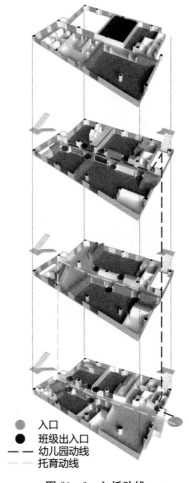

　⬤　入口
　●　班级出入口
　— —　幼儿园动线
　——　托育动线

图 20-6　入托动线

（五）厨房配送及防疫动线梳理

1. 通过独立电梯配送，减少与婴幼儿活动区域的重叠，减轻工作人员的工作量。

2. 保健室设置独立出口，降低未生病婴幼儿感染风险。

防疫及厨房配送动线见图 20-7。

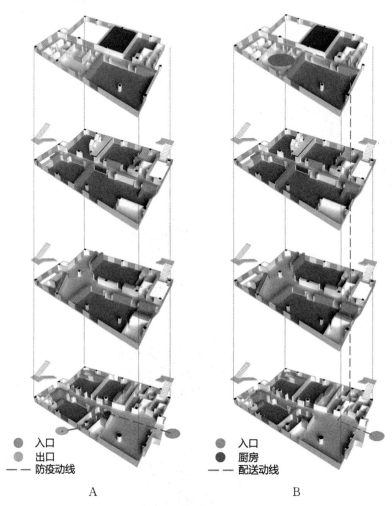

● 入口　● 入口
● 出口　● 厨房
—— 防疫动线　—— 配送动线

A　　　　　B

图 20-7　防疫及厨房配送动线

A. 防疫动线；B 厨房配送动线

（六）来访人员参观动线梳理

1. 入托前大门处集中消杀。

2. 根据不同的来访目的，可利用双通道与电梯配合各节点门禁系统完成不同的动线组合。

参观动线见图 20-8。

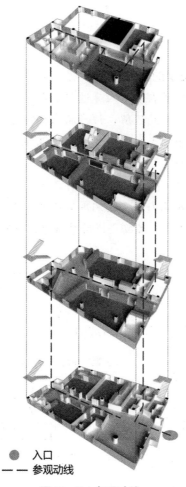

● 入口
－－ 参观动线

图 20-8 参观动线

当托育机构的建筑面积达到 $1000m^2$ 及以上时，在建设设计初期就应全面思考机构的场景动线规划，且设置全方位动线需从多维度思考，以满足消防需求为根本，针对不同时间、不同空间、不同人群的使用特性分析，结合整体空间规划，合理设计托育机构各场景下的全方位动线。

（七）政策依据

1.《建筑设计防火规范》（GB50016—2023）。

2.《托儿所、幼儿园建筑设计规范》（JGJ39—2016）（2019 版）。

【开放性思考】

除了上文中提到的多种情况下的动线设计，当来访人员参观与家长亲子日同时进行时，机构内动线又该如何合理设计？是否考虑设置楼层滑梯，以建立灾害情况下快速逃生动线？

三、食品安全管理

案例 20-3　未被及时发现的过期食材

　　某托育机构食品库房管理员在食材入库过程中发现一包食材已过保质期，随即与保健人员核实晨间食材验收情况。经了解，该产品以整箱为配送单位，但在验收时包装箱非完整状态，验收人员也仅查验表层食材生产日期及生产批号，过期食材放于第二层，验收检查不到位，未及时发现。

　　安全责任人依照应急预警处置与供货商进行约谈，要求其尽快重新配送符合食品安全要求的食材，并依照托育机构内部奖惩制度对相关工作人员进行了管理。

　　案例 20-3 思考：托育机构食品安全风险该如何防范？

　　根因分析：

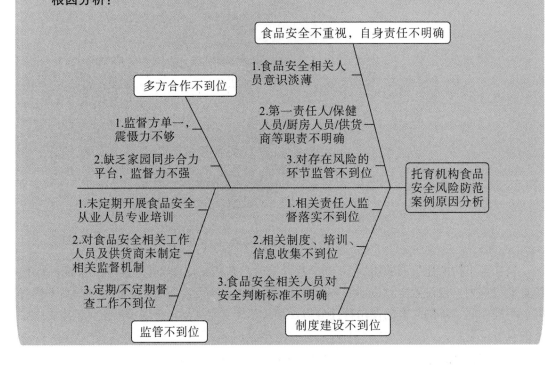

（一）转变观念，重视食品安全并纳入安全风险防控建设

　　1. 托育机构管理人员要不断强化食品安全管理观念，将食品安全工作纳入日常管理范畴，建立由托育机构负责人监督，分管负责人有效执行的食品安全管理小组。

　　2. 杜绝食材供货来源的潜在安全隐患，通过比选、约谈等方式选择具有完善标准体系、诚信的供货商。同时，供货商必须购买食品安全责任险，与托育机构签订安全责任书，建立责任追究制。

（二）完善食品风险防控体系，杜绝安全隐患

　　1. 食品安全分管负责人或保健人员负责制定厨房验收制度、各类食材验收标准，并

根据各类食材的不同验收要求建立进货验收台账（表 20-1 至表 20-3）。

表 20-1 蔬菜验收标准

名称	验收标准
青椒	长形或萝卜形，颜色碧绿，有光泽，表面光滑，饱满，有一定硬度和弹性，肉层中等，有辣味
辣椒	细长圆锥形，颜色黄绿或碧绿，有光泽，表面光滑，饱满，有一定硬度和弹性，肉薄籽多
茄子	色正（青、紫、白）、形正（棒形、卵形、灯泡形），有光泽，表面光滑，有弹性不软，皮薄肉嫩籽少，大小均匀
小白菜	梗白色，较嫩较短，叶子淡绿色，整颗菜水分充足，无根
大白菜	外叶淡绿色或奶黄色，梗白色，内叶乳白色，叶片新鲜有光泽，颗株大，完整，包心坚实紧密，根部断面洁白完整
生菜	颜色鲜艳，淡绿，叶片水分充足，脆嫩薄、可竖起，颗株挺直
洋葱	鳞片颜色粉白或紫白，肥厚，完整无损，抱合紧密；球茎干度适中，有一定硬度
芋头	红褐色，表皮粗糙，大小均匀，断面肉质洁白，或伴有紫色斑点，不硬心

注：可根据情况配实物图片。

表 20-2 肉类验收标准

名称	验收标准
猪五花	外形完整，品质新鲜、有光泽，无淤伤，略有弹性，组织结实，无残留毛或毛根，无附着过多肥肉，无变质异味，不带太多猪皮，指压后凹陷能立即复原
猪腿肉	肉质新鲜、色泽红润光亮，无异味、无血斑，肥肉不超过30%，指压后凹陷能立即复原
猪蹄	腿骨圆管形，浅黄骨髓充满全部管状骨腔，带部分肌肉，干净、完整、无毛、无黑斑、无甲，表皮光滑，肉质有弹性
猪肘子	肉皮色泽白亮并且富有光泽，无残留毛及毛根；猪肘肉色泽红润，肉质透明，质地紧密，富有弹性，指压后凹陷能够很快复原，皮厚、筋多、胶质重、瘦肉多，无变质异味
猪排骨	带肉的排骨，带少量肉，不带肥油，厚实、完整，骨肉不分离

表 20-3　各类食材进货验收台账

_____点位食品采购（米、面、油类）进货验收台账

进货日期	产品名称	采购方式（是否定点）	规格	单价（元）	数量	生产日期或批号	保质期限	有无产品检验合格证明	有无购物凭证	感官形状是否正常	包装是否完整	标识是否齐全、清晰	验收人（签字）

_____点位食品采购（肉、禽、蛋类）进货验收台账

进货日期	产品名称	采购方式（是否定点）	是否冷链配送	规格	单价（元）	数量	有无检疫合格证明/章	有无购物溯源	感官形状是否正常	有无异味	标识是否齐全、清晰	验收人（签字）

_____点位食品采购（蔬菜、水果类）进货验收台账

进货日期	产品名称	采购方式（是否定点）	是否冷链配送	规格	单价（元）	数量	有无农残等相关质检报告	有无购物溯源	感官形状是否正常	有无腐烂、变质	验收人（签字）

2. 及时掌握托育机构食品安全监督部门以及周边区域相关食品安全信息及舆论动态，积极参加专业培训并及时学习、反思，以此建立或完善食品卫生安全预警制度。

（三）加强安全意识管理，制定岗位职责并完善监督机制

1. 托育机构第一责任人以飞行检查方式督导食品安全风险防控情况，每月不少于4次。保健人员应每日对食材安全相关制度执行情况进行督查考核并执行相关奖惩措施，形成良好的工作闭环机制。食品安全风险防控工作层层落实、有效执行（表20-4、表20-5）。

表 20-4 _____ 点位每日食材验收情况登记表

送货日期	到货时间	食材质量				特殊情况		验收人			送货人（签字）
		感官是否正常	包装是否完整、标识是否齐全	包装食材是否在有效期内	有无检疫合格证明	订购数量、品质是否存在问题	处理情况	厨房	保健	行政	

表 20-5 _____ 点位食品安全每月督查表

检查项目		内容	检查结果	整改	项目	内容	检查结果	整改
原料采购与储藏的卫生	采购及索证票	肉类流通溯源可追溯	有　无		食品卫生	操作流程规范	是　否	
		蔬菜流通溯源可追溯	有　无			着装整洁、卫生	是　否	
		其他材料索证情况	有　无			个人卫生情况	合格　不合格	
		进货验收记录	有　无			分餐前洗手、戴口罩	有　无	
		存在禁用及来历不明原材料、添加剂及相关产品	是　否		从业人员健康状况	出现发热、腹泻、咳嗽、呕吐、手部化脓等症状还在上班	有　无	
		食用油脂、散装食品进货符合规定	是　否			遵从"五病"（肝炎、肺结核、痢疾、其他传染病、皮肤病）调离制度	是　否	
		每日有台账记录	有　无			从业人员健康体检合格证齐全并在有效期	是　否	

2. 托育机构必须落实各项食品安全制度，加强工作人员的食品安全培训，提高其食品安全意识。食品安全管理员必须取得食品安全管理员合格证，持证上岗。

（四）加强多方合作，构建食品安全防控体系

食品安全防控是机构食品安全保障的重要内容之一，托育机构须加强"区级监管部门—托育机构"与"家庭—托育机构"多方促进的食品安全监督方式，共同搭建一个互动的食品安全管理平台。

1. 借助膳食管理委员会平台，开展多形式的合作与交流。

1）成立膳食管理委员会，发放特殊通行证。家长代表可持证随时查看膳食管理档案

资料及食品工作人员操作流程，落实"家庭—托育机构"共同管理，信息透明、同步。

2）每月末托育机构、家长代表与供货商三方共同到市场进行食材比选定价，确保食材采买流程公开、透明、规范化，为托育机构提供价格适宜、品质保障的可溯源食材。

3）每学期邀请家长代表参加膳食管理会议，倾听托育机构、供货商在食品安全保障方面的工作内容，三方通过会议自查及经验交流方式整合食品安全相关问题，修订完善管理制度，并共同维护与执行。

2. 依靠政府力量，增加食品安全的威慑力和监督力度。

积极配合卫生行政部门的食材随机抽样检测，通过科学的工具和手段检查货品，促使供货商自觉地遵守机构配送需求。

托育机构的食品安全管理，是安全管理工作中的重要内容，是确保婴幼儿安全、健康成长的重要环节，需要构建一个完善的食品安全管理体系，共同担负保障托育机构食品安全的职责。

（五）政策依据

1.《成都市幼儿园膳食管理办法（2021年修订）》。

2.《托儿所幼儿园卫生保健管理办法》。

3.《中华人民共和国食品安全法（2021年修正）》。

【开放性思考】

除了上文中提到的验收环节出现的食品安全风险，在整个食品安全管理中还有哪些环节存在高风险？应该如何防范？

（顾静）

第二十一章　托育机构保健、保育经验分享

一、食物过敏婴幼儿的管理

案例 21-1　都是"虾"惹的祸

今天的午餐有很多小朋友都喜欢的虾仁，星星也特别喜欢，很快将自己碗中的虾仁都吃光了。准备午睡的时候，保育人员观察到星星一直在挠自己的手与头，检查发现星星皮肤发红、有抓痕，出现皮疹。保健人员查看后立即通知了星星妈妈，并将星星送到医院诊治。症状得到缓解，经医生诊断为食物过敏，致敏原是午餐中的虾仁。

案例 21-1 思考： 托育机构如何规范进行食物过敏婴幼儿的膳食管理？

根因分析：

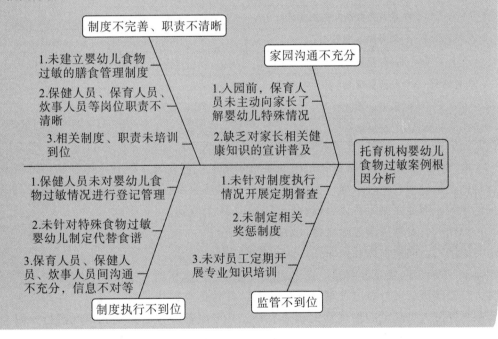

（一）完善管理制度，落实岗位职责

保健人员负责制定婴幼儿食物过敏膳食管理制度，落实制度的培训，监督制度的执行情况。

保育人员和炊事人员要熟练掌握婴幼儿食物过敏膳食管理制度，积极参加相关培训，

严格落实岗位职责，保障婴幼儿的身体和膳食安全。

（二）强化制度意识，增强制度执行力

思想是行动的先导，要切实强化制度意识，加强教育宣传，以制度管人、流程管事、文化管心，将思想意识转化为行为自觉，建立高效的制度执行机制。

1. 保健人员要对婴幼儿过敏情况进行登记管理。新生入托家访时，保健人员应向家长了解婴幼儿的基本身体状况，包括询问婴幼儿的过敏情况及家庭成员过敏情况，并请家长确认签字（表 21-1）。

表 21-1 婴幼儿家访登记表

班级：	家访时间：_____年_____月				
婴幼儿基本情况					
姓名		性别		看护人	
乳名		出生年月		入托后接送人	
访谈内容					
项目	内容		婴幼儿情况		
健康情况	健康状况		健康□　一般□　爱生病□		
	其他健康问题				
	是否为婴幼儿购买保险		是□　否□		
进食情况	是否独立进餐		独立□　边吃边玩□　追喂□		
	是否偏食		是□　否□		
	偏食情况				
	是否食物过敏		是□　否□		
	过敏情况				

2. 保健人员针对特殊食物过敏的婴幼儿制定代替食谱。明确致敏食物，恰当地进行饮食回避是处理食物过敏唯一有效的方法。但应注意没有营养的饮食回避也有导致营养不良的风险，因此在制定替代食谱时应遵循以下两个原则。

原则一：合理回避过敏食物，确保饮食安全；

原则二：同类食物互换原则，保证营养均衡。

3. 各岗位间要充分沟通，强化部门联动协作。根据所掌握婴幼儿食物过敏情况，保健人员需按班级进行登记管理（表 21-2），并将信息同步给炊事人员、保育人员，厨房需根据保健人员制定的替代食谱制作食物，并按照各班过敏婴幼儿情况进行分餐（分餐时，特殊食物过敏婴幼儿的餐具可区别于其他婴幼儿，便于重点关注）。保育人员负责全程的核查、观察，以及特殊情况出现后，依据食物过敏分级采取处置措施（表 21-3）。

表 21-2 婴幼儿食物过敏情况登记表

婴幼儿食物过敏情况登记表											
时间	班级	姓名	过敏情况								备注
			牛奶	鸡蛋	海鲜	蔬菜	坚果	大豆	小麦	水果	

特殊食物过敏婴幼儿的餐具（白色）

表 21-3 托育机构婴幼儿食物过敏分级处置措施

分级	全身过敏反应				处置措施
	皮肤系统	消化系统	呼吸系统	心血管系统	
Ⅰ级	瘙痒、红斑、荨麻疹、血管神经性水肿	无	无	无	1. 通知婴幼儿家长； 2. 立即联系所属儿童医院儿科医生，到院处置
Ⅱ级	瘙痒、红斑、荨麻疹、血管神经性水肿	恶心、腹部绞痛	流涕、声音嘶哑、呼吸困难	心动过速（每分钟增加 20 次以上）、低血压（收缩压减少 20mmHg 以上）、心律失常	1. 通知婴幼儿家长； 2. 向所属医院呼救，通过绿色转诊通道立即到院处置
Ⅲ级	瘙痒、红斑、荨麻疹、血管神经性水肿	呕吐、腹泻	喉水肿、支气管痉挛、发绀	休克	
Ⅳ级	瘙痒、红斑、荨麻疹、血管神经性水肿	呕吐、腹泻	呼吸停止	心脏停搏	

（三）加强监管力度，完善奖惩机制

在日常工作中，保健人员应每月针对托育机构工作人员开展食物过敏相关专业知识的培训。保健人员在托育机构负责人的带领下，牵头成立督查组、督导组，建立监管机制，每日对婴幼儿食物过敏膳食管理制度执行情况进行督查考核，制定并执行相关奖惩制度，形成良好的工作闭环。

（四）家托共育，共筑成长

托育机构要定期针对家长开展关于婴幼儿食物过敏的健康知识讲座，让家长了解婴幼儿食物过敏的原因、症状、处理方式等，并在日常生活中予以重视和关注。

【开放性思考】

1. 剧烈运动、情绪波动等都可能诱发婴幼儿过敏，除了上文中提到的针对食物过敏婴幼儿制作替敏餐外，是否应该制定针对过敏婴幼儿的运动管理、情绪照护等配套措施？可包括哪些具体措施？

2. 在生命早期 1000 日里，怎么预防过敏性疾病的发生？在胎儿期有措施能预防过敏性疾病的发生吗？

参考文献

[1] 张聪. 中国营养学会发布《中国居民膳食指南（2022）》[J]. 食品安全导刊，2022（14）：4.

[2] 托儿所幼儿园卫生保健管理办法 [J]. 司法业务文选，2011（3）：17-21.

[3] 周薇，赵京，车会莲，等. 中国儿童食物过敏循证指南 [J]. 中华实用儿科临床杂志，2022，37（8）：572-583.

（张丽　熊萍）

二、营养性疾病婴幼儿的管理

案例 21-2　越来越胖的壮壮

壮壮从小由姥姥抚养，在家贪吃、少动，慢慢变成了一个小胖墩。儿童保健时医生诊断为轻度单纯性肥胖。妈妈为了改掉壮壮坏毛病，2 岁时把他送到托育中心，想通过托育中心规范的健康管理，让壮壮体格恢复正常，减少成人期疾病的高危因素。谁知在壮壮 3 岁时托育机构年度体检中，医生告知妈妈壮壮已经中度肥胖了。壮壮妈妈纳闷，为什么送到托育中心后壮壮比原来在家还胖了？原来，壮壮在托育中心每餐都比其他小朋友吃得多、吃得快，也不喜欢户外运动，保育人员没有与家长沟通过壮壮在托育中心吃饭、运动的情况，回家后姥姥还要给壮壮吃零食加餐。

案例 21-2 思考：托育机构如何进行营养性疾病婴幼儿的管理？

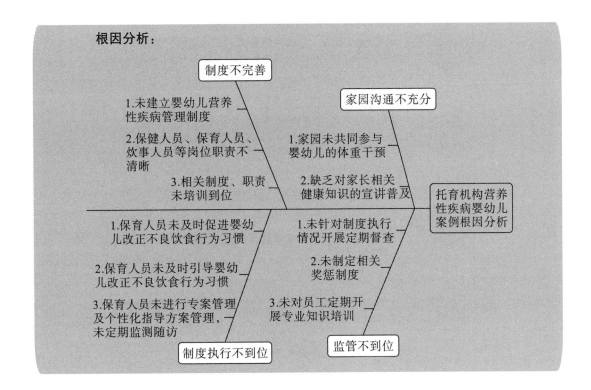

（一）完善管理制度，落实岗位职责

保健人员负责制定营养性疾病婴幼儿管理制度，落实制度的培训，监督制度的执行
情况。

保育人员要熟练掌握营养性疾病婴幼儿管理制度，积极参加相关培训，严格落实岗位
职责，保障婴幼儿健康成长。

（二）强化制度意识，增强制度执行力

1. 了解营养性疾病定义范围及管理程序。营养性疾病不仅直接影响婴幼儿的生长发
育，还对婴幼儿心理发育有着间接影响，早发现、早诊断、早干预可以降低其对婴幼儿身
心发育的影响，保障婴幼儿的身心健康。

营养性疾病婴幼儿管理程序见图 21-1。

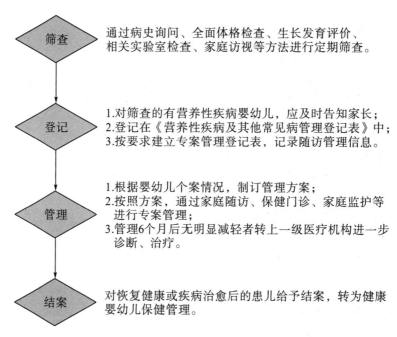

图 21-1　营养性疾病婴幼儿管理程序

2. 单纯性肥胖婴幼儿的管理措施。

1）管理模式。

（1）保健人员对 2 岁以内排除疾病因素后的单纯性肥胖婴幼儿进行登记管理，登记后按系统管理要求进行管理，并给予个性化的指导。

（2）保健人员对 2 岁以上排除疾病因素后的单纯性肥胖婴幼儿进行登记（表 21-4），并专案管理（表 21-5）。

（3）保健人员对有危险因素的肥胖婴幼儿在常规健康检查的基础上，每月测体重，酌情进行相关辅助检查。

表 21-4　营养性疾病及其他常见病管理登记表

托育机构：

班级	姓名	疾病名称	确诊日期	干预与治疗	转归
备注：1. 登记范围包括营养不良、贫血、超重、单纯性肥胖、先心病、哮喘、癫痫、听力障碍、视力异常、龋齿、食物过敏、药物过敏等。2. 对营养不良、贫血、超重及单纯性肥胖婴幼儿应填写专案管理登记表，并进行专案管理。					

表 21-5 托育机构超重/肥胖婴幼儿专案管理记录

托育机构：									
姓名：	出生日期：	年 月 日			开始管理时间：	年 月 日			
既往病史：	出生情况、喂养（饮食）与患病情况：								
检查时间	年龄	体格检查					诊断	目前存在的主要问题	干预措施	签字
		体重(kg)	身高(cm)	评价						
				W/A	H/A	W/H				
转归： 痊愈 好转 未愈 离托										
结案日期：										
填表说明：1. 随访要求，婴幼儿期每月测量一次体重，每3个月测量一次身高；2. 结案要求，婴幼儿的身高别体重值正常后继续监测6个月，不反弹者方可结案。										

2）管理流程。

（1）评估及分度（保健人员）：根据超重/肥胖的诊断标准对婴幼儿体格检查的指标进行评估，在此基础上可对肥胖儿进行分度，最后再进行危险因素的评估。

对筛查为单纯性肥胖的婴幼儿，在排除病理性肥胖之后，需进行危险因素评估。下列任何一项指标呈阳性者为高危肥胖婴幼儿。

①家族史：肥胖、糖尿病、冠心病、高脂血症、高血压等。

②饮食史：过度喂养或过度进食。

③出生史：低出生体重儿或巨大儿。

（2）基于评估结果干预。

①保健人员查找原因，分析婴幼儿饮食、运动及日常生活行为，找出主要危险因素，纠正不良的饮食、行为与生活习惯，如过度喂养和进食、膳食结构不合理、运动量不足、行为偏差等。若有内分泌、遗传代谢性疾病，需医疗机构提供证明。

②保健人员制订干预方案，保育人员、体能老师负责具体实施。

a. 进餐时，在满足婴幼儿基本营养及生长发育需要的前提下，适当限制肥胖婴幼儿食量；在肥胖婴幼儿要求添饭时，应给予体积大、热量少的食物，如多给蔬菜，尽量少添主食（保育人员）。

b. 控制进食速度：指导家长和保育人员在就餐过程中不断提醒肥胖婴幼儿"吃慢点"或"慢慢嚼，把饭嚼烂"等，以帮助放慢进食速度（保育人员）。

c. 通过运动进行干预，肥胖婴幼儿的运动强度应为中等强度，一般运动时脉搏达到140~160次/分钟较为合适（仅供参考），避免过于疲劳；每次连续运动不少于15分钟，每日运动总时间不少于30分钟，每周运动5日，能起到较好的减肥作用，应避免因运动量过大而增加食欲；宜选择有全身肌肉参加的有氧、移动身体重心的运动，以及适合婴幼儿特点、有趣味性、易于坚持的活动项目，如球类、跑步、爬楼梯等（体能老师）。

（3）随访（保健人员）：每月测量一次体重，每 3 个月测量一次身高。

（4）转诊（保健人员）。

①管理 6 个月后无明显减轻者转上一级医疗机构进一步诊断、治疗。

②对怀疑有病理性因素、存在合并症或经过干预肥胖程度持续增加的肥胖婴幼儿，转诊至上级妇幼保健机构专科门诊进一步诊治。

③对转诊肥胖婴幼儿要做好登记及两周后随访记录。

（5）结案（保健人员）。婴幼儿身高别体重值正常后继续监测 6 个月，不反弹者方可结案。

3. 各岗位间要充分沟通，强化部门联动协作。根据所掌握婴幼儿营养性疾病情况，保健人员需将信息及时同步给保育人员，保育人员、体能老师，应根据保健人员制订的干预方案，在婴幼儿一日生活中实施具体照护办法，并及时将婴幼儿情况反馈给保健人员。

（三）加强监管力度，完善奖惩机制

在日常工作中，保健人员要每月针对婴幼儿营养性疾病相关专业知识对托育机构工作人员进行培训。托育机构负责人成立督查组、督导组，建立监管机制，定期对婴幼儿营养性疾病管理制度执行情况进行督查考核，制定并执行相关奖惩制度，形成良好的工作闭环。

（四）家托共育，共筑成长

托育机构要定期针对家长开展关于婴幼儿营养性疾病的健康知识讲座，让家长更好地了解婴幼儿营养性疾病的原因、症状和处理方式等，并在日常生活中予以重视和关注。

【开放性思考】

在生命早期各阶段，托育机构营养管理如何发挥作用？家托共育中，园所和家庭应该如何配合提前进行干预，为婴幼儿健康成长保驾护航？

参考文献

[1] 卫生部妇社司儿童处. 全国儿童保健工作规范 [J]. 中国儿童保健杂志，2010，18（4）：351—352.

[2] 托儿所幼儿园卫生保健管理办法 [J]. 司法业务文选，2011（3）：17—21.

（张丽）

三、婴幼儿用药管理

案例 21-3　沉睡不醒的浩浩

星期三下午 2 点 30 分，托大班的孩子们在悦耳的音乐声中穿衣起床，瑞瑞跑到保育人员面前说："张老师，浩浩是个大懒猫，怎么叫都不起床。"保育人员来到浩浩的床前，发现浩浩一副沉睡的样子，怎么也叫不醒，保育人员马上意识到事情的严重性，通知了保健人员和园长。园长和保健人员赶到现场后立刻把浩浩送往医院，并通知家长。原来今天早上妈妈送浩浩来托时，与保育人员交代，午睡前让浩浩把包里带来的药全部吃掉。午睡前，保育人员在给浩浩服药前发现药袋上的服用剂量和药的实际数量有出入，于是打电话问浩浩妈妈："浩浩的药需要吃多少？"当时浩浩妈妈正忙于工作，只是说："把带来的药全部吃掉。"于是保育人员就让浩浩把带来的药全部吃下去了。到医院后，园长把情况反映给了医生，医生考虑浩浩为服药过量、药物中毒，立即进行抢救。所幸，因抢救及时，浩浩脱离了危险。

案例 21-3 思考：托育机构如何进行婴幼儿用药管理？

根因分析：

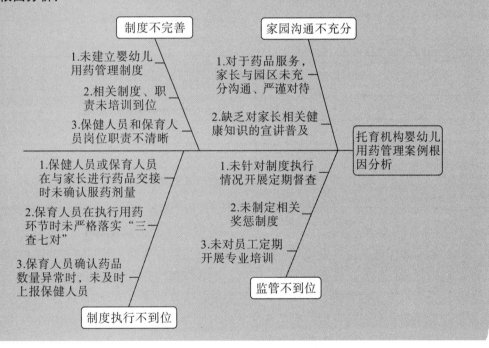

（一）完善管理制度，落实岗位职责

保健人员负责制定婴幼儿用药管理制度，落实制度的培训，监督制度的执行情况。

保育人员要熟练掌握婴幼儿用药管理制度，积极参加相关培训，严格落实岗位职责，保障婴幼儿健康成长。

（二）强化制度意识，增强制度执行力

1．了解婴幼儿药物代谢特点。婴幼儿胃酸分泌少、胃肠蠕动慢，口服药物后，药物在胃肠道停留时间长，因婴幼儿肠道面积比成人大，故药物的吸收会增加。同时，婴幼儿肝肾代谢功能差，药物不容易排至体外，用药不当容易导致不良反应或中毒现象，因此掌握好用药剂量和用药时间十分重要，托育机构及家长应重视并严谨对待。

2．制定婴幼儿药品管理流程。

1）建立在托婴幼儿用药管理制度。

（1）建立在托婴幼儿用药管理制度，明确有用药需求的家长应出具用药委托书及医疗机构处方。

（2）明确带药范围。婴幼儿出现咳嗽、流鼻涕等轻微身体不适，经正规医院确诊无传染病、无发热，且可以正常参加托育中心一日生活流程时，家长可为婴幼儿携带符合国家药品监督管理部门认定要求的口服及外用药品来托。

（3）严格执行用药登记。家长必须严格遵守托育机构用药制度，按照医疗机构处方，认真填写婴幼儿用药登记表（表21-6），清楚填写日期、姓名、药物名称、用药时间，以及用药剂量及方式（建议一日的量）等，并与保健人员做好当面交接。

表 21-6　婴幼儿用药登记表

托育机构：

日期	班级	姓名	年龄	性别	药物名称	用药剂量、方式和时间	家长签字	接收人签字	用药时间及用药人签字

备注：1．入托时统一登记，接受家长委托；2．用药时查对婴幼儿班级、姓名、性别、年龄、药物名称、用药方式和剂量。

2）自带药物的存放管理。

（1）晨检时保健人员负责接收药物，认真检查药品有效期，并与家长共同核对用药登记表，确认无误后签字，再根据婴幼儿班级、姓名将药物放入规定的地点。

（2）托育机构不为婴幼儿隔日存放任何药物，当日带来的药物如有剩余，要求家长于当日下午接婴幼儿时一同带走，若不愿带走或未带走，于当日下午下班前由本班保育人员作丢弃处理，次日不得将丢弃的药物喂给婴幼儿。

3）自带药物的使用及注意事项。

（1）保健人员严格按照家长的用药登记为婴幼儿用药，用药前与保育人员共同查对，严格落实"三查七对"工作，确定无误后方可使用（"三查"即查用药登记表上的姓名、药物名称，药袋上的姓名、药物名称，呼叫婴幼儿姓名；"七对"即按照用药登记表核对婴幼儿姓名、性别、年龄，药物名称、用药剂量、用药方式、用药时间）。

（2）保健人员、保育人员要掌握用药常识，如健胃药物宜饭前服用、对胃黏膜有刺激的药物宜饭后服用；服用发汗药物后多饮水；服用止咳药后不宜立即饮水；服用酸剂、铁剂应用饮水管吸入，避免接触牙齿，服后立即漱口；易过敏的药物，服用前要询问有无过敏史。

4）用药后注意观察。用药后，保育人员要注意观察婴幼儿面色有无潮红、皮疹，口唇有无发绀，睡觉时有无盗汗，大小便是否正常。如发现异常及时联系保健人员处理。

3. 强化部门联动协作。保健人员应将所掌握的婴幼儿疾病及用药情况同步给保育人员，做好部门联动，落实在托婴幼儿用药管理制度，保障婴幼儿用药安全。

（三）加强监管力度，完善奖惩机制

在日常工作开展中，保健人员应定期开展药物管理相关培训。托育机构负责人成立督查组、督导组，建立监管机制，定期对婴幼儿用药管理制度执行情况进行考核，制定并执行相关奖惩制度，形成良好的工作闭环。

（四）家托共育，共筑成长

用药婴幼儿离托时，保健人员应与家长交代婴幼儿用药后的情况、婴幼儿在托时的身体及精神状况，让家长对婴幼儿的病情做到心中有数，家托携手共同促进婴幼儿早日康复。

【开放性思考】

托育机构突发应急处理中如果出现舆情，应如何发挥管理作用？

参考文献

托儿所幼儿园卫生保健管理办法 [J]. 司法业务文选，2011（3）：17-21.

（张丽）

四、传染病管理

托育机构是0~3岁婴幼儿集中学习、生活的场所，同时也是各类病原微生物聚集的区域，机构内的环境卫生状况直接影响到婴幼儿的健康。婴幼儿处于生长发育阶段，身体免疫功能尚未发育完善，对环境的适应能力和对疾病的抵抗力不足，容易受到外界各种因素的干扰而出现健康问题。手足口病、水痘、诺如病毒感染等各类传染病极易在托育机构发生聚集性传播。一些研究表明，发生在托育机构的传染病暴发占到全部传染病暴发总数的82.60%~96.73%，因此强化托育机构传染病防控对于保障在托婴幼儿健康、减少该地区传染病突发公共卫生事件的发生具有重要意义。

在托育机构传染病防控工作中，严格做好托育机构预防性消毒，例如玩具、教具、餐饮具、卫生洁具、室内空气和饮水设施等的消毒工作，发挥着关键作用。若预防性消毒中某一环节出现问题，易引起呼吸道、肠道传染病在机构内的暴发流行。切断疾病传播的主要措施是严格落实消毒隔离等集束化的管理。

案例 21-4　一场"来也匆匆、去也匆匆"的托育机构诺如病毒感染

天天好难受呀！

今天是阴冷天，妈妈一早就送 2 岁大的天天小朋友到托育中心，晨检正常后，天天就开心地向妈妈说拜拜了。上午的户外活动中，天天玩得满头大汗，一回到教室就拿自己的杯子大口喝水。保育人员说："天天，刚刚活动了，你能不能喝慢一点，容易吐啊！"天天根本不理会，继续大口喝着水。保育人员说："你等会儿就知道会不舒服的。"果然，没过多久，天天就嚷着肚子疼，吐了 3 次，接着又解了 2 次稀便，精神也不好了。保育人员立即通知了保健人员。保健人员赶到后发现天天额头发烫，一边通知家长，一边立即将天天送到医院急诊室。医生仔细询问了发病的经过，同时也询问了班级其他小朋友有无患病情况。保健人员想起昨天本班确有两位小朋友请病假，也有呕吐及发热症状，其家长告知保育人员是患了病毒性胃肠炎。医生给天天开具了血常规、C 反应蛋白、大便常规、轮状病毒及诺如病毒检查单，检验结果显示大便诺如病毒阳性。医生结合天天的表现、发病季节、班级小朋友的发病情况，确诊天天患了诺如病毒肠炎，好在目前没有出现脱水，可以回家隔离，口服补液盐预防脱水，观察小便量，清淡饮食，有变化及时复诊。

案例 21-4 思考： 天天入托晨检正常，为什么会突然出现呕吐，是因为喝的水不干净，还是喝水太快了？托育机构如何快速应对诺如病毒的传播？（事后得知该班级有 5 名感染患儿。）

（一）诺如病毒概述

诺如病毒属于杯状病毒科，是引起婴幼儿急性肠炎最常见的病毒之一。病毒性胃肠炎是由病毒引起的十分常见的急性消化道传染病，婴幼儿腹泻中病毒引起的胃肠炎高达 80%。诺如病毒感染全年均可发病，高发时间是每年 10 月至次年 3 月，其特点是消化道排毒时间长、病毒对环境抵抗力强等，易于在人群集中区域如托育机构等相对封闭的环境引起暴发与聚集。诺如病毒同时具有容易变异的特点，每隔几年就会出现新变异株，引起全球或区域性暴发流行。诺如病毒感染的主要表现为呕吐，故该病最初称为"冬季呕吐病""胃肠流感""胃肠感冒"。

1. 诺如病毒感染有哪些主要症状？

诺如病毒感染后的潜伏期为 1~3 日，通常为 1~2 小时，3 月龄~2 岁的感染婴幼儿，临床症状有呕吐、非血性腹泻、发热，最常见的症状是水样便或稀便。诺如病毒感染较其他病毒性肠炎的呕吐症状更为明显，呕吐次数更多，有部分患儿呕吐可能是唯一的胃肠道症状（高达 20% 的患儿无腹泻症状），部分患儿可有咽痛、流鼻涕、咳嗽等呼吸道症状。病毒感染有自限性，病程小于 2 周。

2. 诺如病毒如何在托育机构传播？

病毒感染者为诺如病毒感染的传染源，病毒传播途径多样，主要通过食物或水传播。

1）接触传播：接触诺如病毒感染者。

2）粪-口途径：吃或喝了被诺如病毒污染的食物或水，手摸了被诺如病毒污染的物体后不洗手就吃东西。

3）飞沫传播：和感染者待在同一间教室。

3. 诺如病毒肠炎如何治疗？

病毒性肠炎属于自限性疾病，多数临床症状轻，2~3 日后症状消失，目前尚无有效的抗病毒药物。为预防脱水，给予口服补液盐补充因呕吐和腹泻丢失的水分。如有频繁呕吐或腹泻，出现尿少、口干、精神不好等脱水症状，需及时到医院就医。

4. 托育机构如何预防诺如病毒感染？

1）加强传染病规范管理。严格落实晨检、午检制度及全日健康观察，及时发现病例，并做好因病缺勤登记与查因。发现呕吐、腹泻等疑似症状，及时送医并隔离管理。如类似病例异常增多，立即报告辖区疾控机构及相关行政部门。

2）科学规范处理呕吐物。对于患儿的呕吐物、粪便等，由经过培训的人员按照相关操作指引规范处理。对被呕吐物、粪便等污染的环境物体表面、生活用品、食品加工工具、生活饮用水等进行重点消毒。

3）加强保育人员等工作人员健康管理。托育机构按照管理要求，对工作人员定期开展健康状况监测，出现腹泻、呕吐、恶心等胃肠道症状时应立即暂停工作，及时就医，杜绝带病上班。制作食物和配餐过程中应佩戴口罩，严格执行手卫生。

4）加强饮水与食品卫生管理。提供安全饮用水，对饮用水供水管网的破损、渗漏情况等进行定期排查，对二次供水设备定期清洗、消毒，做好饮用水水质检测，确保供水安全。

5）加强食品原料和加工环节的监管，注意生熟分开，彻底煮熟煮透。

6）规范进行环境清洁消毒。对园区教室、宿舍、食堂、图书馆、卫生间等区域定期清洁与通风，对重点部位（如门把手、楼梯扶手、水龙头、便器按钮、电梯按钮、上下床扶手等）进行定期清洁与消毒。

7）开展健康宣传。利用微信公众号、微信群等新媒体，开展家托共育，进行诺如病毒感染防控的宣教，帮助婴幼儿养成良好的洗手、进食及饮水习惯。

5. 个人和家庭如何预防诺如病毒感染？

1）患儿保持居家隔离，避免传染。诺如病毒感染的患儿应隔离至症状消失，发病后3 日内应尽量隔离，轻症患儿可居家或在疫情发生机构就地隔离，重症患儿需送医疗机构隔离治疗。

2）保持手卫生。饭前、便后、加工食物前应按照七步洗手法正确洗手，用肥皂和流动水至少洗 20 秒。但需注意，含乙醇消毒纸巾和免洗手消毒剂对诺如病毒消毒无效，不能代替洗手。

3）保持饮食与饮水卫生。不饮用生水，蔬菜瓜果彻底洗净，烹饪食物要煮熟，特别是牡蛎和其他贝类等海鲜类食品更要煮熟煮透后食用。

4）保持规范的环境清洁和消毒工作。

5）保持室内温度适宜，定期开窗通风。

6）对呕吐物或粪便污染的环境及物品使用含氯制剂消毒。清理受污染的物品时，应戴塑胶手套和口罩，避免直接接触污染物。患儿家庭环境根据医务人员指导加强消毒，避免家庭内传播。

（二）反思与建议

1．传染病防控意识不足。

托育机构对自身卫生保健工作的投入不够，工作人员传染病防控意识不足，造成卫生保健工作难以按照标准开展。机构需要按照相关规范，加强各环节的质量控制，促进机构的良性发展。

2．保健人员数量与能力不足。

《托儿所幼儿园卫生保健管理办法》中明确要求，托育机构应按照收托人数配备相应的专职或兼职保健人员。但部分托育机构因办托成本等原因，并未按要求配备保健人员。同时，《托儿所幼儿园卫生保健管理办法》中对保健人员的资质要求较宽松，并未规定必须为卫生专业技术人员，而医生、护士等专业技术人员也因待遇低、临床技能提升及职称晋升困难等原因不愿从事托育机构保健这一工作。因此，托育机构保健人员的卫生保健业务能力较薄弱。相关部门需继续加强对托育机构人才队伍建设的重视，提供相关的政策支撑。

3．卫生监督力度不够。

卫生消毒工作涉及面很广，涉及的法规标准虽然较多，但可运用的法律法规和标准不够完善，能进行处罚的少，可操作性不强。国内的研究缺少对于卫生消毒工作的行为干预及效果评估。因此，应不断完善相关法律法规，提升卫生监督执法力度，行政部门应尽快出台关于卫生消毒方面的国家标准，完善卫生消毒的相关制度，制定系统化、科学化的卫生消毒方案，更好地解读《托儿所幼儿园卫生保健管理办法》，更好地应用《托儿所幼儿园卫生保健工作规范》中的内容为卫生监督工作服务，进一步完善相关的法律体系建设，建立适合我国国情的消毒工作管理规范与模式。

4．传染病防控技术及健康促进措施待加强。

托育机构应完善相关传染病防控制度及流程，完善防控工作资料收集与质量控制，包括计划总结、宣传教育（计划、记录、宣传材料）；加强对机构内生活用水的卫生管理，设置足够的水龙头，定期进行水源检测；加强对季节性传染病的预防，例如冬春季呼吸道传染病与夏秋季肠道传染病等。

5．健康教育形式不足。

充分利用健康教育课程、讲座、宣传手册、新媒体等多种形式普及卫生防病知识，如打喷嚏、咳嗽时不要直接面对其他人，要用纸巾或手帕掩住口鼻；接触患者及呼吸道分泌物后要立即洗手；不要喝生水，生吃瓜果前要洗净；出现病症要及时就医等，以提高大众的防病意识和自我保护能力。

（三）政策依据

《中华人民共和国传染病防治法》《托儿所幼儿园卫生保健工作规范》《托儿所幼儿园卫生保健管理办法》《关于做好入托、入学儿童预防接种证查验工作的通知》《传染病预防控制工作管理规范》等。

（张丽　叶飘　乔牧天）

五、卫生保健质量控制

全日健康观察、晨午检、环境卫生、食品质量安全、特殊健康状况婴幼儿照护、婴幼儿安全教育、意外急救等卫生保健工作在托育机构的管理中起着举足轻重的作用。

案例 21-5　晨检不规范导致的危机

被"怠慢"的晨检

洋洋入托准备晨检时，家长告诉保健人员，洋洋起床时摸着额头有点烫，但电子测温仪测量时显示体温 37.2℃，偶尔会轻咳两声。洋洋精神不好，不愿配合晨检，家长认为这点小毛病不影响在托生活，也就依着洋洋不配合晨检，保健人员碍于情面也未再坚持，放其入托。晨间活动时保育人员发现洋洋依旧精神不好，立即联系了保健人员。保健人员用水银体温计检测洋洋体温为 38.2℃，立即给予物理降温并联系家长送医，最终诊断为肺炎，住院治疗。

停课一周的教训

奇奇妈妈的车子在送奇奇来托育中心的路上发生了故障，所以奇奇上午9点过才姗姗来迟。因迟到，妈妈将奇奇直接送进班级，未进行晨检，保育人员也未在第一时间将奇奇带去保健人员处补检。午检时保健人员发现奇奇手心出现了红疹，咽峡部见少许疱疹，考虑奇奇可能患了手足口病，立即将其带离班级并送至隔离室，随后联系家长送医，最后确诊为手足口病，居家隔离治疗。因当日上午奇奇参加了晨间活动，第二日不同的班里都出现了和奇奇症状类似的病例，园所被责令停课一周，并受到相关部门责罚。

案例 21-5 思考： 婴幼儿或家长不配合晨检怎么办？迟到的婴幼儿怎么落实晨检？晨检操作是否需要针对特殊情况制定相应流程？托育机构需要开展什么样的卫生保健质量控制？

根因分析：

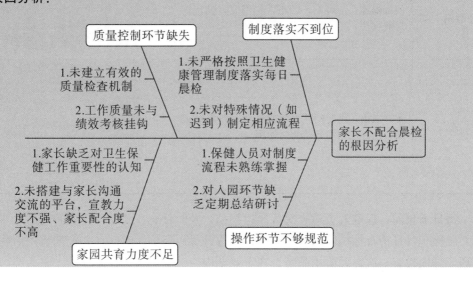

（一）晨检工作流程

1. 准备工作。根据《托儿所幼儿园卫生保健工作规范》《托育机构保育指导大纲（试行）》《3岁以下婴幼儿健康养育照护指南（试行）》等文件，将晨检室和隔离室设立在园区最靠近大门的地方，配置需要的物品，规范摆放（表21-7）。

表21-7 晨检车、急救箱配置

设施	放置物品及注意事项	图示
晨检车最上层	洗手液（乙醇），手消毒液，体温计，晨检记录本，晨检卡（又称健康卡，评价婴幼儿当日健康状况的标记，分为绿、黄、红三色，绿色代表健康，黄色代表身体有恙需观察，但不需要口服药，红色代表身体有恙并带有药物）	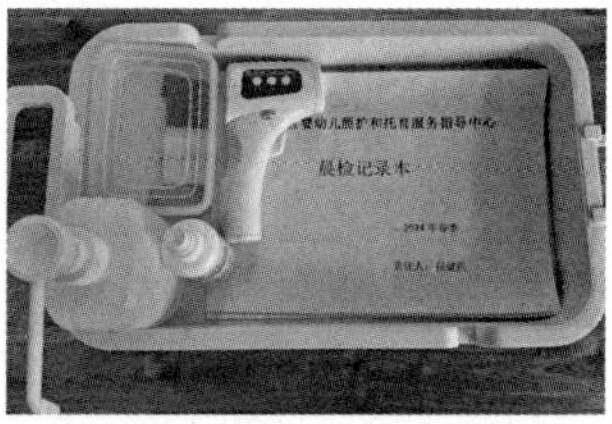
晨检车第二层	口罩	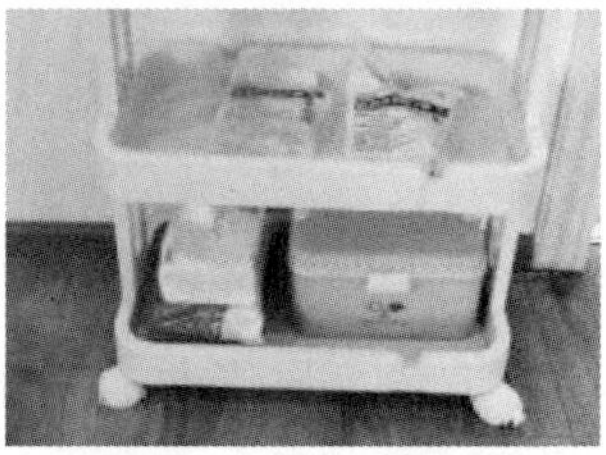
晨检车第三层	急救箱	
急救箱上层	压舌板，手电筒，橡胶手套	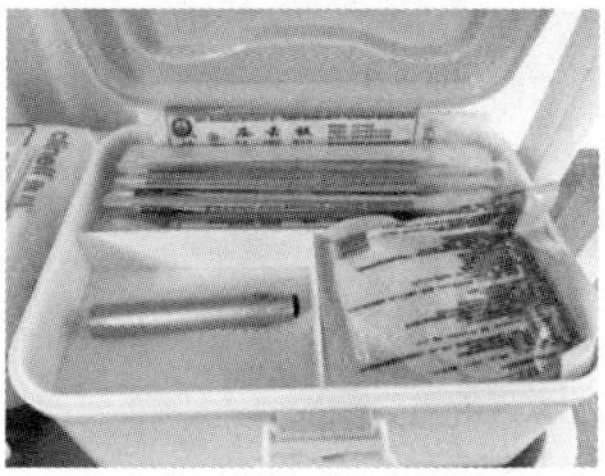
急救箱下层	消毒棉签，创可贴，纱布，头围尺，碘伏消毒液（片）	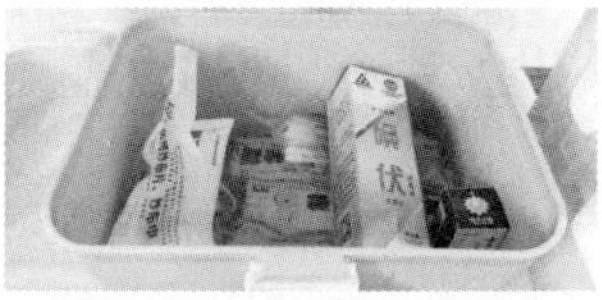
托盘	备好纸巾，供婴幼儿需要时使用；备好标记贴，供标注用药婴幼儿时使用	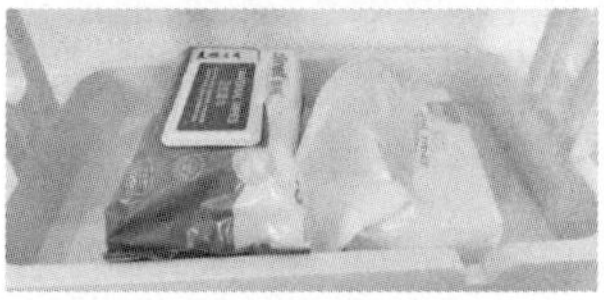 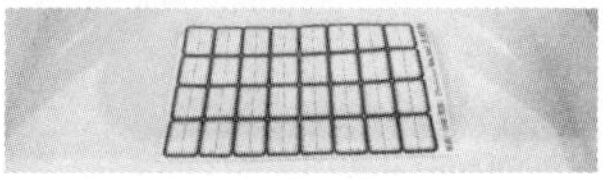

每日下班前，保健人员检查次日晨检物品，及时补充、清理，使所有物品处于备用状态。晨检车每日消毒擦拭，乙醇、手消毒液等开封后要标注时间，并定期将用后物品密封管理，每周检查一次性无菌用品是否在有效期内。

2. 晨检流程。

一问：询问家长前一晚婴幼儿在家情况，有无不舒服、患病等情况。

二看：看婴幼儿的精神、面色、皮肤有无异常，扁桃体是否肿大，全身有无出疹等现象。

三摸：摸摸婴幼儿有无发热、淋巴结肿大等现象。

四查：检查婴幼儿的手指甲和双手是否干净卫生，皮肤裸露的地方有无伤痕；有无带危险物品入托，衣着是否整洁。

五登记：将晨检情况真实、及时、完整地记录在《晨检记录本》。晨检结束后，数据发给班级保育人员，最后汇总给机构负责人留档，务必人人知晓。

（二）重点环节

1. 晨检过程中家长必须全程陪同，晨检结束后家长与保育人员交接后方可离开；家长和婴幼儿的站位应方便婴幼儿进托、家长离托；家庭之间的站位前后保持 1m 距离，避免出现交叉感染；确保消防通道畅通。

2. 晨检中发现有婴幼儿发热的，第一时间询问家长婴幼儿在家的症状、表现，规劝家长带回诊治，做好跟踪事宜。

如果发现疑似传染病患儿，首先将疑似传染病患儿及家长带到旁边隔离室单独进行询问、了解病情，严禁此家长与婴幼儿进入托区。建议家长带婴幼儿去医疗保健机构检查。保健人员适时追踪检查过程和医院诊断，关心婴幼儿的康复情况，待康复后凭医疗卫生机构的疾病痊愈证明返托，并将返托证明存档。同时，应该立即向机构负责人及属地疾病预防控制机构（农村乡镇卫生院防保组）报告。托育机构应当配合当地疾病预防控制机构对被传染病病原体污染（或可疑污染）的物品和环境实施随时性消毒与终末消毒。

轻症患儿带药入托，需家长提供医院所开具的处方，保健人员将处方存档，家长填写《用药委托书》和《用药登记表》。保健人员核实家长登记的内容，确定无误后将该婴幼儿的药品装入密封袋，在袋口处贴上写有婴幼儿姓名、用药时间、用药方式的标签，然后请家长核实签字。在所有环节双方确认无误后，最后由保健人员将药物放在固定的药箱或冰箱中。

3. 晨检结束后婴幼儿进班，保育人员应及时了解其晨检情况，将晨检卡插入"婴幼儿健康保健栏"。保健人员认真巡视各班级，在统计了解各班出勤情况的基础上，提醒保育人员对身体欠佳的婴幼儿加强观察和照护；保健人员需将"晨间检查及全日观察记录表"投放在各班的保健角，要求保育人员在入托活动结束后，关注"婴幼儿健康保健栏"，准确了解当日该班婴幼儿的出勤和身体状况，并及时记录观察的情况。

（三）人员配置

托育机构面对的是 0~3 岁的婴幼儿，该年龄段的婴幼儿处于生命最脆弱的阶段，消化系统和神经系统等发育尚未完善，抵抗力弱，但体格和大脑的发育却是一生中最快速的时期。在这一时期，卫生保健工作显得尤为重要。托育机构需按照规范配备具有丰富临床及婴幼儿照护经验的保健人员，发挥其专业优势，做好晨检工作。

（四）反思与建议

"被'怠慢'的晨检"与"停课一周的教训"这两个案例充分显示了晨检、全日健康观察的重要性、必要性，其是保障婴幼儿健康与托育机构安全运行的基石。

1. 婴幼儿或家长不配合晨检怎么办？

1）婴幼儿不配合晨检。大多数婴幼儿都有去打预防针和去医院看病的经历，对医生、护士的印象就是会"给自己打针，很痛"。保健人员穿着白大褂，容易导致婴幼儿对晨检产生与"去医院看病"相同的恐惧和害怕心理，故保健人员在着装上可考虑白大褂以外的工作服并佩戴工作证。同时婴幼儿对压舌板、手电筒等晨检用具不熟悉时会产生防备心理，故而排斥、躲避晨检。

婴幼儿家长在第一次送婴幼儿入托前，可在家模拟晨检场景、交流晨检时会遇到的流程，让婴幼儿在心理上有所准备。入托时，保健人员不能强硬实施，先与家长一起安抚婴幼儿情绪，提前向婴幼儿展示、介绍压舌板、手电筒等晨检工具，家长可做榜样示范或陪伴婴幼儿观摩其他小朋友的做法，正面引导婴幼儿配合晨检。做检查时，保健人员应充分展现自身的亲和力，保持微笑，寻找与婴幼儿的共同话题，引导其配合晨检。

1岁以上幼儿可采用言语鼓励与奖励相结合的做法，顺利晨检后给予其一枚小红花贴纸，以此建立婴幼儿的荣誉感，使其养成晨检习惯。或可采用游戏引导，缓解紧张气氛，鼓励婴幼儿主动配合，可将卫生保健方面的小知识创设成儿歌游戏，把知识转化成行为，让婴幼儿不再排斥晨检。

2）家长不配合晨检。

（1）托育机构在入学前召开"新生说明会"，提前与家长沟通晨检事务。

（2）优化晨检方式，不让晨检工作耽误家长太多时间。

（3）若晨检中发现异常情况，可以保护婴幼儿隐私为由，低声进行友善提醒，礼貌规劝，不给家长造成心理负担。

2. 迟到的婴幼儿怎么落实晨检？

迟到的婴幼儿也必须经保健人员晨检，确定身体健康后才能进班。

1）由保育人员接待家长，并询问家长迟到的原因。

2）家长陪同婴幼儿进行晨检，晨检方式与正常时间入托的婴幼儿保持一致。

3）保健人员、保育人员、家长沟通无误后婴幼儿方可入托。

（五）加强卫生健康管理制度的落实与质量控制

托育机构应建立健康检查制度及婴幼儿健康档案，坚持晨检及全日健康观察，做好常见病、传染病和婴幼儿意外伤害的预防。托育机构保健人员应当做好每日晨间入托（所）婴幼儿的检查，晨检内容包括：询问婴幼儿在家情况，在传染病流行期间要询问婴幼儿是否有相关传染病类似症状、接触史；观察精神状况、有无发热和皮肤异常；检查有无携带不安全物品等。保育人员应对婴幼儿进行全日健康观察，内容包括饮食、睡眠、大小便、精神状况、情绪行为等，并做好观察及处理记录。保健人员还需每日到班级巡查2次，发现患病婴幼儿应尽快与家长联系，及时安排婴幼儿到医院诊治。对于迟到、哭闹婴幼儿未完成晨检的补救流程、晨检记录本登记信息是否真实可靠、发现问题如何正确及时处理等环节，托育机构负责人应定期进行质量检查，发现问题限期整改，与绩效挂钩。

（六）提升家托共育力度

家庭是托育机构重要的合作伙伴，机构应本着尊重、平等、合作的原则，争取家长的理解、支持、参与、配合。托育机构可提供更多的交流平台，促进家托有效沟通，如家长座谈会、茶话会、经验分享会、家长开放日等形式，拉近与家长之间的距离，提升家长对于卫生保健工作重要性的认知水平，让家长提前知晓到托后晨检需要经过哪些环节，大致需要多少时间，也可通过经验分享等方式，分享未进行晨检导致不良后果的案例，让家长切身体会为什么晨检是保障幼儿安全健康的第一关口，有效提高家长在入托晨检时的配合度。

（七）政策依据

《3岁以下婴幼儿健康养育照护指南》《托儿所幼儿园卫生保健管理办法》《托儿所幼儿园卫生保健工作规范》《四川省托儿所幼儿园卫生保健管理实施细则》等。

（江卓珈）

六、婴幼儿语言发育迟缓管理

案例21-6 说"火星语"的洋洋

2岁的洋洋刚进入托育机构不久，保育人员便发现其总是说一些保育人员和其他小朋友都听不懂的"火星语"，在日常的活动中，洋洋会突然发脾气，也不愿意主动加入小伙伴们的游戏中。慢慢地，洋洋开始习惯自己一个人玩耍。班级保育人员和洋洋的父母沟通后得知，父母平时工作忙，洋洋主要由奶奶照顾，奶奶性格内向，平时不爱说话，和洋洋也缺少交流，陪伴洋洋更多的是动画片。对此，洋洋的父母也非常的苦恼。

案例21-6思考： 托育机构如何有效引导语言发育迟缓的婴幼儿？

根因分析：

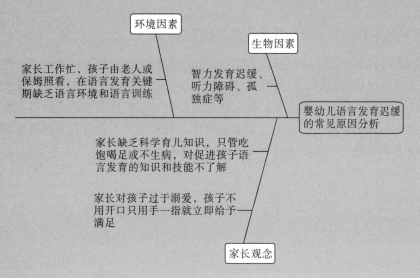

（一）建议家长带婴幼儿到专业医疗保健机构就诊

托育机构在婴幼儿日常照护过程中发现婴幼儿有语言发育迟缓的情况时，应建议家长尽快带婴幼儿去专业的医疗保健机构就诊，明确语言发育迟缓的原因。若确定是由精神发育迟缓、孤独症、听力障碍、口腔异常等疾病导致的，应在专业的医疗保健机构进行干预和治疗。

（二）提升保育人员专业技能，关注婴幼儿个体差异

托育机构定期召开个性化特质婴幼儿研讨会，针对病因，为语言发育迟缓的婴幼儿制订个性化活动方案，并落实保育人员的培训，监督执行情况。

（三）完善托育机构语言促进环境

1. 规范日常语言促进方案。

婴幼儿学习语言的基本方法就是模仿。托育机构应为在托婴幼儿提供良好的语言环境，将语言模仿训练纳入一日生活中，鼓励婴幼儿多说话，帮助婴幼儿积累词汇，让婴幼儿学会用语言表达自己的要求。

2. 引导婴幼儿进行言语交流。

比如喝水，如婴幼儿不说"水水"或"喝水"，保育人员应耐心引导："宝宝如果不开口告诉老师你想干什么，老师是不知道的哦。"如婴幼儿仍然不愿意表达，保育人员可以提供选择，如"宝宝是想喝水还是想吃苹果呢？"并引导和鼓励婴幼儿说出选择，若婴幼儿能说出自己的需求，就应给予鼓励，热情地拥抱他（她）。这样才会使婴幼儿体验到成就感，调动其说话的兴趣和积极性。

3. 营造良好的语言环境。

在日常的活动中，应多创造机会让婴幼儿接触其他小朋友和大自然。在集体环境中，看到其他小朋友开口表达能刺激婴幼儿的表达欲望。在大自然中可以丰富婴幼儿的眼界和见识，可以让其学习更多的词汇。

（四）强化家托共育，共筑健康成长环境

托育机构应和婴幼儿家长保持密切沟通交流。发现语言发育迟缓婴幼儿，首先建议家长去专业医疗保健机构评估，排除器质性疾病或发育行为问题。其次，要告知家长在家庭生活中保持与机构一致的引导方式。托育机构定期针对家长开展婴幼儿语言发育有关知识讲座，让家长更好地了解婴幼儿语言发展的规律、分析婴幼儿语言发展迟缓的原因、制订科学的活动方案并督促家长在家庭日常生活中实施。

（王巧）

七、婴幼儿注意异常管理

案例 21-7　"坐不住"的明明

　　2岁半的明明已经来托育机构3个月了，保育人员在日常活动中发现明明可以听懂保育人员的话却不会听从保育人员的指令，难以完成保育人员设计的各项活动。在小朋友安静听保育人员讲绘本故事的时候，明明满教室乱跑。保育人员经过和明明父母的交谈得知，明明在家也总是"坐"不下来，对新玩具的热情不超过2小时，吃饭也是边玩边吃，吃完一餐饭甚至要花一个小时。

　　案例 21-7 思考： 托育机构如何有效提高婴幼儿的注意力？

　　根因分析：

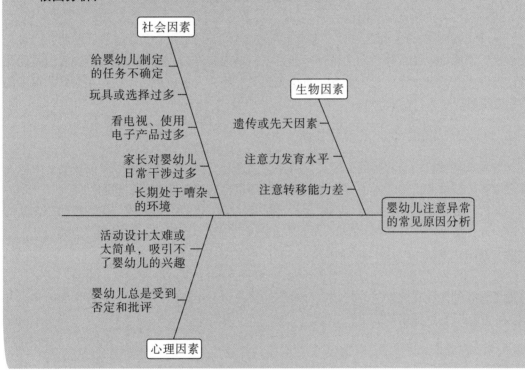

　　（一）建议家长带婴幼儿到专业医疗保健机构就诊

　　托育机构在日常照护过程中发现婴幼儿存在注意异常，应建议家长尽快带婴幼儿去专业的医疗保健机构，排除智力发育迟缓、孤独症、多动症等器质性疾病或发育行为问题。若确诊由器质性疾病或发育行为问题导致，应在专业的医疗保健机构进行治疗。

　　（二）提升保育人员专业技能，关注婴幼儿个体差异

　　托育机构定期开展个性化特质婴幼儿专题研讨会，针对各种原因导致注意异常的婴幼儿制订个性化活动方案，加强对保育人员的培训，并监督执行情况。

（三）在一日生活中融入专注力训练

1. 尽量减少无关刺激的干扰。当婴幼儿从事某种活动时，保育人员应尽量给其创设一个安静、舒适整洁的环境，减少无关刺激。若婴幼儿无法独立完成，保育人员可在旁陪伴、协助，但切忌给予过多指导。

2. 培养婴幼儿的自我约束力。婴幼儿的自控能力较差是注意异常的另一个重要原因。保育人员在日常活动中应根据婴幼儿年龄，制订相应的培养计划，有效实施，并定期进行评估。

3. 无意注意和有意注意灵活交替。有意注意是完成有目的活动所必需的，但有意注意需要意志努力，同时和婴幼儿神经系统的发育密切相关，因此保育人员在设置活动时，应遵循婴幼儿注意发展规律，灵活地控制婴幼儿的有意注意活动时间，按照不同年龄阶段，逐步延长有意注意活动时间。

4. 活动设计符合婴幼儿发展。保育人员在设计游戏活动时应遵循贴近婴幼儿"最近发展区"的原则，游戏和活动的设计不能过于简单或者复杂，简单的活动不能吸引婴幼儿的注意，复杂的游戏婴幼儿不能参与也毫无意义。保育人员应在活动中给予婴幼儿更多的肯定和鼓励。

（四）强化家托共育，共筑健康成长环境

首先，托育机构应和婴幼儿家长保持密切沟通和交流，发现注意异常的婴幼儿，应先建议家长带婴幼儿去专业的医疗保健机构排除器质性疾病或发育行为问题。

其次，要告知家长在家庭生活中保持与托育机构一致的引导方式，保证婴幼儿在家的睡眠时间；控制电子屏幕使用时间；提供给婴幼儿的玩具或选择不宜过多；给婴幼儿正向刺激和鼓励；婴幼儿专注于某项活动时，家长不要随意打扰。

最后，托育机构应定期针对家长开展"婴幼儿专注力发展"有关知识讲座，让家长更好地了解婴幼儿注意力发展的规律，分析婴幼儿注意力不集中的原因、制订科学的解决方案等，并在日常生活中按照方案执行。

（王巧）

八、婴幼儿运动能力异常管理

案例 21-8　"跳不起来"的跳跳

在体能活动中，保育人员发现新来的 2 岁 8 个月小朋友跳跳不能完成双脚离地跳的动作，在整个活动中跳跳很想尝试完成每一个动作，但结果总是差强人意，尝试几次失败后，跳跳很沮丧，静静地站在旁边看，不再参与到活动中。

案例 21-8 思考：托育机构如何有效提升婴幼儿的运动能力？

根因分析：

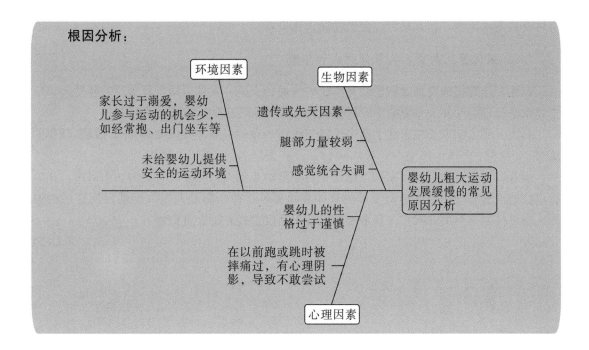

（一）建议家长带婴幼儿到专业医疗保健机构就诊

托育机构在日常保育活动中发现动作发育落后的婴幼儿时，应建议家长尽快带婴幼儿到专业的医疗保健机构就医，排查原因。若确定运动发育落后是由器质性疾病或发育行为问题导致的，应到专业的医疗保健机构进行康复与干预。

（二）提升保育人员专业技能，关注婴幼儿个性化发展

托育机构定期召开个性化特质婴幼儿研讨会，针对导致婴幼儿粗大运动发育落后的不同原因制定个性化训练方案，加强对保育人员的培训，并对执行情况进行监督。

制定粗大运动训练方案：

1. 腿部力量训练。幼儿无法完成跳跃的原因之一在于幼儿腿部力量不足。保育人员可以在日常活动中锻炼幼儿"快速蹲起"的动作，增强幼儿腿部肌肉的力量。

2. 跳姿的体验。"跳"的动作完成需要腿部和手臂协调，在蹬腿的瞬间手臂也会有上摆的动作，这两个力合在一起人才有可能跳跃起来。初学跳的幼儿往往做不到手脚动作的协调与平衡。保育人员可以反复训练幼儿跳姿，促进动作固化。

具体操作：保育人员可以握住幼儿的两个手腕，然后提示幼儿先蹲下，再提示其跳起来，在幼儿接收到指令蹬腿跳后，保育人员牵拉幼儿双手，让其感受到跳跃起来的感觉。

3. 设计跳跃的活动。保育人员应在日常体能游戏中多设计跳跃的活动，例如：

1）跳线过障碍。在地上画一条直线，刚开始和幼儿一起跳来跳去（放在成人脚上），之后，保育人员拉着幼儿的手反复练习。

2）跳格子游戏。保育人员可以让格子距离近一些，让幼儿较易获得跳跃成功后的成就感。

3）跳台阶游戏。保育人员刚开始可以在一旁拉着幼儿的手，帮助其跳跃，反复训练

后可开展竞技比赛，相互学习，促进幼儿动作发育。

（三）强化家托共育，共筑健康成长环境

首先，托育机构要保持和婴幼儿家长的沟通和交流，发现运动发育落后的婴幼儿，应先建议家长带婴幼儿去专业的医疗保健机构排除器质性疾病或发育行为问题。

其次，要告知家长在家庭生活中保持与机构一致的引导方式，加强婴幼儿跳跃动作的练习。

最后，托育机构应针对家长，定期开展与婴幼儿粗大运动发展有关的知识讲座，让家长更好地了解婴幼儿粗大运动发展的规律和重要性、分析婴幼儿粗大运动发展滞后的原因、制订科学的解决方案并在日常家庭生活中高度重视并配合进行练习。

（王巧）

第二十二章　社区托育服务经验分享

近年来，国家鼓励发挥城乡社区公共服务设施的婴幼儿照护服务功能，加强社区婴幼儿照护服务设施与社区服务中心（站）及社区卫生、文化、体育等设施的功能衔接，发挥综合效益；支持和引导社会力量依托社区提供婴幼儿照护服务；发挥网格化服务管理作用，大力推动资源、服务、管理下沉到社区，使基层各类机构、组织在服务保障婴幼儿照护等群众需求上有更大作为。一些省市纷纷响应国家号召，出台相关政策，支持社区托育服务的建设。

案例 22-1　创新社区托育新模式

某普惠托育品牌在某市全面布局了"城市旗舰店＋社区中心园＋家庭托育点"，即"1＋N＋n"的协同发展模式。1，即在一个大型城市建设一家城市旗舰店，提供标准化的品牌、培训、运营、课程体系和系统化支持。N，即以社区为基础建立多个社区中心园，服务于社区"15 分钟生活圈"。n，即家庭托育点，解决托育服务和小区家庭之间最后 500m 的距离。

案例 22-1 思考："1＋N＋n"模式对于社区托育服务发展能起到哪些支持作用？

社区托育服务要以满足婴幼儿家庭需求为核心，兼顾灵活机动和多元发展。

某社区引入某托育服务专业机构，采用"1＋N＋n"三级模式，即以该品牌托育中心的一个旗舰托育店提供标准化的课程体系、培训及运营管理支持，开设以社区为单位的社区中心园，1 个社区中心园可带动 N 个家庭托育点，并将家庭托育点布局在社区中心园 3km 范围内。通过搭建社区中心园对家庭托育点的支持体系，将优质的普惠托育服务很好地下沉到社区。家庭托育点可与社区中心园共享运营团队、婴幼儿健康管理支持、品牌支持等各项资源，保障了家庭托育点的良性运营，从根本上解决了单店管理风险，降低了单店备案的成本和风险。截至目前，该社区托育服务专业机构已为 11 个社区提供普惠托位 600 余个，以"全龄友好"为主题，以"家托共育"为基石，孵化社区家庭托育点，进一步满足社区居民对婴幼儿照护服务需求。

案例 22-2　创新社区共育机制

某社区托育中心，通过开放场地与社区共享共创方式，构建了社区 0～6 岁儿童活动中心。围绕婴幼儿托育服务，构建"一主四辅"环婴幼儿照护发展服务模式，政企深度融合全面提升社区服务水平，满足人民对美好生活的期待。

案例 22-2 思考：除了以上这些，还可以采用哪些方式开展社区共育？

　　某居民聚居区的社区为建社区托育中心，提供了社区综合服务中心内的物业，并投入资金完成装修及提供设施配备。建成后以公建民营模式，招引专业托育机构独立实施运营，初期运营准备金由机构自己投入，按照所在地普惠限价收费，自主经营自负盈亏。项目总计占地 490m²；含 3 个托育教室（乳儿班、托小班、托大班各 1 个），占地 250m²，提供 45 个普惠托位；含 1 间多功能游戏室，占地 80m²；含 1 间多功能培训指导教室，占地 80m²；含其他服务配套空间 80m²，包括晨检接待厅、保健观察室、哺乳室、餐食准备区等功能区。

　　该社区托育中心除了为社区 0～3 岁婴幼儿提供形式多样的普惠托育服务，还通过开放空间与社区共同为社区居民提供儿童共享游憩空间及活动、社区家庭育儿指导、社区儿童健康管理服务、社区母婴照护相关就业创业支持等综合服务，形成了围绕婴幼儿照护"一主四辅"多维儿童成长服务功能。活动实施过程中，一主活动由运营机构独立实施；四辅活动由社区与机构联合组织实施，社区负责配合活动宣传和组织，运营机构负责活动的具体实施。

　　一主四辅功能定位。一主：全天候智慧托育服务，为 0～3 岁婴幼儿家庭提供 365 天灵活托育照护服务，包含全日托、半日托、寒暑托、节假日托、临时托等服务。四辅 1：社区儿童游憩活动共享服务。构建儿童游憩共享空间及活动支持，为社区不同年龄段的儿童提供丰富的支持活动，如音乐律动、艺术手工、绘本故事、亲子游戏等，促进儿童身心健康发展，促进社区教育、家庭教育和学校教育有机结合。已经联合社区或文化创意产业园区管理中心举办社区亲子游戏、亲子观影、绘本阅读、六一节日派对、婴幼儿跳蚤市场等各类活动 20 余场。四辅 2：社区家庭育儿指导。联动市儿童早期发展研究院·共育指导中心在该社区托育中心挂牌，联合相关领域专家，在家庭教育、亲子关系、隔代养育等方面为社区家庭提供优质的亲子共育资源。除了满足婴幼儿照护服务需求，还可以帮助家庭解决育儿困惑，重建亲子、教育关系及重建隔代抚养关系。通过定期邀请专家开展免费面向社区居民的科学育儿专题培训或 1 对 1 育儿顾问咨询服务，指导年轻夫妇、隔代带养者形成科学育儿理念和方式，提升社区全民科学育儿水平。四辅 3：社区儿童健康管理服务。托育中心保健医生或联合辖区社区卫生服务中心不定期免费开展面向社区居民的儿童健康管理服务，如婴幼儿意外伤害应急处置培训、婴幼儿生长发育测评、婴幼儿龋齿、视力筛查等活动，提升社区婴幼儿健康水平。四辅 4：社区就业创业孵化。面向社区 40～50 岁妇女免费提供托育相关岗位再就业培训和创业孵化，就业培训合格人员可聘为该托育中心员工实现再就业；创业孵化资质合格且有托育创业意愿者，可按照 1＋N 模式在所在小区进行家庭托育点的创业。

　　政策依据：《国务院办公厅关于促进 3 岁以下婴幼儿照护服务发展的指导意见》《支持社会力量发展普惠托育服务专项行动实施方案（试行）》《关于优化生育政策促进人口长期均衡发展的决定》等。

（祝小红）

第二十三章　医育融合助力托育服务持续发展

　　托育服务质量是保障婴幼儿健康成长的关键，打造一批具有一定知名度和典型示范效应的托育服务机构，对推动托育服务规范发展具有重要意义。在国务院办公厅颁布《国务院办公厅关于促进 3 岁以下婴幼儿照护服务发展的指导意见》后，多个省市都相继出台了系列推动婴幼儿照护服务发展、优先支持普惠性托育机构的政策，托育机构的开办数量骤增。一些省市还出台政策明确支持妇幼保健院、社区卫生服务中心等设立托育服务设施，部分医疗保健机构陆续筹办托育中心。托育服务前景看似一片光明，但事实上，受生育率持续下降、婴幼儿家长对托育机构缺乏了解，尤其是对医疗保健机构开办托育机构认识不足等因素影响，初始招生与运营举步维艰。

> **案例 23-1　医育融合助力托育园持续发展**
>
> 　　某县妇幼保健院为响应国家大力发展普惠托育的号召，于 2022 年 3 月自筹资金 400 余万元开办了"县妇幼保健院托育园"。托育园建筑面积 2730m² （其中户外活动场地 320m²），设置了 6 个标准化班级、100 个普惠托位；拥有三级妇幼保健院的优质医疗保健资源（该妇幼保健院是省级儿童早期综合发展示范基地，省级儿童残疾康复定点单位，市级计划生育协会优生优育指导中心，县级妇幼保健技术指导中心、产儿科急救中心、婴幼儿照护服务指导中心等）；聘请全国知名儿童保健专家和省幼教专家担任顾问，整合优质婴幼儿养育照护资源，提供专业的保育照护服务。但托育园开园前半年，在托婴幼儿仅 25 人，其中乳儿班 3 人、托小班 9 人，托大班 13 人，且近三分之二为本院职工子女。
>
> 　　**案例 23-1 思考：**针对该县妇幼保健院办托现状，如何突出医疗保健机构办托优势和特色，促进机构持续向好发展？

根因分析：

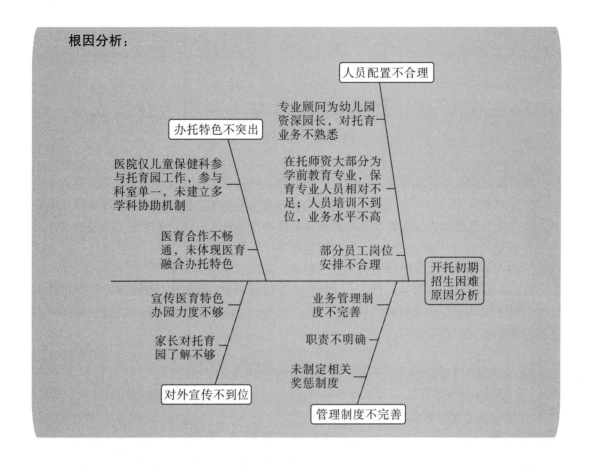

一、加速医育融合，助力婴幼儿健康成长

1. 配备县妇幼保健院高级职称儿童保健医生担任健康管理员，开展针对性的健康教育；建立健全健康管理制度，落实婴幼儿健康监测、卫生保健、疾病防控工作；充分发挥"桥梁"和"纽带"的作用，有效促进医育融合。

2. 由医院临床营养师为托育园制定带量食谱，定期进行膳食营养评价分析及顺应性喂养指导；聘请专业厨师和糕点师按食谱为婴幼儿制作营养均衡、安全健康的餐食。

3. 对新入托婴幼儿，除常规的入托体检、预防接种查验、建立健康档案外，率先为婴幼儿免费开展气质测评，以便提供更好的个性化照护服务。对在托婴幼儿每月进行体格生长监测，每季度进行一次全面体检。各班级每日对婴幼儿生活健康进行监测记录和建立每周婴幼儿成长健康档案，并及时反馈给家长，更好地实现家托共育模式。

4. 配备儿童保健医生担任兼职保健人员，进行晨检及全日生活观察，及时发现异常并进行处理。

5. 采用回应性照护，关注婴幼儿早期综合发展，将语言、动作、认知、社会行为等发育促进活动与生活自理能力培养、健康习惯养成相结合，发现有发育行为偏离的婴幼儿及时干预，做到智力和情感的同步培养，促进综合素质、身心健康的共同发展。

6. 探索融合养育，托育园可接收有康复治疗需求的婴幼儿，家长只需按时将婴幼儿送入托，会有专人接送婴幼儿去妇幼保健院儿童康复科完成康复治疗，提升有特殊医疗需求婴幼儿的养育照护质量，体现医疗保健机构办托的优势。

7. 医院感染科、护理部为托育园卫生保健管理保驾护航，特别是在传染病暴发流行期间，"医""托"同质化管理，制定严格的疫情防控和消毒管理制度。

二、加大特色宣传力度，提升医疗保健机构开办托育园的品牌效应

1. 与县级融媒体合作，打造妇幼直播间，由托育园相关工作人员向群众直播婴幼儿照护的相关知识。

2. 妇幼保健院利用微信、微博、电视、社区活动等渠道举办健康讲座，发放宣传资料，传递婴幼儿科学养育照护知识及托育园办托特色。

3. 开发科学育儿公益课程，通过孕妇学校、家长课堂等为家庭提供婴幼儿养育照护指导。

4. 利用县、乡、村三级妇幼保健网络进行宣传，医疗机构产科在对孕产妇进行孕期保健时、乡镇卫生院在产前随访和产后访视时、乡村医生在家庭医生服务时宣传科学养育照护知识及托育园的优势。

5. 利用健康管理员每半年进托育园开展卫生保健工作座谈会或婴幼儿健康知识讲座的机会，对家长进行托育园办托特色的展示。

三、加强人才引进与业务培训，合理调配人员，提高保育质量

1. 聘请0~3岁婴幼儿养育照护的保育专家与儿童保健专家作为顾问，每月对员工进行2~3次业务培训，对机构环境创设、日常管理、照护能力、卫生保健等进行专业指导；开展班级半日生活观摩活动，对一日生活等各项制度、方案的执行情况进行质量控制，不断提升保育质量。

2. 对工作人员进行岗位调整，每班配备一名有儿童保健科工作经验的员工，并将其中有新生儿科轮转经历的员工安排在乳儿班，有舞蹈专长的员工安排在托大班。

3. 加强人才培养，使其积极参加继续教育培训及有关部门组织的业务学习，不断提高照护水平。定期开展托育技能比赛和应急演练，进一步提高员工服务技能及应急处置能力。

四、加快完善相关制度，提升管理效率

1. 调整绩效分配方案，通过绩效杠杆激励员工工作热情，确保该托育园工资高于县内同级别人员1000~2000元。

2. 明确相关科室职责，规定儿童保健科、儿科负责定期指导督促晨午检和离托检查；儿童保健科负责查验预防接种证和补种疫苗，协调口腔、五官、检验、营养及心理等方面专家参加在托婴幼儿的定期体检和家长课堂授课。

3. 建立家托共建制度，及时向家长反馈婴幼儿在托生活、健康情况，开展家长满意度调查，听取家长意见建议，并及时整改。

目前，该妇幼保健院托育园开办已一年有余，开设乳儿班、托小班各 1 个，托大班 3 个，有教职员工 20 余人，在托婴幼儿已由初开园时的 25 人发展到现在的 80 余人，最小的在托婴儿仅 6 月龄。已组建一支由儿童保健、儿童心理、儿童营养、儿科等专科人员组成的托育服务多学科团队，畅通了园内婴幼儿转诊绿色通道。在充分利用医疗保健资源、实现医育融合、助力托育服务持续发展方面起到了示范作用，得到了社会各界一致好评，同时也树立了良好的品牌效应。

下一步，该妇幼保健院拟投入专项资金，引进"家庭－托育机构－婴幼儿养育照护"三位一体的服务平台，通过"互联网＋托育服务"模式促进服务质量的全面提升。

（裴登琼　李学炯）

第六篇

托育相关政策

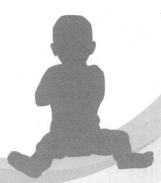

第二十四章　托育相关政策文件节选

一、《国务院办公厅关于促进 3 岁以下婴幼儿照护服务发展的指导意见》

《国务院办公厅关于促进 3 岁以下婴幼儿照护服务发展的指导意见》政策节选摘要见表 24-1。

表 24-1　《国务院办公厅关于促进 3 岁以下婴幼儿照护服务发展的指导意见》政策节选摘要

成文时间	2019 年 4 月 17 日	印发部门及文号		国办发〔2019〕15 号
一、目的与意义				
1. 推进供给侧结构性改革，建立完善促进婴幼儿照护服务发展的政策法规体系、标准规范体系和服务供给体系。 2. 充分调动社会力量的积极性，多种形式开展婴幼儿照护服务。 3. 逐步满足人民群众对婴幼儿照护服务的需求，促进婴幼儿健康成长、广大家庭和谐幸福和经济社会持续发展。				
二、内容摘要				
（一）基本原则	家庭为主，托育补充；政策引导，普惠优先；安全健康，科学规范；属地管理，分类指导。			
（二）发展目标	到 2020 年，婴幼儿照护服务的政策法规体系和标准规范体系初步建立，建成一批具有示范效应的婴幼儿照护服务机构；到 2025 年，体系基本健全，多元化、多样化、覆盖城乡的婴幼儿照护服务体系基本形成。			
（三）主要任务	1. 加强对家庭婴幼儿照护的支持和指导。 支持：用人单位采取灵活安排工作时间等积极措施；支持脱产照护婴幼儿的父母重返工作岗位。 指导：对家庭通过入户指导、亲子活动、家长课堂等方式，利用互联网等信息化手段提供指导服务。 服务：妇幼保健，开展新生儿访视、膳食营养、生长发育、预防接种、安全防护、疾病防控等服务。			
	2. 加大对社区婴幼儿照护服务的支持力度。 新建居住区婴幼儿照护服务设施及配套安全设施，与住宅同步验收、同步交付使用。 老城区和已建成居住区无婴幼儿照护服务设施的，要限期通过购置、置换、租赁等方式建设。 鼓励通过市场化方式，采取公办民营、民办公助等多种方式，在就业人群密集的产业聚集区域和用人单位完善婴幼儿照护服务设施。 地方政府采取政府补贴、行业引导和动员社会力量参与等方式，加快推进老旧居住小区设施改造。			

续表

二、内容摘要	
（三）主要任务	3. 规范发展多种形式的婴幼儿照护服务机构。 不同属性的机构登记部门不同：举办<u>非营利性</u>婴幼儿照护服务机构的，在婴幼儿照护服务机构所在地的县级以上<u>机构编制部门或民政部门注册登记</u>；举办<u>营利性婴幼儿照护服务机构的</u>，在婴幼儿照护服务机构所在地的县级以上<u>市场监管</u>部门注册登记。婴幼儿照护服务机构经核准登记后，应当及时向当地<u>卫生健康部门备案</u>。登记机关应当及时将有关机构登记信息推送至卫生健康部门。 地方各级政府要将需要独立占地的婴幼儿照护服务设施和场地建设布局纳入相关规划，<u>新建、扩建、改建</u>一批婴幼儿照护服务机构和设施。城镇婴幼儿照护服务机构建设要充分考虑进城务工人员随迁婴幼儿的照护服务需求。 支持：用人单位以单独或联合相关单位共同举办的方式，在工作场所为职工提供<u>福利性</u>婴幼儿照护服务，有条件的可向附近居民开放。鼓励支持<u>有条件的幼儿园开设托班</u>，招收<u>2至3岁</u>的幼儿。 多样化需求服务：提供<u>全日托、半日托、计时托、临时托</u>等多样化、多层次的婴幼儿照护服务。
（四）保障措施	五个加强。 1. 加强政策支持：鼓励和支持<u>社会力量</u>举办婴幼儿照护服务机构；鼓励地方政府采用提供场地、<u>减免租金</u>等政策措施；加大用人单位内设婴幼儿照护服务机构的支持力度；鼓励地方政府探索试行与婴幼儿照护服务配套衔接的<u>育儿假、产休假</u>；<u>创新服务管理方式</u>。 2. 加强用地保障：<u>土地利用总体规划、城乡规划和年度用地计划要优先予以保障</u>；<u>农用地转用指标、新增地指标分配要适当予以倾斜</u>；鼓励利用低效土地<u>或闲置土地</u>建设婴幼儿照护服务机构和设施；符合《划拨用地目录》的，可采取划拨方式予以保障。 3. 加强队伍建设：高等院校和职业院校根据需求开设婴幼儿照护相关专业。 4. 加强信息支撑：利用<u>互联网、大数据、物联网、人工智能</u>等技术，线上线下结合，在优化服务、加强管理、<u>统计监测</u>等方面发挥作用。 5. 加强社会支持：加快推进公共场所无障碍设施和母婴设施的建设和改造，开发与婴幼儿照护产品须经过严格的<u>安全评估和风险监测</u>。
（五）组织实施	四个强化： 1. 强化组织领导：各级政府要提高对发展婴幼儿照护服务的认识，将婴幼儿照护服务纳入经济社会发展相关规划和目标责任考核，制定切实管用的政策措施，促进婴幼儿照护服务规范发展。 2. 强化部门协同：卫生健康部门牵头，发展改革、教育、公安、民政、财政、人力资源社会保障、自然资源、住房城乡建设、应急管理、税务、市场监管等部门要按照各自职责，加强对婴幼儿照护服务的指导、监督和管理。积极发挥工会、共青团、妇联、计划生育协会、宋庆龄基金会等群团组织和行业组织的作用，加强社会监督，强化行业自律，大力推动婴幼儿照护服务的健康发展。 3. 强化监督管理：建立健全业务指导、督促检查、考核奖惩、安全保障和责任追究制度，确保各项政策措施、规章制度落到位。 4. 强化<u>示范引领</u>：建设一批<u>示范单位</u>，充分发挥示范引领、带动辐射作用。
重要提示	纲领性指导文件，需熟知。

二、《关于印发托育机构登记和备案办法（试行）的通知》

《关于印发托育机构登记和备案办法（试行）的通知》政策节选摘要见表24-2。

表 24－2　《关于印发托育机构登记和备案办法（试行）的通知》政策节选摘要

时间	2019 年 12 月 19 日	印发部门及文号	国卫办人口发〔2019〕25 号
一、目的与意义			
为贯彻落实《国务院办公厅关于促进 3 岁以下婴幼儿照护服务发展的指导意见》（国办发〔2019〕15 号）精神，规范托育机构的登记和备案管理。			
二、内容摘要			
（一）适用范围	适用于为 3 岁以下婴幼儿提供全日托、半日托、计时托、临时托等服务的托育机构。		
（二）登记有关要求	1. 登记部门： （1）举办事业单位性质托育机构的，向县级以上机构编制部门申请审批和登记。 （2）举办社会服务机构性质托育机构的，向县级以上民政部门申请注册登记。 （3）举办营利性托育机构的，向县级以上市场监督管理部门申请注册登记；登记机关应当及时将托育机构登记信息通过共享、交换等方式推送至同级卫生健康部门。 2. 登记条件： （1）托育机构申请登记时，应当在业务范围（或经营范围）中明确托育服务内容。 （2）托育机构申请登记的名称中可包含"托育"字样。		
（三）备案有关要求	1. 备案流程：托育机构应当及时向机构所在地的县级卫生健康部门备案，登录托育机构备案信息系统，在线填写托育机构备案书、备案承诺书，并提交备案所需材料。 2. 备案所需材料： （1）营业执照或其他法人登记证书。 （2）托育机构场地证明。 （3）托育机构工作人员专业资格证明及健康合格证明。 （4）评价为"合格"的《托幼机构卫生评价报告》。 （5）消防安全检查合格证明。 （6）法律法规规定的其他相关材料。 （7）提供餐饮服务的，应当提交《食品经营许可证》。		
（四）其他有关事项	卫生健康部门在收到托育机构备案材料后，应当在 5 个工作日内提供备案回执和托育机构基本条件告知书。 卫生健康部门发现托育机构备案内容不符合设置标准和管理规范的，应当自接收备案材料之日起 15 个工作日内通知备案机构，说明理由并向社会公开。 托育机构变更登记、注销登记后，应当及时登录托育机构备案信息系统向卫生健康部门变更备案信息或报送注销信息。卫生健康、编制、民政、市场监管等部门应当将托育服务有关政策规定、托育机构登记和备案要求、托育机构有关信息在官方网站公开，接受社会查询和监督。 省级卫生健康、编制、民政、市场监管部门可结合当地实际情况制定实施细则。		
重要提示	纲领性指导文件，需熟知。		

三、《关于修订印发〈"十四五"积极应对人口老龄化工程和托育建设实施方案〉的通知》

《关于修订印发〈"十四五"积极应对人口老龄化工程和托育建设实施方案〉的通知》政策节选摘要见表 24－3。

表 24-3 《关于修订印发〈"十四五"积极应对人口老龄化工程和托育建设实施方案〉的通知》
政策节选摘要

时间	2024 年 3 月 11 日	印发部门及文号	国家发改社会〔2024〕260 号

一、目的与意义

根据《中华人民共和国国民经济和社会发展第十四个五年规划和 2035 年远景目标纲要》和党中央、国务院有关文件要求，制定本方案，积极应对人口老龄化，以人口高质量发展支撑中国式现代化，聚焦"一老一小"领域扩大养老托育服务有效供给，提升服务质量，完善服务体系。

二、内容摘要

（一）实施背景	1. 党的十九届五中全会提出，实施积极应对人口老龄化国家战略。 2.《中华人民共和国国民经济和社会发展第十四个五年规划和 2035 年远景目标纲要》要求，以"一老一小"为重点完善人口服务体系。 3. 中央政治局 2021 年 5 月 31 日召开会议，就积极应对人口老龄化、实施三孩生育政策及配套支持措施等作出重大部署。 4."十四五"时期是积极应对人口老龄化的重要战略机遇期，我国养老、托育服务体系建设面临的需求更为迫切。
（二）发展目标	到 2025 年，在中央和地方共同努力下，进一步改善养老、托育服务基础设施条件，推动设施规范化、标准化建设，增强兜底保障能力，增加普惠性服务供给，提升养老、托育服务水平，逐步构建居家社区机构相协调、医疗康养相结合的养老服务体系，健全县乡村衔接的三级养老服务网络，不断发展和完善普惠托育服务体系。
（三）基本原则	统筹计划，科学布局；保障基本，适度普惠；地方为主，中央支持；改革创新，整体推进。
（四）建设任务	托育相关建设任务有： 1. 托育服务体系。 （1）建设一批公办托育服务机构，支持承担指导功能的示范性、综合性托育服务中心项目建设； （2）扩大普惠性托育服务供给，探索发展家庭育儿共享平台、家庭托育点等托育服务新模式新业态。 2. 儿童友好城市建设示范。 （1）支持儿童劳动教育、自然教育、课外实践、科技体验、素质拓展等校外活动场所设施建设； （2）支持城市街区、道路、社区以及学校、医疗机构、公园、图书馆、绿地等公共空间和公共设施适儿化改造等。 3. 落实重大决策部署的建设项目： 党中央、国务院部署的其他养老、托育服务重大工程和重大项目，纳入积极应对人口老龄化工程和托育建设统筹实施。

二、内容摘要	
（五）项目遴选要求	1. 公办托育服务能力建设项目。 （1）托育综合服务中心建设项目。以托育综合服务中心为枢纽，支持各地加快形成"1+N"托育服务体系。参照《托育综合服务中心建设指南（试行）》，结合本地实际合理确定项目建设内容和建设规模，<u>设置一定规模的托位，并提供托育从业人员培训、托育机构管理咨询、托育产品研发和创新设计、家庭养育指导及婴幼儿早期发展等服务</u>。除土建工程外，在相关部门研究制订服务设施配置设备选配清单后，可结合实际从清单中购置设备包，<u>一般不超过项目总投资的30%</u>。 （2）公办托育服务网络建设项目。<u>支持公办托育服务机构建设，支持机关事业单位</u>利用自有土地或设施新建、改扩建托育服务设施。支持<u>依托多个社区组网建设的连</u>锁化、专业化公办托育服务机构项目。支持符合条件的<u>公办幼儿园整体改扩建为公办托育服务机构或建设（含新建、改扩建）托育服务设施实行"一园两制"（同时备案托育机构）</u>。以上公办托育服务能力建设项目，<u>平均投资参照 5000 元/平方米</u>的标准测算，不足测算标准的按实际计算。鼓励采取公建民营、购买服务等方式，提升托育服务运营效率。 2. 普惠托育服务专项行动。 <u>培育承担一定指导功能的示范性托育服务机构</u>，新建、改扩建一批连锁化、专业化的托育服务设施，提供全日托、半日托、计时托、临时托等多样化的普惠托育服务，发展互联网直播互动式家庭育儿服务，鼓励开发婴幼儿养育课程、父母课堂等。各省<u>优中选优</u>，提供充分的支撑性材料，并完善事中事后<u>监督</u>管理，跟进掌握后续运营情况，适时组织调研评估工作，确保资金使用规范、发挥效益。项目所在城市要与参加主体签订合作协议，<u>推动项目产生示范带动效应</u>。
（六）资金安排	1. 资金渠道。 "十四五"积极应对人口老龄化工程和托育建设相关项目的实施责任主体负责落实建设资金，国家发展改革委将根据国家财力状况统筹安排中央预算内投资，逐年安排，滚动实施。建设任务可根据中央预算内投资安排情况和项目执行情况展期实施。地方政府、项目单位等要发挥主体责任，多渠道筹措资金，加大投入，加强规划组织实施。原则上，中央预算内投资<u>重点布局支持省、市级（含区）</u>养老托育服务体系建设。为推动完成《中华人民共和国国民经济和社会发展第十四个五年规划和 2035 年远景目标纲要》关于托育服务发展的目标要求，中央预算内投资<u>支持县城公办托育服务能力建设项目</u>。 2. 中央预算内投资支持标准。 （1）公办托育服务能力建设项目，中央预算内投资原则上按照东、中、西、东北地区（含根据国家相关政策享受中、西部政策的地区）分别不超过平均总投资的<u>40%、60%、80%、80%</u>的比例进行支持（产粮大县方向另行规定）。其中，对低于平均总投资的项目，按照实际投资给予相应比例的补助；对高于平均托位建设投资或平均总投资的项目，超出部分投资由各地自行解决。对于南疆四地州、涉藏地区、享受中西部待遇等政策地区的项目按有关规定执行。 （2）普惠托育服务专项行动建设项目，采用定额补助的方式，<u>按每个新增托位 2 万元的标准给予支持</u>。

二、内容摘要	
（七）创新机制	1. 鼓励制定并承诺实施一揽子解决方案。以省（区、市）和城市为单元编制"一老一小"整体解决方案，将养老托育纳入国民经济和社会发展规划统筹推进；对于非基本公共服务，提出发展目标，加大对社会力量的支持，谋划一批普惠养老和普惠托育服务项目，明确项目的类型、规模、融资方式、服务人群及计划开工时间等内容，扩大有效供给。 2. 鼓励明确项目运行方案。统筹项目建设和运行，鼓励在项目实施前形成运行方案，明确服务对象、内容、价格、模式以及人员、资金、设施设备保障等，确保项目建成后服务设施持续运行和良性发展。 3. 鼓励培育运营能力强的服务机构。引导社会力量参与推动养老、托育服务设施建设和运营，支持实力雄厚、项目优质、诚实守信的龙头机构，提升服务质量。 4. 引进金融机构降低企业成本。引导金融机构对普惠养老、普惠托育企业和机构提供金融支持，对普惠托育专项行动提供多样化金融服务，降低运营成本。
（八）保障措施	1. 加强组织领导。国家发展改革委和国家卫生健康委负责推进公办托育服务能力建设项目和普惠托育服务专项行动，地方政府发挥主导作用，加强项目建设管理。 2. 严格项目管理。严格执行项目建设管理相关法律法规，完善项目事中事后监督管理，持续跟踪项目后续运营情况。 3. 强化多元投入。各地切实履行主体责任，多渠道筹措资金，积极引导社会资本有序投入。 4. 建立保障机制。管好用好服务设施，发挥项目建设效益。 5. 加强监督评估。建立项目动态监督检查机制，开展投资效益综合评估。
重要提示	纲领性指导文件，需熟知。

四、《国家卫生健康委办公厅关于印发全国托育服务统计调查制度的通知》

《国家卫生健康委办公厅关于印发全国托育服务统计调查制度的通知》政策节选摘要见表24-4。

表24-4　《国家卫生健康委办公厅关于印发全国托育服务统计调查制度的通知》政策节选摘要

时间	2022年8月31日	印发部门及文号	国卫办人口函〔2022〕298号
一、目的与意义			
为全面掌握全园托育服务资源供给特征及托育服务机构的发展现状，监测我国托育服务发展概况，促进托育服务体系建设和托育服务规范发展提供实证依据和决策参考。			
二、内容摘要			
（一）调查对象	在相关部门登记或在卫生健康部门备案，实际为3岁以下婴幼儿提供全日托、半日托、计时托、临时托等多种形式托育服务的机构。		
（二）调查范围	包括托育机构、幼儿园托班、家庭托育点等。		
（三）统计调查内容	全国托育服务发展总体情况、托育服务资源的区域分布以及托育服务机构的基本信息、场地条件、人员情况、入托情况等。		
（四）统计调查频率	调查频率为年报；报告周期：从1月1日至12月31日。报送时间通常为次年3月31日前。		
（五）统计调查方法	全面调查。		

二、内容摘要	
（六）组织方式	国家卫生健康委组织实施，省级卫生健康部门依托国家和区域全民健康信息平台，通过卫生统计网络直报系统审核汇总报送。国家卫生健康委负责全国数据的汇总。教育部每年第一季度向国家卫生健康委共享上一年全国及各省幼儿园托班的班数、幼儿数等相关数据。
（七）填报要求	1.《省级托育服务综合统计报表》《托育服务机构基本信息调查表》所有项目不得空缺。没有开展工作的指标填报"－2"，开展工作但无法汇总填报数据的项目填报"－1"。 2. 省内托育服务状况由系统自动生成和省级卫生健康主管部门填报，托育服务机构基本情况由托育服务机构填报。 3. 托育服务机构需如实填报各项信息，如提供不实信息，将按照《统计法》相关规定予以处罚。 4. 填报时，严格执行《统计法》各项条款，按照本套报表的指标定义和填报说明认真填报。
（八）质量控制	统计调查前质量控制。国家卫生健康委负责省级负责人培训，省级卫生健康主管部门负责培训地市级负责人和县区调查员。培训使用统一的统计调查工作方案和系统操作手册。 统计调查阶段质量控制。每个省（自治区、直辖市）随机抽取 15 份托育服务机构样本，以现场复核或电话复核的方式进行复核调查。不合格机构样本数超过 1/3，则视为该省份调查数据不合格，必须重新进行调查。 数据处理分析阶段质量控制。使用数据分析软件对数据进行清理和逻辑校验，对不合格数据较多的省份予以重点核查，并监督其及时修改。
（九）数据发布	每年在国家卫生健康委官网发布卫生健康事业发展统计公报，出版《中国卫生健康统计提要》和《中国卫生健康统计年鉴》，分别于次年 6 月、5 月和 9 月左右由国家卫生健康委对外发布。
（十）数据共享	根据相关法律规范要求，在签订协议的情况下，统计调查汇总数据可向国务院其他部委提供。共享内容按照国家统计局要求的方式和渠道上传，时间与数据公布时间一致。责任单位为国家卫生健康委人口家庭司负责人。
重要提示	责任单位必须严格执行《统计法》各项条款，据实认真填报。

五、《国家卫生健康委办公厅关于印发 3 岁以下婴幼儿健康养育照护指南（试行）的通知》

《国家卫生健康委办公厅关于印发 3 岁以下婴幼儿健康养育照护指南（试行）的通知》（表中简称《指南》）政策节选摘要见表 24－5。

表 24-5　《国家卫生健康委办公厅关于印发 3 岁以下婴幼儿健康养育照护指南（试行）的通知》
政策节选摘要

时间	2022 年 11 月 19 日	印发部门及文号	国卫办妇幼函〔2022〕409 号

一、目的与意义			
为贯彻落实《国务院办公厅关于促进 3 岁以下婴幼儿照护服务发展的指导意见》（国办发〔2019〕15 号）和《健康儿童行动提升计划（2021—2025 年）》（国卫妇幼发〔2021〕33 号）等有关文件，提升儿童健康水平，促进儿童早期发展，加强婴幼儿养育照护指导，指导家庭带养者掌握科学育儿理念和知识，提高婴幼儿健康养育照护能力和水平。			

二、内容摘要	
（一）核心内容	1. 婴幼儿健康养育照护的重要意义。 2. 婴幼儿健康养育照护的基本理念。 3. 婴幼儿健康养育照护咨询指导内容。
（二）发展目标	让儿童在生理、心理和社会能力等方面得到全面发展，为儿童未来的健康成长奠定基础，实现儿童早期发展。
（三）总体要求	基本理念的八个方面： 1. 重视婴幼儿早期全面发展。 2. 遵循儿童生长发育规律和特点。 3. 给予儿童恰当积极的回应。 4. 培养儿童自主和自我调节能力。 5. 注重亲子陪伴和交流玩耍。 6. 将早期学习融入养育照护全过程。 7. 努力创建良好的家庭环境。 8. 认真学习提高养育素养。 指导内容的六个方面： 1. 生长发育监测。 2. 营养与喂养。 3. 交流与玩耍。 4. 生活照护指导。 5. 伤害预防。 6. 常见健康问题的防控及照护。
（四）聚焦 0～3 岁关键阶段	《指南》聚焦 0～3 岁这一关键阶段，强化医疗机构通过养育风险筛查与咨询指导、父母课堂、亲子活动、随访等形式，指导带养者掌握科学育儿理念和知识，为婴幼儿提供良好的养育照护和健康管理，为儿童未来的健康成长奠定基础。
（五）强化养育人主体责任	父母是婴幼儿养育照护和健康管理的第一责任人。《指南》明确要求带养者应定期带婴幼儿接受国家基本公共卫生服务项目 0～6 岁儿童健康检查，接受医疗机构儿童保健人员的指导，学习掌握儿童生长发育知识和技能，不断提高科学育儿能力。同时，要主动关注自身健康，定期体检，及时发现和缓解养育焦虑，保持身心健康。
（六）强调科学养育照护和健康管理	《指南》强调带养者要学习并掌握养育照护和健康管理的各种技能和方法，在养育实践中与儿童同步成长；通过指导，使带养者了解、辨识婴幼儿常见健康问题，掌握相应的家庭护理技能；遵循婴幼儿生长发育规律和特点，尊重个体特点和差异，为婴幼儿提供科学的养育照护，促进儿童早期发展。 依据联合国儿童基金会、世界卫生组织联合发布的《养育照护框架－促进儿童早期发展》，养育照护包括五大要素：良好的健康、充足的营养、回应性照护、早期学习机会、安全保障。

二、内容摘要

（七）着力 促进婴幼儿 全面发展	《指南》依据《养育照护框架－促进儿童早期发展》提出的养育照护五要素，结合我国实际，从六个方面：生长发育监测、营养与喂养、交流与玩耍、生活照护、伤害预防、常见健康问题的防控及照护，明确了咨询要点，要求儿童保健人员为婴幼儿带养者提供咨询指导，提高带养者养育照护技能，促进儿童早期在生理、心理和社会适应能力方面得到全面发展。
重要提示	纲领性指导文件，需熟知。

六、《国家卫生健康委办公厅关于印发托育综合服务中心建设指南（试行）的通知》

《国家卫生健康委办公厅关于印发托育综合服务中心建设指南（试行）的通知》政策节选摘要见表 24-6。

表 24-6　《国家卫生健康委办公厅关于印发托育综合服务中心建设指南（试行）的通知》政策节选摘要

时间	2021 年 12 月 30 日	印发部门及文号	国卫办人口函〔2021〕629 号

一、目的与意义

为贯彻落实《国家发展改革委　民政部　国家卫生健康委关于印发〈"十四五"积极应对人口老龄化工程和托育建设实施方案〉的通知》（发改社会〔2021〕895 号），指导地方做好公办托育服务能力建设申报工作，促进托育综合服务中心建设。

二、内容摘要

（一）总则	统筹规划，科学布局；规范建设，示范引领；创新机制，多方协作
（二）项目构成 与建设规模	1. 托育综合服务中心的主要组成部分： （1）场地：建筑占地、道路、室外活动场地、绿地等。 （2）房屋建筑：托育服务用房、托育从业人员培训用房、托育产品研发和标准设计用房、婴幼儿早期发展用房、监督管理用房和设备辅助用房等。 （3）建筑设备：包括给排水系统、暖通空调系统、电气系统、智能化系统及电梯等。 2. 托育综合服务中心建筑面积：宜为3000m² 以上。 3. 托育服务用房：参照托育机构设置标准。 4. 托育从业人员培训用房：建筑面积宜为1000～2000m²，可按 10m²/学员（同期学员数量）计算。 5. 托育产品研发和标准设计用房：建筑面积宜为600～800m²。 6. 婴幼儿早期发展用房：建筑面积宜为1000～1200m²。 7. 监督管理用房可根据协助监管相关业务需要设置：建筑面积宜为400～600m²。 8. 设备辅助用房包括变配电室、空调机房、进排风机房、消防水泵房、给水泵房、智能化系统机房、车库等。

二、内容摘要	
（三）选址与 规划布局	1. 托育综合服务中心的选址应符合城乡总体发展规划要求，结合人口发展、群众需求等因素，合理布点，保障安全。 2. 托育综合服务中心的选址应满足以下要求： （1）宜交通便利、环境安静、符合卫生和环保要求。 （2）宜远离对婴幼儿成长有危害的建筑、设施及污染源。 （3）应具有较好的工程地质条件和水文地质条件。 （4）周边应有便利的供水、供电、排水、通信及市政道路等公用基础设施。 （5）宜有良好的自然通风和采光条件。 3. 托育综合服务中心宜独立设置。当与其他建筑合并设置时，宜设置在低层区域，自成一区，并应设置独立的出入口。 4. 托育综合服务中心主入口不宜直接设在城市主干道或过境公路干道一侧，机构外宜设置人流缓冲区和安全警示标志，独立园区周围宜设置围墙。 5. 托育综合服务中心的规划布局应功能分区明确、方便管理、节约用地。 6. 托育综合服务中心应设置婴幼儿室外活动场地。室外活动场地面积每托位宜为2～5m²，宜有良好的日照和通风条件，并应设置安全防护设施。 7. 托育综合服务中心停车宜符合当地有关规定。场地内设汽车库（场）时，应与婴幼儿室外活动场地分开，并宜设置家长接送临时停车区域。 8. 托育综合服务中心绿化用地宜符合当地有关规定。绿化用地面积每托位不宜低于1.5～3.0m²，绿地中严禁种植有毒、有刺、有飞絮、病虫害多、有刺激性的植物。
（四）建筑与 建筑设备	1. 托育综合服务中心的建设，应贯彻安全、适用、经济、节能、环保的原则，应功能完善、分区明确，托育服务用房应适合婴幼儿身心健康发展。 2. 托育服务用房应为独立区域。 3. 托育服务用房应设置在二层及以下部分。 4. 托育服务用房的室内装修和设施要求： （1）入口晨检接待厅应宽敞明亮。 （2）每名婴幼儿应有一张床位。 （3）婴幼儿活动区域的室内房间高度和走廊宽度应符合婴幼儿活动和照护的要求。 （4）婴幼儿卫生间宜临近活动区或睡眠区设置。 （5）母婴室宜临近婴幼儿生活空间。 （6）隔离室宜设置独立卫生间。 （7）餐食准备区宜相对独立。 5. 婴幼儿活动区域应满足以下要求： （1）宜设双扇平开门。 （2）婴幼儿活动区域宜采用柔性、易清洁的楼地面材料。 （3）婴幼儿活动区域窗台距楼地面不宜高于0.6m，当窗台面距楼地面高度低于0.9m时，应采取防护措施，防护高度应从可踏部位顶面起算，不应低于0.9m。 （4）婴幼儿活动区家具宜适合婴幼儿尺度。 （5）婴幼儿活动用房应有直接天然采光，并应满足相应的日照要求。
重要提示	托育综合服务中心建筑面积宜为3000m²以上，每托位面积不小于12m²。要发挥示范引领和带动辐射作用。

七、《国家卫生健康委办公厅关于印发托育从业人员职业行为准则（试行）的通知》

《国家卫生健康委办公厅关于印发托育从业人员职业行为准则（试行）的通知》政策节选摘要见表24-7。

表24-7　《国家卫生健康委办公厅关于印发托育从业人员职业行为准则（试行）的通知》
政策节选摘要

时间	2022年11月23日	印发部门及文号	国卫办人口函〔2022〕414号
一、目的与意义			
为建设一支品德高尚、富有爱心、敬业奉献、素质优良的托育服务队伍，规范职业行为。			
二、内容摘要			
（一）坚定政治方向	坚持以习近平新时代中国特色社会主义思想为指导，贯彻落实党中央关于托育工作的决策部署。不得有损害党中央权威和违背党的路线方针政策的言行。		
（二）自觉爱国守法	忠于祖国，忠于人民，恪守宪法原则，遵守法律法规，依法依规开展托育服务。不得损害国家利益、社会公共利益、违背社会公序良俗。		
（三）传播优秀文化	传承中华传统美德和优秀文化，践行社会主义核心价值观，培养婴幼儿良好品行和习惯。不得传播有损婴幼儿健康成长的不良文化。		
（四）注重情感呵护	敏感观察，积极回应，尊重个体差异，关心爱护每一位婴幼儿，形成温暖稳定的关系。不得忽视、歧视、侮辱、虐待婴幼儿。		
（五）提供科学照护	遵循婴幼儿成长规律，合理安排每日生活和游戏活动，支持婴幼儿主动探索、操作体验、互动交流和表达表现。不得开展超出婴幼儿接受能力的活动。		
（六）保障安全健康	创设安全健康的环境，熟练掌握安全防范、膳食营养、疾病防控和应急处置等方面的知识和技能。不得在紧急情况下置婴幼儿安危于不顾，自行逃离。		
（七）践行家托共育	注重与婴幼儿家庭密切合作，保持经常性良好沟通，传播科学育儿理念，提供家庭照护指导服务。不得滥用生长发育测评等造成家长焦虑。		
（八）提升专业素养	热爱托育工作，增强职业荣誉感，加强业务学习，做好情绪管理，提高适应新时代托育服务发展要求的专业能力。不得有损害职业形象的行为。		
（九）加强团队协作	尊重同事，以诚相待，相互支持，充分沟通婴幼儿信息，协同开展照护活动，不断改进和提升服务质量。不得敷衍塞责、相互推诿、破坏团结。		
（十）坚守诚信自律	诚实守信，严于律己，尊重婴幼儿及其家庭的合法权益，自觉遵守托育服务标准和规范。不得收受婴幼儿家长礼品或利用家长资源谋取私利。		
重要提示	重要行业规范，应严格遵守。		

八、《国家发展改革委等部门印发〈养老托育服务业纾困扶持若干政策措施〉的通知》

《国家发展改革委等部门印发〈养老托育服务业纾困扶持若干政策措施〉的通知》政策节选摘要见表24-8。

表 24-8 《国家发展改革委等部门印发〈养老托育服务业纾困扶持若干政策措施〉的通知》
政策节选摘要

时间	2022 年 8 月 29 日	印发部门及文号	发改财金〔2022〕1356 号
一、目的与意义			
为切实推动养老托育服务业渡过行业难关、恢复发展，更好地满足人民群众日益增长的养老托育服务需求。			
二、内容摘要			
（一）房租减免措施	1. 承租国有经营用房的，免除租金到2022年年底，各地区可在此基础上研究出台进一步减免措施；出租人减免租金的可按规定减免当年房产税、城镇土地使用税，鼓励国有银行按照其资质水平和风险水平给予优惠利率质押贷款等支持。 2. 鼓励非国有房屋租赁主体在平等协商的基础上合理分担疫情带来的损失。 3. 鼓励各地探索将街道社区公共服务设施、国有房屋等物业以适当方式转交政府集中改造利用，免费或低价提供场地，委托专业化养老托育服务机构经营。		
（二）税费减免措施	1. 2022 年，各地对符合条件的养老托育服务机构按照 50%税额顶格减征资源税、城市维护建设税、房产税、城镇土地使用税、印花税（不含证券交易印花税）、耕地占用税和教育费附加、地方教育附加等"六税两费"。 2. 享受《关于养老、托育、家政等社区家庭服务业税费优惠政策的公告》（财政部 税务总局 发展改革委 民政部 商务部 卫生健康委公告 2019 年第 76 号）规定的税费优惠政策。 3. 养老托育行业纳税人可按规定享受按月全额退还增量留抵税额、一次性全额退还存量留抵税额的留抵退税政策。 4. 用电、用水、用气、用热按居民生活类价格执行。		
（三）社会保险支持措施	1. 延续实施阶段性降低失业保险、工伤保险费率政策；实施普惠性失业保险稳岗返还政策。 2. 对符合条件的机构，"免申即享"缓缴职工医保单位缴费 3 个月，缓缴期间免收滞纳金。 3. 2022 年缴纳费款确有困难的，可自愿暂缓缴费，2022 年未缴费月度可于 2023 年年底前进行补缴。		
（四）金融支持措施	1. 开展普惠养老专项再贷款试点，在对政策进行评估完善后进一步扩大试点范围。 2. 引导商业银行等金融机构，与中小微企业和个体工商户自主协商，对其贷款实施延期还本付息，努力做到应延尽延，延期还本付息日期原则上不超过 2022 年底。 3. 鼓励地方结合财力实际，给予贷款贴息支持，缓解养老托育服务机构融资困难。 4. 鼓励政府性融资担保机构按市场化原则提供融资增信支持，积极提供融资担保支持。 5. 鼓励地方通过政府购买服务，为托育服务机构提供相关保险。对 2022 年被列为疫情中高风险区所在的县级行政区域内的养老托育服务机构，适当延长保单到期日或延期收取保费。 6. 支持符合条件企业发行公司信用类债券，拓宽多元化融资渠道。		
（五）防疫支持措施	1. 地方各级人民政府应在物资调配、转运隔离、医疗救治等疫情防控工作部署方面对养老托育服务机构予以倾斜，提供技术支持和必要保障。 2. 地方各级人民政府根据疫情防控规定组织辖区内养老托育服务机构定期开展核酸检测，并视情况增加检测频次。 3. 对因疫情防控要求实施封闭管理、无法正常运营的机构，地方人民政府适当支持防疫物资、消杀支出。 4. 地方各级民政部门合理调整运营补贴发放条件，推动及时足额发放运营补贴。		

二、内容摘要	
（六）其他支持措施	1. 中央预算内投资加大设施建设支持力度，将养老托育设施建设项目纳入地方政府专项债券支持范围。鼓励各地优先通过公建民营方式，引导运营能力强的机构参与养老托育设施建设和运营。 2. 地方各级人民政府组织心理医生、社会工作者等团队，通过现场或视频方式为不具备心理咨询条件的养老服务机构提供心理疏导服务，帮助缓解入住老年人及员工因长期封闭出现的焦虑等心理健康问题。 3. 鼓励地方探索对参与养老托育服务的餐饮、家政企业给予适当支持。 4. 支持养老托育服务机构探索新业态、发展新模式。 5. 支持养老托育服务机构依托职业院校共建产教融合实训基地，探索工学一体化的培训模式，推动解决养老托育行业用工难问题。 6. 充分发挥全国一体化政务服务平台"助企纾困服务专区"等数字化平台作用，出台有针对性的专项配套支持政策，确保政策有效传导至市场主体。
重要提示	纲领性指导文件，需熟知。

九、《关于印发托育机构消防安全指南（试行）的通知》

《关于印发托育机构消防安全指南（试行）的通知》政策节选摘要见表24-9。

表24-9　《关于印发托育机构消防安全指南（试行）的通知》政策节选摘要

时间	2022年1月14日	印发部门及文号	国卫办人口函〔2022〕21号
一、目的与意义			
为贯彻落实《国务院办公厅关于促进3岁以下婴幼儿照护服务发展的指导意见》（国办发〔2019〕15号），根据《托育机构管理规范（试行）》要求，进一步加强托育机构消防安全管理工作，确保在托婴幼儿的安全和健康。			
二、内容摘要			
（一）消防安全基本条件	1. 托育机构不得设置在四层及四层以上、地下或半地下。 2. 托育机构不得设置在"三合一"场所（住宿与生产、储存、经营合用场所）和彩钢板建筑内。 3. 托育机构与所在建筑内其他功能场所应采取有效的防火分隔措施。 4. 托育机构中建筑面积大于50m²的房间，其疏散门数量不少于2个。 5. 托育机构室内装修材料不得采用易燃可燃装修材料。为防止婴幼儿摔伤、碰伤，确需少量使用易燃可燃材料时，应与电源插座、电气线路、用电设备等保持一定的安全距离。 6. 托育机构应按照国家标准、行业标准设置消防设施、器材。 7. 托育机构使用燃气的厨房应配备可燃气体浓度报警装置、燃气紧急切断装置以及灭火器、灭火毯等灭火器材。 8. 托育从业人员应经过消防安全培训，具备协助婴幼儿疏散逃生的能力。 9. 托育机构应安装24小时可视监控设备或可视监控系统，图像应能在值班室、所在建筑消防控制室等场所实时显示，视频图像信息保存期限不少于30日。 10. 托育机构应采用合格的电气设备、电气线路和燃气灶具、阀门、管线。		

二、内容摘要	
（二）消防 安全管理	1. 托育机构应落实全员消防安全责任制。租赁协议中应明确各自的消防安全责任。 2. 托育机构应制定安全用火用电用气、防火检查巡查、火灾隐患整改、消防培训演练等消防安全管理制度。 3. 托育机构应严格落实防火巡查、检查要求，对检查发现的火灾隐患，应及时予以整改。 4. 托育机构应定期开展消防安全培训，从业人员培训合格后方可上岗，上岗后每半年至少接受一次消防安全培训。 5. 托育机构应定期检验维修消防设施，至少每年开展一次全面检测。
（三）用火用电 用气安全管理	1. 托育机构不得使用蜡烛、蚊香、火炉等明火，禁止吸烟，并设置明显的禁止标志。 2. 设在高层建筑内的托育机构厨房不得使用瓶装液化气，每季度应清洗排油烟罩、油烟管道。 3. 电气线路应穿管保护，接头应采用接线端子连接，不得采用铰接等方式连接。不得采用延长线插座串接方式取电。 4. 托育机构不得私拉乱接电线，不得将电气线路、插座、电气设备直接铺设在易燃可燃材料制作的儿童游乐设施、室内装饰物等内部及表面。 5. 托育机构内大功率电热汀取暖器、暖风机、对流式电暖气、电热膜等取暖设备的配电回路，应设置与线路安全载流量匹配的短路、过载保护装置。 6. 托育机构内冰箱、冷柜、空调以及加湿器、通风装置等长时间通电设备，应落实有效的安全检查、防护措施。 7. 电动自行车、电动平衡车及其蓄电池不得在托育机构的托育场所、楼梯间、走道、安全出口违规停放、充电；具有蓄电功能的儿童游乐设施，不得在托育工作期间充电。
（四）易燃可燃物 安全管理	1. 托育机构的房间、走道、墙面、顶棚不得违规采用泡沫、海绵、毛毯、木板、彩钢板等易燃可燃材料装饰装修。 2. 托育机构不得大量采用易燃可燃物挂件、塑料仿真树木、海洋球、氢气球等各类装饰造型物。 3. 除日常用量的消毒乙醇、空气清新剂外，托育机构不得存放汽油、烟花爆竹等易燃易爆危险品。 4. 托育机构应定期清理废弃的易燃可燃杂物。
（五）安全疏散 管理	1. 托育机构应保持疏散楼梯畅通，不得锁闭、占用、堵塞、封闭安全出口、疏散通道。 2. 托育机构的常闭式防火门应处于常闭状态，并设明显的提示标识。设门禁装置的疏散门应当安装紧急开启装置。 3. 托育机构疏散通道顶棚、墙面不得设置影响疏散的凸出装饰物，不得采用镜面反光材料等影响人员疏散。 4. 托育机构不得在门窗上设置影响逃生和灭火救援的铁栅栏等障碍物，必须设置时应保证火灾情况下能及时开启。

续表

二、内容摘要	
（六）应急处置管理	1. 托育机构应制定灭火和应急疏散预案，针对婴幼儿疏散应有专门的应急预案和实施方法，明确托育从业人员协助婴幼儿应急疏散的岗位职责。 2. 托育机构应每半年至少组织开展一次全员消防演练。 3. 托育机构应与所在建筑的消防控制室、志愿消防队或微型消防站建立联勤联动机制，建立可靠的应急通讯联络方式，并每年开展联合消防演练。 4. 托育机构的从业人员应掌握简易防毒面具和室内消火栓、消防软管卷盘、灭火器、灭火毯的操作使用方法，知晓"119"火警报警方法程序，具备初起火灾扑救和组织应急疏散逃生的能力。 5. 婴幼儿休息期间，托育机构应明确2名以上人员专门负责值班看护，确保发生火灾事故时能够快速处置、及时疏散。
重要提示	纲领性指导文件，需熟知。

十、《关于印发〈家庭托育点管理办法（试行）〉的通知》

《关于印发〈家庭托育点管理办法（试行）〉的通知》政策节选摘要见表24-10。

表24-10 《关于印发〈家庭托育点管理办法（试行）〉的通知》政策节选摘要

时间	2023年10月16日	印发部门及文号	国卫人口发〔2023〕28号
一、目的与意义			

为加强家庭托育点管理，根据《中共中央 国务院关于优化生育政策促进人口长期均衡发展的决定》和《国务院办公厅关于促进养老托育服务健康发展的意见》（国办发〔2020〕52号）要求，制定本办法，确保入托家庭托育点婴幼儿安全健康。

二、内容摘要	
（一）适用范围	1. 利用住宅为3岁以下婴幼儿提供全日托、半日托、计时托、临时托等托育服务的场所。 2. 每个家庭托育点的收托人数不得超过5人。
（二）登记备案	1. 家庭托育点名称中应当注明"托育"字样，在服务范围及经营范围中明确"家庭托育服务"。 2. 举办营利性家庭托育点的，向所在地市场监管部门依法申请注册登记，登记机关应当及时将家庭托育点登记信息推送至同级卫生健康部门。 3. 家庭托育点登记后，应当及时向所在地的县级卫生健康部门备案，登录托育机构备案信息系统，在线填写家庭托育点备案书、备案承诺书。
（三）服务内容	为婴幼儿提供生活照料、安全看护、平衡膳食和早期学习机会，促进婴幼儿身心健康发展服务。
（四）人员资质	1. 具有保育教育、卫生健康等婴幼儿照护经验或相关专业背景。 2. 受过婴幼儿保育、心理健康、食品安全、急救和消防等培训。 3. 身体健康，无精神病史。 4. 无性侵害、虐待、拐卖、暴力伤害等违法犯罪记录。

二、内容摘要	
（五）房屋设施	1. 家庭托育点应当提供适宜婴幼儿成长的环境，通风良好、日照充足、温度适宜、照明舒适。 2. 家庭托育点不得设置在地下室或半地下室，不得设置在"三合一"场所和彩钢板建筑内，门窗不得设置影响逃生和消防救援的铁栅栏、防盗窗等障碍物。 3. 家庭托育点房屋结构、设施设备、装饰装修材料、家具用具等，应当符合国家相关安全质量标准和环保标准，符合抗震、防火、疏散等要求。 4. 使用自建房开展家庭托育服务的，备案时应当向卫生健康部门提供房屋竣工验收合格或房屋安全鉴定合格有关材料。 5. 婴幼儿人均建筑面积不得小于 $9m^2$。
（六）安全健康	1. 家庭托育点每 1 名照护人员最多看护 3 名婴幼儿。 2. 家庭托育点应当设置视频安防监控系统，对婴幼儿生活和活动区域进行全覆盖监控。监控录像资料保存期不少于 90 日。 3. 家庭托育点应当对在托婴幼儿的健康状况进行观察，发现婴幼儿疑似传染病或者其他疾病的，应当及时通知其监护人。 4. 家庭托育点应当与婴幼儿监护人签订书面协议，明确托育服务中双方的责任、权利义务以及争议处理等内容。 5. 家庭托育点不得歧视、侮辱、虐待、体罚、变相体罚婴幼儿或者实施其他侵害婴幼儿权益的行为。有以上行为的，依法承担相应的法律责任。
（七）监督管理	1. 家庭托育点由卫生健康部门主管，住房城乡建设、市场监管等相关部门按照各自职责，加强对家庭托育点的指导、监督和管理。 2. 卫生健康部门应当畅通备案渠道，严格监督管理家庭托育点的备案信息、收托人数、照护比例、托育场所等，会同相关部门做好日常监管工作。 3. 街道（乡镇）应当加强对家庭托育点的指导、监督和管理，发现问题及时督促整改，并报卫生健康部门。
重要提示	举办家庭托育点，应当符合所在地地方政府关于住宅登记为经营场所的有关规定，应当取得住宅所在本栋建筑物内或者同一平房院落内其他业主的一致同意。

（赵纾晗　杨海宁）